= BIBLIOTHÈQUE DE =
THÉRAPEUTIQUE CLINIQUE

CLINIQUE HYDROLOGIQUE

PAR LES Dᴿˢ BARADUC (de Châtel-Guyon)
FÉLIX BERNARD (de Plombières)
M.-E. BINET (de Vichy). COTTET (d'Évian)
FURET (de Brides-Salins). PIATOT (de Bourbon-Lancy)
SERSIRON (de la Bourboule). SIMON (d'Uriage)
TARDIF (du Mont-Dore)

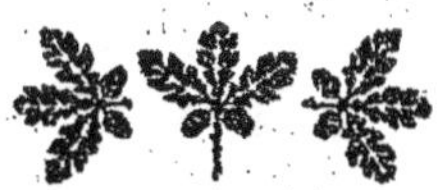

MASSON ET Cⁱᴱ, ÉDITEURS
120, BOULEVARD SAINT-GERMAIN, 120
PARIS

CLINIQUE
HYDROLOGIQUE

BIBLIOTHÈQUE DE THÉRAPEUTIQUE CLINIQUE

A L'USAGE DES MÉDECINS PRATICIENS

CLINIQUE HYDROLOGIQUE

PAR LES Drs

F. BARADUC (de Châtel-Guyon),
FÉLIX BERNARD (de Plombières), M. E. BINET (de Vichy),
J. COTTET (d'Évian), L. FURET (de Brides-Salins),
A. PIATOT (de Bourbon-Lancy), G. SERSIRON (de La Bourboule),
Cl. SIMON (d'Uriage), F. TARDIF (du Mont-Dore).

PARIS

MASSON & Cie, ÉDITEURS

LIBRAIRES DE L'ACADÉMIE DE MÉDECINE

120, BOULEVARD SAINT-GERMAIN (6e)

—

1909

PRÉFACE

—

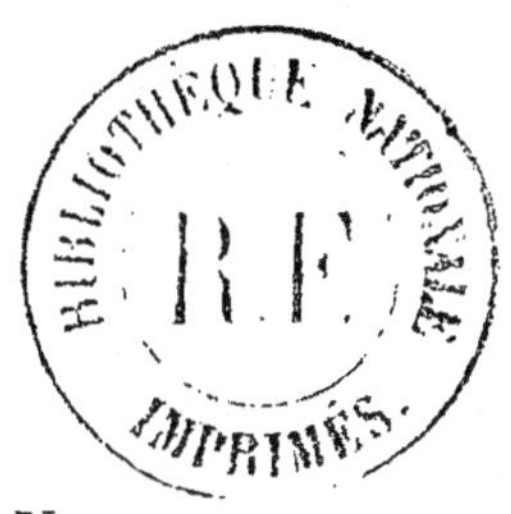

Nous ne pouvons mieux définir le but et l'esprit de ce livre qu'en racontant comment il est né.

Quelques médecins, exerçant dans des stations différentes et frappés de l'incertitude, de l'obscurité qui enveloppent encore les indications cliniques de la thérapeutique hydro-minérale, ont pensé que le meilleur moyen d'apporter quelque précision dans cette incertitude, quelque lumière dans cette obscurité, serait de mettre en commun, de confronter, de contrôler, les unes par les autres, les connaissances, que chacun avait pu acquérir dans son domaine. Pour ce faire, ils se sont réunis en nombre suffisant pour que, dans leur groupe, fussent représentées toutes les grandes médications hydro-minérales et, désireux avant tout de faire œuvre pratique, ils ont de parti pris écarté toute prétention d'ordre scientifique ou doctrinal, pensant que le seul terrain solide, en la matière, était celui des faits cliniques.

*
* *

Rien n'est décevant, en effet, comme de tenter d'expliquer par la chimie et par la physique l'action des eaux minérales. Les données de l'analyse chimique ne nous renseignent pas sur le groupement réel des corps simples, contenus dans une eau. Les acquisitions nouvelles, que nous devons à l'étude de ses propriétés physiques (cryoscopie, ionisation, radio-activité, état colloïdal), pour suggestives qu'elles soient, nous laissent pressentir bien plus qu'elles ne nous révèlent le secret de cette action. Nous devons l'avouer avec modestie : les eaux minérales restent pour nous ce qu'elles ont été pour l'empirisme de nos pères, des forces naturelles mal connues, et un peu du mystère, dont l'imagination poétique des anciens se plut à voiler les sources, plane encore sur elles.

Cependant la faillite des réactifs, qu'emploient les chimistes et les physiciens, ne nous laissent pas complètement désemparés. Nous devons, en effet, nous souvenir que nous sommes des médecins et que nous avons à notre portée le seul réactif, intéressant et sûr pour le médecin, — le réactif clinique, — qu'est le malade.

C'est donc en observant, à la lumière de la physiologie, les réactions du malade au contact de la médication hydro-minérale, que nous nous efforcerons de reconnaître ces *affinités électives*, que la nature a établies entre les états morbides et les eaux et auxquelles correspondent autant d'*indications cliniques*.

*
* *

Mais ces indications cliniques ont-elles bien une valeur réelle et objective? Pour étrange, pour paradoxale qu'elle paraisse, cette question ne saurait étonner les sceptiques — et il en existe, même parmi les médecins ! — à l'endroit de la thérapeutique hydriatique.

Nous ne parlons pas, bien entendu, de ceux qui dénient toute efficacité aux cures thermales. Ces détracteurs sont ou bien des aveugles, qu'il serait superflu d'essayer de persuader, ou bien des gens d'esprit, qui, comme Guy Patin, ne savent pas résister au plaisir d'une boutade.

Nous avons en vue les enthousiastes qui, loin d'en méconnaître l'utilité, croient, au contraire, que toutes les stations font du bien à tous les malades, mais non pas tant par leurs eaux que par le genre de vie qu'on y mène, par le repos, par le changement de milieu. C'est la pensée qu'exprimait Montaigne[1], ce précurseur en matière de physiothérapie, lorsqu'il écrivait : « Qui n'y apporte assez d'alaigresse, pour pouvoir iouïr le plaisir des compaignies qui s'y treuvent, et des promenades et exercices, à quoy nous convie la beauté des lieux, où sont communement assises ces eaux, il perd sans doubte la meilleure pièce et plus asseurée de leur effect. A cette cause, j'ay choisi iusques à cette heure à m'arrester et à me servir de celles, où il y avoit plus d'amenité de lieu, commodité de logis, de vivres et de compaignies. »

Il y a dans cette opinion une part de vérité. Il est certain, en effet, — et nous sommes les premiers à en convenir — que les cures hydro-minérales doivent leur puissance thérapeutique, d'une part, à l'eau elle-même, et, d'autre part, à l'ensemble des conditions hygiéniques agréables, qui forment comme le cadre de la cure. Faire la part de l'agent hydro-minéral, — facteur spécial à chaque station — et celle de ce cadre hygiénique, que, plus ou moins heureusement, avec des variantes d'installation, de climat et d'altitude, réalisent toutes nos stations, n'est pas diminuer la valeur de l'agent hydro-minéral, mais au contraire le soustraire au dénigrement et aux critiques injustes en le mettant à son plan.

---

1. MONTAIGNE, *Essais*. Livre II, chap. XXXVII.

C'est un travail délicat et malaisé que de faire ce partage, que de séparer un peu artificiellement des éléments, unis dans la réalité pour former ce tout concret : une station hydro-minérale. Il importe toutefois de l'entreprendre ; car, si, dans le choix d'une station pour un malade donné, il faut tenir compte de tous les facteurs, c'est par la connaissance de celui qui caractérise spécialement chaque station, le facteur hydro-minéral, que l'on peut étayer un essai de clinique hydrologique.

*
* *

De ces considérations découle tout naturellement le plan que nous suivrons.

Un premier chapitre sera consacré aux généralités sur les eaux minérales. A dessein, nous nous sommes peu étendus sur cette partie, nous bornant aux notions qu'il est indispensable d'avoir en pratique.

Ensuite, nous exposerons, aussi synthétiquement que possible, ce qu'est une cure hydro-minérale, envisagée dans son ensemble. Nous traiterons, en les soumettant à une critique rationnelle, des indications générales, que soulève la médication hydro-minérale, indications relatives à leur rôle prophylactique et préventif, à leur opportunité suivant l'âge du sujet, l'évolution de son état morbide, à la durée des cures et à l'utilité des cures associées.

Nous entrerons alors dans la partie vraiment clinique de notre travail, celle dans laquelle, passant en revue les diverses catégories de malades, justiciables de la thérapeutique hydro-minérale, nous dégagerons l'indication spéciale, qui correspond à chaque type morbide. En effet, ainsi que l'enseigne le Pr Landouzy, la médication hydro-minérale comme toutes les médications s'adresse à des *malades* et non pas à des *maladies*. Ce n'est donc pas simplement après avoir posé un diagnostic nosologique, mais après un examen clinique approfondi du malade, portant sur son passé aussi bien que sur son présent, que nous pourrons, en tenant compte à la fois de ses tendances diathésiques et de ses troubles fonctionnels dominants, lui indiquer la station qui lui convient. C'est dans cet esprit que, renversant l'ordre habituellement suivi en pareille matière et partant du malade et non pas de la station, nous ferons l'inventaire des ressources que la thérapeutique hydro-minérale met à la disposition du médecin.

Celui-ci n'éprouve trop souvent que l'embarras du choix : à en croire mainte monographie, chaque station ne guérirait-elle pas tous les malades? C'est contre cette erreur, mère du scepticisme, que nous pensons qu'on ne saurait trop réagir par une limitation et une spécialisation judicieuses des indications.

Ce travail, nous n'aurions pu l'entreprendre sans la méthode de collaboration que nous avons adoptée. En nous contrôlant les uns les autres, nous pensons nous être mutuellement garantis contre la tendance que, isolé, chacun de nous aurait pu avoir d'étendre indûment les indications, qu'une pratique déjà longue lui a apprises.

Nous devons ajouter que, de parti pris, en raison de la portée essentiellement pratique de notre ouvrage, nous nous sommes limités à l'étude des stations françaises. Nous ne mentionnons les stations étrangères que pour les besoins éventuels d'un parallèle, qu'il est instructif, dans certain cas, d'établir avec les stations similaires françaises. Au reste, nous pouvons constater, avec une légitime fierté, que le fait de ne pas sortir de nos frontières ne nous

a pas condamnés à être incomplets, tant est riche et variée
la gamme des eaux françaises !

*
* *

On le voit, — dans l'esprit qui a présidé à sa naissance —,
réside surtout l'intérêt qu'on voudra bien trouver à notre
livre. Il ne doit pas, en effet, être considéré comme une
mosaïque de monographies, n'ayant d'autre lien que celui
d'être juxtaposées, mais comme l'expression réfléchie
d'une pensée collective. Nous ne nous dissimulons ni ses
imperfections ni ses lacunes. Notre seule ambition est
d'avoir réussi à tracer quelques grandes routes, qui puissent
aider le clinicien à ne pas s'égarer dans cette région,
vaste et encore mal connue, qu'est la thérapeutique hydro-
minérale.

CLINIQUE HYDROLOGIQUE

CHAPITRE I

GÉNÉRALITÉS PHYSICO-CHIMIQUES

Définition.

Les *eaux minérales* sont des eaux naturelles, à température constante, ayant une action physiologique souvent appréciable, et toujours, en raison de leur constitution physico-chimique ou de leur température, une action thérapeutique dans un certain nombre de maladies. Avec Chevreul, on peut les considérer comme des eaux médicinales naturelles.

« La France, dit le Pr Gilbert[1], est par excellence le pays des eaux minérales ; elle en possède de toutes classes et de toutes variétés : à côté des bicarbonatées simples de *Vichy* ou de *Vals*, dont on retrouve difficilement les analogues à l'étranger, ce sont les bicarbonatées mixtes, si variées, des Cévennes et du Massif Central, les sources arsenicales de *la Bourboule* et du *Mont-Dore*, la riche gamme des sulfureuses pyrénéennes et alpestres ; ce sont nos multiples sources d'eaux, dites indifférentes, sédatives par

---

1. Préface de l'*Hygiène par les cures thermales*. Ch. Delagrave, Paris.

Clinique hydrologique.   1

radio-activité ; pour la cure chlorurée, nous avons à notre disposition, en dehors de nos innombrables plages si diversement situées, des eaux thermales chlorurées pures, des chlorurées sulfatées, des chlorurées sulfurées. Il n'est guère de province française
qui ne possède sa station ; le moindre de nos massifs montagneux
laisse sourdre une source thermale. On chercherait vainement en
dehors de nos frontières une aussi grande variété de richesses
hydro-minérales groupées en un espace aussi restreint. »

Historique.

L'application des eaux minérales à la médecine remonte à la
plus haute antiquité. Dans leur remarquable étude des sources et
stations thermales et minérales de la Gaule, à l'époque gallo-
romaine, Bonnard et Percepied ont montré que, bien longtemps
auparavant, nos « lointains ancêtres perdus dans les brumes de
la préhistoire » avaient connu plusieurs de ces sources, comme
en témoigne la présence de nombreux silex taillés ou polis, de
haches de bronze, de monnaie gauloise dans les bassins ou aux
abords des puits, à *Néris, Vichy, Bourbon-l'Archambault, Saint-
Honoré, Bourbon-Lancy, Bourbonne-les-Bains, Luxeuil, Ax*, le
Mont-Dore. « Voici donc des groupements humains attirés et
fixés aux alentours des sources thermales, sans nul doute à raison
des multiples services que pouvaient leur rendre ces eaux naturellement chaudes ; mais c'est à cela que doivent se borner nos
constatations » (Percepied).

Bien que les eaux minérales aient été en honneur chez les
Grecs, de tous les peuples qui nous ont précédés, les Romains
sont ceux qui en ont fait le plus large usage. Les vestiges des
Thermes qu'ils ont laissés en Gaule, en Italie, en Germanie, les
noms d'une foule de stations qui conservent le caractère de leur
époque, en sont une preuve évidente. Aussi Dufresse de Chassaigne dit-il avec raison que les sciences médicales, privées à cette
époque de bases solides et livrées à l'empirisme pur, offraient peu

de ressources aux malades, tandis que les eaux minérales leur présentaient sous une forme agréable et parfaitement appropriée, des remèdes efficaces contre la plupart de leurs maladies chroniques.

Dans son histoire naturelle, Pline nous donne des renseignements très précieux sur les sources, leurs indications et leurs modes d'emploi. Sénèque partage l'enthousiasme de son temps pour les eaux : « Il en est, dit-il, qui sont bonnes pour les ophthalmies et pour les maux de nerfs, qui guérissent parfaitement les maladies chroniques déclarées incurables par les médecins et qui font disparaître les ulcères, etc... »

Les connaissances chimiques étaient à peu près nulles; les procédés d'analyses, rudimentaires. Oribase avait classé les eaux d'après la prédominance de leurs éléments constitutifs en : *alcalines* ou *nitreuses, salines, alumineuses, sulfureuses, bitumineuses, vitrioliques, ferrugineuses*; mais Hérodote et Galien disaient avec raison qu'on ne peut s'en rapporter qu'à l'expérience pour juger les sources chaudes.

Avec la chute de la civilisation romaine disparurent les grands édifices, les bains, les piscines : bien des cités furent ruinées, anéanties et nombre de villes d'eaux partagèrent ce sort commun. Au xe siècle, où la médecine fut cultivée par les Arabes, les sources minérales obtinrent quelque crédit. Au moyen âge, quelques-unes se relevèrent de leurs ruines et jouirent d'une certaine notoriété.

A la Renaissance, sous l'impulsion donnée par Laurent Joubert, médecin de François Ier et de Henri II, on commença à considérer plus attentivement les ressources qu'offrent les eaux minérales. Catherine de Médicis fréquenta quelques stations, en particulier *Bourbon-Lancy* d'où elle a écrit plusieurs lettres historiques. C'est de son temps que datent les premiers essais de réglementation contre les abus, les premières réformes qui ont été reprises et complétées sous le règne de Henri IV. Au xviie siècle, plusieurs stations furent honorées de la visite de hauts personnages. Mme de Sévigné écrit plusieurs lettres de *Vichy* ou de *Bourbon-l'Archambault*.

En 1670, Duclos et Bourdelin, membres de l'académie des sciences, firent l'analyse de toutes les eaux minérales de France. Un siècle plus tard, le gouvernement confia le soin de faire de nouvelles analyses à Raulin (1760), puis à Venel et Bayen (1773). En 1780, la chimie change entièrement de face et cette révolution opérée par Lavoisier, Berthollet et Guyton de Morveau, jette un jour nouveau sur l'analyse des eaux minérales. Tandis que les chimistes cherchaient à révéler les éléments minéralisateurs, les médecins étudiaient leur action thérapeutique, et Bordeu, dans son beau traité des maladies chroniques, se faisait le législateur de cette partie de la médecine. En somme, jusqu'à la fin du xviiie siècle, l'empirisme pur avait régné en maître.

A la phase empirique, basée uniquement sur l'expérience clinique et les résultats thérapeutiques, fait suite la phase actuelle d'empirisme scientifique éclairée et guidée par les recherches multiples, physiques, chimiques, bio-chimiques, réalisées au cours du xixe siècle et par les découvertes très suggestives de ces dernières années. Le mode d'action des eaux minérales[1] fut demandé d'abord aux analyses chimiques, puis à la découverte des phénomènes électriques, de l'ionisation, des ferments métalliques et des colloïdes, enfin de la radio-activité doublée de l'étude des gaz rares qui se dégagent des sources thermales. Avant d'aborder succinctement et successivement cette étude, nous devons envisager la question de l'origine des eaux minérales.

Origine des eaux minérales.

Bouquet pense qu'il faut diviser les sources minérales en deux

---

1. Nous avons à dessein reporté l'étude du mode d'action des eaux minérales aux divers chapitres cliniques, pour individualiser le mieux possible les différentes médications hydro-minérales. Nous avons eu recours aux articles de l'*Index des stations françaises* publié par le Syndicat des médecins hydrologues, pour tout ce qui est en dehors de notre champ d'observation personnelle. Nous allons donc simplement exposer les notions physico-chimiques connues sans en tirer pour le moment aucune déduction thérapeutique générale.

groupes : les unes ayant en raison de leur origine une grande identité de composition ; les autres, superficielles, dues à la lixiviation des terrains et dont l'analyse offre des résultats variables. Leur point d'émergence, extrêmement différent, peut se trouver dans les terrains anciens ou de cristallisation, dans les terrains modernes ou de sédiments. D'où deux théories :

1° La théorie de l'*origine superficielle* ou pluviale des eaux minérales.

2° La théorie de l'*origine centrale* ou volcanique.

I. — D'après la plus ancienne théorie, les eaux thermales proviennent de l'infiltration des eaux superficielles ; grâce à la perméabilité du sol ou à l'aide de « failles » ou fractures de l'écorce terrestre, elles se rapprochent du noyau central encore en ignition, se minéralisent suivant la nature des roches traversées, et réapparaissent à la surface, soit par capillarité ou par une sorte de siphonnement.

Voici, d'après Delfau [1], comment il faut comprendre l'origine des eaux minérales. « Par suite de certaines dénivellations qui résultent d'affaissements ou d'effondrements portant sur une étendue de terrain plus ou moins considérable, une de ces fissures communique avec un réservoir souterrain et sert de cheminée ascensionnelle à l'eau minérale qu'il contient ; cette eau minérale est d'autant plus chaude que le réservoir est situé plus profondément et que le trajet ascensionnel est plus direct. Une autre fissure alimente le réservoir ; dans cette dernière s'insinuent les eaux atmosphériques et quelquefois s'engouffrent des rivières entières. L'ensemble du réservoir et des deux fissures constitue un siphon renversé. Après s'être minéralisées dans leur trajet descendant, après s'être échauffées lors de ce trajet, et dans le réservoir, les eaux remontent à la surface par la seconde branche du siphon, leur trajet ascensionnel étant favorisé par diverses conditions, telles que la diminution de leur pesanteur spécifique, due à leur thermalité, la différence d'altitude entre les

---

1. G. DELFAU, *Les cures thermales*. Masson édit. Paris, 1897, p. 123.

orifices d'entrée et de sortie, la pression exercée par les vapeurs et les gaz. La minéralisation est formée par les couches que ces eaux traversent. La température s'élève à mesure qu'elles arrivent dans des régions plus profondes, trois degrés environ par cent mètres et sans doute aussi en raison des oxydations qui s'effectuent sur leur passage. »

II. — A cette théorie exogène, Élie de Beaumont voulut substituer en 1847 la théorie endogène reprise par Suess et définitivement arrêtée par le Pr Armand Gautier[1].

Dans les couches les plus profondes du globe, au contact de la masse incandescente, les grands effondrements de la zone rocheuse suscitent des phénomènes d'une incomparable puissance : la volatilisation des métaux, la distillation des granits et des porphyres, un dégagement prodigieux de vapeur d'eau et la formation d'une énorme quantité de gaz en état d'extrême tension. Le simple affaiblissement des couches solides, suivi de l'envahissement des failles et fissures par la matière en fusion, suffit à provoquer un dégagement considérable de gaz et de vapeur d'eau, en même temps que les réactions minéralisatrices les plus diverses. « Et c'est ainsi que, dans cet immense laboratoire de chimie volcanique, prennent naissance, avec leurs éléments si complexes, les eaux chaudes qui viennent ensuite sourdre à la surface. Sans doute, pendant cette longue ascension, elles empruntent, chemin faisant, aux couches géologiques quelques éléments nouveaux ; mais ceux-ci, par rapport aux premiers, n'offrent jamais qu'une valeur accessoire. Les eaux thermales sont donc de formation plutonienne et non pas, comme on l'a cru jusqu'ici, de provenance météorique. Leur émergence à la surface du sol est un phénomène de même ordre que les éjections de laves, de cendres et de gaz et ne sont, en réalité, qu'une forme très atténuée des éruptions volcaniques » (Guéniot)[2].

____

1. A. GAUTIER. *Bulletin de l'académie de médecine* (13 mars 1906).
2. Comptes rendus des travaux de l'académie de médecine, 1906.

Ainsi, des expériences de laboratoire ont conduit le Pr Armand Gautier à penser que les eaux minérales chaudes ont fait, à un moment donné, partie des roches primitives ; elles résultent d'une sorte de distillation des couches les plus profondes de ces roches, échauffées par le feu central et elles se minéralisent principalement dans le milieu magmatique où se concrètent les matériaux des terrains primitifs.

Toutes les roches primitives chauffées en vase clos laissent échapper, dès la température de 400 à 500°, de l'eau de constitution et un ensemble de gaz ayant une complète analogie de composition avec ceux des volcans.

Le chlorure de sodium, autrefois sorti en immense quantité du foyer incandescent, continue à s'en échapper sous forme de vapeur. Il est le plus grand véhicule des métaux et le plus grand ouvrier des eaux thermales. Les eaux thermales chlorurées peuvent assurément résulter du lavage des terrains à couches salifères profondes ; mais les plus chaudes, celles qui s'écoulent par les failles volcaniques en rapport avec l'arrivée au jour des roches éruptives, semblent bien plutôt se former par entraînement au rouge du chlorure de sodium avec la vapeur d'eau qui, plus tard, dissout ce sel dès qu'elle se condense. Ces eaux contiennent le plus souvent, en même temps que le chlorure de sodium, des traces de borates et d'iodures, de fluor, de phosphore, de brome, de silice, de carbone, d'arséniate de soude et très peu de sels de potasse, sels qui se rencontrent cependant en abondance dans les eaux de mer. Enfin l'association fréquente de silicates et de carbonates sodiques, d'origine nettement éruptive, est une nouvelle confirmation de l'opinion que les eaux chlorurées très chaudes viennent directement des régions ignées.

Enfin, A. Gautier a trouvé dans les gaz accessoires, extraits par le vide au rouge des roches primitives, toujours de l'azote et de l'argon, ce dernier quelquefois accompagné de traces d'hélium. L'argon et l'hélium lui paraissent provenir, dans ce cas, de la dissociation par la chaleur et le vide, des argonures et héliures autrefo·s formés et inclus dans ces roches, grâce à la pression énorme qu'elles supportaient au moment où elles se sont concrétées. Tous ces gaz accessoires, longtemps confondus avec l'azote, ne sauraient provenir de l'atmosphère, qui, sauf pour l'argon, n'en contient que des traces. Leur origine profonde est donc certaine. Ce sont, avec l'hydrogène, les produits les plus volatils des réactions qui se passent dans les régions inaccessibles du feu central.

En raison de leurs trajets souterrains, les eaux minérales peuvent subir des variations dans leur émergence, leur débit et leur température, sous l'influence des tremblements de terre, même à de grandes distances. Ainsi, en 1755, lors du tremblement de terre de Lisbonne, l'eau d'*Aix-en-Savoie* fut momentanément abaissée ; l'une des sources de *Néris* perdit 20° de calorique ; pendant 12 heures, les eaux de *Bourbon-l'Archambault* s'accrurent, au point de déborder la plate-forme des puits (Lefort). En 1616, les sources la Reine et Salies de *Bagnères-de-Bigorre* devinrent tellement fraîches (de 51° à 32°), qu'on fut obligé pour un temps de cesser de s'y baigner.

Le contraire arriva à la source la Reine de *Luchon,* où la température, presque froide, s'est élevée à 50°. La découverte de la source d'*Allevard* se rapporte au tremblement de terre de 1791. En 1840, les sources de *Bagnères-de-Bigorre* diminuèrent de 2°,5 et charrièrent pendant deux jours un limon ferrugineux. En mars 1843, les sources d'*Ussat* devinrent lactescentes et présentèrent un accroissement momentané de volume et un abondant dégagement de gaz (J. François). Ces faits sont en harmonie avec la théorie de l'origine volcanique des eaux minérales.

Caractères physiques des eaux minérales.

Couleur. — Les eaux minérales sont incolores ou légèrement verdâtres. Mais certaines sources, blanchissantes par précipitation du soufre, ont un aspect louche, comme à *Luchon*, à *Ax-les-Thermes*, ou jaune comme à *Barèges* par production de polysulfures, ou trouble enfin comme dans certaines eaux ferrugineuses qui tiennent en suspension de l'oxyde de fer.

Odeur. — Les eaux sulfureuses calciques, par leur dégagement incessant d'acide sulfhydrique, ont une odeur caractéristique et désagréable d'œufs pourris ; les sulfurées sodiques présentent ce caractère très atténué; d'autres ont une odeur marécageuse ou bitumeuse.

Saveur. — Leur saveur varie avec la température, les sels minéraux et les gaz dissous : les chlorurées chaudes donnent la saveur du bouillon de veau; les bicarbonatées ont une odeur agréable, piquante, qu'elles doivent à l'acide carbonique ; les sulfatées calciques ont une saveur styptique; les sulfureuses, qui, sauf *Luchon*, sont onctueuses, ont une saveur amère et nauséeuse qu'augmente l'inhalation des gaz dégagés de l'eau de boisson.

Densité. — Toujours plus forte que celle de l'eau distillée, la densité est faible dans les sulfurées sodiques et forte dans les chlorurées sodiques, avec des nuances infinies dans les classes intermédiaires.

Onctuosité. — Cette qualité leur vient des matières organiques, des silicates et du monosulfure de sodium dans les sulfureuses. C'est en étudiant les eaux minérales sulfureuses que Fontan signala en 1837 des algues composées de filaments blancs très ténus. Lambron montra ensuite que la sulfuraire de Fontan est une confervacée qui se décompose en *barégine* et *glairine*, riche en azote et en iode.

De Laurès et Becquerel ont étudié les conferves qui se développent dans plusieurs sources hyperthermales : *Néris, Bourbon-Lancy, Bourbon-l'Archambault* et *Évaux les-Bains*. Avec leurs innombrables bulles qui brillent au soleil, elles y forment comme un tapis qu'on aurait semé de perles ; ce sont de petites masses d'une matière glaireuse, adhérente par quelques points à la pierre ; lorsque le gaz s'y est accumulé en quantité suffisante, elles cèdent à ses efforts, se détachent et gagnent avec lui la surface de l'eau où elles s'altèrent peu à peu.

Ces conferves forment un limon végétal, moins utilisé toutefois que le limon minéral formé par un terrain marécageux ou tourbeux traversé par un courant d'eau minérale ou thermale (*Saint-Amand, Barbotan*) ou par un dépôt limoneux fluviatile minéralisé par des griffons d'eau minérale chaude (*Dax*).

Les silicates donnent de l'onctuosité aux eaux de *Plombières,* et de *Bagnoles-de-l'Orne.* « Les qualités propres de l'eau au point de vue de l'impression tactile jouent un rôle évident. Il faut tenir compte de sa douceur ou au contraire de sa crudité, de son action irritante résultant de la présence de sels, de l'effet particulier déterminé par le dégagement dans certaines stations de bulles de gaz au contact de la peau » (Hayem)[1].

Température. — La température propre des eaux est très variable ; d'une manière approximative, on peut les considérer comme froides au-dessous de 20°, fraîches de 20 à 30°, tempérées de 31 à 35°, chaudes et très chaudes de 36 à 45°.

Un point a frappé tous les observateurs : c'est la constance de leur température et la remarquable fixité de leur composition chimique.

Ce calorique qu'on a cru pendant longtemps doué de propriétés mystérieuses semble être en tout semblable au calorique artificiellement produit. Cependant Héraud a rapporté des observations intéressantes tendant à démontrer que les eaux thermales naturelles, étant à la sortie des griffons chargées d'électricité, se trouvent dans des conditions particulières de ralentissement d'évaporation, d'où différence de refroidissement entre les eaux thermales naturelles et les eaux thermales artificielles. Frenkel admet le fait et explique cette vitesse de refroidissement des eaux minérales par l'électricité et la radio-activité.

1. HAYEM. *Leçons de Thérapeutique,* Masson, édit. 1894.

La température des eaux minérales oscille avec une infinie variété entre 4° (*Moudang*), eau la plus froide et 95° (*Hammam-Meskoutine*), comme le montre le tableau suivant :

Thermalité.

Hammam-Meskoutine .		95°
Chaudes-Aigues. . .	57	à 82
Graüs-d'Olette. . . .	27	à 79
Ax.	22	à 77,5
Plombières.	13	à 74
Hammam-R'hira. . .	39	à 70
Canaveilles.	36	à 68
Luchon.	22	à 66
Le Vernet.	35	à 66
Bourbonne-les-Bains. .	42	à 65
Amélie-les-Bains. . .	20	à 61
Dax.		60
Évaux.	48	à 60
Préchacq.		60
La Motte.		60
La Bourboule. . . .	19	à 59,4
Carcannières. . . .	25	à 58,7
Pietrapola.	35	à 58
Cauterets.	36	à 58
Bourbon-Lancy.. . .	46	à 58
Saint-Thomas. . . .		58
Saint-Laurent. . . .		53,5
Luxeuil.	21	à 52
Bourbon-l'Archambault	12	à 52
Néris.	51,5	à 52,5
Guagno.	37	à 51
Bagnères-de-Bigorre. .	30	à 51
Bains-les-Bains.. . .	37	à 50
Bains-de-la-Reine. . .		50
Escouloubre. . . .		49
Balaruc.	19	à 47,8
Mont-Dore.	38	à 47
Aix-les-Bains. . . .	45	à 46
Rennes.	38	à 46
Merens.		45
Olméto.		45
Hammam-Salahin.. .		45

Barèges.	20	à 45
Le Monétier-de-Brian-çon.	39	à 45
Vichy.	13	à 44
Hammam-Melouan. .	39	à 44
La Preste.		44
Saint-Nectaire. . . .	18	à 43
Les Escaldas. . . .		42,3
Digne.	33	à 42
Bagnols-de-Lozère.. .	35	à 42
Tercis.		41
Ussat..	32,5	à 40,2
Caldaniccia.. . . .		40
La-Malou.	28	à 40
Saubuse..		38
Saint-Gervais. . . .		38
Châtel-Guyon. . . .	24	à 38
Châteauneuf. . . .		37,5
Barbotan.	33	à 37
Molitg.	21	à 37
Guitera.		37
Aix (Bouches-du-Rhône).		36,5
Gréoulx.	20	à 36
Sylvanès..		36
Eaux-Chaudes. . . .	10,6	à 36
Salins-Moutiers. . .	29	à 36
Royat.	20	à 35,5
Brides.		35
Lès.		35
Saint-Sauveur. . . .	22	à 34
Sail-les-Bains. . . .		34
Saint-Bonnet. . . .		33
Eaux-Bonnes. . . .	13	à 33
Zigliara.		32
Alet.	25	à 32
Saint-Honoré. . . .	27	à 31

La Chaldette.	31
Vic-le-Comte.	31
Plan-de-Phasy.	28 à 30
Ginoles.	30
La Caille.	30
Barzun.	29,6
Avène.	28,7
Campagne.	27,5
Uriage.	27,2
Neyrac.	27
Montrond-Geyser.	27
Usson.	26,5
Bagnoles (Orne).	12 à 26
Jenzat.	26
Saint-Christau.	13 à 26
Saint-Amand.	26
Foncaude.	25
Escot.	25
Celles.	25
Capvern.	21,8 à 24,2
Lacaune.	24
Castéra-Verduzan.	16 à 23,5
Fonsanches.	23,5
Cambo.	15 à 22,8
Nossa.	22,4
L'Abéron (Lescure).	22
Roucas-Blanc.	22
Ogeu.	22
Audinac.	22
Labarthe-Rivière.	21
Ferrère.	21
Tramezaïgues.	20
Pouillon.	20
Foncirgue.	20
Barbazan.	19,5
Eugénie.	19,5
L'Échaillon (Isère).	19
Le Boulou.	16 à 19
Aulus.	12 à 19
Euzet-les-Bains.	13 à 18
Santenay.	10,5 à 18
Montmajou.	18
Oriol.	18
Bastennes.	18
Siradan.	17,5
Sainte-Marie.	17,5
Saint-Alban.	17,2

Allevard.	16
Puzzichello.	16,8
Les Camoins.	16
Saint-Mélany.	16
Vals.	13 à 16
Montmirail.	16
Rieu-Majou.	16
Cadéac.	15,6
Cauvalat.	15
Gamarde.	15
Salies-de-Béarn.	15
Miers.	15
S'-Bertrand-de-Comminges.	15
Enghien.	10 à 14
Gazost.	14
Prugnes.	14
Bondonneau.	14
Labarthe-Neste.	14
Renlaigue.	14
Les Fumades.	14
Cours-les-Bains.	13,8
Labassère.	13
Forges-les-Bains (S.-et-O.).	13
Sail-sous-Couzan.	13
Châteldon.	13
Salins (Jura).	12 à 13
Bussang.	11 à 12
Pierrefonds.	12
Guillon.	12
Saint-Boès.	12
Le Cayla.	12
Coise.	12
Desaignes.	12
Garris.	12
Saint-Pardoux.	12
Pougues.	12
Villelongue.	12
Vittel.	11 à 12
Évian.	11,6
Montbrun.	11,5
Contrexeville.	11,5
La Bauche.	11,5
La Mouillère.	11
Marlioz.	11
Condillac.	11

Thonon..	11	Charbonnières.	9,5
Orezza..	11	Renaison.	8
Sermaize.	11	Saint-Galmier.	8
Farette..	11	Provins..	7,8
Andabre..	10,7	Château-Gontier..	7
Challes..	10,5	Forges-les-Eaux (Sei-	
Martigny.	10,25	ne-Inf.)..	7
Auteuil..	10	Marcols..	6,5
Labestz..	10	Divonne..	6,5
Passy.	9	Moudang.	4

Débit. — La puissance balnéaire d'une station où le traitement externe est prédominant est en rapport avec le débit des sources.

Il faut compter en moyenne 4 à 500 litres d'eau par traitement ; certaines stations même en utilisent davantage.

Les hauts débits coïncident d'ordinaire avec les températures élevées comme le montre le tableau suivant :

	TEMPÉRA-TURE	NOMBRE DES SOURCES	DÉBITS EN MÈTRES CUBES
Salins-Moutiers.	29 à 36°	2	5 000
Dax.	60	12	5 000
Aix-les-Bains.	46	2	4 000
Capvern.	24,2	2	3 715
Châtel-Guyon.	38	28	3 000
Bagnères-de-Bigorre.	30 à 51	39	2 270
Graüs d'Olette.	79	42	2 000
Ax.	77,5	60	2 000
Saint-Christau.	26	5	1 850
Gréoulx.	36	1	1 730
La Preste.	44	4	1 700
Rennes.	46	3	1 650
Royat.	20 à 35,5	4	1 522
Cauterets.	58	12	1 500
Néris.	52,5	6	1 500
Amélie.	61	22	1 272
Bourbon-l'Archambault (S. Chaude).	52	3	1 200
Les Escaldas.	42,3	2	1 160
Sail-les-Bains.	34	6	1 150
Châteauneuf.	37,5	22	1 120
La Bourboule.	59,4	7	1 060
Chaudes-Aigues.	82	25	1 000
Mont-Dore.	47	12	900
Ussat.	40,2	3	800
Alet.	32	5	800
Plombières.	74	29	750
Balaruc.	47,8	3	700
Luxeuil.	52	18	600
Évaux.	60	30	600
Bagnoles (Grande Source).	26	2	600
Saint-Amand.	26	5	580
Avène.	28,7	1	500
Luchon.	66	48	500
Bourbonne.	65	7	400
Bourbon-Lancy.	58	5	400
Source de Salut (près de Bagnères-de-Bigorre).	34	1	400
Brides (S. Ybord).	35	1	400
Neyrac (S. des bains).	27	1	400
La Motte.	60	2	400
Aix-en-Provence (S. Sextius).	36,5	1	370
Saint-Nectaire.	43	17	350
Vichy.	44	15	350
Bains (Vosges).	50	11	300
Uriage.	27,2	2	300

Altitude. — Les altitudes élevées ont une action tonique ; les altitudes basses une action plutôt sédative. Les stations françaises, exposées dans le tableau ci-dessous, offrent des gammes d'altitude les plus variées et peuvent répondre à toutes les indications de la pratique.

	Mètres.		Mètres.
Aix-les-Bains.	258	Gréoulx.	320
Allevard.	465	La Malou.	200
Amélie.	276	La Motte.	650
Aulus.	800	La Mouillère.	260
Ax.	718	Le Boulou.	80
Bagnères-de-Bigorre.	556	Luchon.	625
Bagnoles-de-l'Orne.	235	Luxeuil.	350
Bagnols-de-Lozère.	860	Molitg.	450
Bains.	300	Mont-Dore.	1 050
Balaruc.	40	Néris.	374
Barbazan.	450	Graüs-d'Olette.	690
Barbotan.	136	Pierrefonds.	84
Barèges.	1 250	Plombières.	450
Biarritz.	NM	Pougues.	190
Bourbon-Lancy.	240	La Preste.	1 100
Bourbon-l'Archambault.	245	Rennes.	320
Bourbonne.	255	Royat.	450
La Bourboule.	850	Saint-Amand.	17
Brides.	570	St-Bertrand-de-Comminges.	500
Bussang.	650	Saint-Christau.	320
Cambo.	30	Saint-Gervais.	600
Capvern.	450	Saint-Honoré.	275
Castéra-Verduzan.	105	Saint-Nectaire.	784
Cauterets.	930	Sainte-Marie (H.-P.).	483
Challes.	280	Saint-Sauveur.	750
Châtel-Guyon.	380	Salies-de-Béarn.	60
Chaudes-Aigues.	650	Salins (Jura).	354
Contrexeville.	350	Salins-Moutiers.	480
Dax.	12	Santenay.	218
Eaux-Bonnes.	750	Siradan.	483
Eaux-Chaudes.	675	Thonon.	436
Encausse.	360	Uriage.	414
Enghien.	44	Ussat.	450
Escaldas.	1 350	Vals.	243
Eugénie-les-Bains.	80	Le Vernet.	700
Evaux.	420	Vichy.	260
Évian.	380	Vittel.	340
Forges (Seine-Inférieure).	160		

Caractères chimiques des eaux minérales.

Comme l'a bien mis en relief le Pr Hayem, la vraie composition des eaux minérales nous est à peu près inconnue. Il y a deux manières d'en faire l'analyse : elle est réelle, si on retire les corps simples ou les composés simples tels que les acides ou les bases ; hypothétique au contraire, si on reconstitue les combinaisons supposées exister dans l'eau minérale. Sans être exacte, l'analyse hypothétique nous donne une idée de l'eau au point de vue thérapeutique.

« Jamais aucun chimiste, dit Frenkel[1], n'a eu la prétention d'affirmer que les tableaux d'analyses des eaux en carbonates, bicarbonates, sulfates, chlorures, expriment réellement l'état dans lequel les substances se trouvent dans une eau minérale. Comment savoir en effet si telle ou telle base est liée à tel ou tel acide. Comment faire le total d'une base entre plusieurs acides ou inversement reporter le total d'un acide entre plusieurs bases ? »

Dans le récent annuaire des eaux de France par Jacquot et Willm, ces chimistes montrent que la complexité des eaux minérales est le principal obstacle à leur répartition en groupes naturels ; dans l'état actuel de la science hydro-minérale, toute classification ne peut reposer que sur les éléments qui dominent dans l'eau et tendent à la caractériser.

Les eaux minérales renferment un petit nombre d'acides et de bases se saturant en général réciproquement.

Parmi les acides, on rencontre le plus communément les acides carbonique, sulfhydrique et sulfurique et d'autres moins abondants, chlorhydrique, bromhydrique, iodhydrique, azotique, phosphorique, arsénique. Comme bases, on trouve la soude, base prédominante dans la plupart des eaux minérales, la potasse plus rare, la chaux, la magnésie, la lithine, le protoxyde de fer et de manganèse.

Les principaux gaz sont : l'acide carbonique, l'azote et les gaz

---

1. FRENKEL, *Société d'hydrologie* (21 novembre 1898).

rares (argon, néon, hélium, crypton, xénon), l'hydrogène, l'acide sulfhydrique, les carbures d'hydrogène, l'ammoniaque, l'acide chlorhydrique.

Enfin, signalons d'autres principes plus exceptionnels ou de moindre importance : l'arsenic découvert par Tripier en 1839 dans les eaux de *Hammam-Meskoutine* (Algérie) et trouvé depuis dans les eaux de *la Bourboule*, *Vichy*, *Royat*, *Vic-sur-Cère*, etc., les acides salicylique, borique, fluorhydrique, l'alumine, la baryte, la strontiane, le cuivre, le nickel, le cobalt, le titane, le rubidium, le cœsium.

Max Durand-Fardel a le premier réussi à grouper les eaux minérales et les principales stations, de manière à mettre en relief la solidarité de certaines d'entre elles, à la fois au point de vue chimique et au point de vue thérapeutique. Ce principe est, dans l'état actuel de nos connaissances, le seul qui réponde aux exigences de la pratique (Hayem).

Nous adopterons, en les complétant, les tableaux de classement de ce dernier auteur :

Groupement des eaux minérales.

FAMILLES	CLASSES
I. Sulfureuses ou sulfurées.	Sulfurées sodiques.
	— calciques ou sulfhydriquées.
	— chlorurées.
II. Chlorurées sodiques. . .	Chlorurées sodiques pures.
	— mixtes. { Sulfurées bicarbonatées.
III. Bicarbonatées sodiques.	
IV. Alcalino-terreuses ou calciques.	
V. Sulfatées sodiques et magnésiennes.	Sulfatées pures. Eaux amères
	— mixtes.
VI. Ferrugineuses.. . . .	Bicarbonatées ou crénatées sulfatées.
VII. Indéterminées.. . . .	Hydro-minérales simples et acidulées gazeuses.
VIII. Arsenicales.	
IX. Iodo-bromurées.	
X. Lithinées.	
XI. Azotées.	

I. — EAUX SULFUREUSES.

Très complexes dans leur minéralisation ; elles sont caractérisées par le soufre qui s'y trouve à l'état d'hydrogène sulfuré ou de sulfure alcalin (sodium, potassium, calcium et magnésium); on y rencontre encore le sulfate de chaux, les chlorures, des carbonates, des silicates, de la matière organique (barégine, glairine), et des gaz, acide carbonique, azote et gaz rares. Des sources sulfureuses, les unes sont thermales, les autres froides.

Trois classes : 1° *sulfurées sodiques* ; 2° *sulfurées calciques* et *sulfhydriquées* ; 3° *sulfurées chlorurées*.

1° **Sulfurées sodiques.** — Thermales pour la plupart, ces eaux sont les plus abondantes, les plus nombreuses et les plus importantes au point de vue de leurs applications. Leur élément minéralisateur le plus actif est le sulfure de sodium. Elles forment un groupe défini, presque exclusivement localisé le long de la chaîne des Pyrénées. Entre les *Eaux-Chaudes* et *Amélie-les-Bains,* sur une distance de 240 kilomètres, on compte plus de 220 sources exploitées. Ce sont des eaux françaises et, dans aucun pays du monde, on n'en rencontre d'analogues. Dans les terrains anciens des Pyrénées (terrains cristallophylliens et paléozoïques), émergeant à la faveur de dislocations dont témoignent les failles par lesquelles elles viennent au jour, les sources sulfurées sodiques jaillissent d'une grande profondeur. Les sources les plus chaudes ont les débits les plus puissants. La Corse possède un assez grand nombre de sources sulfurées sodiques, *Guagno, Guitera, Piétrapola* et « les progrès récents de la géologie et de la géomorphogénie, tendent de plus en plus à établir que la région des Maures, la Corse, la Sardaigne, n'étaient qu'un prolongement des Pyrénées, dont la surrection définitive s'est effectuée vers la fin des temps éocènes » (Delfau).

Le principe sulfureux se trouve toujours dans ces eaux en proportion très faible, ne dépassant pas dans les plus riches 0,07 par litre, comme à *Luchon.*

La plupart de ces eaux s'altèrent facilement en raison de la complexité de leur composition, sous l'influence de l'arrivée de l'eau à l'air libre, d'un abaissement de la pression, du dégagement de gaz ou de l'altération des matières organiques. On trouve dans les sulfurées sodiques, en dehors de l'hydrogène sulfuré, un monosulfure (Filhol), un sulfhydrate de sulfure (Garrigou, Duhourcau), un sulfhydrate de sulfure alcalin, de l'acide sulfhydrique libre (Berthelot). Ces eaux n'exhalent d'odeur sulfureuse que par suite de leur décomposition par l'air ou les acides ; à leur émergence même, elles n'exhalent que de l'azote ; l'intensité de leur odeur sulfureuse n'est pas en rapport avec leur richesse en soufre, mais avec la rapidité suivant laquelle elles se décomposent. Limpides à leur issue, elle ne tardent pas à blanchir.

D'après Max Durand-Fardel[1], le sulfure de sodium se décompose dès qu'il se trouve en contact avec l'air atmosphérique ; il y a dégagement d'hydrogène sulfuré et transformation du sulfure de sodium en polysulfure et hyposulfite. Les eaux sont alors alcalines et ne dégagent plus d'acide sulfhydrique. Toutefois, dans certaines eaux, le principe sulfureux est moins stable que dans d'autres et il en résulte un phénomène connu à *Ax,* à *Luchon,* à *Fumades,* sous le nom de blanchiment, sans doute parce que ces eaux contiennent davantage d'acide silicique (Filhol). Elles laissent déposer du soufre sur les parois de leurs réservoirs et de leurs conduits et donnent des bains beaucoup plus doux.

Les eaux sulfureuses sodiques renferment encore une matière organique, la barégine ou glairine.

A part *Amélie-les-Bains* et *Molitg* qui sont à des altitudes modérées, toutes les stations sulfurées sodiques des Pyrénées sont à des hauteurs élevées, constamment supérieures à 600 mètres. Elles ont donc un climat de montagne, tonique et stimulant, dont l'action s'ajoute heureusement à celle des eaux. Le tableau suivant indique en même temps que l'altitude des chlorurées sodiques chaudes et froides, leur teneur en sulfure de sodium, en hydrogène sulfuré, en silicates, en chlorure de sodium et en matières organiques.

---

1. MAX DURAND-FARDEL, *Traité des Eaux minérales* (Germer-Baillière), Paris, p. 72.

EAUX SULFURÉES SODIQUES

STATIONS	ALTITUDE	NOMS des SOURCES CHAUDES	POINT CRYOSCOPIQUE	SULFURE DE SODIUM	H_2S LIBRE	SILICATES	MATIÈRE ORGANIQUE	NaCl	TOTAL	TEMPÉRATURE
Bagnères-de-Luchon. . .	625ᵐ	Bayen.	Δ 0,07	0,07 / 0,046	traces	0,022	»	0,082	0,227	66°
Id.	»	Grotte supérieure.	»	0,05	traces	0,057	»	0,072	0,249	58°
Saint-Thomas.. . . :	»	»	»	0,027	»	»	»	»	»	58°
Les Escaldas. . . .	1 350	»	»	0,025	»	»	»	»	»	42°,3
Carcannières. . . .	700	»	»	0,025	»	»	»	»	»	58°,7
Cauterets.	930	César.	0,025	0,023	»	0,111	0,045	0,071	0,260	58°
Id.	»	La Raillière.	»	0,017	»	0,040	0,035	0,059	0,219	58°,7
Id.	»	Mauhourat.	»	0,016	azote	0,108	0,046	0,080	0,258 / 0,535	50°
Barèges..	1 250	Tambour.	»	0,040	»	0,116	0,066	0,072	0,296	45°
Id.	»	Entrée.	»	0,034	»	»	»	0,050	»	43°,9
Guagno..	»	»	»	0,024	»	»	»	»	»	51°
Eaux-Bonnes. . . .	750	Source-Vieille.	0,039	0,021	»	0,031	0,048	0,261	0,571	33°
Mérens..	»	»	»	0,021	»	»	»	»	»	45°
Barzun.	620	»	»	0,008	»	»	»	»	»	29°,6

STATIONS	ALTITUDE	NOMS des SOURCES CHAUDES	POINT CRYOSCOPIQUE	SULFURE DE SODIUM	H_2S LIBRE	SILICATES	MATIÈRE ORGANIQUE	NaCl	TOTAL	TEMPÉRATURE
Saint-Sauveur. . . .	750	Des Dames.	»	0,021	»	0,086	0,032	0,069	0,250	34°
Eaux-Chaudes.. . .	675	Le Clôt.	»	0,009	traces	0,030	»	0,089	0,314	36°
Ax.	718	Viguerie.	»	0,0024	»	0,129	0,045	0,035	0,261	77°,5
Escouloubre. . . .	»	»	»	0,014	»	»	»	»	»	49°
Le Vernet.	700	Ursule.	»	0,0188	»	0,03	0,012	»	0,250	66°
Amélie-les-Bains. . .	276	Amélie.	»	0,025	»	»	0,014	»	0,273	61°
Graux-de-Canaveilles. .	»	»	»	0,018	»	»	»	»	»	68°
Molitg.	450	»	»	0,014	»	»	0,007	0,016	0,158	37°
Graüs-d'Olette. . .	690	»	»	0,023	»	»	0,034	0,031	0,401	79°
La Preste.	1 100	»	»	0,012	»	»	»	»	0,242	44°
Lès.	635	»	»	0,009	»	»	»	»	»	35°
Bagnères-de-Bigorre. . .	556	Labassère.	»	0,046	»	0,055	0,145	0,182	2,0	30 à 51°
SOURCES FROIDES										
Cadeac..	730	»	»	0,077	»	»	»	»	»	15°,6
Challes..	280	»	0,10	0,513	»	»	»	»	»	10°,5
Gazost.	900	»	0,15	0,031	»	»	»	0,319	0,479	14°
Tramezaigues.. . .	»	»	»	0,022	»	»	»	»	»	20°
Saint-Boès.. . . .	»	»	»	0,130	»	»	0,164	»	3,443	13°
Usson.	»	»	»	0,014	»	»	»	»	»	26°,5
Marlioz..	»	»	»	0,020	»	»	»	»	0,510	11°
Nossa.	»	»	»	0,011	»	»	»	»	»	22°,4

2° **Sulfurées calciques ou hydro-sulfurées.** — Moins nombreuses que les sulfurées sodiques, réparties dans les régions les plus diverses, sans groupement comme les précédentes, situées d'ordinaire dans la plaine ou aux premiers contreforts des montagnes, ces eaux prennent naissance, à travers des terrains chargés de matières organiques, de la tourbe par exemple. Elles dérivent soit du trias, soit du terrain tertiaire ; dans le premier cas, elles contiennent, avec le sulfure de calcium, des proportions importantes de sulfates et carbonates de calcium et de magnésium.

Elles se distinguent des sulfurées sodiques en ce que les bases au lieu d'être de la soude sont de la chaux ; qu'elles contiennent de l'hydrogène sulfuré libre ; qu'elles sont plus minéralisées ; qu'elles sont généralement froides et qu'elles contiennent toujours un peu d'acide carbonique et peu ou pas de matières organiques.

Ce sont des eaux accidentellement sulfureuses et le mode de réaction qui leur donne naissance est très variable : « tantôt l'agent réducteur désoxygénant est fourni par des matières bitumineuses imprégnant des couches que l'eau traverse dans son trajet ascendant ; d'autres fois, c'est un dépôt tourbeux ou chargé de matières organiques, tout à fait superficiel, que l'eau traverse avant de jaillir à l'air libre ». Les stations sulfurées calciques sont presque toutes, sauf *Bagnols-de-Lozère,* à des altitudes moyennes avec climat doux comme le montre le tableau suivant :

EAUX SULFURÉES CALCIQUES OU SULFHYDRIQUÉES

NOMS DES STATIONS ET DES SOURCES	ALTITUDE	SULFURE DE CALCIUM	H²S LIBRE	SULFATE DE CHAUX	CHLORURE DE SODIUM	TOTAL	TEMPÉRATURE	POINT CRYOSCOPIQUE
								Δ
CHAUDES								
Aix-les-Bains. Soufre.	258	»	0,003	0,092	0,030	0,493	45°	»
— Alun.	»	»	0,003	0,081	0,027	0,446	46	»
Bagnols-de-Lozère. . .	860	»	1cc,75	»	»	0,793	42	»
Barbotan..	136	»	»	»	»	»	37	»
Saint-Honoré.. . . .	275	0,032	0,070	»	0,305	0,50	27 à 31°	0,035
La Caille.	»	»	0,0095	»	»	»	30	»
FROIDES								
Enghien. . du Nord.	44	0,116	0,018	0,024	0,05	0,900	10 à 14°	0,058
Pierrefonds.. . . .	84	0,015	0,002	0,020	0,020	0,349	12	»
Allevard.	465	»	24cc,75	0,298	0,54	2,235	16	0,095
Castera-Verduzan. . .	105	»	0,0002	»	»	»	23 ,5	»
Cambo.	30	»	0,0024	»	»	»	22 ,8	»
Eugénie.	80	»	»	»	»	»	19 ,5	»
Cauvalat-lès-Vigan.. .	»	»	0,014	»	»	»	15	»
Gamarde..	»	»	0,0187	»	»	»	15	»
Les Fumades. . . .	»	»	»	»	»	»	14	»
Guillon.	»	»	»	»	»	»	12	»
Garris.	»	»	1cc,8	»	»	»	12	»
Labestz.	»	»	0gr,008	»	»	»	10	»

3° **Eaux sulfurées chlorurées.** — Quand le chlorure de sodium, qui existe en faible proportion dans un grand nombre de sulfurées, atteint une proportion supérieure à un gramme par litre, on peut le considérer comme apte à prendre part à l'action médicamenteuse. Ces eaux sont en général calciques et sulfhydriquées ; elles sont notablement plus minéralisées que les sulfurées pures, et renferment des sulfates, de l'hydrogène sulfuré et du sulfure de sodium.

EAUX SULFURÉES CHLORURÉES ET CHLORURÉES SULFURÉES

NOMS DES STATIONS et DES SOURCES	ALTITUDE	H_2S	SULFURE DE CALCIUM	SULFATE DE CHAUX	SULFATE DE SOUDE	NaCl	TOTAL	TEMPÉRA-TURE	POINT CRYOSCOPIQUE Δ
Préchacq. . . .	»	»	»	»	»	»	»	60°	»
Gréoulx (Guibert).	320	0,020	0,044	0,480	0,148	1,290	2,250	36	»
Digne.	»	»	»	»	»	»	»	42	»
Saint-Gervais (Torrent).. . . .	600	0,005	»	0,846	1,492	1,611	4,684	38	0,215
Tercis.	»	»	»	»	»	»	»	41	»
Uriage.	414	7,344	»	1,050	1,5	6,000	»	27,2	0,59

II. — Eaux chlorurées sodiques.

Caractérisées par la prédominance du chlorure de sodium, les eaux chlorurées sodiques ou salines forment une classe naturelle répandue sur des points divers du territoire : l'Auvergne, les Basses-Pyrénées, la Haute-Marne et le Jura. Les terrains géologiques dont elles émanent sont les marnes irisées du trias et, pour les plus thermales, les terrains primitifs. Le chlorure de sodium provient dans ces dernières de la distillation des granits et des porphyres (A. Gautier), tandis que pour les premières il est puisé dans des couches de sel gemme (eaux du Jura) ou dans des cours d'eau communiquant avec la mer ou actuellement séparés d'elle (*Salies, Biarritz-Briscous*).

Ces eaux peuvent être fortes ou faibles, gazeuses ou non, chaudes ou froides. L'acide carbonique libre leur donne des qualités digestives. On peut les additionner ou non d'eaux-mères, résidu d'évaporation des salines, constituées par un liquide sirupeux brunâtre, inodore, d'une saveur âcre, salée, et d'une densité considérable. Ces eaux-mères ont comme sel prédominant le chlorure de sodium comme à *Salins*; mais elles contiennent en outre des chlorures de magnésium, de calcium, et du bromure de magnésium et de sodium, comme à *Salies-de-Béarn*, des iodures et des bromures comme à *Salies, Bourbonne-les-Bains, Balaruc, Salins*.

Les autres principes qu'on rencontre en dehors du chlorure de sodium dans les eaux chlorurées sodiques sont des sulfates, des carbonates, des sulfures, des iodures, des bromures, du fer. Parmi les gaz: l'acide carbonique, l'azote, des gaz rares et de petites quantités d'hydrogène sulfuré.

Nous distinguerons deux classes : 1° les *chlorurées sodiques pures* ; 2° les *chlorurées bicarbonatées*.

1° Chlorurées sodiques pures. — Elles sont chaudes ou froides, avec une saveur salée ou de bouillon de veau. Celles qui sont chargées d'acide carbonique et d'azote sont plus agréables pour la cure interne.

Avec Hayem, nous considérons comme faibles celles qui renferment moins de 10 pour 1 000 de chlorure de sodium, fortes celles qui en contiennent au moins 15 pour 1 000. *Bourbonne* est en outre fortement chlorurée-magnésienne, ($0^{gr},25$ par litre de chlorure de potassium et de magnésium).

Les eaux chlorurées sodiques se trouvent à des altitudes très diverses et ont par conséquent des climats très différents : chaud et sec à *Balaruc* qui est au bord de la mer ; sédatif à *Salies-de-Béarn*, plus tonique à *Biarritz*.

EAUX CHLORURÉES (JUSQU'A 10 POUR 1000)

NOMS DES STATIONS ET DES SOURCES	ALTITUDE	CO^2	NaCl	TOTAL	TEMPÉRA-TURE	POINT CRYOSCOPIQUE
THERMALES						Δ
Bourbon-l'Archambault. . .	245	$0^{gr},367$	$2^{gr},24$	3,98	52°	»
Bourbonne-les-Bains. . .	255	»	5 ,20	7,33	65	»
Balaruc.	N	»	7 ,045	10,26	19 à 47,8	»
La Motte.	650	»	3 ,80	7,50	60	»
Bourbon-Lancy. . . .	240	»	1 ,30	1,80	46 à 58	0,11
FROIDES						
L'Échaillon.. . . .	»	»	3 ,60	5,77	19	»
Rouzat.	»	»	0 ,99	3,64	»	»
Pouillon	»	»	1 ,60	1,95	20	»
Miral ou Poyols. . .	»	»	5 ,73	»	»	»
Santenay.. . . .	218	»	5 ,5	9,19	10,5 à 18	»
Redon.	»	»	4 ,18	5,379	»	»
Magnien	»	»	2 ,77	»	»	»
Alzac	»	»	2 ,22	3,09	»	»
Salses.	»	»	1 ,72	2,659	»	»

EAUX CHLORURÉES FORTES (+ DE 10 POUR 1000)

NOMS DES STATIONS ET DES SOURCES	ALTITUDE	CO^2	NaCl	TOTAL	TEMPÉRA-TURE	POINT CRYOSCOPIQUE
						Δ
Hammam-Mélouan. . . .	160	»	26,06	29,60	39 à 44"	»
Biarritz-Briscous.. . .	N	»	295,65	307,79	14	»
Salies-de-Béarn. . . .	60	»	250	258	15	»
Rennes-les-Bains (Sougraignes). .	320	»	56	66,84		»
Salies-du-Salat. . . .	292	»	30	311	»	»
Salins (Jura). . . .	354	»	23,75	26,42	12 à 13	»
Roucas-blanc.. . .	»	»	20,53	25,13	22	»
Salins-Moutiers. . . .	480	400^{cc}	12,50	»	29 à 36	0,895
Lons-le-Saulnier.. . .	»	»	10,31	»	»	»
La Mouillère-Bezançon.. . .	260	»	283	298	11	»

2° Les eaux chlorurées bicarbonatées contiennent, à parties égales environ, chlorure de sodium et bicarbonate de soude. Thermales ou froides, la plupart sont rendues gazeuses par la présence d'une plus ou moins grande proportion d'acide carbonique. *Châtel-Guyon* y tient une place à part, en raison de sa richesse en chlorures répartis, à part égale, entre le chlorure de magnésium et le chlorure de sodium ; puis de ce fait que le bicarbonate de soude y est remplacé par le bicarbonate de chaux (Hayem). *La Bourboule* ($2^{gr},838$ de chlorure de sodium et $2^{gr},892$ de bicarbonate de soude pour une minéralisation de $6^{gr},50$) devrait figurer dans cette classe ; mais sa richesse en arsenic la désigne pour un groupe particulier que nous étudierons plus tard.

CHLORURÉES BICARBONATÉES

STATIONS NOMS DES SOURCES	ALTITUDE	CHLORURE DE SODIUM	CHLORURE DE MAGNÉSIUM	BICARBONATE DE SOUDE	SULFATE DE SOUDE	ACIDE CARBONIQUE	TEMPÉRATURE	POINT CRYOSCOPIQUE
St-Nectaire.. . . Parc.	784	2,544	»	2,127	0,168	0,683	21°,3	0,39
— S intermittente.	»	2,062	»	1,723	0,133	1,400	33	»
— mont Cornadore.	»	2,06	»	2,01	0,16	»	41	»
Royat. . . . Eugénie.	450	1,728	»	3,461	»	1,709	35,5	0,252
Vic-le-Comte.	»	2,000	»	2,900	0,200	»	16 à 31	»
Vic-sur-Cère.	670	1,550	»	2,135	»	»	»	0,26
Châtel-Guyon.	380	1,633	1,563	2,176 b.chaux	»	1,112	24 à 38	0,338

III. — Eaux alcalines ou bicarbonatées sodiques.

Les eaux bicarbonatées sodiques, en contact avec l'air et sous l'influence d'une pression insuffisante, laissent échapper leur acide carbonique et subissent des altérations, comme les sulfureuses par dégagement d'hydrogène sulfuré. L'origine de ces eaux est volcanique.

Les principes que l'on peut considérer comme les plus essentiels sont les acides carbonique, sulfurique, chlorhydrique, et une base, la soude. On y trouve encore, mais en petite quantité, la potasse, la chaux, la magnésie, la strontiane, du fer (sources Mesdames et Lardy de *Vichy*), de l'arsenic et des matières organiques.

Ces eaux peuvent être prises pour exemple de la formation des eaux minérales : elles emprunteraient aux régions profondes de la terre, situées au-dessous des porphyres, dans cette contrée volcanique du centre de la France, une partie de leurs éléments et particulièrement le plus important de tous, ce qui en fait la base, le bicarbonate de soude et recueilleraient en passant dans des couches plus superficielles certains éléments, tels que le fer, la chaux, qui par leurs proportions diverses servent toujours à les différencier entre elles ; ces principes surajoutés appartiendraient surtout aux eaux froides, c'est-à-dire aux sources refroidies par des mélanges ou par un certain séjour dans les couches superficielles du sol (Max Durand-Fardel).

L'acide carbonique qu'elles contiennent contribue, quand il est en excès, à maintenir l'eau dans son intégrité, puisqu'une partie des bases n'y demeurent en dissolution que si elles y existent à l'état de bicarbonates.

La température des eaux alcalines pures, est très variable ; parmi les bicarbonatées sodiques, seules certaines sources de *Vichy* sont chaudes ; toutes les autres sont froides.

EAUX BICARBONATÉES SODIQUES

STATIONS	SOURCES	ALTITUDE	BICARBONATE DE SOUDE	CHLORURE DE SODIUM	SULFATE DE SOUDE	CO_2	TEMPÉRATURE	POINT CRYOSCOPIQUE Δ
FORTES								
	Puits Chomel.	»	»	»	»	»	44°	»
	Hôpital. . .	»	5,029	0,518	0,291	1,067	34	»
	Vesse. . . .	»	6	»	»	»	31	»
Vichy.. . . .	Grande-Grille.	260	4,883	0,534	0,291	0,908	42	»
	Lucas. . . .	»	»	»	»	»	28,4	»
	Célestins. . .	»	4,101	0,550	0,314	1,299	13à15	0,22
	Lardy. . . .	»	»	»	»	»	24,2	»
Vals. . . .	Magdeleine. .	»	7,28	»	»	»	14	»
	Rigolette. . .	243	5,800	0,060	0,950	2,600	13à16	0,265
Montrond-Geyser.		»	4,57	»	»	»	27	»
Le Boulou. .	Milieu.. . .	80	6,500	0,330	0,260	2,200	16	»
	Clémentine. .	»	6,470	»	»	»	16à19	»
Desaignes. . .		»	4,130	»	»	1,525	12	»
FAIBLES								
Moingt. . . .		»	2,755	»	»	»	»	»
Vals. . . .	Pauline. .	243	1,010	0,040	0,150	2,138	13à16	»
	Saint-Jean. .	»	1,43	»	»	»	16	»
Andabre. . . .		437	1,820	0,090	0,010	1,138	10,7	0,065
Sail-sous-Couzan.		»	1,95	»	»	»	13	»
Châteauneuf. . .	La Chapelle. .	558	2,080	0,430	0,140	1,650	37,5	»
Évian.		380	0,0089	»	»	»	11,6	»
St-Romain-le-Puy.		»	»	»	»	»	»	»
Marcols. . . .		»	»	»	»	»	»	»
Neyrac. . . .		»	»	»	»	»	27	»
Saint-Sauveur-de Montagut. . .		»	»	»	»	»	»	»

A côté des eaux bicarbonatées sodiques pures, on range une classe de bicarbonatées mixtes qui, en dehors du bicarbonate de soude contiennent des bicarbonates de chaux et de magnésie; elles

servent de transition avec les eaux alcalino-terreuses ou calciques, dont elles se distinguent par leur richesse en acide carbonique et leur pauvreté en sulfates terreux.

NOMS DES STATIONS ET DES SOURCES	ALTITUDE	ACIDE CARBONIQUE libre	BICARBONATE DE SOUDE	BICARBONATE DE CHAUX	BICARBONATE DE MAGNÉSIUM	POINT CRYOSCOPIQUE
						Δ
Châtel-Guyon . . .	38o	$1,112$	$0,955$	$2^{gr},176$		$0,338$
Pougues.	19o	$3^{gr},39$	$0,7812$	2	$0,4035$	$0,158$
Saint-Galmier. . .	»	$15^{cc}oo$	$0,56oo$	$1\ ,02$	$0,42$	$0,105$
Saint-Alban. . . .	»	$1\ ,949$	$0,856$	$o\ ,9374$	$0,43$	»
Renaison.. . . .	»	$5\ ,6o$	$0,240$	$o\ ,663$	$0,135$	»
Oriol.	»	1^{l}	$0,211$	$1\ ,145$	$0,254$	»
Bondonneau.. . .	»	$3^{cc},3o$	$0,006$	$o,39o$		»
Condillac.. . . .	»	$5\ ,48$	$0,166$	$1\ ,359$	$0,035$	»
Celles..	»	$1^{l},2o8$	$0,531$	$o\ ,9o5$	$0,061$	»
Alet.	200	53	$0,o4o5$	$o\ ,2702$	$0,1081$	$0,021$

IV. — Eaux alcalino-terreuses ou calciques.

Toutes ces eaux, bicarbonatées calciques et magnésiennes, sulfatées calciques, carbonatées ou sulfatées mixtes, sont froides,
faiblement minéralisées, avec prédominance de sels de chaux.
Elles tiennent leur origine géologique des marnes irisées du trias ;
le sulfate de chaux leur est fourni par la dissolution soit des
marnes ou des dépôts de gypse, et leur magnésie de la décomposition des pyrites et des roches magnésifères ambiantes. Situées
à des altitudes moyennes, leur climat est subordonné à la région
qu'elles occupent : plutôt frais dans les stations des Vosges, il est
doux dans celles qui se trouvent au pied des Pyrénées.

EAUX ALCALINO-TERREUSES OU CALCIQUES

NOMS DES STATIONS ET DES SOURCES	ALTITUDE	BICARBONATE DE CHAUX et de magnésie	SULFATE DE CHAUX	CO^2	TOTAL	TEMPÉRATURE	POINT CRYOSCOPIQUE Δ
Martigny	377	0,54	1,5939	»	2,34	10,25	0,05
Contrexeville. Pavillon.	350	0,40	1,560	59^{cc}	2,400	11,5	0,069
Vittel. Grande-Source.	340	0,79	0,460	1739	1,739	11 à 12	0,03
Capvern.	450	0,05	1,091	»	1,604	24,2	0,05
Aulus.	800	0,75	1,400	0^{gr},11	2,8	12 à 19	»
Sermaize	»	»	»	»	1,55	11	»
Siradan.	483	»	»	»	2,40	17,5	»
Évian.	380			»	0,50	11,6	»
Alet.	200	»	»	»	0,52	32	»
Barbazan.	450	0,67	1,504	»	3,459	19,5	»
Foncaude.	»	»	»	»	0,28	25	»
Audinac.	450	»	»	»	1,90	22	»
Encausse.	360	0,80	1,78	»	2,95	22,2	»
Saint-Amand.	17	0,230	0,612	»	1,53	26	»
Hammam-R'Irrha.	520	0,682	1,429	0,300	2,50	39 à 70	»

V. — Eaux sulfatées sodiques et magnésiennes.

Bien que rapprochées chimiquement des eaux sulfurées cal-ciques, puisque celles-ci peuvent revenir à l'état de sulfates, par transformation des sulfures, en sulfites, hyposulfites et sulfates, ces eaux doivent en être séparées au point de vue de la pratique hydrominérale, leurs effets étant toujours très différents.

1° Les sulfatées pures ne servent qu'à provoquer l'effet purgatif : elles sont minéralisées par le sulfate de soude et de magnésie à côté desquels on trouve une plus faible proportion de sulfate de chaux, de carbonate de magnésie, de chlorure de sodium et parfois d'acide carbonique libre. Très rares en France, on ne les rencontre qu'à *Montmirail-Valqueyras* et à *Miers*.

EAUX SULFATÉES PURGATIVES

NOMS DES SOURCES	SULFATE DE MAGNÉSIE	SULFATE DE SOUDE	SULFATE DE CHAUX	CHLORURE DE SODIUM	CHLORURE DE MAGNÉSIE	POINT CRYOSCOPIQUE
Montmirail.	9,31	5,06	1	»	0,83	0,735
Miers.	»	2,675	0,945	0,02	0,750	»

2° Les sulfatées mixtes comprennent des eaux très intéressantes qui, en dehors du sulfate de soude, contiennent du bicarbonate de soude, du chlorure de sodium, des bicarbonates de chaux, de magnésie et de potasse, du sulfate de chaux, de fer, de l'acide carbonique et de l'azote.

Elles proviennent des terrains volcaniques et traversent des couches de marne et de gypse. D'après Hayem, l'alliance du sulfate de soude avec le bicarbonate de soude et le chlorure de sodium constitue un mélange médicamenteux le plus propre à influencer les actes de la digestion gastrique.

EAUX SULFATÉES SODIQUES MIXTES

NOMS DES STATIONS et sources.	ALTITUDE	SULFATE DE SOUDE	CHLORURE DE LITHIUM	CARBONATE DE CHAUX	SULFATE DE CHAUX	CHLORURE DE SODIUM	Co2	TEMPÉRATURE	POINT CRYOSCOPIQUE Δ
Brides. . . .	570	1,6	traces	»	1,71	1,9	»	35°	0,245
Santenay. S. lithium. . . .	218	2,15	111	0,3	0,86	5,50	»	10,5 à 18	»
Saint-Gervais. .	600	1,492	0,102	0,253	0,846	1,611	»	38°	0,338

3° Les eaux sulfatées magnésiennes sont rares en France ; elles n'existent qu'à *Brides* ($0^{gr}5o$), *Sermaize* ($0^{gr}7o$), *Montmirail*, *Barbazan* et *Bagnères-Saint-Félix* (Lot) qui contient 1 gramme de sulfate de magnésie.

VI. — EAUX FERRUGINEUSES.

Toutes les eaux minérales renferment du fer, à dose variable, parfois à dose importante, comme la source Mesdames à *Vichy* ; mais pour reconnaître à une eau la propriété ferrugineuse, il faut que le fer y existe lui-même en proportion thérapeutique, les autres principes s'y trouvant en quantité trop faible pour imprimer à ces eaux des caractères spéciaux (Max Durand-Fardel).

Très diversement répandues, et très nombreuses, on les trouve aussi bien à la montagne que dans la plaine ; leur origine géologique est également très variable ; quelques-unes sont gazeuses ; presque toutes renferment des traces d'arsenic et de manganèse ; ce sont des eaux froides pour la plupart.

Nous distinguerons deux classes principales :

1° Les ferrugineuses carbonatées riches en carbonate de protoxyde de fer (6 à 7 centigrammes par litre au maximum) associé à d'autres bicarbonates alcalins, formant des sels doubles solubles ; d'autres contiennent du crénate de fer (*Bussang*).

2° Les ferrugineuses sulfatées, plus riches en principes minéralisateurs (jusqu'à 5 grammes par litre).

EAUX FERRUGINEUSES CARBONATÉES

NOMS DES STATIONS ET DES SOURCES	ALTITUDE	CARBONATE DE FER	CO^2	ÉLÉMENTS SECONDAIRES	POINT CRYOSCOPIQUE
La Bauche.	»	0,14	0,035	Crénate ; carbonates de chaux et magnésie.	»
Orezza (Corse).	»	0,128	1,248^{cc}	»	»
Forges-les-Eaux. S. Cardinale.	160	0,098 (crénate)	0^{gr},22	»	0,025
Neyrac. S. des Bains. . .	»	0,014	»	Bicarbonates alcalins.	»
Cassuéjouls.	»	0,08	»	»	»
Renlaigue.	»	0,08	1,695^{cc}	Bicarbonates alcalins.	»
Sylvanès.	»	0,04	0,20	».	»
Bussang. S. des Demoiselles.	650	0,029	1^{gr},78	Bicarbonates de soude et de chaux.	0,102
Charbonnières.	»	0,04	0,03	»	»
Saint-Pardoux.	245	0,02 (crénate)	»	»	»
Saint-Julien..	»	0,02	1,248^{cc}	»	»

EAUX FERRUGINEUSES SULFATÉES

NOMS DES STATIONS ET DES SOURCES	ALTITUDE	SULFATE DE FER	ÉLÉMENTS SECONDAIRES
Auteuil.	»	0,715	Sulfates divers. Sulfates d'albumine et de fer.
Vals. S. Dominique.. . .	243	»	0^{gr},003 d'arseniate de soude.

VII. — Eaux indéterminées.

Dans le groupe des eaux minérales simples, on range toute une catégorie d'eaux que leur faible minéralisation, leur absence de caractéristique chimique n'ont pas permis de classer dans les divisions précédentes ; nous verrons plus tard que la radio-activité caractérise le plus grand nombre. Ce sont les hydro-minérales simples thermales ou non thermales, ayant une gamme de température de 11 à 82°, si faiblement minéralisées parfois qu'elles contiennent moins de principes fixes que l'eau potable. *Saint-Christau* contient du *cuivre, Le Mont-Dore* de l'arsenic, de la silice et du fer. Pauvres en acide carbonique, elles ont surtout de l'oxygène, de l'azote et des gaz rares ; elles renferment en outre du carbonate de soude, du chlorure de sodium, des traces d'arsenic, de lithine et de fer ; elles ont une grande onctuosité parce que plusieurs d'entre elles ont des conferves organiques et surtout parce qu'elles ne renferment ni chaux, ni magnésie. Ces eaux, pour la plupart, émergent des terrains granitiques, gneissiques et porphyriques et sont d'origine volcanique.

A côté de cette première catégorie on peut en ranger une seconde : les acidules simples, aussi riches en acide carbonique que les premières en étaient pauvres ; elles sont généralement froides. Le carbonate de soude et de chaux, le chlorure de sodium en sont les principaux éléments ; elles ont un goût agréable et piquant qu'elles doivent à leur teneur en acide carbonique.

EAUX INDÉTERMINÉES

NOMS DES STATIONS	TEMPÉ-RATURE	TOTAL	ALTI-TUDE	POINT CRY-OSCOPIQUE
				Δ
Aix en Provence.	36°,5	0,252	205^m	»
Sail-les-Bains, s. Duhamel. . . .	34	0,43	250	»
Ussat.	32,5 à 40,2	1,276	450	»
Mont-Dore.	38 à 47	1.83	1050	0,10
Bains.	37 à 50	0,49	300	»
Bagnoles-de-l'Orne.	12 à 26	0,34	235	0,009
Bagnères-de-Bigorre.	30 à 51	2,6	556	»
Bourbon-Lancy.	46 à 58	1,80	240	0,11
Luxeuil, ...	21 à 52	0,23	350	»
Néris.	52,5	1,265	374	»
Evaux.	48 à 60	1,35	420	»
Dax.	60	0,47	12	»
Saint-Laurent.	53,5	0,682	882	»
Plombières.	13 à 74	0,32	450	0,025
Avène.	28,7	0,327	»	»
Chaudes-Aigues.	57 à 82	0,811	650	»
Foncaude.	25	0,28	»	»
La Malou.	28 à 40	1,50-2,15	200	0,08
Sylvanès.	36	»	»	»
Saint-Amand.	26	1,53	17	»
Barbotan.	33 à 37	0,13	130	»
Saint-Christau.	13 à 26	0,29	320	0,045
Evian.	11,6	0,50	380	0,024

ACIDULES GAZEUSES

NOMS DES STATIONS ET DES SOURCES	CO_2 LIBRE	POINT CRYOSCOPIQUE
		Δ
Desaignes.	1 525	»
Saint-Galmier, s. Noël.	1 500	0,105
Saint-Pardoux.	1 248	»
Châteldon.	1 165	»
Bussang. S. de la Salmade.. . . .	700	0,102
Condillac.	548	»

VIII. — Eaux arsenicales.

Ces eaux, de constitution complexe, chlorurées bicarbonatées à parties égales, méritent une place à part en raison de leur forte proportion d'arsenic. La plupart a une origine volcanique ; mais l'arsenic qu'on rencontre dans les eaux ferrugineuses peut être le produit de l'oxydation des pyrites qui subissent une combustion lente sous l'action des volcans (Blondeau). L'altitude élevée de *La Bourboule* (850 mètres) et du *Mont-Dore* (1 050 mètres) s'ajoute à la minéralisation et à la thermalité et contribue à faire des stations reconstituantes et toniques.

EAUX ARSENICALES [1].

STATIONS NOMS DES SOURCES	ALTITUDE	ARSENIC	ACIDE ARSÉNIEUX	ARSÉNIATE DE SOUDE (du codex)
La Bourboule.	850	»	»	»
S. Choussy-Perriere.	»	0^{gr},00675	0^{gr},00891	0^{gr},02808
— Croizat.	»	0 ,00612	0 ,00807	0 ,02545
— Clémence.	»	0 ,00319	0 ,00411	0 ,01327
— Fenestre II.	»	0 ,00215	0 ,00283	0 ,00894
— Fenestre I.	»	0 ,00186	0 ,00245	0 ,00773
Cransac.	»	0 ,0063	0 ,00831	0 ,02620
Vic-sur-Cère.	670	0 ,00306	0 ,00403	0 ,01272
Hammam-Meskoutine..	»	0 ,00120	0 ,00158	0 ,005
Azérat (Brioude).	»	0 ,00093	0 ,00122	0 ,00386
Saint-Nectaire-le-Bas.	700	»	»	»
S. Cézaire.	»	0 ,00089	0 ,00117	0 ,00370
Vals. S. Dominique.	243	»	»	0 ,003
Royat. S. Saint-Victor.	450	0 ,00069	0 ,00091	0 ,00287
Châtel-Guyon.	380	»	»	»
S. Deval..	»	0 ,00056	0 ,00073	0 ,00232
Bussang.	650	0 ,00048	0 ,00063	0 ,00199
Vichy (Hôpital).	260	0 ,00043	0 ,00056	0 ,00178
Mont-Dore.	1 050	0 ,00036	0 ,00047	0 ,00149

1. CANY. *Congrès d'Hydrologie d'Alger,* avril 1909.

IX. — Eaux iodo-bromurées.

Très voisines des chlorurées sodiques, ces eaux n'existent en France qu'à *Montrond-Geyser* et à *Bondonneau* (3 milligrammes de bromure et d'iodure alcalin, pour une minéralisation totale de $0^{gr},502$).

X. — Eaux azotées.

Fort appréciées en Espagne, où elles sont considérées comme sédatives. Les eaux françaises les plus riches en azote sont les indéterminées : *Plombières, Néris, Bourbon-Lancy* ; elles contiennent en outre beaucoup de gaz rares.

XI. — Eaux lithinées.

La plus ou moins grande teneur de lithium constitue un caractère d'une eau minérale intéressant aussi bien au point de vue de l'action qu'au point de vue de la classification.

ESTIMATION EN CHLORURE DE LITHIUM

	MILLIGRAMMES
Santenay. S. lithium.	111
Bourbonne-les-Bains.	88
Royat (Saint-Mart).	35
Châteauneuf.	35
Les Roches.	33
Saint-Alyre.	31
Médagne ; eau de l'Ours.	30
Châtel-Guyon	28
Saint-Nectaire	26
La Bourboule	18
Santenay.	9
Mont-Dore	8

Frenkel a dosé le lithium des eaux de *Contrexeville*, *Martigny* et *Vittel* et a obtenu les résultats suivants :

	GRAMMES PAR LITRE		
	CONTREXEVILLE Source du Pavillon.	MARTIGNY Source n° 1.	VITTEL Grande-Source.
Lithium (Li)..	0,0004521	0,0000249	0,0000305
Sulfate de lithium (Li^2SO^4). . .	0,0035580	0,0001965	0,0002394
Bicarbonate de lithium ($LiHCO^3$).	0,0043900	0,0002459	0,0002638
Chlorure de lithium (LiCl). . .	0,0027384	0,0001508	0,0001847
Extrait sec (séché à 180°). . .	2,3425	2,3535	1,2270
Densité à 15°..	1,00239	1,00244	1,00145

Ionisation des eaux minérales.

Après avoir énuméré toutes les classes d'eaux faites artificiellement d'après des analyses hypothétiques, nous ne sommes pas plus avancés qu'auparavant dans la connaissance de la constitution des eaux minérales. Si ces divisions sont faciles pour l'enseignement et pour la démonstration, si elles s'harmonisent assez bien avec les exigences de la clinique thermale, elles n'ont aucune rigueur scientifique. C'est « qu'une analyse d'eau minérale exposée de la façon usitée jusqu'ici est en réalité une analyse du résidu fixe, obtenu par évaporation d'un certain volume d'eau » (Frenkel). Ce n'est pas ce résidu d'évaporation qu'on administre, c'est l'eau minérale entière qu'on fait boire aux malades. Il faut donc que l'analyse fournisse un tableau représentant la constitution de l'eau prise comme entité, qu'on puisse savoir quelque chose de précis sur sa constitution intime et sur l'état dans lequel les sels sont distribués au sein de l'eau minérale.

Les eaux minérales étant des solutions salines, contiennent leurs sels plus ou moins dissociés en leurs ions.

L'observation du degré de la dissociation doit nécessairement compléter l'analyse chimique proprement dite. On sait en effet depuis Faraday que le courant électrique dédouble les électro-lytes dissous dans une solution en deux composés électrolytiques appelés ions. Celui des produits de la décomposition électroly-tique qui est au pole positif ou anode s'appelle anion ; l'autre sortant au pole négatif ou à la cathode, s'appelle cathion. Le courant électrique ne fait que communiquer un mouvement aux ions préexistants dans la solution. Dans l'immense majorité des eaux minérales, les éléments minéralisateurs se trouvent à l'état de dissociation complète et ces eaux sont ionisées. C'est ce qu'a bien mis en lumière Frenkel pour la source du Prieuré à *Saint-Christau*, en se servant de la méthode basée sur la détermination de la conductibilité électrique de l'eau. « Si l'eau n'était pas en-tièrement ionisée, une dilution avec de l'eau distillée aurait pour conséquence l'augmentation du nombre des ions et par conséquent l'augmentation de sa conductibilité. Si au contraire la conductibilité électrique diminue proportionnellement avec le degré de dilution, cela prouverait que l'eau était entièrement dissociée en ions. Or la conductibilité diminue proportionnellement avec la dilution de l'eau de la source du Prieuré et il s'ensuit d'une façon certaine que cette eau *contient tous les éléments en état d'ions* » (Frenkel).

La composition suivante de la source du Prieuré est donc l'expression de la constitution véritable de l'eau.

		Grammes par litres.
Cathions :	Calcium (Ca).	0,05242
	Magnésium (Mg).	0,01230
	Strontium (Sr).	traces
	Sodium (Na).	0,08340
	Potassium (K).	0,00595
	Cuivre (Cu).	0,00018
	Aluminium (Al).	0,00363
	Fer (Fe).	0,00113
Anions :	Acide carbonique (CO^3).	0,06859
	Acide silicique (SiO^3).	0,02837
	Acide sulfurique (SO^4).	0,08904
	Chlore (Cl).	0,11290
	Iode (I).	0,000004
	Acide arsénique (AsO^4).	traces
	Acide carbonique libre.	0,0490
	Matières organiques.	0,00280
	Poids du résidu fixe.	0,47580

Les malades n'absorbent pas avec l'eau les sels tels que nous les voyons à l'état solide ; ce ne sont pas les sels qui agissent sur la peau, sur les muqueuses, dans les applications variées des eaux minérales. Ce sont les atomes libres de calcium, de magnésium, de sodium, de fer, de cuivre, de chlore, ce sont les molécules d'acide carbonique, d'acide sulfurique, ce sont en un mot les éléments dissociés, les ions qui viennent exercer leur action physiologique dans les organes des malades. Ces groupements moléculaires libérés ont des affinités exaltées que les anciens avaient entrevues lorsqu'ils parlaient de corps à l'état naissant.

Frenkel[1] est revenu sur la théorie des ions dans ses rapports avec les eaux minérales ; il a montré que l'état de dissociation ou d'ionisation dans lequel se trouvent les éléments minéraux est un caractère général de toutes les solutions, qu'il n'est pas une particularité réservée à une solution minérale naturelle.

Puis, il a abordé un point qui n'a pas encore été touché et qui joue peut-être un rôle dans l'action thérapeutique globale d'une eau, c'est-à-dire l'état particulier de l'air aux sources et à proximité des buvettes. Pour faire comprendre l'intérêt qu'il y aurait à pousser les études de ce côté, Frenkel ne retient de la théorie des ions appliquée aux gaz que le fait suivant : un gaz, par exemple l'air atmosphérique, mauvais conducteur de l'électricité, devient un excellent conducteur s'il est soumis à l'influence d'un corps radio-actif. Dans ce cas, l'air se trouve donc ionisé, puisque, d'après les conceptions actuelles, il ne peut y avoir transport d'électricité sans l'existence d'ions.

Le malade qui fait une cure d'eau en la buvant à la source respire donc de l'air ionisé. Plus la radio-activité de l'eau est élevée, plus l'ionisation de l'air est étendue. Voilà un élément nouveau qui doit et qui sera étudié quantitativement. Nous connaîtrons bientôt la conductibilité de l'air, c'est-à-dire son degré d'ionisation au-dessus et aux alentours des buvettes.

« Il est téméraire et en tout cas prématuré, ajoute Frenkel,

1. FRENKEL, *Société d'hydrologie*, novembre 1907.

d'émettre des hypothèses sur le rôle thérapeutique de l'air ionisé. Ce qui me paraît certain, c'est que l'étude de ce rôle est séduisante au suprême degré. Il est possible que, par des fissures peu apparentes du sol, des émanations radio-actives, peu intenses mais constantes, viennent continuellement ioniser toute l'atmosphère de la station.

« S'il en était ainsi, n'y aurait-il pas là un fait du plus haut intérêt, un élément des plus significatifs, capable d'expliquer les divers phénomènes que vous observez sur vos malades pendant la cure à la station et qui font complètement défaut avec l'eau prise loin d'elle? »

Cryoscopie des eaux minérales.

Depuis les travaux de Van t'Hoff et Arrhénius, on sait que les molécules des substances dissoutes ont une analogie complète avec les substances gazeuses. La pression d'un gaz ou d'une solution provient du choc de leurs molécules contre les parois du vase qui les contient. Le nombre des molécules contenues dans l'unité de volume détermine l'intensité de la pression et il y a proportionnalité directe entre la pression et le nombre des molécules ; la concentration d'une solution n'est donc que le rapport du nombre des molécules au volume du liquide.

Cette pression qu'on appelle *pression osmotique*, se trouve dans une solution en proportion directe avec le nombre des molécules ou des ions libres qu'elle contient, indépendamment de la nature chimique de la solution. La manifestation de la pression osmotique la plus facilement mesurable, est l'abaissement du point de congélation. Toutes les solutions ayant même concentration moléculaire ou même tension osmotique sont dites *isotoniques*.

La détermination du point de congélation des eaux minérales, est une expression exacte, car elle n'entraîne pas la désagrégation d'une eau en ses éléments ; elle mesure une constante invariable de tous les éléments contenus dans l'eau : matière minérale, solides, gaz, matières organiques. D'après Lucien Graux[1], l'étude de la cryoscopie peut fournir une donnée absolue de la minéralisation totale d'une eau minérale.

Elle permet de déterminer si une eau minérale est ou n'est pas dissociée en ions ; comme le point cryoscopique précise un état physique caractéristique pour chaque eau minérale, sa détermination s'impose comme un complément nécessaire de l'analyse chimique. « Toutes les eaux minérales, conclut Lucien Graux, à l'exception de quelques eaux purgatives très fortes, dont nous avons déterminé le point cryoscopique, étaient entièrement ionisées. »

Depierris et Heitz, s'appuyant sur ce fait que les eaux de *Cauterets* et de *Royat* sont hypotoniques, pensent qu'il y a intérêt pour supprimer la douleur dans certaines applications (irrigations du nez), à ajouter à l'eau minérale la quantité de sel suffisante pour ramener cette eau à une concentration moléculaire équivalente à celle de la solution à 9 pour 1 000. Nous sommes, en principe, défavorables à toute modification chimique ou physique apportée aux eaux minérales ; si une eau déterminée n'est pas isotonique et par contre douloureuse, on doit en abandonner l'emploi, pour rechercher celles qui le sont, *Uriage* ou *La Bourboule* par exemple.

Électricité.

La théorie des effets liés à *l'état électrique* prit naissance avec les recherches de Scoutetten[2]. Cet observateur trouva que, chaque source étant reliée à la terre par un conducteur, on peut mettre en évidence l'existence d'un courant allant de la terre à l'eau, contrairement à ce qui se passe lorsqu'on relie la terre à

1. LUCIEN GRAUX, *Application de la cryoscopie à l'étude des eaux minérales.* *Thèse*, Paris, 1905.
2. H. SCOUTETTEN, *De l'électricité considérée comme cause principale de l'action des eaux minérales sur l'organisme*, Paris, 1864.

une eau courante froide de rivière. L'eau minérale est à un potentiel négatif et elle a une conductibilité sensiblement plus élevée que celle de l'eau potable.

Dans une solution de concentration donnée, si les molécules ne sont pas dissociées, la distance entre ces molécules déterminera le degré de la conductibilité électrique. « Mesurons et notons cette conductibilité. Ensuite diluons la solution, c'est-à-dire augmentons la distance entre les molécules ; nous voyons que la conductibilité augmente avec la dilution ; car, avec la dilution, augmente le nombre des ions libres qui seuls sont capables de transporter le courant électrique » (Frenkel).

Action colloïdale.

Plus récemment, on crut trouver l'action des eaux minérales dans la présence de *métaux à l'état colloïdal* et Garrigou attribua avec raison à ces métaux un rôle important en thérapeutique thermale. Certes, l'action bactéricide de certains métaux à l'état colloïdal et les effets modificateurs des émanations du radium nous permettent de dire que le métal libre peut, présenté à l'organisme sous une certaine forme, avoir des actions biologiques remarquables, nullement en rapport avec les masses agissantes.

P. de Heen et H. Micheels[1] assimilent les eaux minérales à des solutions colloïdales : « Les substances caractéristiques et actives des eaux minérales se trouvent d'ordinaire en quantité trop minime pour agir d'une manière efficace au point de vue chimique. Il y a plutôt lieu de supposer qu'elles provoquent une excitation par suite du dégagement d'énergie résultant de l'absence d'équilibre ionique, conséquence de la petitesse des particules. En effet, comment expliquer autrement ce fait que les eaux minérales, bien qu'elles conservent la même composition

---

1. P. de Heen et Micheels, *Sur les substances à l'état particulaire des eaux minérales. Presse méd.*, n° 83, 14 octobre 1905, p. 675.

chimique, perdent par l'embouteillage leurs propriétés médicinales ? En admettant notre hypothèse, la mort des eaux minérales serait due à la simple sédimentation des particules en
suspension dans l'eau. » Cette opinion est partagée par Iscovesco
qui a trouvé de l'arsenic colloïdal dans les eaux arsenicales, et
divers colloïdes électro-négatifs dans certaines eaux sulfureuses.

Garrigou admet également l'existence, dans les eaux minérales,
de véritables oxydases naturelles. Ces ferments seraient dus à la
combinaison de métaux, à l'état de traces, avec des matières colloïdales.

Il s'agit là de véritables actions catalytiques, puisque, selon
l'expression du Pr Albert Robin[1], ces préparations « sont capables
d'actions physiologiques considérables et hors de proportion
avec la quantité de métal employé, et qu'agissant à des doses
que la thérapeutique considérait jusqu'à présent comme inactives
et inutiles, impressionnant profondément les actes chimiques de
la vie, dont les déviations sont conjuguées à de nombreux états
morbides, elles sont probablement destinées à prendre une place
importante dans l'arsenal de la thérapeutique fonctionnelle ».

Radio-activité.

La recherche des propriétés radio-actives des eaux minérales
nous éclaire sur certains points obscurs de l'étude des sources
thermales dont la valeur thérapeutique n'était pas suffisamment
expliquée par la composition chimique. Loin de bouleverser
toutes les notions d'hydrologie admises jusqu'ici, ces recherches
scientifiques récentes ne font que confirmer les groupements
qu'avait établis Max Durand-Fardel, en se basant à la fois sur
la clinique thermale, les résultats thérapeutiques et l'analyse chimique ordinaire.

1. ALBERT ROBIN et BARDET, *Académie des Sciences*, 21 mars 1904, et
Académie de Médecine, 6 décembre 1904, 18 juillet 1905.

Qu'est-ce donc que la radio-activité ? C'est la propriété que possèdent des substances telles que l'*uranium,* le *thorium,* le *radium* ou leurs sels d'émettre spontanément certains rayons qui se traduisent par des manifestations de l'énergie chimique et de l'énergie physique : action sur les plaques photographiques et pouvoir de décharger les corps électrisés. Ce qui est particulièrement remarquable dans les phénomènes radio-actifs, c'est la quantité énorme d'énergie engendrée.

Curie et Laborde [1] ont mis en évidence la présence de l'émanation du radium dans les gaz qui s'échappent spontanément au griffon de diverses sources thermales. *L'émanation du radium se détruirait en donnant de l'hélium, et ce fait serait corrélatif de la disparition de la radio-activité du mélange gazeux.*

Déjà auparavant, Dewar en Angleterre avait révélé la présence de l'hélium dans les gaz des sources de Bath ; Bouchard et Desgrez, dans ceux de l'eau de *Bagnoles-de-l'Orne* et de *Cauterets.* On peut donc se demander avec Laborde, « si *la présence de l'hélium n'est pas une indication de l'existence de radium dans les couches profondes, l'émanation du radium entraîné par les eaux ayant le temps de produire de l'hélium dans son trajet souterrain* ». L'étude la radio-activité d'une station thermale comporte, d'après Danne, l'examen des éléments suivants : *gaz de l'atmosphère, eaux, gaz des griffons, boues, dépôts, roches et terrains.*

Tout récemment, Moureu et Lepape [2] ont étudié les gazs pontanés des vingt sources ou griffons de *Bagnères-de-Luchon,* les eaux, l'air des galeries, les produits ou dépôts solides, et ils ont exprimé la radio-activité de ces gaz au moment de l'émergence en milligrammes-minutes d'émanation du radium et rapportés à dix litres. Les chiffres donnés par ces auteurs sont doubles de ceux de Curie et Laborde représentés dans le tableau ci-contre et établissant la radio-activité des gaz quatre jours après l'émergence.

1. P. Curie et Laborde, *Comptes rendus de l'Académie des Sciences,* 25 juin 1906.

2. Moureu et Lepape, *Communication à l'Académie de Médecine,* 30 mars 1909.

TABLEAU INDIQUANT LA RADIO-ACTIVITÉ DÉCROISSANTE DES SOURCES FRANÇAISES D'APRÈS CURIE ET LABORDE

NOM DE LA SOURCE	DATE de L'EXTRACTION	GAZ		EAUX	
		$i.10^3$	n	$i'.10^3$	n
La Bourboule, Choussy et Perrière.	4-08	100,5	11,02	360	1,78
Bagnères-de-Luchon. { Bordeu. .	3-09	»	9,18	»	1,10
Ferras . .	»	»	»	»	0,495
Source Vauquelin.	1-04	47	5,17	»	0,42
—	3-05	52	5,72	44,6	0,22
Plombières. . { Trou des capucins.	3-04	21	2,31	»	»
—	8-05	»	»	94,5	0,46
Source n° 3. . .	1-04	29	3,19	»	»
— n° 5. . .	1-04	28	3,08	»	»
Grisy n° 2.	»	»	2,207	»	0,74
Bains-les-Bains.	3-04	16	1,76	»	»
Aix-les-Bains : Source d'Alun (Observ. pour la première fois par Blanc).	8-04	13	1,76	56	0,27
Bourbon-Lancy: Source Le Lymbe.	1-05	9,3	1,69	20,12	0,099
Dax. { Source du Trou-des-Pauvres.	11-04	13,3	1,46	»	»
Source de la Néhe. . .	11-04	2,6	0,28	»	»
Ax : Source Viguerie. . . .	10-05	10,6	1,16	»	»
Bagnères-de-Bigorre.	10-05	10,6	1,16	»	»
Maizières.	12-04	6,78	0,74	»	»
Luxeuil. { Bains des Dames. .	2-04	5,70	0,62	»	»
Grand Bain. . .	2-04	2,3	0,25	»	»
Néris..	3-04	4,2	0,46	»	»
Bagnoles-de-l'Orne..	2-04	3,3	0,36	»	»
Salins-Moutiers.	1-04	3	0,33	»	»
Bussang : G^{de} Salmade. . . .	»	»	»	»	0,65
Barbotan : Source du Roy Henry.	9-07	»	0,31	»	0,22
Dirza..	»	»	»	»	0,24
Contrexeville : Source du Pavillon.	2-05	»	»	10	0,049
La Roche-Posay.	3-05	»	»	10	0,049
Cauterets. { S. César.	»	< 3	»	»	»
— des Œufs. . .	»	< 3	»	»	»
— le Bois. . .	»	< 3	»	»	»
— La Raillère. . .	»	< 3	»	»	»
Eaux-Chaudes.	»	< 3	»	»	»

NOMS DE LA SOURCE	DATE de L'EXTRACTION	GAZ		EAUX	
		$i\ 10^3$.	n	$i^1.10^3$	n
Eaux-Bonnes.	»	< 3	»	»	»
Mont-Dore. { S. Bardon. . . .	»	< 3	»	»	»
— Madeleine. . .	»	< 3	»	»	»
La Malou.	»	< 3	»	»	»
Royat..	»	< 3	»	»	»
Ogeu..	»	< 3	»	»	»
Source intermittente.	»	< 3	»	»	»
Alet.	»	< 1	»	»	»
Châtel-Guyon.	»	< 1	»	»	»
Montbrun-les-Bains.	»	< 1	»	»	»
Pougues.	»	< 1	»	»	»
Vichy. { Boussange.	»	< 1	»	»	»
Célestins..	»	< 1	»	»	»
Lucas..	»	< 1	»	»	»
Hôpital.	»	< 1	»	»	»
Grande-Grille. . . .	«	< 1	»	< 3	»
Chomel.	»	< 1	»	< 3	»
Forges-les-Eaux..	»	< 1	»	»	»
Saint-Honoré-les-Bains.. . . .	»	< 1	»	»	»
Vittel..	»	»	»	< 3	»
Evian (Cachat).	»	»	»	< 3	»

< Signifie « plus faible que ».
n signifie le nombre de milligr.-minutes d'émanation de radium, c'est-à-dire la quantité d'émanation que peut produire un milligr. de bromure de radium pur en un temps donné.

D'ailleurs, ces tableaux ne représentent que la radio-activité de chaque source étudiée dans dix litres de gaz ou d'eau. Or, la radio-activité absolue d'une source est facteur également du débit gazeux quotidien et du débit total pour l'eau.

Ainsi, *Luchon* et la *Bourboule* dont les gaz spontanés sont peu abondants (Moureu) ont moins de radio-activité absolue que *Plombières, Bourbon-Lancy, Ax-les-Thermes, Luxeuil, Néris, Bains-les-Bains* dont le débit gazeux est beaucoup plus important. On comprend l'intérêt de cette notion dans certaines applications thermales : étuves spontanées et bains à eau courante, en particulier.

Gaz rares.

Moureu[1] comprend sous le nom de *gaz rares* les gaz de la famille de l'argon : argon, hélium, néon, crypton et xénon.

En 1895, Ramsay trouvait, dans un minéral uranifère appelé *clévéite,* un gaz qui montrait dans son spectre une raie identique à celle observée pour la première fois dans la photosphère solaire, l' « hélium ». Fait très intéressant, Bouty[2] comparant la cohésion diélectrique de l'hélium de la source du Lymbe de *Bourbon-Lancy* à l'hélium de la clévéite, a trouvé des chiffres identiques pour les deux échantillons.

Les cinq gaz existent dans l'air atmosphérique et constituent une famille très naturelle : leurs molécules sont formées d'un seul atome ; ils sont chimiquement inertes, en ce sens qu'on n'a pas encore réussi à les faire entrer en combinaison.

La détermination de la composition chimique des gaz des eaux thermales devait être la suite naturelle de leur examen physique.

Le radium est un élément instable dont l'atome se désagrège d'une façon graduelle et excessivement lente, en émettant continuellement de la chaleur, de la lumière, de l'électricité et des rayons analogues aux rayons X. Il tend à la formation d'un corps plus stable en passant par les différentes phases : d'émanation, de radium A, de radium B, de radium C ; Rutherford a même pu caractériser un radium F identique au polonium de Mme Curie. En même temps, il se forme de l'hélium.

« Remarquons que ce fait concorde avec l'existence de l'hélium dans les minéraux radifères, et aussi dans l'atmosphère

<hr>

1. Cн. Moureu et R. Biquart, *Comptes rendus de l'Académie des Sciences,* novembre 1904, 2 janvier 1906, 21 mai 1906, 16 juillet 1906, 19 novembre 1906. *Journal de pharmacie et de chimie,* 1906. *Comptes rendus de l'Académie des Sciences,* 24 février 1908.

2. Bouty, *Comptes rendus de l'Académie des Sciences,* juillet 1907.

Clinique hydrologique. 4

SOURCES	ACIDE CARBONIQUE	OXYGÈNE	AZOTE	AZOTE ET OXYGÈNE	GAZ RARES (EN BLOC)	HÉLIUM
Maizières.	0,3	0,86	92,45	»	6,39	5,34
Bourbon-Lancy (Reine). .	traces	0,9	96,1	»	2,90	1,75
— (Lymbe). .	2,8	2,22	91,96	»	3,04	1,84
Néris.	11,8	traces	86,2	»	2,10	1,06
Luxeuil (Dames). . .	0,83	—	97,06	»	2,09	0,87
— (Grand-Bain). .	0,6	—	96,25	»	2,11	0,77
Saint-Honoré. . . .	néant	—	97,92	»	2,08	0,910
Plombières (Vauquelin). .	0,20	—	97,75	»	2,03	0,258
— n° 3. . . .	traces	3,70	94,50	»	1,78	0,292
— Crucifix. . .	—	3,30	95,14	»	1,56	0,201
— n° 5. . . .	1,58	1,47	95,32	»	1,65	0,104
— Capucins. .	1 »	8,90	88,55	»	1,45	0,036
Eaux-Bonnes. . . .	néant	néant	98,20	»	1,80	0,613
Bagnères (Salies). . .	3,14	hausse	95,25	»	1,60	0,04
Cauterets (César).. .	néant	néant	98,44	»	1,56	0,237
— (Mauhourat). .	—	—	98,47	»	1,53	0,04
— (Bois). . .	—	—	98,48	»	1,52	0,102
— (Raillère). .	traces	—	98,79	»	1,21	0,108
— (Œufs). .	—	6,2	92,30	»	1,48	néant
Ax (Viguerie).. . .	néant	néant	98,15	»	1,55	0,097
Dax (Néhe). . . .	1,3	1 »	96,26	»	1,44	0,0345
— (Trou des pauvres. .	1,9	0,7	96,2	»	1,2	0,005
Eaux-Chaudes.. . .	néant	néant	98,57	»	1,43	0,140
Bains-les-Bains. . .	traces	4,69	94,07	»	1,24	0,198
Aix-les-Bains. . . .	4,38	9,4	85,03	»	1,19	0,037
Ogeu-sur-Peyré. . .	traces	11 »	87,92	»	1,08	néant
Salins-Moutiers. . .	36,70	traces	62,54	»	0,77	0,21
Cambo..	traces	0,76	98,49	»	0,75	néant
Vichy (Célestins).. .	98,85	»	»	1,335	0,015	—
— (Grande-Grille). .	85,70	»	»	14,19	0,108	—
— (Lucas).. . .	98,9	»	»	1,087	0,0126	—
— (Hôpital). . .	88,30	»	»	11,61	0,09	0,0012
— (Chomel). . .	86,15	»	»	13,726	0,124	0,0013
— (Boussange). .	96,18	»	»	3,77	0,0428	0,00383
Châtel-Guyon. . .	97,4	»	»	2,57	0,024	0,0006
Pougues.. . . .	98,6	»	»	1,385	0,015	0,02
Mont-Dore.. . .	99,39	»	»	0,609	0,0061	néant
Royat.	99,5	»	»	0,495	0,0052	—
La Malou. . . .	99,5	»	»	0,495	0,005	—

terrestre, qui renferme des traces d'émanation du radium et de l'actinium. Si nous généralisons, *l'hélium doit être, en quelque sorte, le compagnon du radium et de l'actinium dans la nature*; on doit le trouver partout où se rencontreront ces deux corps ou leurs émanations.

« Ce sont ces considérations, et aussi le désir d'apporter de nouvelles données positives au problème si obscur de la thérapeutique thermale, qui m'ont engagé à reprendre activement l'étude des gaz des eaux minérales. Aussi bien celles-ci, par leur grand nombre et par la variété de leurs origines souterraines, offraient-elles un champ d'expérience aussi vaste que propice » (Moureu).

Voir la composition centésimale, en volumes, des mélanges gazeux qui se dégagent au griffon de quelques eaux minérales. Le tableau ci-dessus comprend les sources françaises.

« La proportion des gaz rares suit assez régulièrement la teneur en azote; elle est inverse, au contraire, de celle de l'acide carbonique, l'un ou l'autre de ces deux gaz étant, tour à tour, prédominant.

« Les débits en gaz rares et hélium pour une année figurent exprimés en litres, à côté des débits gazeux totaux, dans le tableau suivant :

	DÉBIT GAZEUX total par an (en litres)	GAZ RARES (EN BLOC)		HÉLIUM	
		PROPORTION pour 100	DÉBIT annuel (en litres)	PROPORTION pour 100	DÉBIT annuel (en litres)
Plombières (Source Vauquelin). .	17 520	2,03	356	0,258	45
— (Source N° 3). . .	14 381	1,78	256	0,292	42
Bains-les-Bains (Source Savonneuse).	4 891	1,24	61	0,198	9,7
Luxeuil (Source Grand-Bain). .	36 354	2,11	767	0,77	280
— (S^{ce} Bain des Dames). .	22 995	2,09	480	0,87	200
Maizières (Source Romaine). .	18 250	6,39	1 166	5,34	974
Bourbon-Lancy (Source du Lymbe)	547 500	3,04	16 644	1,84	10 074
Ax (Source Viguerie). . . .	560 640	1,55	8 760	0,097	543
Eaux-Bonnes (Source Vieille). .	10 950	1,80	197	0,613	67

« Comme on le voit, les diverses sources peuvent avoir, tant en gaz rares qu'en gaz totaux, des débits extrêmement différents. On voit aussi que la source de *Maizières*, quoique possédant la plus forte teneur centésimale en gaz rares et spécialement en hélium, est loin d'être la première pour la richesse véritable. La plus riche sous ce rapport, et de beaucoup, est la source du Lymbe à *Bourbon-Lancy*; elle débite annuellement plus de 16 000 litres de gaz rares et l'hélium y rentre pour une proportion supérieure à 10 000 litres. La source du Lymbe nous apparaît ainsi comme une véritable *mine d'Hélium* » (Moureu).

De l'étude de toutes ces recherches récentes, il résulte que les émanations radio-actives favorisent l'ionisation. A l'appui des idées de Frenkel sur l'atmosphère des stations thermales, Moureu apporte quelques résultats numériques. Des mesures directes qu'il a effectuées dernièrement, il résulte que les sources thermales déversent perpétuellement des quantités relativement considérables de gaz rares et d'hélium dans l'atmosphère. Si l'on calculait, d'après les données que l'on possède sur la vitesse de destruction du radium et de son émanation, la proportion du radium à laquelle correspond l'hélium de certaines sources, on trouverait des chiffres énormes.

Ce qu'il importe de retenir pour nous médecins, c'est que la plupart des eaux riches en propriétés radio-actives ont un effet thérapeutique commun, la *sédation*[1] (qu'elle s'exerce sur le système nerveux ou sur l'appareil circulatoire), et une *action doucement stimulante* sur la nutrition générale qui se traduit dans les analyses d'urines par une augmentation du rapport de l'azote de l'urée à l'azote total. Frappés depuis longtemps de la richesse en azote des eaux sédatives, les membres de la Société d'hydrologie avaient discuté les rapports possibles de l'azote et de l'action sédative

---

1. A. PIATOT, Quelques considérations sur les propriétés radio-actives des eaux minérales (Impr. Protat frères, Mâcon, mars 1905).

FÉLIX BERNARD, De l'état actuel de nos connaissances sur les phénomènes attribuables à l'action radiothérapique des eaux minérales. *Congrès de Venise*, octobre 1905.

des eaux minérales ; A. Robin et Binet avaient même entrepris de résoudre par l'expérimentation ce problème resté jusqu'alors insoluble. Actuellement, la question a fait des progrès. Moureu a montré que l'azote des eaux minérales n'est en réalité qu'un mélange d'azote, d'argon, d'hélium, de néon, de crypton et d'émanations radio-actives.

D'autre part, nous pouvons nous demander avec Laborde « si l'émanation du radium contenue dans certaines eaux minérales n'a pas une action sur l'organisme, quand nous nous rappelons que cette émanation a des actions physiologiques indiscutables. »

Dans la *Revue des Idées* du 15 janvier 1904, Georges Bohn s'exprime ainsi : « L'action des eaux minérales n'est-elle pas due à l'émanation que contiennent ces eaux ? Les doses les plus faibles, les doses infinitésimales sont les plus intéressantes : elles confèrent aux cellules qui composent les organismes une sorte d'excitation durable, et il en résulte, même longtemps après qu'elles ont agi, des modifications curieuses dans le développement des organes. »

L'émanation du radium, dit Braunstein[1], est redevable de son rôle en médecine, non seulement aux propriétés histolytiques dont elle est douée, mais aussi à son pouvoir bactéricide. L'ingestion de l'eau radio-active peut arrêter les fermentations lactiques de l'estomac ; elle active l'action zymotique de la pancréatine et pourra sans doute jouer un rôle important dans les maladies par troubles de la nutrition.

Des expériences avaient fait constater à P. Wintrebert[2] l'influence favorable des eaux radio-actives de *Plombières* sur la croissance et la métamorphose des batraciens, mais ne permettaient pas de rapporter en toute certitude à la radio-activité les résultats obtenus. Pour arriver à une conviction, il a effectué une série de recherches avec l'eau ordinaire chargée artificiellement

---

1. BRAUNSTEIN, *Therapie der Gegenwart*, Berlin, 1905.
2. P. WINTREBERT, *Comptes rendus de la Société de Biologie*, 10 février 1906, et de l'*Académie des Sciences*, 29 décembre 1906.

d'émanations. A l'encontre de la plupart des auteurs, il s'est servi de doses extrêmement faibles, et est resté dans les limites de la radio-activité que peuvent dégager les sources thermo-minérales. Or, l'émanation du radium dissoute artificiellement dans l'eau, à une dose équivalente à celle qui se trouve dans les eaux thermales radio-actives de *Plombières*, détermine comme celles-ci un effet favorable sur le développement et la métamorphose des batraciens.

Loventhal[1] a étudié l'action de l'émanation du radium sur l'organisme humain. Expérimentalement, on peut faire absorber à des hommes en bonne santé une certaine quantité d'eau chargée d'émanation du radium, sans voir apparaître rien d'anormal. Il en est tout autrement si on fait ingérer à un malade atteint de rhumatismes articulaires chroniques la même quantité de cette eau qui restait sans action sur un homme bien portant. Dans les onze cas étudiés, on a trouvé régulièrement le même accroissement de douleurs, le gonflement et l'inflammation plus ou moins prononcée des articulations qui constituent la réaction caractéristique bien connue des médecins des stations balnéaires. Si c'est l'émanation qui intervient dans le traitement par les bains, on peut se demander si elle pénètre dans l'organisme avec l'air inspiré ou à travers la peau. Une expérience de laboratoire montre qu'on provoque la réaction chez un malade, et en même temps l'émission d'émanation dans l'urine en lui faisant inhaler de l'air chargé d'émanation.

Velain dit tenir de Curie le fait suivant : « Pour qu'un baigneur puisse bénéficier dans la plus grande mesure de la radio-activité d'une eau minérale, il est essentiel qu'il multiplie dans le bain de cette eau tous les mouvements du corps. »

En terminant ces considérations générales, nous ne saurions mieux faire que d'adopter les sages conclusions du Pr Moureu : « On voit combien complexe est le problème du mode d'action thérapeutique des eaux minérales. Il appartient aux chimistes

1. Loventhal, *Zeitsch. Phys.*, t. VII, p. 563, 1906.

et aux physiologistes d'une part, aux cliniciens de l'autre, d'accumuler faits et observations. Aucun facteur ne doit être négligé, et il serait pour le moins risqué de refuser à un élément quelconque, solide, liquide ou gazeux, et même immatériel, une part dans l'action thérapeutique globale. Une eau minérale est un tout, un bloc, comme l'opium, comme la digitale, comme la belladone ; et, dans l'état actuel de nos connaissances, entamer ce bloc, c'est s'exposer à en compromettre plus ou moins gravement l'harmonie et l'efficacité. »

CHAPITRE II

GÉNÉRALITÉS CLINIQUES

—

La thérapeutique par les eaux, aussi vieille que la médecine, paraît avoir toujours joui d'une grande faveur, et cela s'explique par la tendance naturelle de l'esprit humain à demander la santé aux forces de la nature.

Si de nos jours nous assistons à un essor croissant de cette médication, la raison en est dans l'évolution qui s'est produite dans les idées médicales. La médecine n'est plus dominée par l'anatomie pathologique, de laquelle Laënnec[1] a pu dire « qu'elle était incontestablement le flambeau le plus sûr qui puisse guider le médecin, soit pour reconnaître les maladies, soit pour guérir celles qui en sont susceptibles ». Actuellement la notion de la lésion ne satisfait complètement l'esprit ni du clinicien ni du thérapeute. « C'est qu'en effet la discordance entre la clinique et l'anatomie pathologique est plus grande encore que nous ne pouvons en juger par les résultats des autopsies, car les lésions que nous constatons après la mort sont souvent des altérations tardives, qui se sont constituées à la période ultime d'une maladie et qui n'existaient pas à ses premières étapes[2]. »

1. Laennec, *Traité d'auscultation*, Préface.
2. Ces lignes, ainsi que les considérations qui suivent sur la thérapeutique physiologique des troubles fonctionnels, sont empruntées à la belle leçon de

« D'autre part, les recherches étiologiques et bactériologiques, inaugurées par les immortelles découvertes de Pasteur, ont apporté des notions nouvelles d'un intérêt considérable, elles ont individualisé définitivement un certain nombre de maladies. On a pu croire dans l'enthousiasme de la première heure, que toute la médecine allait être remaniée et fondée définitivement sur la bactériologie. » C'était trop présumer d'elle ; car, si elle projette sur certains points une lumière décisive, elle est loin de nous donner toujours la clef des états morbides et de leur thérapeutique.

On s'est bien vite rendu compte que, pour la création d'un état morbide, à côté du microbe pathogène demeure la réaction de l'individu, telle que la conditionnent son hérédité, son milieu familial et toutes les circonstances morales et physiques, qui ont modelé sa manière d'être ou, pour employer l'expression traditionnelle, *sa diathèse.*

Si l'humorisme moderne conserve, en la comprenant autrement, la notion de la diathèse, chère à l'humorisme ancien, d'autre part, « la médecine s'oriente davantage aujourd'hui vers la physiologie, vers l'étude des syndromes morbides, qui nous apparaissent comme le résultat de la viciation d'une fonction physiologique. Ce que nous voyons derrière le syndrome clinique, ce n'est pas la lésion anatomique, c'est le trouble fonctionnel, qui conduit à une thérapeutique physiologique ».

C'est ainsi que sous l'influence des idées, relatives à la diathèse et aux troubles fonctionnels, éclairés par la physiologie, « la nouvelle médecine, après un long circuit nous ramène à la conception traditionnelle, longtemps oubliée, de la natura medicatrix[1] ».

*
* *

Ces considérations nous expliquent l'évolution de plus en plus

Marcel Labbé : « Les grands syndromes pathologiques », publiée dans la *Presse Médicale,* 26 février 1908. »

1. BOINET, *Les Doctrines médicales,* p. 275.

marquée de l'art de guérir vers l'hygiène et la physiothérapie et
l'importance grandissante que prend la médication hydro-thermale. Celle-ci, en effet, participe à la fois de la thérapeutique
proprement dite, par le médicament naturel qu'est l'eau minérale,
de la physiothérapie et de l'hygiène, par les conditions mêmes
dans lesquelles se fait la cure ; elle enveloppe l'être humain tout
entier et exerce sur lui une influence d'autant plus profonde et
durable, tant pour prévenir l'éclosion des états morbides, en
modifiant le terrain diathésique, que pour les atténuer ou les
supprimer, en corrigeant les troubles fonctionnels, dont ils sont
l'expression symptomatique.

Envisagée ainsi, la médication hydro-minérale comporte deux
ordres d'indications : des indications spéciales, de beaucoup les
plus importantes, en rapport avec l'eau minérale elle-même et
variant avec les propriétés et l'emploi de celle-ci, et des indications générales, en rapport avec les adjuvances physiothérapiques
et hygiéniques qu'elle met en œuvre. Nous devons parler des
unes et des autres.

*
* *

Nous sommes ainsi amenés à aborder la question de la *spécialisation des eaux minérales*. Cette question a été traitée d'une
façon très complète et très judicieuse par Max Durand-Fardel[1].

« Il est aisé, dit-il, de comprendre comment les conditions
communes à l'ensemble de la médication thermale permettent
d'obtenir certains effets identiques ou analogues, près des sources
les plus dissemblables. »

« La médication thermale met en jeu d'abord une série d'agents
communs, indépendants de la constitution inhérente aux eaux
elles-mêmes, et qui prennent une part considérable aux résultats
qu'elle fournit : ainsi l'eau, la thermalité naturelle ou artificielle,
les agents balnéothérapiques si variés, les conditions hygiéniques,
dues aux changements de milieu et de régime et aux caractères

---

1. Max Durand-Fardel, *Traité des eaux minérales*, p. 301.

propres à chaque localité ! Ajoutez à cela des principes communs aux plus dissemblables, tels que l'acide carbonique libre, des bases, qui varient peu et se résument presque toujours, comme prédominance, dans la soude ou dans la chaux, des principes secondaires, quant à la constitution chimique, mais dont l'action se dégage nettement, le fer, peut-être l'arsenic ; et vous comprendrez combien cet ensemble de circonstances multiples fait de la médication thermale un tout homogène, d'une signification et d'une portée à part. »

« Mais si, abandonnant le terrain des analogies, vous considérez de plus haut ces prédominances réelles et dont la désignation comporte avec elle toute une série de caractères particuliers, vous concevrez également comment, dans la médication chlorurée, bicarbonatée sodique, bicarbonatée mixte ou calcique, sulfatée ou ferrugineuse, comment la présence saillante d'un principe chimique ou thérapeutique saisissable, ou le défaut de tout caractère chimique ou thérapeutique apparent, doit entraîner des dissemblances, et se prêter à la spécialisation méthodique des groupes naturels ainsi formés. »

« Vous remarquerez encore que l'idée de spécialisation ne comporte aucune portée théorique. Sans aucun rapport avec la spécificité proprement dite, elle s'appuie sur tel ou tel caractère physique ou chimique des eaux minérales, aussi bien que sur le défaut de caractères saisissables et n'entraîne après elle que des conséquences d'application pratique. »

« En effet, la spécialisation des eaux minérales a un double sens : elle est un *fait,* puisqu'elle est reconnue par une série d'observations et que, si elle peut se déduire quelquefois à priori, ce n'est qu'en vertu d'analogies basées sur une expérimentation antérieure, empirique elle-même ou raisonnée. Mais elle est aussi une *méthode,* et c'est à ce titre surtout que nous appelons aujourd'hui votre attention à son sujet. »

« Comparer les effets physiologiques et thérapeutiques de chacun des groupes naturels des eaux minérales et de chacune d'entre elles et déduire de ce rapprochement les analogies et les dissemblances, tel doit être l'objet de nos recherches et de nos méditations.

« Le problème à rechercher avait été jusqu'alors le suivant : *Étant donnée une eau minérale, connaître toutes les applications auxquelles elle peut se prêter.* »

« Lorsque j'ai remplacé cette formule par la suivante : *Étant donnée une maladie, connaître l'eau minérale qui lui convient le mieux,* je n'ai fait que substituer à une méthode, condamnée par l'incertitude des faits, une méthode appropriée aux connaissances acquises. »

Le problème ne saurait être mieux posé ; mais la solution n'en reste pas moins difficile.

Elle est d'autant plus difficile que la spécialisation d'une eau ou, pour mieux dire, d'une station ne tient pas toujours exclusivement à la nature des choses, mais parfois aussi à une orientation médicale, imprimée dans un sens donné. Nous voyons, en effet, certaines stations se cantonner dans le traitement d'un groupe restreint d'affections, qui, du fait de leurs eaux, sembleraient pouvoir élargir le cercle de leurs indications. Nous voyons également des eaux de minéralisation et de thermalité très semblables appliquées, suivant les stations qui les possèdent, d'une façon très dissemblable, à des affections différentes.

Enfin nous voyons — et *Royat* en est un exemple — des stations, sous l'empire de conceptions nouvelles, modifier leur spécialisation dans un sens nouveau.

On voit donc combien les questions de *fait* compliquent le problème de la spécialisation des eaux minérales et combien il est difficile de dresser une classification simple et rationnelle de ces indications spéciales.

Nous l'avons tentée, non pas d'après la constitution chimique des eaux, mais d'après leur action physiologique. Mais nous avons dû y renoncer. En effet, si la chose est possible dans certains cas, comme, par exemple, pour les eaux diurétiques, dont l'emploi est spécialisé pour la cure de diurèse, elle est le plus souvent irréalisable du fait de l'ignorance où nous sommes du mécanisme physiologique réel de l'action des eaux. Nous le regrettons d'autant plus qu'une classification physiologique des eaux eût permis d'en déduire tout naturellement les indications thérapeutiques.

Les anciennes classifications, celle, par exemple, qu'adopte Max Durand-Fardel, en *Eaux sulfurées, Eaux chlorurées sodiques, Eaux bicarbonatées, Eaux sulfatées, Eaux faibles*, sont loin d'être satisfaisantes. Basées sur la constitution chimique et seulement sur la substance prédominante, elles cadrent mal avec ce que nous savons ou plutôt ce que nous devinons du pourquoi de l'action des eaux et ne permet nullement d'en prévoir le comment physiologique. Elles ne font qu'enregistrer les données de l'empirisme d'une façon trop vague et trop incomplète pour que ces groupements arbitraires puissent être utiles au praticien.

En fait, les eaux minérales se partagent en deux catégories. Tantôt l'eau est un médicament, préparé par la nature, tel est le cas pour l'eau de *Vichy*, véritable solution alcaline, l'eau de *La Bourboule*, véritable solution arsenicale. Alors il est en quelque sorte aisé de prévoir ses propriétés thérapeutiques, en faisant la part des qualités (thermalité, ionisation, radio-activité), qui expliquent pourquoi cette préparation naturelle agit différemment d'une préparation pharmaceutique, chimiquement identique. Tantôt, au contraire, la lecture de l'analyse chimique d'une eau ne permet en aucune façon d'en prévoir les vertus curatives, que nous a révélées l'observation. Tel est le cas pour ces eaux, à juste titre si réputées, du *Mont-Dore*, de *Plombières* et de bien d'autres.

Reconnaissons donc notre ignorance de la raison d'être des effets, qui sont enregistrés par une longue tradition, et contentons-nous de fonder les indications cliniques sur les données, rationnellement contrôlées, de l'empirisme.

*
* *

Mais, à côté de ces indications spéciales ressortissant à la qualité même de l'eau, se trouvent des indications, qui sont indépendantes de l'eau et dont les unes sont communes à toutes les stations, les autres variables avec elles. Elles ressortissent aux conditions hygiéniques de la médication hydro-thermale.

Comme le dit très bien Max Durand-Fardel, « la part que les conditions hygiéniques peuvent prendre aux résultats thérapeutiques obtenus auprès des sources thermales est telle que je la considère comme faisant partie intégrante du traitement thermal ». C'est qu'une cure, envisagée de ce point de vue, réunit des conditions en quelque sorte uniques pour permettre au médecin de solliciter la natura medicatrix par toutes les ressources de l'hygiène morale et physique.

Qu'est-ce, en effet, qu'une cure intégralement comprise, sinon une sorte de « retraite », de « trêve de la santé », pendant laquelle le malade, dans un milieu nouveau pour lui, libre de toute obligation professionnelle, familiale ou mondaine, est à même de subir dans la plus large mesure possible toutes les influences du traitement moral et du traitement hygiénique, basé sur la climatothérapie, la kinésithérapie et la diététique. Mais, pour cela, il faut que le médecin d'eaux se rende bien compte de sa mission. S'il est un spécialiste en ce sens qu'il use de la médication spéciale, constituée par le traitement hydriatique de la station, il doit s'inspirer dans la plus large mesure de la médecine générale pour mettre en œuvre le traitement hygiénique. Il faut qu'il tienne compte des plus petites choses, qui, en matière d'hygiène, sont souvent si importantes. Puisque le malade lui laisse — faculté si rarement accordée ! — la possibilité de régler toutes choses dans sa vie, qu'il en profite et qu'il considère comme de son devoir, d'ordonnancer le repos, l'exercice et l'alimentation avec la même précision que le traitement hydriatique lui-même. Qu'il profite aussi du dépaysement du malade, de son isolement relatif, pour le faire bénéficier par une psychothérapie judicieuse d'une action sur le système nerveux, dont on sait quelle est la part prépondérante dans le complexus pathogénique de la plupart des affections chroniques. On conçoit quels effets puissants on peut obtenir, non seulement pour le présent du malade, mais encore pour son avenir, de cures qui deviennent ainsi « de vraies écoles de diététique et d'hygiène » (Pr Landouzy).

A cet égard, si le médecin d'eaux a de grands et difficiles devoirs, la ville d'eaux n'a pas de moindres obligations. Elle ne doit pas se contenter de ce que la nature fait pour elle par le climat et par la beauté des paysages. Mais elle doit s'appliquer à devenir le véritable « lieu de santé » qu'elle doit être, et non « le lieu de plaisir », qu'elle ambitionne trop souvent de réaliser. Il faut que par le confortable des installations, par les organisations culinaires des hôtels, par l'aménagement des promenades et des parcs, elle rende facile et agréable au malade la vie hygiénique qu'il doit mener. Non certes que toutes distractions doivent être bannies ; il importe, au contraire, de conspirer avec la belle nature pour agir sur le moral, mais par des distractions qui ne dégénèrent pas en fatigue et en surmenage. Nous sommes heureux d'ailleurs de constater que la plupart de nos stations montrent qu'elles sont pénétrées du sens de ces nécessités.

La diététique a fait aussi de grands progrès. Non seulement les tables et les menus de régimes vont s'organisant partout ; mais aussi nous voyons se créer des établissements diététiques spéciaux, permettant de régler, de la façon à la fois la plus stricte et la plus souple, l'alimentation du malade dans des conditions particulièrement bonnes de calme et de surveillance médicale.

Il n'est pas besoin d'insister davantage sur ces considérations pour en montrer l'extrême importance en matière de médication hydro-thermale. Nous voyons que les unes, relatives aux conditions même de la vie, s'appliquent à toutes les stations, tandis que les autres, relatives au climat, contribuent, avec la nature des eaux, à établir la spécialisation de la station par les différences, qui existent entre le climat d'altitude élevée, le climat d'altitude moyenne, le climat de plaine, le climat marin. Ce sont évidemment des considérations, dont on aura à tenir grand compte dans le choix d'une station pour un malade donné.

*
* *

Maintenant que nous avons pris connaissance de ce tout complexe qu'est une station, avec ses moyens thérapeutiques représentés en première ligne par l'eau et ses applications internes et externes, en seconde ligne par les moyens hygiéniques que la cure permet de mettre en œuvre d'une façon si parfaite et si puissante, nous pouvons poser, en connaissance de cause, les données du problème de clinique thérapeutique, qui est le but de nos recherches. Il s'agira, en effet, pour nous, modifiant la formule de Max Durand-Fardel, de montrer comment on peut résoudre la question suivante : *Étant donné, non pas une maladie, mais un malade, déterminer, non pas l'eau minérale, mais la station, qui lui convient le mieux.*

Cette équation, on le voit, comporte deux termes, tous deux concrets : le malade et la station. Dans le malade, nous verrons, non seulement le trouble fonctionnel, mais encore le terrain, par lequel se différencient des syndromes pathologiques, en apparence semblables. Dans la station, nous envisagerons, non seulement l'eau avec la spécialisation, qu'elle doit à sa qualité et à la forme de son emploi hydriatique, mais encore les conditions hygiéniques avec ses particularités de climat, d'altitude et d'installation. Tels sont, à notre avis, l'esprit et la méthode, qui permettront de déterminer, pour un malade donné, la station qui lui convient le mieux, en tenant compte de la double spécialisation fonctionnelle et diathésique.

*
* *

Il nous reste à envisager la question de l'opportunité des cures suivant les circonstances diverses qui se présentent en clinique : âge des sujets, période de leur évolution morbide, moment de l'année, durée des cures, association des cures, suites de la cure.

Tant par son action profonde sur l'économie que par la mise en jeu des moyens hygiéniques dont elle dispose, la médication hydro-thermale nous paraît avoir un rôle préventif et prophylactique, dont il faut tenir le plus grand compte. A cet égard, nous ne pouvons faire mieux que de reproduire l'éloquent plaidoyer du Pr Landouzy en faveur des cures précoces :

« Je veux mettre, dit-il, l'honneur de ma carrière thérapeutique à ce qu'en matière de médication thermale, comme en matière de physicothérapie, les choses marchent d'un autre train qu'elles ne vont.

« N'est-ce pas le plus souvent en désespoir de cause, comme pisaller, in extremis pour ainsi dire ; quand les affections sont devenues chroniques ; quand les troubles fonctionnels sont devenus habitudes morbides ; quand longuement toutes les juridictions pharmaceutiques ont été épuisées ; quand il ne sait plus qu'ordonner, que le médecin conseille à son client d'essayer une cure thermale ?

« Ne sont-ce pas des lésions diffuses, profondes, anciennes, complexes ? Ne sont-ce pas des troubles fonctionnels invétérés, des *habitudes* pathologiques, que le médecin abandonne à la juridiction thermale, comme à regret, alors que pour agir utilement, il aurait fallu agir plus vite.

« Il aurait fallu agir alors qu'adultérations organiques et fonctionnelles étaient à leur premier commencement ; alors que les troubles de nutrition inter et intra-cellulaires, récents et minces, n'enchaînaient pas encore toute une série de troubles secondaires, constituant par eux-mêmes de véritables syndromes morbides. Voilà pourquoi, faute d'avoir été ordonnancées à temps, maintes cures thermales ont parfois trompé les espérances les mieux fondées ; voilà comment maintes cures thermales n'ont pas répondu aux indications les plus rationnelles.

« Voilà pourquoi je demande que chronologiquement les eaux thermales n'occupent plus le dernier rang parmi les juridictions thérapeutiques ; voilà pourquoi aussi les cures thermales doivent être à l'avant-garde de l'hygiène thérapeutique ; voilà pourquoi, à mon sens, les cures thermales doivent être envisagées comme un des meilleurs instruments de puériculture.

« Voilà pourquoi aussi, sachant combien l'hérédité charge l'enfance et l'adolescence de déviations organiques, de vices de nutrition et de troubles fonctionnels, j'enseigne que les cures thermales doivent, dès le matin de la vie, a teneris annis, s'appliquer d'abord aux enfants pour continuer à s'appliquer aux adolescents. Il faut que par des cures de boisson, de bains et de douches, on redresse les déviations nutritives et les déviations fonctionnelles que les tares paternelles ont imposées aux enfants[1]. »

*
* *

Très opportune aussi nous apparaît la médication hydro-thermale après les maladies aiguës, soit qu'il s'agisse d'activer ou de compléter une convalescence paresseuse, soit qu'il s'agisse de remédier à l'un des nombreux troubles fonctionnels qu'une infection aiguë laisse souvent après elle.

*
* *

Il faut dans l'indication d'une cure tenir grand compte de la phase dans laquelle se trouve le malade. A cet égard, nous ne pouvons que souscrire à l'opinion émise par Max Durand-Fardel, quand il dit que l'on doit s'abstenir de la médication hydro-minérale dans les périodes aiguës des maladies chroniques. Il arrive fréquemment ainsi qu'un traitement hydro-minéral, indiqué en principe pour une affection, cesse de l'être, au moins momentanément, par un accident survenant au cours de cette affection. Il est évident que dans les affections les plus justiciables de la médication par les eaux, celles-ci sont contre-indiquées dans les périodes avancées de ces affections, alors que se sont constituées des lésions définitives et que d'autre part le malade est trop faible pour supporter les fatigues d'un déplacement. Il est en outre un certain nombre d'affections, telles que les affections cancéreuses par exemple, pour lesquelles tout traitement hydriatique doit

1. Pr LANDOUZY, *Voyage aux eaux minérales.*

être proscrit. Ce sont là considérations, par elles-mêmes si évidentes, que nous ne croyons **pas** devoir y insister.

*
* *

Une question d'ordre général, qui nous semble très importante, est celle de la durée des cures. Elle est résolue actuellement dans un sens qui est fort préjudiciable à la bonne pratique de la médecine hydro-thermale. C'est un dogme, en effet, pour le public, qu'une cure doit durer 21 jours. Il tombe sous le sens que ce chiffre réglementaire, fondé, croyons-nous, sur la durée de la période inter-menstruelle, ne peut se justifier par aucun argument rationnel. La durée d'une cure ne peut que difficilement être fixée à priori : elle dépend avant tout des effets produits par le traitement et de la façon dont se comporte le malade. Elle ne peut être déterminée que par le médecin qui conseille la cure et surtout par celui qui la dirige. Si, dans certains cas, 21 jours sont suffisants, dans beaucoup d'autres il sera nécessaire de prolonger pendant 25, 30 et 40 jours, la durée du séjour dans la station. Il y a donc à cet égard un préjugé qu'il y aurait grand intérêt à faire disparaître, et cela d'autant plus que les malades doivent comprendre qu'il leur sera souvent utile de consacrer un jour ou deux à se reposer, soit au milieu de la cure, soit avant de la commencer, alors qu'ils viennent de faire un voyage parfois long et toujours fatigant pour eux.

*
* *

L'époque de la cure n'est pas non plus chose indifférente. Sauf dans quelques stations, dont la saison est raccourcie par le climat rigoureux qu'elles doivent à leur situation élevée et quelques autres qui doivent à un climat méridional de pouvoir rester ouvertes toute l'année, la plupart des stations ont un climat qui y rend le séjour salutaire et agréable du mois d'avril au milieu d'octobre. Mais, en fait, une grande partie de cette période reste peu utilisée. Obéissant au courant mondain, les curistes se précipitent en juillet et en août. Alors se produit dans la station un encombrement, qui est souvent préjudiciable au traitement. Aussi, lorsqu'un malade a besoin, comme cela est presque toujours le cas, de repos et de tranquillité pour faire sa cure, serait-il opportun de l'engager à venir en mai, en juin ou en septembre, dans les stations où le climat s'y prête, afin de lui éviter l'encombrement correspondant à la période des vacances.

*
* *

Il sera parfois utile de faire faire deux cures différentes dans la même année. Ces *cures associées* sont justifiées par la complexité des affections chroniques et par la spécialité d'action des eaux thermales. C'est ainsi que, chez un lithiasique rhumatisant, on aura souvent avantage à prescrire un traitement hydriatique externe pour agir sur l'élément douloureux articulaire ou périarticulaire, et une cure de boisson pour agir sur la lithiase. On trouvera au cours de cet ouvrage, et à propos de chaque affection, de nombreux exemples analogues, où l'utilité et l'opportunité des cures associées sera démontrée.

Ces cures associées, qui sont d'une pratique courante en Allemagne, pourraient ainsi être plus souvent utilisées en France, à condition toutefois de ne pas en abuser, de n'en faire qu'un judicieux emploi, et d'en limiter l'usage aux cas où l'indication paraît s'en imposer au médecin traitant. Elles seront ainsi ordonnées lorsque les indications à remplir ne pourront l'être par une seule cure, et que, d'autre part, la seconde ne fera que compléter la première. Elles seront interdites, au contraire, aux malades qui ont surtout besoin de repos après leur traitement et qui ne pourraient pas supporter sans dommage la fatigue d'un second.

Quand deux cures sont indiquées, on est souvent embarrassé pour savoir celle qui doit être faite la première. Bien qu'il n'y ait là rien de bien absolu, nous pensons qu'il vaut mieux commencer par la cure la plus fatigante, qui est généralement celle où le traitement hydriatique est surtout externe. Si les mêmes modes de traitement sont employés dans les deux stations, il est beaucoup plus difficile de se prononcer. Il nous semble cependant que c'est de l'état morbide dominant que doit venir la première indication.

La durée de chaque cure associée soulève également une importante question, qu'il est le plus souvent impossible de trancher à l'avance. S'il est des malades qui peuvent faire sans inconvénients des demi-cures à chacune des stations où ils sont envoyés, il en est beaucoup d'autres qui doivent faire à l'une et à l'autre une cure complète ; chez eux, il serait très préjudiciable de faire cesser une cure après la première période nécessaire d'accoutumance, au moment où ils n'en ont souvent que des inconvénients et où ils vont commencer à en recueillir les bénéfices. Il est même souvent nécessaire d'intercaler, quand cela est possible, une période de repos entre les deux cures.

C'est à ces conditions que les cures associées donneront les bons et durables résultats qu'elles sont appelées à produire dans les cas où elles sont convenablement faites, après avoir été nettement indiquées.

*
* *

Les suites de la cure doivent également être prises en considération. Les Allemands attachent une grande importance à ce qu'ils appellent la nachkur, la postcure. C'est un séjour que fait le malade, une fois sa cure terminée, pour se reposer dans un climat approprié. Il n'est pas douteux que, chaque fois qu'elle sera possible, la chose ne pourra que très heureusement compléter la cure. Mais, en fait, son utilité n'est pas une question d'ordre générale ; elle dépend avant tout de l'état du malade.

Ceci nous amène à parler des incidents qui ont été bien souvent mentionnés pendant ou après les cures, qu'il s'agisse soit de *fièvre thermale,* soit de véritables *crises de cure.* Il est bien certain que ces incidents deviennent plus rares, aujourd'hui que la médication hydro-minérale est appliquée avec plus de modération, d'une façon plus rationnelle, et que le médecin s'efforce d'éviter à ses malades les erreurs de régime et d'hygiène, trop souvent responsables de l'apparition des crises.

Cependant on ne doit pas oublier que les cures thermales ont une action à longue portée, habituellement lente à se faire sentir, et que les traitements les plus prudents pourront, pendant leurs cours ou dans les semaines qui les suivent, déterminer des perturbations et réveiller des crises sans que nous puissions, dans un sens ou dans l'autre, en tirer aucune déduction relative au résultat de la cure. La fameuse *réaction des eaux* est un fait qu'il faut admettre, mais qui rentre encore dans cet ensemble d'inconnues, que l'on rencontre si souvent en clinique thermale.

*
* *

Ces considérations générales, pour n'être pas d'un ordre scientifique, ne nous paraissent pas moins à leur place ici, du fait de leur caractère d'utilité clinique. Elles ont trait à toute une série de questions d'ordre pratique qui, bien comprises, contribuent beaucoup au succès du traitement. C'est surtout en matière de thérapeutique hydro-minérale que le médecin ne doit pas craindre de s'abaisser aux plus petits détails, à l'inverse du magistrat romain, dont on disait : « de minimis non curat pretor ».

Nous allons maintenant aborder la partie véritablement clinique de notre travail, en nous inspirant des idées et de la méthode, que nous avons tâché de définir dans les pages précédentes.

CHAPITRE III

LES RHUMATISANTS

———

I. — *Généralités.*

Si personne ne conteste aux eaux minérales leur efficacité comme moyen hygiénique, il n'en est pas de même comme agent médicamenteux : on attribue volontiers le résultat des cures thermales au changement de milieu, à la distraction, au repos et au séjour dans un climat sain et agréable. Sans doute, ces causes sont bien puissantes ; mais les voyages, les distractions, les charmes d'un beau site sont-ils suffisants pour guérir des manifestations rhumatismales chroniques, articulaires, musculaires ou névralgiques, évidemment non. De bonne foi, peut-on attribuer à ces causes la guérison ou le soulagement « de ce rhumatisant perclus entièrement de ses membres, dont le corps douloureux lui a permis à peine de se faire transporter, qui a épuisé les secours les plus éclairés de la médecine et qui a fait inutilement usage des bains chauds, des bains minéraux factices ! Comment se fait-il qu'après quelques immersions dans ces eaux thermales, ce malade ait recouvré l'usage de ses membres et cette faculté locomotrice qu'il croyait avoir perdue pour toujours ? Est-ce le changement de climat qui a pu dissiper en si peu de temps le gonflement des articulations, calmer les douleurs et rappeler le sommeil » (Patissier) [1].

Aussi, tandis que le traitement hydrominéral nous apparaît le plus souvent comme un adjuvant précieux de la thérapeutique médicamenteuse dans le traitement des maladies chroniques, au contraire, dans la cure des divers accidents rhumatismaux externes, la médecine thermale est l'agent le plus utile, car trop souvent la thérapeutique par les médicaments est illusoire, parfois dangereuse. Et, dans ces cures thermales appliquées au rhumatisme, c'est à l'eau minérale et à son mode d'application, en dehors de toutes les autres adjuvances, que revient la première place dans l'action thérapeutique.

Mais qu'est-ce au juste que le rhumatisme ? question encore bien obscure ou controversée à l'heure actuelle, puisqu'il est plus le résultat du terrain, de la constitution des malades, que de l'infection ; ne voyons-nous pas en effet les infections les plus diverses, les plus banales, chez des sujets prédisposés, entraîner des manifestations articulaires ? Il en est ainsi du rhumatisme articulaire aigu, maladie infectieuse, due d'après Thiroloix, au bacille d'Achalme, dont la spécificité serait établie par ses caractères morphologiques et biologiques, par ses cultures et même par le résultat de son inoculation aux animaux ; il en est de même de la blennorrhagie, de la scarlatine, de la tuberculose, etc... Mais ce qui est intéressant, ce n'est pas de constater l'apparition d'arthropathies au cours de ces infections, mais pourquoi ces infections font éclore chez quelques malades des manifestations articulaires, alors que chez le plus grand nombre, ces mêmes maladies s'accompagnent d'autres complications infiniment plus fréquentes.

« La clinique montre, en effet, que le rhumatisme articulaire aigu, maladie spéciale à certains individus, souvent récidivante, avec une allure particulière à chaque sujet et à chaque famille, coïncidant ou alternant avec d'autres maladies vraisemblablement non microbiennes, impose la nécessité d'une diathèse à son ori-

---

1. Patissier et Boutron, *Manuel des Eaux minérales*, Paris, 1837.

gine et que le germe du rhumatisme aigu, microbe spécifique ou microbe banal, ne peut éclore et fructifier que dans ce terrain spécial qui n'est autre que celui de la diathèse dystrophique » (Fernet)[1].

Nous sommes donc amenés à étudier brièvement les troubles nutritifs héréditaires ou acquis qui prédisposent aux localisations rhumatismales, à parler d'*arthritisme*, mot bien ancien et souvent battu en brèche, mais qui restera comme l'expression d'une réalité indiscutable.

L'observation, dit Chomel, a fait connaître que chez un certain nombre d'individus, un organe est beaucoup plus fréquemment affecté que les autres ou même est le siège presque exclusif de toutes les maladies qui surviennent pendant le cours de la vie. « La question du terrain domine donc la pathogénie et cette modalité persistante de l'organisme vivant, le plus souvent héréditaire, est capable de modifier avec plus ou moins d'énergie par son intervention la physionomie des maladies. »

Le terrain spécial qui prédispose au rhumatisme est caractérisé par la tendance aux manifestations fluxionnaires et douloureuses, par le rôle prédominant joué par le système vaso-moteur, la perturbation originelle de la cellule nerveuse qui tient sous sa dépendance la circulation générale ou locale, les sécrétions, les échanges interstitiels. Pour Hanot, cet état constitutionnel est caractérisé par une viciation congénitale et héréditaire du tissu conjonctif et de ses dérivés, avec tendance à l'hyperplasie et à la transformation fibreuse. De plus, tous ces malades ont tendance à faire du spasme, des crampes, des rétractions, entraînant des déformations.

Le tempérament morbide nous apparaît donc comme la résultante de l'hérédité, « la cellule primitivement atteinte dans sa nutrition, dérivant de cellules ancestrales elles-mêmes perverties » (Legendre), d'infections ou d'intoxications accumulées et totalisées au cours de l'existence et laissant des adultérations pro-

---

1. FERNET, *Revue des maladies de la nutrition,* 1908, p. 485.

fondes sur les cellules de nos organes essentiels, reins, foie, tube digestif.

Si la nutrition est troublée au cours d'états physiologiques : croissance, puberté, grossesse, ménopause, elle l'est bien davantage encore dans tous les états pathologiques aigus ou chroniques. « Mais l'infection, dit Legendre[1], n'est possible, le plus souvent, qu'à la faveur d'un trouble préalable de la nutrition qui oblige l'organisme à consentir à l'infection, en amoindrissant ses défenses, en paralysant ses centres nerveux vaso-dilatateurs pour les empêcher de lancer contre les microbes envahisseurs les légions de ses leucocytes phagocytaires. L'action des microbes sur la nutrition, s'exerçant par l'intermédiaire de leurs réactions chimiques, est comparable à celle des poisons minéraux et organiques et en dernière analyse, c'est à l'intoxication que ressortissent les troubles de la nutrition dans les maladies infectieuses. Mais il ne faut pas oublier que les réactions nerveuses ont une influence considérable sur la nutrition générale et sur la nutrition de telle ou telle partie de l'organisme. Toutes les tropho-névroses sont une preuve de l'influence directe exercée par les nerfs ou les centres nerveux sur la nutrition de certaines cellules ».

En dehors de l'hérédité, de la prédisposition morbide, des infections, des intoxications, il faut faire une place importante aux troubles et aux lésions des glandes à sécrétion interne, au corps thyroïde en particulier. L'insuffisance thyroïdienne, d'après Hertoghe et Leopold Lévy, favorisant les auto-intoxications, les auto-infections, par suite de la suppression du rôle antitoxique de la glande thyroïde, produit une série de symptômes considérés depuis longtemps comme faisant partie de l'arthritisme : migraines, troubles de la calorification, obésité, troubles trophiques tels que calvitie précoce, troubles vaso-moteurs, douleurs musculaires et articulaires.

C'est ce qu'avait déjà entrevu depuis longtemps Besnier : « L'arthritisme rhumatismal, dont la nature intime échappe ab-

---

1. LEGENDRE, *Traité Charcot-Bouchard*, tome I.

solument, semble cependant bien se rattacher à quelques-unes des insuffisances fonctionnelles latentes insaisissables dans leur essence, qui constituent dans leurs modes divers la plupart des états dyscrasiques et qui restent plus ou moins longtemps latentes, grâce à la coïncidence d'éliminations anormales ou supplémentaires par divers appareils. Que la fonction hépatique ou rénale, par exemple, chez des sujets héréditairement constitués tels, soit vicieuse ou imparfaite, la surcharge ou l'adultération du liquide sanguin donnera lieu à des évacuations supplémentaires ou excessives par des appareils glandulaires sudoripares, mucipares et même par des appareils que nous n'avons pas l'habitude de considérer comme éliminateurs, les articulations par exemple.

« Chez de tels individus, placés dans des conditions hygiéniques parfaites, l'état peut rester en apparence normal, à l'aide de suppléances fonctionnelles et d'un bon état de compensation du système nerveux ; mais interviennent des causes morbides intenses et prolongées, on comprendra le mécanisme, la raison probable des localisations. »

Ces considérations générales nous permettent d'envisager l'action des cures thermales dans le rhumatisme chronique :

1º action sur *le système nerveux* ;

2º *désintoxication de l'organisme* par la mise en valeur des émonctoires supplémentaires : transpiration, diurèse, évacuations intestinales ;

3º *action sur l'état général* du rhumatisant chronique, toujours en état de déchéance organique ;

4º *action locale* révulsive et résolutive sur les exudats articulaires et sédative sur les manifestations douloureuses.

Nous comprenons aussi l'*action prophylactique* si importante : prévenir les accès, les enrayer et faire disparaître leurs conséquences. « Les êtres reçoivent de leurs ascendants un certain nombre de prédispositions dont l'évolution, si elle n'est pas soigneusement contrariée peut retentir sur la nutrition. Il n'est pas d'affections où les cures thermales soient plus profitables ; de tous temps, chez tous les peuples, les eaux thermales ont été utilisées pour la guérison des arthrites, des ankyloses, des névralgies rebelles. Les succès ont été si généraux que toutes les stations thermales revendiquent le rhumatisme et il est certain que toute eau minérale, chaude, faible ou forte, quelle que soit sa minéralisation, employée en piscines, bains, douches, étuves, fait le fond du traitement du rhumatisme proprement dit. »

Analyse des urines. — Le syndrome urinaire du rhumatisme chronique est caractérisé par la diminution du volume de l'urine, des éléments organiques, de l'azote total, de l'urée et de l'acide phosphorique ; le rapport de l'azote de l'urée à l'azote total est diminué ; de même, celui de l'acide phosphorique à l'azote total ; par contre, le rapport de l'acide urique à l'urée et du chlore à l'azote total est augmenté.

Pas d'albumine, ni d'autre élément anormal, le plus souvent du moins.

Pour Albert Robin, les malades atteints de polyarthrite déformante ont une diminution des échanges azotés, une augmentation du coefficient de toxicité urinaire mesuré par le rapport de l'azote incomplètement oxydé ou toxique à l'azote total, une augmentation des phosphates terreux de l'urine, de la chaux, de la magnésie, conséquence de la décalcification progressive de l'os. Le chlore urinaire est augmenté ; on retrouve de l'indican, des acides sulfo-conjugués qui accusent des fermentations putrides du tube digestif.

Quand faut-il envoyer le rhumatisant aux eaux ? — L'époque la plus opportune pour l'application du traitement thermal dans le rhumatisme est celle où les accès sont éloignés, les douleurs disparues, la fièvre tombée. Toutefois, certaines variétés d'eaux permettent d'instituer le traitement thermal d'une manière plus précoce, sans dommages pour les articulations, avec grand profit pour l'état général ; la saison de choix est l'été, quand la période des pluies a disparu, quand la température est élevée et constante. Une station, *Dax*, permet de traiter en toute saison, même l'hiver, les rhumatisants chroniques.

II. — *Pratiques hydrominérales employées comme moyens thérapeutiques.*

Quatre grandes médications conviennent aux diverses variétés des rhumatisants chroniques :

1° *La médication tonique* réalisée dans les stations thermales sulfureuses ou chlorurées sodiques ;

2° *La médication résolutive* par les boues végéto-minérales ;

3° *La médication sédative* aux stations thermales à faible minéralisation et aux stations sulfureuses dont l'eau se trouble par précipitation du soufre en nature, phénomène qui a reçu le nom de blanchiment ;

4° *La médication diurétique* aux eaux froides de lavage. Nous ne faisons que la mentionner ici, nous réservant de l'étudier dans le chapitre consacré aux goutteux.

Car, nous l'avons déjà dit, le rhumatisme réclame spécialement les eaux à température élevée : la thermalité et leur mode d'administration jouent en effet le rôle primordial.

Médication tonique. — *Eaux sulfureuses thermales.* — Les eaux sulfureuses sont excitantes et provoquent une sueur abondante, des exanthèmes et une émission considérable d'urine. L'énergie de ces eaux ne permet de les administrer que chez des malades mous, torpides, à tempérament lymphatique plutôt que sanguin et sans tendance aux réactions faciles. La dose du prinsulfureux importe moins que son état de conservation au moment de l'emploi thérapeutique.

Sous leur influence, la circulation est activée, le pouls augmenté de fréquence ; la constipation est habituelle ; les douleurs s'accentuent les premiers jours.

Six stations répondent à ce type d'eaux sulfureuses : *Aix-en-Savoie*, température 46°, minéralisation 0,492 ; *Bagnols-de-*

Lozère, température 35° à 42°, minéralisation 0,793 ; *Barèges,* température 45°, minéralisation 0,270 ; *Cauterets,* température 36° à 58°, minéralisation 0,254 ; *Luchon,* température 22° à 66°, minéralisation 0,227 à 0,249 ; *Vernet-les-Bains,* température 35° à 66°, minéralisation 0,225. Trois d'entre elles, *Aix, Barèges* et le *Vernet* contiennent des conferves cryptogamiques qui rendent l'eau onctueuse au toucher et constituent des masses noirâtres et gluantes connues sous le nom de *barégine* ou *glairine.*

L'emploi des eaux sulfureuses se fait, dans le traitement du rhumatisme chronique, sous forme de bains à eau courante ou à eau dormante, d'étuves générales ou locales, de douches générales ou locales.

Les anciens pensaient que les *bains de piscine* dans une eau courante et chaude sont plus salutaires que dans une baignoire : la masse est continuellement renouvelée par des courants d'eau ; les principes minéraux de l'eau, doivent, en raison de ce renouvellement continuel exciter davantage le revêtement cutané ; de plus, l'eau thermale conserve une grande partie de ses gaz. Les bains de piscine à eau courante sont donnés à *Bagnols-de-Lozère,* à *Luchon* et à *Barèges.*

Mais, à notre avis, il est préférable de recourir aux *bains de baignoire* dans lesquels le malade peut être mieux surveillé et surtout bénéficier de la douche à la sortie du bain sans s'exposer à aucune cause de refroidissement. La durée des bains chauds est modérée (20 à 25 minutes), variable avec chaque sujet et limitée par l'apparition de troubles tels que : anxiété, gêne respiratoire et vertiges. Il est de la plus grande utilité de faire coucher les malades après le bain. Pour cela, on les enveloppe dans un maillot sec et chaud et on les transporte en chaise à porteurs dans leur lit, de manière à favoriser une sudation douce. Le bain peut donner au début une recrudescence des douleurs, favoriser des éruptions miliaires et de la constipation. Il est plus ou moins excitant suivant ses principes minéralisateurs et sa température ; il faut donc graduer la stimulation d'après le tempérament des malades et l'état des organes. L'exercice dans le bain est un moyen de multiplier son action et aussi d'assouplir les articulations enraidies et douloureuses.

La *douche* est un des moyens les plus énergiques pour le traitement des manifestations articulaires du rhumatisme chronique : elle augmente l'action vitale de la partie sur laquelle elle frappe ; elle rougit la peau et provoque une sueur abondante. La percussion et l'ébranlement qu'elle occasionne agit favorablement sur la circulation et l'innervation. Elle est résolutive en développant un surcroît d'activité phagocytaire, révulsive sur les extrémités refroidies pour y rappeler la chaleur et la circulation ; enfin, elle ranime la tonicité musculaire et active les fonctions de la peau. Mais il faut l'employer avec les plus grandes précautions dans la convalescence des crises aiguës.

La douche a l'avantage de faire tolérer des températures plus élevées que le bain ; elle entoure le malade d'une buée de vapeurs dans laquelle il respire et qui est chargée de principes minéraux comme à *Luchon* où les sources dégagent des vapeurs sulfhydriques, inhalées à l'insu des malades.

Aix-en-Savoie a comme spécialisation thérapeutique la *douche-massage*, bien étudiée par Forestier : le malade, assis sur un banc de massage, subit l'arrosage et le massage sous l'eau fait par un ou deux masseurs, sur les masses musculaires du tronc et des membres et reçoit à la fin une douche en jet percutante très courte.

Les *étuves* excitent la surface de la peau et déterminent une transpiration abondante. Les unes sont *artificielles* quand la chaleur est provoquée par le chauffage de l'eau minérale ; les autres sont *spontanées* quand les vapeurs sont telles qu'elles émanent des sources hyperthermales situées au voisinage immédiat. La composition des gaz et des vapeurs est dominante ; la température oscille entre 40° et 48°. Les principales étuves spontanées des eaux sulfureuses sont celles de *Luchon*, (40° à 42°) et d'*Ax*. Les étuves sont générales si le patient est entièrement dans la vapeur d'eau : tels les bouillons à *Aix*. Elles déterminent alors des impressions pénibles, du resserrement dans la poitrine ; les veines se gonflent

Clinique hydrologique.   6

et la face est rouge et vultueuse. Ce traitement ne s'adresse qu'aux malades jeunes et vigoureux, sans aucune altération viscérale, surtout cardio-artérielle. Ailleurs, les vapeurs sont données dans une caisse d'où la tête émerge et se trouve soustraite à la vapeur ; ou dans des caisses pour applications locales (Berthollets à *Aix*).

Après toutes ces pratiques hydrothérapiques, bains de piscine, douches, étuves, il sera bon pour éviter toute cause de refroidissement et prolonger l'action du traitement thermal de procéder à l'emmaillotement du malade et de. le faire déposer en chaise à porteurs dans son lit.

Eaux chlorurées sodiques. — En boisson, ces eaux activent la sécrétion du suc gastrique, produisent des effets laxatifs et augmentent la diurèse. Les bains stimulent le système cutané, augmentent sa vitalité et le rendent apte à réagir contre les influences atmosphériques. La boue grasse, onctueuse, que déposent plusieurs sources salines est utilisée en applications locales, périarticulaires surtout.

Ces eaux, reconstituantes, activent les phénomènes les plus intimes de l'assimilation (Robin et Keller), développent l'appétit, les sécrétions intestinales et urinaires, la circulation abdominale, avancent les règles et peuvent déterminer des hémorroïdes. Dans les manifestations articulaires chroniques, elles agissent en raison de leurs propriétés excitantes, résolutives et de leur température élevée.

Les eaux chlorurées sodiques répondant à ce type sont : *Balaruc*, 48° de température, 10^{gr},26 de minéralisation ; *Bourbon-l'Archambault*, 52° de température, 3^{gr},98 de minéralisation ; *Bourbonne - les - Bains*, 65°, 7^{gr},23 de minéralisation ; *La Motte-les-Bains*, 60° de température, 7^{gr},50 de minéralisation ; *Salins-Moutiers*, 36° de température, 14^{gr} environ de minéralisation. *Bourbon-l'Archambault* a une piscine à eau courante ; toutes emploient les bains de baignoire et après le bain, certaines d'entre elles, *Bourbon-l'Archambault* en particulier, permettent de prendre des douches dans le bain, douches sous-marines avec bain à eau courante pendant la durée de la douche. A *La Motte*.

(Isère) les malades prennent de grands bains de deux heures de durée.

Des étuves spontanées existent à *Bourbon-l'Archambault* et à *Bourbonne-les-Bains*.

Médication résolutive. — *Boues végéto-minérales.* — L'explication rationnelle de l'usage déjà fort ancien des boues médicamenteuses se trouve dans leur mode de contact particulier et prolongé avec la surface tégumentaire, la pression beaucoup plus considérable et la forme différente plus concentrée sous laquelle existent les principes minéralisateurs, les matières organiques qui les enveloppent, les gaz nouveaux qui se produisent, la fermentation qui y a lieu (Max Durand-Fardel). Il en résulte une action excitante, véritable sinapisation de la peau et consécutivement une action résolutive indiscutable qui concentre à un degré considérable les propriétés des eaux minérales elles-mêmes. Le malade dans son bain est dans une véritable cuve de fermentation et de décomposition organique (Leuret).

Les boues proviennent de terrains tourbeux, doux et onctueux au toucher, d'une couleur rouge brun, dont l'humus, les matières organiques (barégine), le fer, les sels alcalino-terreux et métalliques, constituent les éléments principaux, comme à *Balaruc, Barbotan* et *Saint-Amand*. On les emploie à *Barbotan* dans de vastes bassins constamment remplis et réchauffés par un courant continu d'eau sulfureuse, calcique chaude (36°) légèrement radioactive et pouvant contenir jusqu'à vingt personnes ; la durée du bain est de trois quarts d'heure à une heure. Il est toutefois regrettable qu'une station aussi puissante comme action thérapeutique soit dépourvue d'une installation en rapport avec les exigences modernes.

On emploie comme topique à l'établissement de *Montbrun* (Drôme) le dépôt argileux et sulfureux de la source des rochers.

A *Saint-Amand,* on prescrit des bains entiers, des demi-bains (30° à 45°) et des applications locales ou illutations (45° à 55°) d'une demi-heure à cinq heures.

Les boues de *Dax* et de *Préchacq-les-Bains* proviennent du limon fluviatile que l'Adour apporte sur ses rives quand, après une inondation, elle rentre dans son lit ; ces boues végéto-minérales sont réchauffées par les eaux hyperthermales de *Dax* (60°). Trois modes d'application : bains entiers (36° à 45°); demi-bains ou illutations (40° à 45°).

Enfin certaines sources renferment des conferves végétales formant un limon susceptible d'être utilisé en application locale à *Dax, Néris, Bourbon-Lancy, Plombières, Aix, Barèges, le Vernet, Salins-Moutiers.*

Médication sédative. — *Eaux faiblement minéralisées radioactives.* — Les expériences de Braunstein, Soupault, Dominici et Gy ont montré l'action du radium dans le rhumatisme blennorragique et le rhumatisme diathésique, surtout dans les formes chroniques. Ce fait est intéressant à rapprocher de l'action de certaines cures thermales dans les mêmes affections.

Les recherches de Curie, Moureu et leurs élèves groupent toute une classe d'eaux à faible minéralisation que Max Durand-Fardel avait déjà réunies : « Les eaux faiblement minéralisées, riches en matière organique et à haute température, nous paraissent applicables aux formes douloureuses du rhumatisme, indépendamment de leur propre minéralisation, chlorurée sodique ou sulfatée ; ainsi, ce groupe fort remarquable que forment les eaux de *Plombières* (13 à 74°), plus arsenicales, de *Bains* (50°) ; *Luxeuil* (52°), plus ferrugineuses, *Bourbon-Lancy* (58°), plus chlorurées, *Néris* (52°5), d'une plus grande richesse en matières organiques. »

Ce sont toutes des eaux thermales, venant d'une grande profondeur, ayant une origine volcanique (A. Gautier), un fort dégagement de gaz constitué surtout par de l'azote, contenant très peu d'acide carbonique et dont deux d'entre elles, *Bourbon-Lancy* et *Néris,* présentent au pourtour des puits une végétation luxuriante de conferves.

De toutes les eaux, jusqu'ici examinées, c'est ce groupe qui contient le plus de résidu (argon et hélium) :

SOURCES	RADIO-ACTIVITÉ N	CO_2 o % EN VOL.	OXYGÈNE o % EN VOL.	AZOTE	GAZ RARES	HÉLIUM
Bourbon-Lancy { Le Lymbe.	1,69	2,8	2,2	91,96	3,04	1,84
{ La Reine.	non dosée	traces	0,9	96,1	2,90	1,75
Néris.	0,46	11,8	traces	86,2	2,10	1,06
Luxeuil (Dames). . . .	0,62	0,83	traces	97,06	2,09	0,87
— (Grand-Bain) . .	0,25	0,6	traces	96,25	2,11	0,77
Plombières (Vauquelin). .	5,72	0,20	traces	97,75	2,03	0,258
— n° 3. . . .	2,19	traces	3,70	94,50	1,78	9,292
— Crucifix. . .	non dosée	traces	3,30	95,14	1,56	0,201
— n° 5. . . .	3,08	1,58	1,47	95,32	1,65	0,104
— Capucins.. .	2,31	1 »	8,90	88,55	1,45	0,036
Bains-les-Bains.	1,76	traces	4,69	94,07	1,54	0,198

Ce sont elles également qui ont les propriétés radio-actives les plus accusées dans les gaz : *Plombières, Bains, Bourbon-Lancy, Luxeuil et Néris*, et dans l'eau elle-même, *Plombières* et *Bourbon-Lancy*.

Les débits en gaz rares et en gaz totaux sont extrêmement différents suivant les diverses sources (Moureu, Académie des Sciences, 24 février 1908).

SOURCES	DÉBIT GAZEUX TOTAL PAR AN (en litres)	GAZ RARES (EN BLOC) PROPORTION p. 100	GAZ RARES (EN BLOC) DÉBIT ANNUEL (en litres)	HÉLIUM PROPORTION p. 100	HÉLIUM DÉBIT ANNUEL (en litres)
Plombières { Source Vauquelin. .	17 520	2,03	356	0,258	45
(Vosges) { — n° 3.. . . .	14 381	1,78	256	0,292	42
Bains-les-Bains (Vosges) Source Savonneuse	4 891	1,24	61	0,198	9,7
Luxeuil { Source Grand-Bain.	36 354	2,11	767	0,77	280
(Hte-Saône) { — Bain des Dames.	22 995	2,09	480	0,87	200
Bourbon-Lancy (Saône-et-Loire) Source du Lymbe.	547 500	3,04	16 644	1,84	10 074

On voit donc que les sources thermales déversent perpétuel-lement des quantités relativement considérables de gaz rares et d'hélium dans l'atmosphère.

Or, l'air atmosphérique, mauvais conducteur de l'électricité, devient un excellent conducteur s'il est soumis à l'influence d'un corps radio-actif. Dans ce cas, l'air se trouve ionisé, puisque, d'après les conceptions actuelles, il ne peut y avoir transport d'électricité sans l'existence d'ions.

Le malade qui fait une cure d'eau en la buvant à la source respire de l'air ionisé. Plus la radio-activité de l'eau est élevée, plus l'ionisation de l'air est étendue. L'expérience clinique montre que toutes les eaux riches en propriétés radio-actives ont un effet thérapeutique commun, la sédation (qu'elle exerce sur le système nerveux ou sur l'appareil circulatoire) et une action doucement stimulante sur la nutrition générale qui se traduit dans les ana-lyses d'urines par une augmentation du rapport de l'azote de l'urée à l'azote total.

Ces eaux s'emploient sous forme de bains (*Néris*), de bains avec douches sous-marines (*Bourbon-Lancy, Plombières*), de douches, d'étuves spontanées (*Bourbon - Lancy* (48°), *Néris, Plombières*).

A côté de ce groupe, on peut ranger dans les eaux sédatives des eaux thermales peu minéralisées, *Chaudes-Aigues* (82°); *Évaux-les-Bains* (48° à 60°), qui a des étuves spontanées à 45° ; *La Ma-lou* (40°) et *Ussat* (32°,5 à 40°,2), qui ont des bains à eau courante et des piscines; *Châteauneuf*, bicarbonatée faible (3^{gr},35 à 4^{gr},77) dont la cure consiste presque uniquement dans le bain de piscine (37°,5) où l'on obtient de très bons résultats ; c'est une station malheureusement dépourvue de confort.

Enfin le groupe des sulfureuses instables jouit à juste titre de propriétés calmantes ; ce sont des eaux dégénérées qui ont subi le phénomène du blanchiment. Citons par exemple certaines sources de *Luchon*, la source Ferras (40°); d'*Ax-les-Thermes* (77°,5) contenant de la barégine et laissant dégager par la source Viguerie des gaz en abondance, 560 640 litres par an (Moureu) émettant dans le même temps 543 litres d'hélium pur ; de *Bagnères-de-Bigorre* (30° à 51°) ; de *Saint-Sauveur* (34°), dont l'eau tient en suspension une notable proportion de barégine, d'où sa sensation particulière d'onctuosité.

III. — *Moyens adjuvants.*

Le massage et la mécanothérapie sont utiles pour agir sur l'empâtement, les raideurs articulaires, l'ankylose et les atrophies musculaires consécutives aux arthropathies ; mais leur emploi doit être subordonné à l'indolence complète de l'affection articulaire.

Le régime a une importance considérable et les eaux minérales ont une puissance moins grande si les malades n'observent pas en même temps les règles que prescrit l'hygiène.

L'hygiène alimentaire doit être comprise d'une façon assez variable suivant les cas. Les sujets atteints de rhumatisme progressif et déformant sont pour la plupart des surmenés, en état de misère physiologique ; il leur faudra une alimentation substantielle et réconfortante ; de même à ceux atteints de rhumatismes d'infection.

Chez les rhumatisants dyscrasiques ou goutteux, l'hygiène alimentaire sera tout autre : régime mixte avec restriction des aliments azotés et des boissons alcooliques, viandes tendres, fraîches et bien cuites, poissons à chair blanche et maigre, légumes verts, œufs et lait, pommes de terre et pâtes alimentaires.

Le climat pour la cure des rhumatisants doit être sec, plutôt chaud et bien abrité des vents du Nord et de l'Est. Les stations sulfureuses ont une gamme d'altitude assez étendue : depuis *Aix-en-Savoie*, 258 mètres, *Luchon* (625), *Vernet-les-Bains* (700), *Bagnols-de-Lozère* (860), *Cauterets* (930) et *Barèges* (1 250).

Les chlorurées sodiques, à part la *Motte-les-Bains*, 650 mètres et *Salins-Moutiers* (480), sont à une faible altitude, *Balaruc*, *Bourbon-l'Archambault* (245), *Bourbonne-les-Bains* (255).

Les eaux peu minéralisées et sédatives sont à des altitudes faibles ou moyennes, *La Malou*, 200 mètres, *Bourbon-Lancy* (240), *Luxeuil* (350), *Néris* (374), *Plombières* (450), *Évaux-les-Bains* (420), *Châteauneuf* (558) et *Chaudes-Aigues* (650).

Les boues sont à des altitudes faibles *Barbotan* (136), *Saint-Amand* (17), *Dax* (12).

Le rhumatisant chronique doit faire de l'exercice modéré et progressif, mettant en jeu les articulations malades ; s'il ne peut faire de l'exercice actif, le massage sera indiqué, en dehors de toute poussée articulaire subaiguë.

« Le mouvement refait le muscle et le muscle à son tour façonne l'os, assouplit les ligaments. Si les membres supérieurs sont atteints, le rhumatisant fera des efforts pour s'habiller tout seul, prendre ses aliments sans le secours d'un aide, croiser les mains, faire des mouvements variés du poignet et des doigts. Ceux dont les arthropathies siègent aux membres inférieurs s'exerceront chaque jour à marcher dans la chambre soit avec deux cannes, soit en poussant une chaise devant eux. Ce traitement par le mouvement malgré la douleur réclame de la part du malade une patience inlassable en même temps qu'une forte dose d'énergie. Le mouvement est la condition même de la vie pour les jointures et toute articulation qui ne se meut pas s'ankylose » (Dardel)[1].

Pour se bien protéger, le malade portera en toute saison des vêtements de laine (gilet, caleçon, pantalon) ; les jointures atteintes seront recouvertes de bandes de flanelle.

Chaque matin, pour stimuler les fonctions de la peau, des frictions seront faites sur tout le corps avec un gant de crin à sec ou imbibé de quelque solution alcoolique ou térébenthinée, baume de Fioraventi ou eau de Cologne.

Une condition indispensable pour le rhumatisant est de ne quitter la station qu'après un ou deux jours de repos et de s'astreindre à un mois de calme absolu après la cure.

L'action salutaire se fait sentir d'ordinaire durant le traitement ;

---

1. DARDEL, Hygiène du rhumatisant. *Quinzaine médicale*, 1907.

mais parfois une exacerbation passagère, dépassant même les limites du traitement, se montre sans compromettre en rien le bénéfice ultérieur de la cure. Le repos est encore plus indiqué dans ces cas, et le malade doit en être prévenu.

IV. — *Thérapeutique hydrominérale.*

Il n'est pas d'affection où les cures thermales soient plus profitables : il faut pour l'indication se guider plus sur le tempérament, la réaction nerveuse, ou sur la notion causale, que sur la forme clinique.

Le rhumatisme est rangé parmi les applications thérapeutiques de la plupart des eaux minérales pourvu qu'elles soient thermales, quels que soient d'ailleurs la nature ou le degré de leur minéralisation. « La confusion qui en résulte porte à douter de l'efficacité de moyens thérapeutiques qui se proposent avec cette apparente banalité et il semble en effet difficile d'admettre que des agents médicamenteux aussi différents que ceux rassemblés dans la médication thermale se trouvent propres à remplir des indications semblables » (Max Durand-Fardel).

Suivant qu'il est mobile ou fixe, qu'il a laissé ou non des traces organiques ou matérielles, qu'il existe chez un tuberculeux, un névropathe, un dyspeptique, qu'il est diathésique ou infectieux, le rhumatisme réclame des médications très différentes.

I. **Rhumatisme articulaire subaigu.** — Sont justiciables des cures hydrominérales :

1° *Les convalescents de rhumatisme articulaire aigu,* généralisé ou localisé et de *rhumatisme subaigu* qui conservent de la tuméfaction de leurs articulations, de l'atrophie musculaire entraînant ou non des déviations des orteils et des doigts, des raideurs articulaires ou des craquements. Ce sont de jeunes sujets ou des enfants au visage pâle, anémié, à l'essoufflement facile même en dehors des complications cardiaques ; les muscles, les trajets nerveux et les insertions tendineuses sont douloureuses. Quand après l'administration du salicylate de soude et le repos le plus absolu, la résolution des arthrites est lente à se faire, une cure thermale s'impose, non seulement pour faire disparaître les reliquats de la crise, mais aussi pour mettre à l'abri des récidives, car la maladie est à rechutes, surtout si la convalescence est traînante et incomplète (Œttinger)[1].

C'est le triomphe de la médication hydro-minérale car lorsque le rhumatisant est adressé à la station qui lui convient, les résultats sont tout à fait remarquables ; en quelques semaines, on voit des malades passer insensiblement de l'état d'impotence le plus accentué à un état fonctionnel satisfaisant et à une santé prospère. Tous les médecins d'eaux, dans toutes les stations, ont observé des cas semblables mais à une condition, c'est que le malade soit bien envoyé à la station qui lui convient.

Ce mode de réaction individuel constitue la difficulté la plus grande de la pratique balnéaire.

Les malades dont les résidus articulaires sont encore excitables seront adressés aux stations sédatives peu minéralisées, radio-actives de *Bains-les-Bains, Bourbon-Lancy, Luxeuil, Néris, Plombières* ou aux stations peu minéralisées de *Chaudes-Aigues, Châteauneuf, Evaux-les-Bains, La Malou* et *Ussat* et à certaines eaux sulfureuses dénaturées, *Luchon, Ax-les-Thermes*, et surtout *Bagnères-de-Bigorre* et *Saint-Sauveur*. Des eaux trop excitantes pourraient à cette période réveiller les manifestations articulaires et augmenter les douleurs. Nous verrons plus tard l'indication respective de ces diverses stations, suivant la prédominance d'un symptôme ou d'un état diathésique. Ces eaux produisent une sédation marquée des manifestations nerveuses et rhumatismales avec remontement progressif, sans à-coup, de l'état général et sans poussée thermale.

Dans ces cas, le traitement hydro-minéral est un traitement

---

1. Œttinger. *Thérapeutique du rhumatisme et de la goutte*, Bibl. Charcot-Debove.

externe exclusif, sans adjuvances thérapeutiques, car souvent le massage entraîne une légère poussée d'arthrite.

Ces malades se trouveront bien des bains de piscine, des bains de baignoire à eau dormante ou à eau courante, suivis ou non de douches données sous l'eau et conduites doucement sur les articulations malades. Les grandes douches trop excitantes sont rarement bien tolérées dans ces cas. Par contre, en l'absence de toute lésion viscérale, on se trouvera admirablement de l'emploi des étuves spontanées (de 40 à 48°) qui utilisent l'eau telle qu'elle se dégage des griffons. C'est le traitement le plus actif, le traitement vierge permettant d'utiliser au maximum les effets électriques et radio-actifs. Après tous ces traitements, le malade fait une sudation plus ou moins prolongée soit dans une salle de repos, soit dans son lit où il est déposé en chaise à porteurs ; on lui fait enfin une friction générale stimulant les nerfs périphériques, produisant une action tonique générale, en même temps qu'elle tarit la sécrétion sudorale et empêche le malade de s'exposer au refroidissement.

2° *Les malades dont les articulations ne sont plus douloureuses, mais restent tuméfiées et empâtées* iront aux stations précédentes, s'ils sont névropathes ou excitables, ou bien au contraire aux stations toniques, s'ils sont torpides, mous, sans grande réaction ; à plus forte raison, s'ils sont lymphatiques.

Alors conviennent les chlorurées sodiques, *Balaruc, Bourbon-l'Archambault, Bourbonne-les-Bains* avec leurs bains de piscine et leurs étuves spontanées ; les eaux sulfureuses d'*Aix-en-Savoie, Barèges, Eaux-Bonnes, Luchon, le Mont-Dore,* surtout si les malades sont lymphatiques ou de souche tuberculeuse.

L'emploi de ces divers moyens, comme le dit Max Durand-Fardel, rentre dans le cadre de la pratique locale et il faut s'en rapporter pour leur meilleure administration à l'expérience spéciale que chaque médecin doit posséder sur la médication dont il fait usage et au caractère de chaque cas individuel.

Ces rhumatisants subaigus ou convalescents de rhumatisme aigu guérissent d'ordinaire aux stations thermales, et, à part la tendance aux récidives, ne gardent rien de leur attaque, ni pour la santé générale, ni pour l'état articulaire. Il n'en est pas toujours de même pour les autres rhumatisants chroniques dont nous allons passer la série en revue.

II. Rhumatisme chronique. — Parmi les rhumatisants chroniques, les uns ont nettement une infection à l'origine de leurs arthropathies : blennorrhagie, tuberculose, scarlatine ; les autres, une intoxication ou une auto-intoxication, à la suite de troubles digestifs, de fermentations gastriques, de troubles hépatiques, d'altérations des glandes vasculaires sanguines, la thyroïde en particulier. Ces derniers ont presque toujours dans leurs ascendants ou leurs collatéraux une des maladies par trouble de la nutrition, goutte, lithiase, diabète, uricémie, asthme, etc... Quelle que soit l'origine, les manifestations peuvent être localisées à une ou plusieurs articulations ou être généralisées à toutes les jointures petites et grandes jusque et y compris celles de la mâchoire et de la colonne vertébrale.

Donc deux catégories :

1° *Les rhumatisants diathésiques* ou par auto-intoxication ;

2° *Les rhumatisants infectieux.*

A. Rhumatisants diathésiques. — 1° Des hommes relativement jeunes, de 30 à 40 ans, n'ayant pas présenté d'infection, de souche goutteuse, avec tendance à l'hypertension artérielle, à la suite d'écarts de régime et d'une vie sédentaire, accusent des troubles digestifs, du clapotage stomacal avec fermentations gastriques et présentent des arthrites sèches le plus souvent avec craquements sans aucune symétrie, arthrites superficielles, anatomiquement bénignes, sans empâtement et avec atrophie musculaire modérée ; impotence fonctionnelle relative, un peu de raideur et de tendance à l'ankylose. Ces malades sont menacés d'artério-sclérose ou de néphrite interstitielle.

L'indication à remplir est de combattre les troubles dyspeptiques, cause des accidents, par une cure de boisson à *Vichy* ou à *Pougues* ; la mauvaise épuration urinaire par une cure de diurèse à *Évian, Vittel, Contrexeville, Martigny, Capvern* et d'enrayer ainsi la tendance à l'hypertension artérielle et aux lésions cardio-rénales ; enfin d'agir sur l'état général et les localisations articulaires par une cure aux stations sédatives peu minéralisées de *Bains-les-Bains, Bourbon-Lancy, Luxeuil, Néris, Plombières* ou, si le sujet est plus déprimé qu'excitable, aux eaux de *Bourbon-l'Archambault* et *Bourbonne-les-Bains*. Les sulfureuses, sauf *Aix-en-Savoie*, sont en général contre-indiquées chez ces malades qui sont d'ordinaire des névropathes à réactions faciles.

2° Des femmes, à l'approche de la ménopause, présentent du rhumatisme vague avec craquements et déformations, mobilité très grande des phénomènes douloureux, alternance de névralgies ou de myalgies.

3° D'autres malades, également du sexe féminin, présentent ce type clinique caractérisé par des arthrites des genoux, avec craquements ou léger épanchement, et des arthrites des articulations des phalanges des mains, avec prédominance dans l'articulation métacarpo-phalangienne des pouces.

4° D'autres enfin présentent uniquement des nodosités d'Heberden ; ce sont des arthritiques héréditaires qui ont également dans leurs antécédents personnels de l'asthme, de la migraine, des névralgies, surtout de la sciatique, et des myalgies, lumbago en particulier. L'altération articulaire est peu profonde ; la synoviale et les extrémités osseuses sont épaissies ; les cartilages sont érodés, d'où les craquements articulaires, les raideurs et le gonflement.

Le début est insidieux, la marche lente, avec quelques poussées douloureuses éphémères.

Pareilles localisations articulaires existent au niveau des doigts au cours de la dilatation d'estomac (Bouchard) avec fermentations gastriques et acidité anormale due aux acides gras (acide butyrique, lactique, etc...) ; au cours des affections biliaires chez les cholémiques qui parfois présentent dans l'épanchement articulaire des pigments biliaires (Gilbert, Lereboullet, Fournier) ; au cours enfin de la néphrite interstitielle.

Dans toutes ces formes, les cures de boisson sont plus utiles que les traitements externes ; d'ailleurs, la douche ne doit être employée qu'avec une extrême prudence et c'est aux eaux de lavage qu'il faut adresser les malades. C'est aussi le triomphe des cures associées, cure externe d'abord, cure de boisson ensuite.

5° Une dernière forme clinique est le rhumatisme déformant sénile. Des malades, après 5o ans, des hommes de préférence, dont la santé a toujours été bonne portent aux mains des déformations survenues sans douleur, d'une façon lente et progressive ; les doigts et les orteils sont déjetés vers le bord cubital et les têtes des métacarpiens sont très apparentes. La peau des mains, de coloration normale, présente un épaississement et les ongles sont striés dans tous les sens. Craquements dans toutes les jointures, pas de douleurs vives ni de gêne fonctionnelle très sensible. Ces malades ont eu de la glycosurie, de l'albuminurie transitoire ; même quand ces lésions sont très prononcées, que la soudure des articulations est à peu près complète, elles ne déterminent jamais d'impotence très accentuée.

Cette forme indolente, en dehors de toute complication viscérale (aortite, début de néphro-sclérose ou de cardio-sclérose) est justiciable des eaux chlorurées sodiques, (bains de piscine ou de baignoire) ; des eaux sulfureuses, d'*Aix* en particulier et de la douche-massage. Le massage et la mécanothérapie sont également très indiqués pour faire disparaître les raideurs, les atrophies musculaires et donner aux malades le bénéfice de l'exercice qui leur est utile et dont ils sont privés.

B. **Rhumatisants infectieux.** — Les rhumatismes infectieux chroniques peuvent faire suite au rhumatisme articulaire aigu, maladie infectieuse certaine, à la blennorrhagie, à la tuberculose ou à des infections banales suites d'angine, de scarlatine, de fièvre puerpérale. L'infection peut donner lieu à toutes les variétés d'arthrites, localisées ou étendues à plusieurs jointures, sans symétrie, ou au contraire donner le tableau de la polyarthrite déformante progressive avec symétrie des lésions.

1° Les rhumatisants chroniques dont le point de départ a été une *fièvre rhumatismale polyarticulaire aiguë* sont comme les convalescents de cette maladie extrêmement soulagés par les cures thermales. Leurs manifestations sont moins tenaces, moins longues et ont plus de tendances à guérir ; mais elles sont souvent compliquées de lésions organiques du cœur. C'est un rhumatisme fibreux chronique, comme par exemple la périarthrite scapulo-humérale, avec des indurations fibreuses et des nodosités. Tout le processus se borne à une phlegmasie des tissus lamineux périarticulaires qui ont pour conséquence des rétractions, des déplacements articulaires et parfois l'ankylose.

C'est le triomphe des étuves générales ou locales s'il n'existe pas de complication viscérale : bouillons ou Berthollets à *Aix*, étuve spontanée sulfureuse de *Luchon*, étuves de *Bourbon-Lancy*, *Bourbon-l'Archambault*, *Bourbonne-les-Bains*, *Évaux-les-Bains*, *Néris* et *Plombières*.

C'est l'indication des bains de piscine ou des bains de baignoire prolongés de *La Motte* et de *Châteauneuf* et aussi, dans les cas tenaces, des boues végéto-minérales de *Barbotan*, *Balaruc*, *Dax*, *Saint-Amand*.

2. Le *rhumatisme blennorrhagique* survient chez les jeunes sujets et se présente tantôt sous la forme d'arthrite plastique avec hydarthrose intéressant le genou et le coude, avec douleur vive, participation des gaines tendineuses du voisinage et tendance à l'ankylose, tantôt sous celle de polyarthrite simulant au début une véritable attaque de rhumatisme articulaire aigu. Mais au lieu de la résolution habituelle de cette dernière maladie sous l'influence du salicylate de soude, on voit naître une polyarthrite déformante des mains et des pieds, de grosses arthrites des genoux, des synovites des péroniers latéraux et de la gaîne du tendon d'Achille, un pied plat douloureux. C'est une forme grave, tenace, rebelle à tous les agents médicamenteux et à laquelle seules conviennent les cures thermales quand la crise aiguë est terminée. Les troubles trophiques, l'atrophie musculaire en particulier, sont si rapides et si intenses qu'on en a attribué la cause à

des déterminations myélopathiques. Il ne faut plus compter dans ces cas comme dans les précédents sur le retour à l'intégrité absolue ; les lésions de la synoviale, des cartilages, des tissus périarticulaires sont trop profondes et, sous l'influence des rétractions musculaires, on a toujours à redouter les déplacements, les subluxations, les déformations.

A une période rapprochée de la crise aiguë, s'il y a urgence à intervenir, par exemple à la fin de l'été, on aura recours aux eaux sédatives à faible minéralisation de *Néris, Plombières, Bourbon-Lancy, Évaux-les-Bains, Chaudes-Aigues* : bains de piscine, bains de baignoire, douches générales et locales feront les frais de la médication thermale.

Mais dans d'autres conditions, les eaux thermales plus minéralisées, chlorurées sodiques ou sulfureuses, conviennent mieux : *Aix-les-Bains, Luchon, Barèges, Bourbon-l'Archambault, Bourbonne-les-Bains.*

Le massage et la mécanothérapie doivent être associés à la cure thermale et aider à faire disparaître les raideurs. Ici l'action révulsive et résolutive intense doit être recherchée et alors les boues minérales peuvent rendre des services : *Dax, Saint-Amand, Barbotan, Balaruc.*

3° Le *rhumatisme tuberculeux,* s'il est moins constant que ne l'admet Poncet, est indéniable et même assez fréquent ; mais vouloir toujours faire des arthropathies, dont l'infection n'est pas évidente, des conséquences de la tuberculose est une exagération singulière. Vouloir attribuer à la tuberculose toutes les manifestations articulaires depuis la simple arthralgie jusqu'au rhumatisme chronique déformant et cela sur la simple conception de la tuberculose aspécifique est une opinion que nous ne pouvons accepter. Par ses toxines diffuses, le bacille de Koch, suivant Poncet, réagit à distance et fait partout de la sclérose ; les lésions dites arthritiques ne sont que l'expression de tuberculoses locales bénignes. Mais Radiguer, élève d'Auclair, a montré qu'il est impossible de reproduire des arthrites tuberculeuses par l'injection de toxines solubles. Alors même que le rhumatisant chronique est manifestement tuberculeux il ne s'ensuit pas forcément que le rhumatisme chronique soit d'origine tuberculeuse, car on ne doit pas admettre que tout symptôme présenté par un tuberculeux relève exclusivement de la tuberculose.

D'autre part, Max Durand-Fardel a bien montré que le rhumatisme peut exister chez des individus mous et lymphatiques et la notion du rhumatisme tuberculeux existait avant d'être aussi nettement individualisée par Poncet et ses élèves.

Comme le rhumatisme blennorrhagique, et plus que lui encore, le rhumatisme tuberculeux est caractérisé par sa plasticité, sa tendance à l'ankylose et sa résistance à tout traitement médicamenteux. Les douleurs sont parfois violentes, sous forme de crises. Des déformations articulaires surviennent et rendent le malade souvent impotent. Les masses musculaires sont émaciées et bien que les lésions soient symétriques, on ne rencontre pas de lésions trophiques de la peau. Les articulations paraissent volumineuses, en raison de l'atrophie considérable des muscles périarticulaires, elles sont légèrement douloureuses ; au genou, on révèle à la palpation des points douloureux précis à la partie interne de l'article, sur le trajet des tendons de la patte d'oie. En provoquant des mouvements, on constate des frottements, des froissements, des craquements considérables perceptibles à la main.

Une autre forme clinique consiste dans les synovites des fléchisseurs des mains au niveau du poignet et des tendons péroniers latéraux. Cette synovite est à épanchement avec ou sans grains riziformes, ou sèche avec impotence fonctionnelle et raideurs consécutives.

Ici deux indications : agir sur l'état général pour le stimuler et sur l'état local pour faire disparaître le gonflement, l'hydarthrose, les raideurs, les atrophies musculaires. En l'absence de lésions pulmonaires concomitantes ou d'autres troubles viscéraux, les eaux sulfureuses d'*Aix, Luchon, Ax, Bagnols-de-Lozère* sont indiquées et plus encore peut-être les chlorurées sodiques fortes : *Balaruc, Bourbon-l'Archambault, Bourbonne-les-Bains* et *Salins-Moutiers.*

Clinique hydrologique. 7

Si les malades sont affaiblis, anémiés, le *Mont-Dore, La Bourboule* et *Royat* trouveront leur indication.

Enfin des applications locales de boues pourront agir plus efficacement comme résolutifs et entraîner une phagocytose intense sur ces grosses arthrites plastiques et ankylosantes. Dans les diverses stations, le bain de piscine, le bain de baignoire prolongé, l'étuve locale feront les frais de la médication. Pas de massage articulaire, ni de mouvements provoqués, seulement du pétrissage et de l'effleurage des muscles périarticulaires Des mouvements intempestifs sur une arthrite soumise au traitement thermal peuvent en effet provoquer une crise douloureuse aiguë et aggraver l'affection.

III. Polyarthrite déformante. — La polyarthrite déformante progressive revêt deux types cliniques principaux : une forme nettement infectieuse comme origine, à la suite de la puerpéralité, de la blennorrhagie ou de la tuberculose et une forme tropho-névrotique due à une altération nerveuse par pachyméningite médullaire.

1° Une femme, plutôt jeune, est prise de fièvre, de frissons, de douleurs dans les articulations des pieds et des mains, puis dans presque toutes les articulations simulant une forte crise de rhumatisme aigu ; mais la résolution ne se fait pas ; on assiste à des poussées successives et les déformations apparaissent. Les doigts, surtout les deux du milieu, présentent un certain degré de flexion dans les articulations phalango-phalanginiennes tandis que l'articulation entre la phalangine et la phalangette se trouve en extension. Le pouce est moins immobilisé que les autres doigts. Survient rapidement une atrophie musculaire qui fait ressortir la tête des métacarpiens ; les doigts sont effilés, comme atrophiés ; la peau des mains est lisse, luisante, revêtant un aspect porcelainé avec quelques craquelures (P. Marie)[1].

La coloration des téguments est blanchâtre avec, par place,

---

1. P. Marie, Leçons de clinique médicale, Masson 1896, p. 9.

une pigmentation d'un brun foncé ; la paume de la main est le siège d'une sudation exagérée qui, par suite de l'immobilité et des attitudes vicieuses des doigts mettant les plis cutanés en contact, donne lieu à une desquamation abondante d'épiderme macéré.

La base des orteils semble s'implanter sur le dos du pied ; l'articulation de la hanche est respectée d'ordinaire.

Avec des déformations aussi accentuées, les mouvements sont considérablement limités et une grande part dans les déformations est due aux phénomènes douloureux, aux crampes avec paroxysmes et plus tard aux contractions musculaires et aux rétractions tendineuses. C'est une forme atrocement douloureuse, avec impotence prononcée et rapide, et dans laquelle une guérison même incomplète ne peut être que rarement espérée (P. Marie).

L'indication est d'adresser les malades le plus tôt possible après le début des accidents ; c'est à ce moment que le traitement donne les meilleurs résultats en remontant l'état général et en marquant un temps d'arrêt qui parfois correspond à une guérison dans la marche toujours progressive des accidents.

Pour stimuler la nutrition osseuse et combattre l'atrophie musculaire, on associera au bain le massage et l'effleurage léger ; ensuite, on imposera un repos d'une demi-heure. Des mouvements doux, actifs et passifs, seront exécutés matin et soir.

Si la malade est torpide et si les douleurs sont modérées, on donnera la préférence aux eaux chlorurées sodiques, *Salins-Moutiers*, *Bourbonne-les-Bains*, *Bourbon-l'Archambault*; aux sulfureuses, *Aix*, *Luchon*, *Barèges*, *Ax*, ou aux boues végéto-minérales, *Dax*, *Saint-Amand*, *Balaruc*. Les bains très chauds, les bains de boue calment les douleurs, mieux même que la méthode de Bier.

2° Parfois la malade, c'est encore une femme d'ordinaire, commence par éprouver des douleurs symétriques, des fourmillements, des picotements, simulant le tableau d'une névrite périphérique. Pas de localisation articulaire dès le début ; puis les douleurs s'étendent aux articulations et montent de l'extrémité du membre à la racine. L'articulation est gonflée et tuméfiée, autant sinon plus dans ses tissus périarticulaires qu'au niveau des extrémités osseuses. La marche est envahissante, progressive, systématique et on assiste au même tableau que tout à l'heure avec les déformations, les atrophies musculaires, l'impotence, les troubles trophiques et les altérations de sensibilité du côté de la peau.

Ces malades ont, de plus, des fermentations gastriques avec rétention de produits toxiques.

L'analogie de ce tableau clinique avec celui réalisé par les affections des centres nerveux a suggéré l'idée à Teissier et Roque[1] de le ranger dans le cadre des affections névrotrophiques ; de fait, ces auteurs ont trouvé des plaques méningitiques spinales diffuses, mais jamais de lésions des racines rachidiennes.

L'indication sera dominée par le fait que ces malades ont de l'irritation méningo-spinale et on donnera la préférence aux eaux sédatives sur les eaux plus excitantes des thermes sulfureux.

Bourbon-Lancy, Néris, Plombières avec leurs étuves en caisse, leurs bains et leurs douches sous-marines répondent à toutes les indications.

V. — *Indication déterminante d'une station spéciale tirée de la prédominance d'un symptôme ou d'un état diathésique.*

« Les manifestations du rhumatisme sont loin d'être limitées aux déterminations locales articulaires ; à côté des arthropathies se rangent un grand nombre de maladies ou troubles divers qui sont les expressions du désordre général de la nutrition. Mais dans le rhumatisme chronique, le caractère rhumatismal de ces affections est moins facile à démontrer, surtout lorsqu'il s'agit de maladies ou de lésions fixes primitives ; il est

---

1. Teissier et Roque, Rhumatismes (coll. Brouardel-Gilbert). J. B. Baillière, 1906.

encore plus malaisé de distinguer parmi ces affections celles qui appartiennent au rhumatisme et celles qui dépendent de la goutte. Nombreux sont les cas où il semble plus sage de s'en tenir à la notion de diathèse, d'arthritisme, sans vouloir spécifier davantage » (Fernet).

Quelle que soit la forme : mono, oligo ou polyarticulaire du rhumatisme, son origine infectieuse ou diathésique par auto-intoxication, l'indication essentielle sera tirée de la réaction individuelle de chaque malade, suivant qu'il est torpide, névropathe, lymphatique, anémique, de son âge, de ses complications viscérales et de l'état de ses différents appareils.

Les malades lymphatiques, mous, torpides iront aux stations chlorurées sodiques, aux sulfureuses ou aux boues végéto-minérales ; les névropathes, aux stations sédatives.

Une des complications les plus fréquentes du rhumatisme chronique consécutif à la fièvre rhumatismale polyarticulaire aiguë est l'endopéricardite avec ses conséquences valvulaires, insuffisances et rétrécissements. Le malade porteur de ces lésions, s'il est vigoureux et sans grosses réactions, sera envoyé à *Bagnols-de-Lozère* ; s'il est affaibli et anémique à *Royat* ; excitable, nerveux et douloureux à *Bourbon-Lancy*.

Le rhumatisant dyspeptique dont l'intestin fonctionne mal ira à *Plombières*, s'il est nerveux et excitable ; à *Châtel-Guyon*, si ses réactions sont moins vives.

Le rhumatisant dont l'élimination rénale est troublée avec ou sans présence d'albumine, en dehors de symptômes nets de néphrite interstitielle, sera envoyé à *Saint-Nectaire*.

L'emphysémateux, le bronchitique chronique avec arthropathies, ira au *Mont-Dore* ou à *La Bourboule*.

Les femmes atteintes de métrites, de salpingo-ovarites et rhumatisantes iront à *Luxeuil, Plombières* ou *Saint-Sauveur*.

Les malades rhumatisants avec pharyngite chronique ou laryngite seront justiciables du traitement du *Mont-Dore, Luchon, Cauterets, Eaux-Bonnes, Saint-Honoré*.

Les rhumatisants avec varices des membres inférieurs et

phlébites iront à *Bagnoles-de-l'Orne, Luxeuil, Néris, Plombières*.

Si en dehors des manifestations articulaires, le malade présente des névralgies rebelles, la sciatique en particulier, on songera pour lui à *Aix* avec sa douche-massage, à *Luchon* ou *Ax* avec leurs étuves sulfureuses spontanées, à *Bourbon-l'Archambault*, à *Bourbonne-les-Bains* ou aux boues de *Barbotan*.

Si les accidents névralgiques sont récents, et douloureux, *Plombières, Néris* et *Bourbon-Lancy* seront plus indiqués.

Dans les rhumatismes avec lésions matérielles, engorgement périarticulaire, épanchements synoviaux, désordres des surfaces articulaires, une médication résolutive et révulsive conviendra : application générale ou locale de boues végéto-minérales et douches de haute thermalité, en ayant soin de ne pas diriger la douche sur la partie malade ; on obtient ainsi une méthode révulsive indirecte.

Dans les rhumatismes articulaires fixes et anciens, on recommandera les eaux actives sulfureuses ou chlorurées, et les boues de *Saint-Amand* et de *Dax*, s'il y a lésion organique articulaire ; l'action dans ces cas est plutôt locale que diathésique, résolutive qu'altérante (Max Durand-Fardel).

Dans le rhumatisme atrophique, on conseillera les chlorurées sodiques fortes de *Salins-Moutiers, Bourbonne-les-Bains*, associées au massage et à la mécanothérapie ; les sulfureuses, *Aix-en-Savoie, Luchon* et *Barèges*.

Rhumatisme vague. — Pour être complets, à côté des rhumatisants articulaires ou abarticulaires, nous admettons avec Besnier[1] toute une classe de malades dont l'état vague et indéterminé, embarrasse parfois l'observateur le plus expérimenté et le plus sagace. Cet état morbide, affectant l'économie entière, constitue une névropathie généralisée, et offre sous une forme atténuée la série complète des manifestations du rhumatisme. Ces troubles se succèdent, alternent ou parfois coexistent chez un

---

1. Besnier, Art. Rhumatisme. Dict. Dechambre.

même sujet et sont d'une étonnante mobilité. Ces malades, qui sont légion dans les stations thermales, peuvent aussi bien être étiquetés rhumatisants que goutteux, ou neurasthéniques avec topoalgies.

Le rhumatisme nerveux de Gerdy d'*Uriage* correspond à un état complexe dans lequel les malades présentent des symptômes de rhumatisme et de névrose, influencés par les variations atmosphériques, le froid, l'humidité et par les causes morales et un autre état dans lequel le rhumatisme simule plus ou moins les névralgies ou se porte sur les articulations et les muscles. Ces deux états, qui ne sont pas toujours distincts, sont sous la dépendance d'une disposition névropathique, d'une impressionnabilité nerveuse plus ou moins prononcée.

L'excitabilité nerveuse combinée avec un état de débilité organique, surmenage, alcoolisme, vie sédentaire, excès vénériens, s'accuse par les phénomènes névropathiques les plus rebelles, les plus variés, les plus graves et les plus pénibles.

Chez les sujets héréditairement prédisposés, l'évolution de l'état morbide commence dès l'enfance et devient manifeste dans la jeunesse. Un de ces malades, à la suite d'un rhumatisme lombaire ou d'une sciatique, change de caractère ; il devient irritable, perd le sommeil, présente des malaises inconnus, vagues, indéfinissables ; tout cela légèrement, passagèrement. Il reste impressionnable au froid ; l'année suivante, il présente une dyspepsie, une récidive de sciatique souvent, pour faire place à des points douloureux du thorax avec ou sans palpitations, vertiges et toute la série des misères rhumatismales (Besnier). Ces troubles présentent de longues rémissions influencées par les conditions saisonnières. Pendant l'été, dans la belle saison, un grand nombre de malaises, les douleurs surtout, disparaissent et le malade se croit guéri ; mais dès la fin de l'automne, pendant l'hiver et au commencement du printemps, les accidents reparaissent. Tout influe sur ces misères : les variations de la pression atmosphérique, l'influence de la sécheresse ou de l'humidité, l'approche de la pluie ou de la neige, le régne de certains vents, l'état électrique de l'atmosphère, etc.

Ces états sont tout à fait justiciables des cures thermales dans les stations calmantes de *Néris, de Plombières,* de *Bourbon-Lancy* ou de *Bagnères-de-Bigorre.* Les bains tièdes prolongés, les douches écossaires ou tièdes feront les frais de la médication avec les frictions et les massages. Il serait inutile et même dangereux de recourir aux bains de vapeur, aux douches percutantes ou à l'hydrothérapie froide. Car la qualité de l'eau a autant d'importance que celle du mode d'administration.

Enfin, le *rhumatisme musculaire,* moins fréquent que la myalgie goutteuse, est indéniable et il n'est pas facile de discerner si les aponévroses, les gaines des tendons, les filets, les branches ou les troncs nerveux sont plus ou moins intéressés. Son caractère essentiel est une douleur produite, rappelée, aggravée ou exaspérée par un mouvement volontaire, les traumatismes ou le choc le plus léger, douleur lancinante avec exacerbations et rémissions. Fréquent à la région cervicale (sous forme de torticolis), ou dorso-lombaire (lombago), il peut entraîner des attitudes vicieuses temporaires et de l'amyotrophie avec faiblesse musculaire.

Pour l'indication, les réactions des malades sont importantes à dépister et le traitement consiste essentiellement en douches chaudes, étuves ou bains chauds.

Bien que les stations sulfureuses d'*Aix, Luchon* réclament ces malades atteints de rhumatisme neuro-musculo-articulaire, nous pensons que les thermales simples ou faiblement minéralisées conviennent mieux à ces sujets, difficiles à distinguer des goutteux et en général très impressionnables et très excitables.

L'altitude est une notion qui doit entraîner le choix d'une station de préférence à une autre.

A l'exception d'*Aix-en-Savoie,* 258 mètres, toutes les stations thermales sulfureuses sont à des altitudes moyennes ou élevées, *Bagnères-de-Bigore,* 556 mètres. *Luchon* (625), *Vernet-les-Bains* (700), *Ax-les-Thermes* (718), *Bagnols-de-Lozère* (860), *Cauterets* (930), et *Barèges* (1 250). La cure thermale tonique, excitante est renforcée par la cure d'altitude et convient aux lymphatiques, prétuberculeux ou aux malades anémiés, s'ils ne sont pas névropathes.

Les chlorurées sodiques sont à des altitudes faibles *Balaruc*, *Bourbon-l'Archambault* (245), *Bourbonne-les-Bains* (255), sauf la *Motte dans l'Isère*, qui est à 650 mètres et *Salins-Moutiers*, à 480.

Les stations de *Royat* (450), *Saint-Nectaire* (784), le *Mont-Dore* (1050), *La Bourboule* (850), conviendront aux rhumatisants dont l'état général est languissant ou la tuberculose commençante.

Les eaux sédatives sont à des altitudes faibles ou moyennes depuis *La Malou* (200), *Bourbon-Lancy* (240), *Luxeuil* (350), *Néris* (374), *Plombières* (450), *Évaux-les-Bains* (420), *Chaudes-Aigues* (650); suivant les effets à obtenir, chacune de ces stations aura la préférence.

VI. — *Contre-indications.*

Le rhumatisme chronique trouve dans les poussées aiguës avec fièvre une contre-indication formelle à la médication thermale.

De graves complications comme les lésions cardiaques avancées avec asystolie ou dégénérescence du myocarde, les lésions hépato-rénales, sont aussi des contre-indications.

De même enfin, les vieillards, trop affaiblis pour réagir sous l'influence de la cure, feront mieux de s'abstenir.

VII. — *Cures associées.*

Il y a, dit Pidoux, dans le traitement hydro-thermal de l'arthritisme ce que j'appelle le roulement des eaux, c'est-à-dire l'appropriation possible et fréquente de chacune de ces grandes catégories aux diverses formes que l'arthritis peut présenter successivement dans le cours d'une même vie.

Les cures associées dans le rhumatisme sont relativement peu indiquées, sauf dans les formes diathésiques, proches parentes de la goutte. Suivant l'importance momentanée des symptômes généraux ou des manifestations articulaires, on aura recours d'abord à une cure de boisson à *Vichy* ou à *Pougues* si les troubles digestifs prédominent ou aux cures de diurèse à *Contrexeville*, *Évian*, *Vittel*, *Martigny*, *Capvern*, *Aulus*, si les accidents hépato-rénaux sont au premier plan, suivies d'une cure externe dans les stations d'eaux sulfureuses, chlorurées ou indéterminées. En principe, il vaudra mieux commencer par le traitement balnéaire toujours fatigant ; le malade fera ensuite une cure de repos en même temps que sa cure de boisson.

Dans les formes graves du rhumatisme infectieux ou au cours de la polyarthrite déformante, on pourra recommander après une saison aux eaux sulfureuses ou chlorurées, en laissant un mois d'intervalle, un nouveau traitement aux boues végéto-minérales de *Dax* et de *Saint-Amand*.

Insistons à nouveau en terminant sur l'utilité pour le rhumatisant de se soumettre au moins un mois au repos absolu après sa cure et de séjourner pendant ce temps dans un climat chaud et sec.

RÉSUMÉ

I. — RHUMATISME ARTICULAIRE SUBAIGU.

α. **Avec douleurs, sans séquelles articulaires.**
Stations sédatives radio-actives : *Bains, Bourbon-Lancy, Luxeuil, Néris, Plombières.*
Eaux faiblement minéralisées: *Chaudes-Aigues, La Motte, Évaux, La Malou, Ussat, Châteauneuf.*
Eaux sulfureuses dégénérées : *Bagnères-de-Bigorre, Saint-Sauveur* et certaines sources de *Luchon* et d'*Ax-les-Thermes.*
ε. **Avec empâtement et tuméfaction.**
Chez les névropathes et excitables : Eaux précédentes.
Chez les sujets mous et torpides : eaux sulfureuses : *Aix-en-Savoie,*

Barèges, Eaux-Bonnes, Luchon, le Mont-Dore ; eaux chlorurées : *Bala-ruc, Bourbon-l'Archambault, Bourbonne-les-Bains* ; boues végéto-minérales : *Dax, Saint-Amand, Barbotan, Balaruc.*

II. — RHUMATISME DIATHÉSIQUE.

Arthrites sèches — cure associée : boisson, *Vichy* ou *Pougues, Évian, Contrexeville, Vittel, Martigny, Canvern* ; cure externe, névropathes : stations sédatives ; torpides : stations chlorurées.

Arthrites de la ménopause.

Nodosités d'Héberden.

Arthropathies gastriques.

Arthropathies biliaires.

Arthropathies de la néphrite interstitielle : cures de boisson.

Rhumatisme déformant sénile, eaux sulfureuses : *Aix-en-Savoie, Luchon, Ax-les-Thermes, Bagnols-de-Lozère, Mont-Dore.*

III. — RHUMATISME INFECTIEUX.

α. **Suite de rhumatisme articulaire aigu** : eaux chlorurées, eaux sulfureuses, boues végéto-minérales.

ϐ. **Blennorrhagique en période subaiguë** : stations sédatives ; **loin de la crise aiguë** : chlorurées sodiques, sulfureuses, boues.

γ. **Tuberculeux.** Eaux sulfureuses : *Aix-en-Savoie, Luchon, Ax-les-Thermes, Bagnols-de-Lozère, Barèges* ; eaux chlorurées : *Salins-Moutiers, Balaruc, Bourbonne-les-Bains, Bourbon-l'Archambault* ; eaux arsenicales : *La Bourboule, Royat, le Mont-Dore.*

IV. — POLYARTHRITE DÉFORMANTE.

α. **Infectieuse,** chlorurées sodiques : *Salins-Moutiers, Bourbonne-les-Bains, Bourbon-l'Archambault* ; sulfureuses : *Aix, Luchon, Barèges, Ax* ; boues : *Dax* et *Saint-Amand.*

ϐ. **Névropathique,** stations sédatives : *Bourbon-Lancy, Néris* et *Plombières.*

V. — RHUMATISME AVEC COMPLICATIONS OU ÉTAT DIATHÉSIQUE PRÉDOMINANT.

α. Cardiaques vigoureux : *Bagnols-de-Lozère* ; excitables et douloureux : *Bourbon-Lancy* ; affaiblis et anémiques : *Royat.*

6. Dyspeptiques névropathes : *Plombières* ; torpides ; *Châtel-Guyon.*

γ. Albuminuriques : *Saint-Nectaire.*

δ. Emphysémateux et bronchitiques : *Mont-Dore* et *La Bourboule.*

ε. Avec métrites ou salpingites : *Luxeuil, Plombières* et *Saint-Sauveur.*

ζ. Avec pharyngite chronique : *Luchon, Cauterets, Eaux-Bonnes, Saint-Honoré, le Mont-Dore.*

η. Avec varices et phlébites : *Bagnoles-de-l'Orne, Luxeuil, Néris, Plombières.*

θ. Avec névralgies ou névrites chez les torpides : *Aix, Luchon, Bourbon-l'Archambault, Bourbonne-les-Bains* ; chez les névropathes : *Plombières, Néris, Bourbon-Lancy.*

ι. *Avec lésions matérielles* : boues végéto-minérales.

λ. *Avec arthrites fixes et anciennes* : eaux sulfureuses et chlorurées et surtout les boues végéto-minérales.

μ. *Avec atrophie,* chlorurées sodiques fortes : *Salins-Moutiers, Bourbonne-les-Bains* ; sulfureuses : *Barèges, Luchon, Aix.*

VI. — Rhumatisme vague.

Stations calmantes : *Néris, Plombières, Bourbon-Lancy, Bagnères-de-Bigorre.*

VII. — Rhumatisme musculaire.

Sulfureuses : *Aix, Luchon, Barèges* ; thermales radio-actives : *Néris, Bains, Plombières. Luxeuil, Bourbon-Lancy* ; thermales simples : *Chaudes-Aigues, Évaux-les-Bains, La Malou, Ussat, Châteauneuf.*

CHAPITRE IV

LES NEURO-ARTHRITIQUES ET LES GOUTTEUX.

———

I. — *Considérations générales.*

La goutte est une maladie générale chronique, par trouble profond de la nutrition intéressant surtout les matières azotées; elle a sa racine dans l'ensemble de la constitution et dans la race elle-même (Guéneau de Mussy). Elle est caractérisée essentiellement par des troubles fonctionnels variés précédant les attaques de goutte, par des localisations articulaires, la présence de dépôts tophacés dans les jointures et d'acide urique en excès dans les urines. Toutefois, le rôle exclusif de l'uricémie est insoutenable, car elle manque à certaines périodes de la maladie et d'autre part, elle existe dans d'autres affections, la leucémie, et le mal de Bright par exemple. Bien que l'uricémie tienne sous sa dépendance les attaques articulaires et la gravelle urique, la pathogénie vraie de la goutte est encore inconnue.

Ce qu'on connaît le mieux, c'est le rapport clinique qui existe entre la goutte et les maladies de la même famille : asthme, migraine, lithiases, diabète, obésité, maladies qui ont comme lien commun l'arthritisme, diathèse d'auto-intoxication gastro-intestinale ou hépatique et souvent conditionnée par des altérations des glandes vasculaires sanguines (Enriquez et Sicard)

Les conditions génératrices de la goutte résident en un défaut d'équilibre entre les fonctions d'assimilation et de désassimilation, une inégalité marquée entre les recettes et les dépenses de l'économie. Le foie, appareil le plus important de l'assimilation, par ses troubles ou ses lésions, produit les auto-intoxications de l'arthritisme.

Quatre grandes causes président à l'éclosion de la goutte : 1° l'hérédité, 2° la suralimentation, 3° la sédentarité, 4° le surmenage nerveux.

1° **Hérédité.** — La goutte est plus fréquente chez l'homme ; c'est lui qui d'ordinaire transmet la prédisposition à sa descendance, mais cette prédisposition est d'autant plus marquée qu'elle existe déjà dans la famille depuis plusieurs générations ; toutefois le goutteux n'engendrera pas forcément un goutteux, mais un diabétique, un obèse, un lithiasique, un simple névropathe atteint ou non de nodosités d'Heberden.

2° **Suralimentation.** — La suralimentation est la cause dominante ; sans elle, la goutte n'existerait pas (Pascault, Maurel). L'habitude trop répandue de manger vite et presque sans mâcher amène l'irritation des voies digestives, une élaboration insuffisante des aliments et des produits destinés à l'absorption (Fernet). « Le suralimenté, sous l'influence de l'abus de la viande, présente un hyperfonctionnement intense des organes digestifs, surtout du foie, dont le rôle anti-toxique est exagéré. On observe alors de la pléthore générale par surabondance d'éléments nutritifs et consécutivement la congestion des organes. Quand le foie vient à faiblir et à faillir à sa tâche, les toxines non éliminées vont adultérer les systèmes nerveux et circulatoire et produire des troubles généraux qui prédisposent aux toxi-infections banales. L'organisme lutte contre les progrès de cette déchéance ; le rein, les poumons, la peau viennent au secours du foie et éliminent par suppléance les poisons que celui-ci a laissé filtrer » (Laumonier).

3° Sédentarité. — Le défaut d'exercice ou un exercice mal réglé est une cause de troubles de la nutrition ; on sait en effet qu'un travail physique mesuré favorise les fonctions digestives et assure un des meilleurs contrepoids aux fatigues psychiques ; mais il ne doit pas aller jusqu'au surmenage. Les exercices sportifs, qui sont une des passions contemporaines, sont donc nuisibles par leurs excès.

4° Surmenage nerveux. — Legendre et Fernet ont montré combien les manifestations nerveuses de la goutte sont devenues fréquentes de nos jours ; le système nerveux est en effet un des premiers atteint par la diathèse et son rôle est si prépondérant que Lancereaux et Hayem considèrent les troubles nerveux comme la cause primordiale de la goutte. « Peut-on se défendre d'attribuer ce changement d'expression de la diathèse aux conditions de la vie moderne, à cette existence agitée et trépidante, toute en vitesse, qui conduit au surmenage nerveux, aux habitudes de luxe qui entraînent en même temps que des besoins d'argent, des soucis et des préoccupations, enfin à l'abus si répandu et si funeste des excitants » (Fernet).

En résumé, l'enfant naît sans altération humorale et sans auto-intoxication, mais ses organes sont prédisposés à les faire. Suivant l'alimentation de la première enfance, la sédentarité, le surmenage cérébral, l'enfant deviendra ou non un arthritique : mais l'hérédité n'est pas fatale ; s'il observe une bonne hygiène suivie avec persévérance dès le jeune âge « il pourra corriger le vice originel et ramener l'économie aux conditions de la santé parfaite ».

En dehors de ces causes générales, il faut reconnaître que l'acide urique et les urates jouent un rôle primordial dans la pathogénie de la goutte et on peut dire avec Manquat que les causes de la goutte sont toutes celles, héréditaires, personnelles, hygiéniques, infectieuses, toxiques, capables d'engendrer l'uricémie. Celle-ci provoque l'hypertension d'où résulte l'état congestif de ces malades et leurs tendances aux scléroses totales ou partielles.

L'acide urique n'est plus considéré comme un degré intermédiaire d'oxydation entre l'albumine et l'urée. Il paraît provenir non de l'albumine, mais des nucléo-protéides qu'on rencontre en abondance dans le foie, les reins, les ganglions, le thymus, etc... et aussi des cellules de l'organisme constituées en partie par des nucléines.

Tous ces corps dits puriques dérivent à des degrés d'oxydation différents d'une substance, la purine ; la moins oxygénée est l'hypoxanthine, puis la xanthine, enfin l'acide urique, terme ultime de l'oxydation des nucléines dans l'organisme.

« Les bases puriques et l'acide urique ont des générateurs réguliers, les protéides, qui, sous l'influence de la dégradation fermentative, sont sectionnés en plusieurs fragments dont l'un constitue une nucléo-albumine. Que la diète usuelle soit animale ou végétale, elle comporte toujours une certaine proportion de protéides et de nucléo-albumines qui, sous l'influence de la digestion, sont susceptibles de libérer une proportion plus ou moins forte de bases puriques. Celles-ci, suivant leur constitution et l'état du milieu intra-organique qu'elles rencontrent, s'éliminent inaltérées ou au contraire s'oxydent au maximum en se transformant en acide urique » (Henri Labbé)[1].

L'acide urique est après l'urée l'élément le plus important de l'élimination azotée urinaire. Il dérive également, des produits de désassimilation nécessaire qu'éprouve quotidiennement tout organisme vivant. La destruction des globules blancs met en effet en liberté une certaine quantité de nucléines, causes de surproduction urique et il existe un parallélisme réel entre la richesse leucocytique du sang et l'excrétion urique (Critzman).

D'après Schmoll, de Baltimore, l'acide urique provenant de l'organisme ou de l'alimentation circule dans le sang avec son dissolvant physiologique l'acide thyminique qui fait défaut chez le goutteux.

---

1. Henri Labbé, La diathèse urique (*Les actualités médicales*), J.-B. Baillière, 1908, p. 9 et 10.

Les phénomènes caractéristiques de la goutte résideraient donc dans le trouble des processus fermentatifs assurant la formation et la destruction de l'acide urique endogène et exogène, et il en résulterait une rétention de corps puriques et d'acide urique. Legendre[1] admet que c'est à l'aide de ferments formés par différents appareils, foie, pancréas, intestin que la cellule opère les transformations de l'albumine; la sécrétion de ce ferment peut être insuffisante et excessive et c'est le système nerveux qui favorise ou inhibe le conflit entre les ferments et la matière à transformer.

Donc, l'acide urique et les urates qui, à l'état normal, sont éliminés par les urines s'accumulent dans le sang des goutteux, en même temps que certains acides organiques : oxalique, lactique, acétique, quelle que soit d'ailleurs la théorie invoquée : élimination retardée, élimination entravée, destruction trop lente, production exagérée, défaut de solubilité, hypo-acidité des humeurs, perversion des mutations nutritives, troubles du système nerveux, ou vice de sécrétion glandulo-vasculaire[2].

Ces considérations générales longues, arides, mais nécessaires, nous permettent de poser les indications thérapeutiques qui peuvent trouver leurs applications dans les différentes stations thermales.

Avant l'apparition des accès de goutte, le malade est un neuro-arthritique ; il devient goutteux et le demeure dans l'intervalle des accès. Il faut donc :

1° **Faire de la prophylaxie** en prenant le jeune arthritique avec ses seules prédispositions et par le régime (suppression des purines dans l'alimentation), par une hygiène bien comprise, par des frictions, du massage et des procédés hydrothérapiques variés, combattre les causes génératrices de sa diathèse, combattre aussi les troubles qu'il présente par les médications thermales. Toutes les stations peuvent être indiquées à cette période, sui-

---

1. P. Legendre, Évolution de la goutte chez les contemporains (*Archives des maladies de l'appareil digestif et de la nutrition*), 1908, p. 382.

2. Richardière et Sicard, *Maladies de la nutrition. Traité de médecine Brouardel et Gilbert*. Baillière, édit., Paris, 1907.

Clinique hydrologique. 8

vant les phénomènes morbides présentés pendant l'enfance et l'adolescence, suivant les troubles fonctionnels des divers appareils.

La thérapeutique thermale devrait en effet s'adresser à la prédisposition, bien plus qu'à la maladie confirmée avec la série nombreuse des complications : « Mais, comme le dit Lancereaux[1], le médecin est rarement appelé au début du mal, car il n'est malheureusement pas dans les habitudes du jour de lui demander de s'occuper des prédispositions morbides des enfants et de chercher à les modifier dès le plus jeune âge. Je crois qu'il y a lieu de soumettre les enfants à une hygiène sévère, de chercher à modérer leur système nerveux. L'hygiéniste doit tendre à produire une sorte d'entraînement du genre de celui qu'emploient en agronomie les éleveurs qui veulent arriver à créer des races nouvelles. »

Eh bien, les stations thermales en général, avec leurs gammes si nuancées, sont des centres merveilleusement adaptés pour modifier l'état constitutionnel du jeune neuro-arthritique. Ces moyens thérapeutiques peuvent changer la vitalité chez l'individu et dans sa descendance.

Nous ne nous faisons pas beaucoup d'illusion sur le succès qu'aura l'idée que nous venons d'esquisser ; on ne manquera pas de nous objecter que beaucoup de ces malades, impressionnables à l'excès, à qui on aura révélé trop vite la possibilité d'accidents qui peut-être ne se réaliseront jamais, verseront dans l'hypocondrie ou la neurasthénie. Nous répondrons simplement qu'en dépit de ces cas exceptionnels, l'immense majorité se trouvera bien d'être avertie à temps, et que l'idéal des cures thermales doit tendre à prévenir les infections évoluant sur le terrain neuro-arthritique, les intoxications au début, en assurant une meilleure épuration hépatique et rénale, et surtout en donnant aux malades l'habitude de s'observer[2].

1. Lancereaux, *L'Herpétisme*, Paris, 1883.
2. A. Piatot, *Traitement du rhumatisme, de la goutte et des maladies du cœur.* Imp. Protat frères, Mâcon, 1905.

2° **Agir sur le système nerveux.** La révulsion sous toutes ses formes modifie la nutrition en stimulant l'activité des échanges ; l'oxygène est consommé en plus grande quantité, l'acide carbonique exhalé en plus forte proportion ; l'excrétion de l'azote augmente. Les agents physiques dont on dispose dans les stations hydrominérales, les bains, par leur action de contact sur les nerfs cutanés, action qui se répercute sur les centres nerveux, modifient par voie réflexe les échanges interstitiels. « On ne dira jamais assez l'intervention toujours active du système nerveux, régulateur vigilant qui non seulement fait varier la quantité de sang qui baigne les cellules, grâce au mécanisme de la constriction et de la dilatation vasculaires, mais encore qui incite ou modère leur activité nutritive. »

3° **Régulariser les échanges nutritifs,** favoriser l'élimination de l'acide urique en agissant par les cures de boisson sur l'estomac, le foie et les reins.

4° **Combattre les symptômes douloureux et les séquelles des localisations articulaires.**

5° **Combattre l'hyperacidité des humeurs** qui entrave les mutations cellulaires et favorise les auto-intoxications qu'elle a engendrées.

6° **Enfin retarder l'échéance des complications viscérales.** Dans ces états de « langueur, d'épuisement, de douleurs lentes ou aiguës qui effleurent tous les organes, dans ces cas morbides obscurs, fruits d'une civilisation raffinée et s'aggravant par les remèdes » les eaux minérales sont avantageuses en provoquant dans l'organisme une réaction favorable.

Les cures thermales permettent d'assurer l'accomplissement normal des fonctions digestives et intestinales, d'agir sur la sécrétion urinaire, d'entretenir et de surexciter les fonctions de la peau ; elles remplissent d'importantes indications dans le traitement de la goutte, s'il est vrai, comme le veut Max. Durand-Fardel qu'un individu, chez lequel les fonctions digestives, cutanées et urinaires s'exercent normalement et avec un certain degré d'activité, paraît le plus possible à l'abri des atteintes de la diathèse.

Analyse des urines. — Dans la première période de la goutte, qu'on appelle goutte aiguë ou goutte sthénique, il y a élimination excessive de l'urée, de l'acide urique et de l'acide phosphorique. Quand la goutte devient chronique, asthénique, l'urine est pâle, aqueuse, pauvre en urée et en acide phosphorique.

Les goutteux présentent fréquemment des « urines alternantes » (Bouloumié) conséquence d'un trouble vaso-moteur et sécrétoire. « Les urines, sans cause appréciable, sont à intervalles variables, alternativement limpides, claires, abondantes, peu denses et peu riches en matières azotées, en urée et acide urique notamment, ressemblant à des urines d'hystériques, ou bien troublées dès l'émission, aussitôt refroidies, colorées, modérément abondantes, très denses et très riches en matières azotées. Les premières témoignent d'une rétention passagère des matières extractives, les autres d'une décharge critique de tous ces éléments retenus dans le sang qui, à un moment donné, ont forcé la barrière rénale. La cause en est, non dans une lésion matérielle du rein, mais dans des troubles circulatoires locaux et à une susceptibilité spéciale du rein chez les goutteux qui exposent cet organe à des troubles fonctionnels d'abord et plus tard à des lésions organiques. » (Bouloumié[1]).

L'analyse des urines, à condition d'en interpréter les résultats en tenant compte du bilan des ingesta, est d'une importance réelle au point de vue des indications thérapeutiques car elle témoigne de l'état de la nutrition : exagération de la nutrition et de la production des déchets aux deux premières périodes, hypofonctionnement des

---

1. Bouloumié, *Artério-sclérose et arthritisme*, F. de Rudeval, Paris, 1907, p. 35.

divers organes, insuffisance hépato-rénale résultant de leur hyper-
fonction et de l'irritation répétée et prolongée dues aux produits
de désassimilation à la troisième période. Dans l'urine des goutteux, on constate également la présence du glycocolle.

Chez les goutteux anciens, en dehors de l'urée, de l'acide
urique et des phosphates, il faut chercher l'acidité des urines et
doser l'albumine.

Quand faut-il envoyer le goutteux aux eaux ? Dès que la crise
aiguë est passée, même s'il ne reste pas de reliquat articulaire,
on conseillera une cure de boisson au malade pour agir sur son
état général, modifier sa nutrition, réparer ses désordres du côté
du foie et du rein.

Si le goutteux plus ancien conserve des raideurs, des douleurs,
de l'atrophie musculaire, un certain degré de faiblesse, une cure
thermale externe sera indiquée.

Les goutteux devront se rendre à la station en dehors de la
période des grandes chaleurs, à la condition toutefois que la température soit assez fixe.

II. — *Pratiques hydrominérales employées comme moyens thérapeutiques.*

Le traitement hydriatique de la goutte ne peut pas être formulé d'une manière absolue. Presque tous les goutteux, à un moment de l'évolution de leur maladie, peuvent se trouver fort bien
d'une saison d'eau minérale, comme ils peuvent s'en trouver fort
mal, si elles leur sont administrées intempestivement. Il convient
donc d'établir de nombreuses distinctions à cet égard, suivant la
nature des eaux, la forme et l'âge de la goutte, les complications
viscérales qu'elle présente et la façon dont réagissent les malades
(Rendu).

La cure hydro-minérale des goutteux est avant tout une cure
de boisson : ce n'est qu'à la période de déchéance organique,

à la suite de complications ou de séquelles musculaires, névralgiques, articulaires ou viscérales au début que le traitement externe intervient. Il n'est pas d'affection d'ailleurs où les cures associées, externe et de boisson, aient davantage leur utilité.

1° Les cures de boisson comprennent deux types :

Le type des eaux à action principale sur la nutrition, eaux alcalines, *Vichy, Vals, Carlsbad.*

Les eaux de lavage, permettant de faire des cures de diurèse ou de dépuration urinaire, *Évian, Vittel, Contrexeville, Martigny, Capvern* et *Aulus.*

2° La cure externe peut être faite aux chlorurées moyennes, *Bourbon-l'Archambault, Bourbonne-les-Bains* et surtout aux eaux sédatives de *Bourbon-Lancy, Luxeuil, Néris, Plombières, Chaudes-Aigues, Évaux.*

I. — Cure Alcaline. — L'action des eaux alcalines est profonde ; elles agissent sur la diathèse goutteuse, sur le fond même de la maladie ; elles régularisent les fonctions digestives, cutanées et urinaires et maintiennent l'intégrité des phénomènes intimes de la nutrition.

Mais de toutes les maladies qui se traitent aux eaux minérales, la goutte est une de celles qui réclame le plus de prudence et de précautions dans la direction du traitement, surtout avec les eaux alcalines qui sont loin d'être toujours inoffensives. Ce ne sont pas seulement des agents d'élimination des urates et des déchets organiques : elles semblent en prévenir la formation, soit par une action chimique directe sur les tissus, soit par la stimulation qu'elles exercent sur les voies digestives. Le bénéfice de la médication alcaline se fait sentir longtemps.

Les eaux *bicarbonatées sodiques* ont un effet puissant sur la circulation et sur les sécrétions. La plupart de ces eaux ont un excès d'acide carbonique qui leur donne un caractère gazeux. Sous leur influence, la circulation capillaire est activée ; la sudation est augmentée ; la réaction des urines n'est plus la même ; les sédiments briquetés se dissipent ; elles sont eupeptiques et cholagogues et provoquent une sécrétion en excès d'acide chlorhydrique. Cette augmentation des sécrétions de l'estomac ravive les fonctions digestives et aide à la reconstitution.

Vichy a sous ce rapport une réputation universelle que méritent ses sources chaudes l'Hôpital (34°), le Puits Chomel (44°), la Grande-Grille (42°) et la source froide des Célestins (13 à 15°) qui modifient profondément la nutrition et provoquent la décongestion des viscères. Ces eaux, par leur composition, sont à peu près isotoniques avec le sérum sanguin; elles sont employées en boisson à dose variable le matin à jeun ou avant le repas ; leur acide carbonique anesthésie légèrement la muqueuse stomacale et diminue ou arrête les fermentations intestinales ; elles raniment l'appétit et les forces digestives de l'estomac et favorisent l'assimilation. Leur tendance constipante les fait écarter dans les phénomènes congestifs.

« L'eau alcaline fait subir aux éléments anatomiques une véritable lixiviation, elle débarrasse les cellules de leurs granulations graisseuses ou pigmentaires et précipite dans la circulation les produits excrémentitiels accumulés dans les tissus en produisant une suractivité de la circulation ; par suite, le pouls devient large, plein, les mouvements respiratoires plus amples, la bile plus fluide et plus abondante. Les sécrétions salivaires, gastriques, intestinales sont régularisées dans leur composition et leur volume, les urines accusent également un accroissement de volume de tous leurs éléments anormaux, tandis que la peau, presque toujours moite fonctionne activement. L'eau alcaline enfin prévient la formation d'acide urique, son dépôt sous forme de poussière dans les reins et les uretères, augmente la sécrétion urinaire et alcalinise les urines[1]. »

Les eaux du *Boulou*, bicarbonatées sodiques, froides (16 à 19°), excitent l'appétit, facilitent la digestion et provoquent une diurèse abondante.

____

1. Index des stations thermales. Article *Vichy*, p. 383.

Vals par ses nombreuses sources froides (13 à 16°), a, depuis la source Saint-Jean (1^{gr},430 de bicarbonate de soude), jusqu'aux sources Précieuse, Magdeleine, et Désirée (les plus riches en principes alcalins), toutes les gammes de minéralisation et trouve ses indications, quelle que soit la susceptibilité stomacale des malades ; ces eaux, alcalines, acidulées gazeuses, agréables à boire, ont une action excitante sur la sécrétion et la motricité gastrique, décongestionnent le foie par hypersécrétion biliaire et augmentent la diurèse.

Pougues : bicarbonatée calcique, par sa source Saint-Léger froide (12°), agréable au goût, de saveur aigrelette et piquante, stimule les fonctions digestives, augmente la diurèse et relève les forces.

Les *bicarbonatées chlorurées sodiques* sont : *Royat, Vic-sur-Cère* et *Saint-Nectaire* :

Royat avec ses bains carbo-gazeux, ses eaux tempérées de la source Eugénie (35°,5 et 5^{gr},62), l'usage de la source Saint-Mart en boisson, est à la limite des eaux actives et des eaux indifférentes.

Vic-sur-Cère a des eaux froides contenant de l'acide carbonique libre, 2^{gr},135 de bicarbonate de soude, 1 gramme environ de bicarbonates de chaux et de magnésie réunis pour une minéralisation totale de 5^{gr},56 sans compter des traces d'arsenic.

Saint-Nectaire a des eaux thermales (18 à 43°) et gazeuses, composées de bicarbonates alcalins (2^{gr},50 à 3 grammes), de chlorure de sodium (2^{gr},50) et de traces d'arsenic.. Très riches en acide carbonique, utilisées à eau courante et en boisson à doses modérées dans l'intervalle du repas, elles produisent une stimulation générale et un accroissement des mutations nutritives.

Les eaux sulfatées de *Carlsbad* joignent à une alcalinité puissante et à une forte thermalité une action laxative incontestable.

L'eau de *Brides* (35°) a 1^{gr},6 de sulfate de soude, 1^{gr},9 de chlorure de sodium et 0^{gr},50 de sulfate de magnésie ; utilisée en bains de piscine à eau courante et en boisson, elle est franchement laxative à la dose de 500 à 1500 grammes.

Les eaux de *Châtel-Guyon,* tempérées (24 à 38°), contiennent en dehors d'une forte proportion d'acide carbonique, $1^{gr}563$ de chlorure de magnésium, $2^{gr},176$ de bicarbonate de calcium, $0^{gr},955$ de bicarbonate de soude et $1^{gr},633$ de chlorure de sodium. Utilisées en bains à eau courante et en boisson, elles sont diurétiques et activent, par leur chlorure de magnésium, la contractilité musculaire de l'intestin et de l'estomac et la sécrétion biliaire.

Miers a une eau froide, qui renferme pour une minéralisation totale de $5^{gr},38$, $2^{gr},675$ de sulfate de soude et $0^{gr},75$ de chlorure de magnésium.

Sermaize a une eau froide peu minéralisée ($1^{gr},55$), utilisée en boisson et contenant $0^{gr},70$ de sulfate de magnésie et $0^{gr},48$ de bicarbonate de chaux.

Santenay a une eau froide (10°,5) salée et amère, ayant pour une minéralisation de $9^{gr},19$, $5^{gr},5$ de chlorure de sodium et $2^{gr},15$ de sulfate de soude.

II. — Cure de diurèse. — Les eaux diurétiques sont très faiblement minéralisées, à température froide ou peu élevée, bien tolérées par l'estomac et prises impunément à doses élevées en cas d'intégrité de l'appareil cardio-rénal. Elles exercent avant tout une action lixiviante sur les tissus, notamment sur le foie et les reins, avec ou sans effet purgatif, mais avec une diurèse constante.

La cure d'*Évian* consiste dans l'absorption, le matin à jeun, d'une dose variable d'eau ; elle produit un effet diurétique très important, sans fatiguer les voies d'absorption, de circulation et d'élimination. Toute l'eau ingérée est intégralement éliminée deux heures après la dernière prise sous forme d'urine de densité très faible. *Thonon* peut réussir dans les mêmes conditions.

La cure de *Vittel* comprend la boisson à 15 ou 30 minutes d'intervalle, d'une dose variant de 300 à 2 500 grammes, en trois ou huit fois. La Grande Source sulfatée calcique bicarbonatée ($1^{gr},20$ de bicarbonate de chaux, magnésie et soude) agit sur les reins et l'appareil urinaire ; la source Salée ($2^{gr},75$ de sulfates

de chaux et magnésie), sur l'intestin et ses annexes. Les doses
moyennes prises à longs intervalles produisent des effets plus
généraux ; les grandes doses prises à courts intervalles provoquent
des effets plus spéciaux ; les faibles doses sont utiles quand il faut
agir sur la nutrition, sans exagérer l'activité du filtre rénal, quand
il faut ménager l'appareil circulatoire, surtout au début de la cure
et tant que la diurèse thérapeutique ne s'est pas encore établie.

L'eau de la Grande Source excite les sécrétions physiologiques
et les contractions de l'estomac, augmente l'acide chlorhydrique ;
l'eau passe très rapidement de l'estomac dans l'intestin et de
l'intestin dans la circulation. De cette absorption rapide découle
l'épuration de toute l'économie par une action sur les reins, le
foie et les intestins.

L'émission d'urine survient après l'ingestion du troisième au
quatrième verre, suivie dès lors d'émissions successives et abondantes qui se répètent le plus habituellement à intervalles variant
entre 15 et 20 minutes pendant toute la matinée. Au cours de la
boisson et à la fin se produit souvent une selle molle ou demi
liquide.

La quantité d'urine éliminée dépasse la somme des quantités
d'eau ingérée et d'urine habituellement émise. L'urine rendue
au cours de la boisson est aqueuse, peu dense (1002) ; celle rendue en dehors est plus solide (1020). La quantité de matériaux
solides éliminés en 24 heures est supérieure à la normale et
porte principalement sur l'urée, les matières extractives, l'acide
urique et les chlorures ; il y a diminution de l'acide urique éliminé
dans les 24 heures.

Du huit au dixième jour de la cure, on observe du tenesme
vésical, du chatouillement de l'urètre après la mixtion. Alors
se montrent de nombreux cristaux d'acide oxalique uni à la
chaux.

Pendant une période, la désassimilation des éléments azotés
est suractivée : il y a élimination abondante d'acide urique et
d'acide oxalique pendant quelques jours ; puis la quantité d'urée
reste seule relativement élevée, tandis que celle des xantho-

uriques est notablement diminuée. En résumé, on voit une diminution de production et d'excrétion de l'acide urique (Bouloumié, Monsseaux, Amblard).

A *Contrexeville,* la boisson d'eau du Pavillon (eau sulfatée, bicarbonatée, calcique, magnésienne, ferrugineuse, lithinée et silicatée, $2^{gr},4$ de minéralisation), a lieu à jeun par grands verres de 333 grammes, pris jusqu'à dix heures, deux heures avant le repas, avec marche dans l'intervalle. Elle provoque une action stimulante et tonique sur l'estomac, et une action cholagogue et intestinale qui se traduit par des selles bilieuses et aqueuses. L'action diurétique ne se montre qu'au bout de quelques jours.

A *Martigny,* le traitement est sensiblement le même et produit des résultats comparables. Son eau sulfatée, bicarbonatée sodique et magnésienne est apéritive et diurétique à dose faible, laxative à dose moyenne, purgative à dose massive. Elle n'agit pas par simple lixiviation des tissus, mais par une action profonde sur la crase sanguine (Dedet).

De même à *Aulus,* dont l'eau sulfatée calcique ($2^{gr},8$) est purgative et peu ou pas diurétique, si elle ingérée toutes les cinq minutes, et au contraire, laxative et très diurétique, prise tous les quarts d'heure.

Capvern a une eau tempérée ($24°,2$), différente en cela des précédentes. La Haunt-Caoude, la source sulfatée, bicarbonatée calcique, magnésienne, est digestive, apéritive, laxative et cholagogue et permet une cure tonique sans être excitante.

III. — **Cure externe tonique ou sédative.** — S'il est vrai que la balnéation répétée n'est pas favorable aux goutteux en général, qu'elle provoque presque toujours des poussées aiguës, il est cependant indiqué, lorsqu'existent de la raideur articulaire et à plus forte raison des dépôts tophacés douloureux, d'activer la résorption des exsudats uratiques et de provoquer le retour de la mobilité articulaire.

En réalité, ce n'est pas toujours facile. Il y a des goutteux chez lesquels toute intervention locale, ne fût-ce qu'un bain chaud, réveille de l'arthrite aiguë ; il faut éviter chez eux tout ce qui peut activer la circulation et servir de prétexte à un retour offensif de la goutte.

Mais chez la plupart des vieux goutteux chroniques, quand les articulations ont été nombre de fois le siège de fluxions uratiques, il est utile de favoriser l'afflux de sang vers les jointures, sans avoir à craindre d'accidents aigus. Alors, trouvent leur emploi, la balnéation et les étuves locales ou générales. A ce point de vue les indications sont les mêmes pour le rhumatisme chronique et pour la goutte.

1° *Les eaux sulfureuses* excitantes ne conviendront pas à ces malades sanguins, à tendances congestives et fluxionnaires, à réactions faciles, sauf *Aix-en-Savoie*, avec ses eaux faiblement minéralisées ($0^{gr},492$) et thermales ($46°$), son onctuosité due à des conferves cryptogamiques, sa douche-massage et ses étuves locales. Mais il faut craindre l'action des douches et des bains trop chauds.

2° *Les eaux chlorurées sodiques* reconstituantes activent les phénomènes de l'assimilation, excitent l'appétit, augmentent la sécrétion du suc gastrique et ont une heureuse influence sur les sécrétions intestinales et rénales. Les stations qui peuvent rendre des services sont *Bourbon-l'Archambault* ($52°$ et $3^{gr},98$ de minéralisation), *La Motte-les-Bains* ($60°$ et $7^{gr},50$), *Bourbonne-les-Bains* ($65°$ et $7^{gr},33$) sous forme de bains de baignoires suivis ou non de douches sous-marines comme à *Bourbon-l'Archambault* et d'étuves locales spontanées.

Les applications locales de boues végéto-minérales, par leur action résolutive comme à *Dax*, *Barbotan*, *Saint-Amand*, peuvent convenir chez certains goutteux peu excitables.

Mais, comme nous vous l'avons dit, l'immense majorité de ces malades sont des névropathes, des excitables, des douloureux et la classe d'eaux qui trouve chez eux le plus d'indications est celle des hyperthermales peu minéralisées. Ces eaux, qui produisent une sédation marquée du système nerveux et une action doucement stimulante sur la nutrition générale, s'emploient sous forme de bains (*Néris*), de bains avec douches sous-marines (*Bour-bon-Lancy, Plombières*), d'étuves locales spontanées (*Bourbon-Lancy* (48°), *Néris, Plombières*). A côté de ces eaux radio-actives, on peut ranger les eaux thermales peu minéralisées de *Chaudes-Aigues, Évaux-les-Bains, La Malou* et *Ussat*.

Moyens adjuvants.

Si, dans le traitement du rhumatisme, la cure thermale joue le rôle principal et les adjuvants un rôle complémentaire effacé, chez les goutteux au contraire on peut revendiquer pour les moyens purement hygiéniques une bonne part des résultats obtenus (Proust et Mathieu[1]). « Le voyage, l'éloignement des lieux témoins des maux qu'on a soufferts, l'abandon momentané de toutes les affaires et tout ce qui peut mettre en jeu une sensibilité trop active, l'espoir d'une guérison prochaine, un air pur, un régime sain, la régularité dans l'emploi méthodique du temps, des eaux, dans les heures des repas, du lever, du coucher, souvent même dans les plaisirs, les divertissements ! La vie active que les malades mènent aux eaux intervertit bientôt l'ordre de leurs idées et les arrachent aux affections tristes qui les minent sourdement. Ils se trouvent tout à coup lancés dans un monde nouveau, au milieu d'une foule mouvante, inoccupée, exempte de soucis, libre de devoirs où chacun ne songe qu'à son rétablissement et travaille sans s'en douter au rétablissement des autres » (Patissier et Bertrand).

Pendant leur séjour à la station thermale les goutteux peuvent beaucoup bénéficier de l'influence du régime alimentaire réglementant méthodiquement les recettes et les dépenses ; d'exercices méthodiques : massage, mouvements de mécanothérapie, marche, repos, etc., du climat, de l'altitude et ainsi augmenter les résultats de la cure thermale.

1. Proust et Mathieu, *Hygiène du goutteux*, Masson, Paris.

Régime. — Avec Lécorché, nous éviterons les formules trop étroites, trop rigides, les règles trop sévères qui ont le double inconvénient d'être trop suivies ou de ne pas l'être assez. Les modifications apportées dans le régime doivent être progressives de manière à ne pas bouleverser l'économie et à lui permettre de s'adapter lentement à de nouvelles conditions. En principe, le médecin d'eaux surveillera le régime déjà imposé par le médecin traitant et s'efforcera de le faire exécuter ponctuellement.

Trois indications principales : 1° diminuer ou supprimer les purines du régime et faciliter la transformation viciée ou incomplète des aliments azotés ; 2° établir un bilan nutritif tel que l'alimentation ne fasse que compenser les dépenses de l'économie résultant de l'usure organique et du travail effectué ; 3° imposer aux malades l'obligation de manger lentement, de bien mastiquer, de boire à petits coups, « moyen pratique et détourné d'empêcher la suralimentation chez les voraces et les indociles » (Fernet).

Le régime du goutteux sera mixte et composé de laitage, d'œufs, d'un peu de viandes, beaucoup de légumes et de fruits. La plupart des viandes sont permises, à l'exclusion de celles riches en nucléo-albumines ou d'animaux jeunes, veau, pigeon, poulet. Toutefois, il ne faut rien exagérer ni proscrire en bloc les viandes blanches ; l'expérience clinique montre que bon nombre de goutteux se trouvent mieux de ces dernières ; peut-être l'explication réside-t-elle en ce fait que la viande blanche étant moins sapide amène plus vite la satiété et se trouve ainsi consommée en moins grande abondance que les viandes rouges.

Mais il est évident que le régime carné, que l'usage des extraits de viandes, que la consommation habituelle de riz de veau, cervelles, foie, rognons, et des viandes faisandées, gibier, charcuterie notamment, donnent un acide urique urinaire aisément précipitable et une urine très acide, ensemble de conditions les plus favorables pour une précipitation de l'acide urique dans l'organisme (H. Labbé).

Il en est de même des poissons (thon, maquereau, saumon) et surtout des laitances, des crustacés, des coquillages, des légumineuses qui donnent de l'acide urique facilement précipitable. Les fromages fermentés apportent des acides défavorables aux goutteux. Enfin, il ne leur faut ni vins généreux, ni bière, ni liqueurs, ni épices, ni surtout le thé, le café et le chocolat, en raison de leur grande teneur en purines. Les mets trop succulents qui excitent le goût et l'appétit, les graisses en raison de leur indigestibilité, les condiments, seront également proscrits.

En dehors de toutes ces substances défendues, le régime des goutteux est encore assez large ; le lait qui ne contient que des paranucléines, les œufs dont l'albumine est exempte de nucléines et dont le jaune contient une paranucléine leur conviennent.

« De même, le pain à dose modérée, malgré sa tendance à acidifier le sang par son phosphore et son soufre et à apporter quelques nucléines. Le pain peut être remplacé en partie par la pomme de terre cuite à l'étuvée. Tous les légumes verts, les salades cuites, très riches en eau et en matière minérale, peuvent être recommandés à ces malades, parce que la cellulose gonflée d'humidité facilite les garde-robes. Toutefois on restreindra l'usage des végétaux incomplètement développés ou riches en acide oxalique : petits pois, haricots verts, oseille, épinards, betteraves.

« Les fruits sont excellents pour eux, ainsi que les jus et compotes de fruits cuits : raisins, prunes, oranges, pommes, poires, citrons, dont les tartrates, malates, citrates se transforment en carbonates dans l'économie, alcalinisent les humeurs et dissolvent les dépôts uratiques » (A. Gautier)[1].

Une boisson aqueuse abondante, plutôt chaude que froide, additionnée de vin léger de Bordeaux ou de cidre sera très utile ; mais il faut proscrire le Bourgogne, le Champagne, l'alcool et les essences. L'usage de boire peu en mangeant et de prendre une infusion légère très chaude après les repas est souvent recommandable.

Exercice. — Si le travail musculaire exagéré accroît l'acidité

____

1. A. Gautier, _L'Alimentation et les Régimes_. Paris, 1905.

urinaire par formation de produits de déchets, s'il est nuisible aux goutteux qui, dépourvus de modération, s'adonnent avec excès aux sports (escrime, chasse, bicyclette, cheval, longues ascensions de montagne), par contre l'exercice en plein air, modéré, quotidien, méthodique, régulier, progressif, surtout la marche, est favorable à ces malades en oxydant l'acide urique formé, en augmentant la combustion et les dépenses de l'organisme.

Une marche d'une demi-heure ou d'une heure après les principaux repas régularise la digestion, maintient le système nerveux à un degré d'activité favorable à la nutrition. Toutefois, sous l'influence de l'exercice, l'appétit augmente notablement et le malade doit être prévenu d'avoir à modérer malgré tout son alimentation.

D'après le regretté Lagrange, « l'exercice doit être proportionné au pouvoir énergétique de chaque sujet, car un excès de fatigue place l'organisme au point de vue des échanges nutritifs dans les mêmes conditions que le défaut d'exercice ».

Chez le goutteux articulaire, le massage et la mécanothérapie donneront le bénéfice de l'exercice sans effort; les muscles atrophiés ont besoin d'être stimulés par l'effleurage, le pétrissage, les mouvements actifs ou passifs, manuels ou mécanothérapiques. Dans les stations susceptibles de recevoir des goutteux, une installation de mécanothérapie existe à *Vichy, Aix-les-Bains, Évian, Vittel, Bourbon-Lancy*. Mais il ne faut pas oublier que le repos est indispensable après l'exercice, pour en retirer le maximum de bénéfice.

Hygiène générale. — Les goutteux devront éviter à la station les excitations répétées du système nerveux, le jeu, les veilles prolongées, les excès vénériens ; faire une cure d'air et rester le plus longtemps possible dehors, soit au repos, soit en promenade ; s'abstenir des stations trop prolongées au casino. Impressionnables au froid humide, ces malades devront se couvrir avec soin, porter de la flanelle ou de la laine et se garantir contre les variations brusques de température

Cette question nous amène à étudier brièvement l'altitude des stations pour goutteux. Toutes sont à des altitudes faibles ou moyennes, ce qui convient particulièrement à ces malades qui sont à la fois des névropathes et des hypertendus ; le climat de ces stations est donc sédatif. Ainsi *Vichy* (260 mètres) ; *Vals* (243) ; *Le Boulou* (80) ; *Pougues* (190) ; *Évian* (380) ; *Vittel* (340) ; *Martigny* (377) ; *Capvern* (450) ; *Contrexeville* (350) ; *Santenay* (218) ; *Royat* (450) ; *Châtel-Guyon* (380) ; *Aix-les-Bains* (258) ; *Bourbon-l'Archambault* (245) ; *Plombières* (450) ; *Néris* (374) ; *Bourbon-Lancy* (240) ; *Évaux* (420) ; *Chaudes-Aigues* (650).

Toutefois certaines stations, *Aulus* (800) ; *Saint-Nectaire* (784) sont, comme on le voit, à des altitudes plus élevées avec un climat tonique et peuvent avoir de ce fait des indications spéciales.

Thérapeutique hydrominérale de la goutte.

Au point de vue purement clinique, la goutte n'est pas la maladie que tous les livres classiques nous dépeignent avec ses trois phases : *goutte sthénique* ou floride, *goutte asthénique* ou torpide, *goutte compliquée*. En réalité, avant le premier accès de goutte qui donne la signature de la maladie, le goutteux héréditaire dans son enfance et son adolescence présente tous les troubles qu'on attribue d'ordinaire au neuro-arthritisme. Suivant l'importance de ceux-ci et suivant aussi ses préférences personnelles, le médecin l'étiquète arthritique, neurasthénique ou goutteux.

« Fils ou neveu de goutteux, ses parents et ses collatéraux sont rhumatisants, migraineux, diabétiques, obèses, neurasthéniques ; quelques-uns d'entre eux sont violents, irascibles et plus ou moins nettement prédestinés aux maladies nerveuses ; il reste arthritique jusqu'à ce que la goutte éclate un beau jour, sous forme d'un accès plus ou moins violent, mais en tout cas bien caractérisé » (Mathieu).

Jusque-là donc, malgré les symptômes présentés, la goutte

Clinique hydrologique.   9

n'est pas une maladie, mais une intoxication, une dyscrasie qu'une hygiène sévère pourrait enrayer, que des écarts de régime, des excès et du surmenage cérébral font éclater. Son premier accès de goutte une fois terminé, le malade se trouve à peu près dans les conditions antérieures jusqu'à ce que de nouvelles attaques surviennent, ce qui est le cas le plus favorable ou qu'éclosent les multiples complications de la goutte, complications vasculaires, rénales, hépatiques, névropathiques ou qu'apparaissent le diabète, l'obésité, la gravelle urique, etc. Mais, est-on en droit une fois ces complications survenues de considérer le malade comme un goutteux. Nous ne le croyons pas, c'est un artério-scléreux vulgaire, un brightique, un diabétique, un lithiasique, un neurasthénique, sans nier cependant le cachet spécial qu'imprime la goutte à ces maladies. De bonne foi, peut-on continuer à considérer exclusivement comme un syphilitique ce tabétique ou ce paralytique général dont l'affection reconnaît, sans aucun doute, cette cause première. C'est qu'en effet, pour la syphilis comme pour la goutte, les complications sont bien d'origine, elles ne sont plus de nature syphilitique ou goutteuse ; l'aortite goutteuse est difficile à différencier de l'aortite syphilitique ; le mal de Bright d'origine goutteuse de la néphrite interstitielle banale.

Cette digression apparente nous permet donc de n'attribuer cliniquement à la goutte, maladie dyscrasique, que la période qui s'étend depuis le premier accès de goutte jusqu'à l'éclosion des complications. Or ce stade autrefois pouvait exister pendant toute une vie d'homme ; se continuer même dans plusieurs générations. Notre vie moderne, faite toute de vitesse, brûle les étapes et le goutteux fait d'emblée des complications viscérales, sans presque présenter de période articulaire.

C'est ce que Legendre a bien mis en lumière, en sachant voir les faits en vrai clinicien, dégagé des théories, rien que par l'étude de sa statistique clinique en comparant toutes les observations de goutteux recueillies en vingt-deux ans de pratique.

« Il m'a paru, dit-il, en comparant les descriptions classiques de la goutte que dans une large mesure la dyscrasie goutteuse se présente de nos jours sous certains aspects cliniques qui n'étaient pas sans doute ignorés de nos devanciers, mais qui paraissent devenir de plus en plus fréquents tandis que les types les plus répandus jadis sont aujourd'hui plus rares. Il m'a semblé aussi que la modification des types cliniques trouvait assez bien son explication dans le développement de circonstances sociales, capables de favoriser tel processus pathogénique plutôt que tel autre. »

Nous considérerons donc cliniquement au point de vue des indications hydro-minérales :

1° *Le goutteux héréditaire ou le candidat à la goutte ;*

2° *Les séquelles de goutte articulaire* floride ou torpide (modalité gastro-hépatique et pancréatico-intestinale de Legendre) ;

3° *La goutte compliquée* de lésions du rein et du cœur (modalité angio-néphrétique) ;

4° *La goutte à prédominance de symptômes nerveux* (modalité neuro-trophique).

Enfin, dans un chapitre spécial, nous étudierons les indications déterminantes d'une station tirée de la prédominance d'un symptôme ou des troubles des divers appareils.

1° **Goutteux héréditaire.** — Prenons l'enfant dès sa naissance, comme l'ont fait Bouchard et Lancereaux, suivons-le dans le cours de son existence et voyons les phénomènes morbides qu'il peut présenter, suivant son sexe et aux différentes périodes de sa vie.

Avant la puberté et dès le jeune âge, l'enfant neuro-arthritique est sensible au refroidissement ; la cause la plus légère est pour lui prétexte à faire du spasme (accès de faux croup, convulsions passagères). Souvent, il aura du coryza, des bronchites répétées, s'accompagnant de symptômes asthmatiques comparables à ceux de la fièvre des foins ; son sommeil sera agité, entrecoupé de rêves ; il présentera longtemps de l'incontinence nocturne des urines. Néanmoins, cet enfant aura belle apparence et son développement sera normal, sinon excessif ; son appétit sera très bon, et si le régime alimentaire n'est pas surveillé avec soin, on verra apparaître, en même temps que de la constipation, des éruptions eczémateuses ou impétigineuses, ou encore de l'urticaire.

Suivant l'importance des troubles, il retirera de bons effets d'un séjour au *Mont-Dore*, à *La Bourboule*, à *Royat*, à *Saint-Honoré*, à *Uriage* ou à *Allevard*.

A la puberté, le *jeune garçon* a des pertes séminales fréquentes ; son système nerveux vaso-moteur est d'une sensibilité extrême ; la moindre émotion suffit pour entraîner de la pâleur ou au contraire de la congestion de la face ; il est sujet aux saignements de nez et ne peut se heurter, en jouant, sans qu'immédiatement l'hémorragie apparaisse. Entre douze et quinze ans, surviennent des accidents névralgiques (migraine, dyspepsie avec gastralgie, précordialgie, ou des troubles cardiaques) ; le cœur est d'une excitabilité extrême, surtout aux émotions.

Sont indiquées les stations sédatives de *Néris, Bourbon-Lancy, Plombières*.

La fragilité de ses muqueuses fait que l'adolescent paie à la blennorrhagie un tribut particulièrement prolongé. En même temps, il présente de l'eczéma avec prurit, cuisson ou douleur ; plus tard du pityriasis du cuir chevelu, avec atrophie des bulbes pileux, entraînant une calvitie précoce.

Vers l'âge de trente ans, apparaissent des accidents dyspeptiques, digestions lentes, pesanteur et flatulence après les repas ; puis, des accidents multiples : hernies, varices, hémorroïdes, varicocèle et emphysème pulmonaire. Les fluxions hémorroïdales remplacent les épistaxis. « La dyspepsie s'accuse, en gardant ses mêmes caractères, mais elle est plus permanente : l'appétit est conservé, souvent exagéré le matin, il est moindre au repas du soir ; la langue est sale, constamment saburrale, large et épaisse. La peau perd sa transparence, elle prend une teinte terreuse ou jaunâtre. Il y a souvent de la pesanteur dans l'hypocondre droit, sans autres signes de congestion du foie. La goutte est proche ; le caractère du malade se modifie ; il devient encore irritable, impatient, agressif ; son intelligence est obtuse ; la faculté d'attention est diminuée ; la mémoire amoindrie ; le travail devient pénible et même impossible » (Bouchard)[1].

Les eaux alcalines donnent d'excellents résultats à cette période, contre la dyspepsie, la congestion hépatique et la dyscrasie acide. *Vichy, Vals, Le Boulou* chez les malades robustes, florides, *Pougues* chez les sujets plus sensibles.

Chez la *jeune fille*, à la puberté, l'installation des règles est souvent difficile ; pendant deux ou trois ans, elles sont irrégulières et douloureuses et s'accompagnent d'épistaxis. En même temps, surviennent des céphalées, des éruptions cutanées : herpès, érythèmes, varicosités, etc.

Luxeuil convient particulièrement à ces malades et les aide à l'établissement normal et régulier de la menstruation.

Rien de bien spécial jusqu'au moment du mariage et d'un accouchement. Sous l'influence de la grossesse, les manifestations neuro-arthritiques sont mises en relief ; très souvent, la colique hépatique, la lithiase biliaire, l'obésité entrent en scène. En même temps, la malade accuse des phénomènes d'entérite muco-membraneuse, des coliques néphrétiques, etc.

Les eaux alcalines *Vichy, Pougues, Vals*, les eaux diurétiques *Évian, Vittel, Contrexeville, Martigny, Capvern, Aulus*, les eaux décongestionnantes, *Brides, Châtel-Guyon, Santenay, Sermaize* trouvent leurs indications.

Tels sont, brièvement exposés, les grands caractères du neuro-arthritisme, avec la série des manifestations qu'il peut présenter. Ces manifestations sont le plus souvent isolées, mais parfois aussi associés chez le même malade, tout dépendant de son genre de vie et de ses « opportunités morbides ». Dans une même famille, on les voit se suppléer, se succéder, se présenter comme de véritables équivalents pathologiques.

---

1. BOUCHARD, *Maladies par ralentissement de la nutrition*, F. Savy, Paris, 1885, p. 289.

2° **Séquelles de goutte articulaire** (Modalité gastro-hépatique ou pancréatico-intestinale de Legendre). Des hommes encore jeunes, pléthoriques, ayant en apparence une santé parfaite, hauts en couleur ou même congestionnés, le visage animé, les conjonctives subictériques, présentent depuis quelques mois ou quelques années des sensations de fatigue le matin au réveil ou après les repas, des somnolences pendant la digestion, des épistaxis fréquentes, de l'excitabilité et de l'irritabilité. Grands mangeurs et grands travailleurs, surmenés physiquement et surtout intellectuellement, ils voient baisser leur aptitude au travail, et présentent de la lourdeur de tête. Leur tension artérielle est élevée, le cœur éréthique ; les veines sont apparentes. Les viscères sont congestionnés et volumineux, surtout le foie qui déborde les fausses côtes ; les urines sont très colorées, très odorantes et laissent déposer de l'acide urique et des urates. Hémorroïdaires depuis quelques années, ces sujets sont déjà un peu essouflés, ont des digestions difficiles avec aigreurs et flatulences, et des alternatives de constipation et de diarrhée bilieuse.

« Ces malades ont surmené leur tube digestif et à une période de suractivité a fait suite une torpeur par épuisement (exagération de l'appétit, puis bradypepsie, dyspepsie flatulente, tuméfaction du foie, azoturie, garde-robes copieuses et pluri-quotidiennes, tantôt fétides, tantôt demi-liquides, dans lesquelles prédominent les acides gras ou de la graisse incomplètemet digérée » (Legendre) Mettez ces malades au régime sans purines et vous verrez que déjà chez eux leur acide urique endogène est augmenté, car leurs urines en contiendront toujours une forte proportion. « Ces goutteux doivent leurs accidents à l'activité des appareils uricopoiétiques, intestin, pancréas, foie. »

C'est le triomphe des cures alcalines surtout : *Vichy, Vals, Le Boulou*. Si leur mode d'action est encore mal déterminé, leur efficacité est indiscutable et la plupart des auteurs français Lecorché, Hayem, Albert Robin, Mathieu les considèrent comme abaissant en règle générale le taux des échanges azotés. Ces eaux s'adressent moins aux manifestations goutteuses qu'à l'état dyscrasique ; mais elles diminuent la violence des accès, en préviennent le retour et font disparaître le sable urinaire.

Les eaux thermales de *Vichy* (l'Hôpital, la Grande-Grille, le Puits Chomel, les Célestins) agissent en modérant la fonction uricopoiétique de l'intestin, du foie et du pancréas ; et elles conviennent particulièrement lorsqu'il existe un certain degré de congestion du foie, ou de l'hyperchlorhydrie avec hypersthénie douloureuse de la muqueuse. L'eau des Célestins froide est l'eau de diurèse qui convient le mieux aux goutteux hypochlorhydriques. La dose de l'eau minérale doit être proportionnée aux conditions individuelles, d'organisation, de tolérance, d'excitabilité (Max Durand Fardel).

Chez les goutteux à constitution sanguine ou bilieuse, avec teint congestionné et conjonctives subictériques, présentant de la lenteur des digestions, de la torpeur de l'appareil digestif, sans douleur, sans acidité gastrique, ayant de la constipation habituelle, un abdomen volumineux de forme globuleuse, avec météorisme, avec sensation de pesanteur à l'anus et des hémorroïdes, présentant en un mot le tableau de la pléthore abdominale, *Carlsbad* est indiqué chez les individus vigoureux, obèses, avec constipation habituelle ou alternative de constipation et de diarrhée. Toutefois il faut bien savoir que si *Carlsbad* est purgatif par ses sulfates, il constipe par ses eaux chaudes. Alors conviennent *Châtel-Guyon* et *Brides* qui déterminent des selles copieuses, verdâtres, éliminent les urates, décongestionnent la veine porte et produisent un sentiment de bien-être et d'élasticité : ces stations n'entraînent pas d'effets congestifs et servent à dégorger les viscères abdominaux, notamment le foie.

D'autres fois, on est en face du cas suivant :

Un malade, de 45 à 55 ans, voit ses forces diminuer progressivement ; sa santé générale, jusque-là excellente dans l'intervalle des crises, est moins bonne ; le système nerveux, ressort puissant qui l'aidait à surmonter rapidement ses troubles, faiblit et semble l'abandonner ; il n'a plus d'énergie et est facilement prompt au découragement. L'estomac est fatigué, l'appétit médiocre, les digestions lentes et difficiles, la constipation habituelle. Les autres viscères, reins, foie, cœur, système artériel tout entier sont plus ou moins touchés par le vice général de la nutrition ; le teint est pâle, bouffi, terreux ; les chairs molles ; mais ce qui domine, c'est l'état d'infirmité ou d'impotence fonctionnelle dans lequel se trouve le malade, par suite des arthropathies goutteuses.

La marche est difficile, sinon impossible, et cette immobilité forcée est tout à fait préjudiciable à la santé générale, chez un sujet à nutrition déjà ralentie. D'ordinaire, plusieurs articulations sont envahies : d'abord, les articulations métacarpo-phalangiennes d'un ou des deux orteils, les articulations des doigts, enfin, plus rarement, les grosses articulations, en particulier les genoux et les poignets. Peu de réaction fonctionnelle ou générale ; pas de fièvre appréciable ; une douleur sourde et vague, plutôt une sorte d'endolorissement, de pesanteur ; un gonflement assez étendu, sans rougeur, sans chaleur, laissant facilement sous l'impression du doigt un godet œdémateux.

En examinant les articulations prises, on détermine une légère douleur et on perçoit, en provoquant des mouvements, de petits craquements secs. Non seulement l'articulation est malade, mais encore le processus morbide a gagné les gaines tendineuses du voisinage et a entraîné secondairement des atrophies musculaires plus ou moins prononcées. Il en résulte que les articulations envahies ont des mouvements limités et des attitudes vicieuses augmentées par l'action continue des muscles, avec des subluxations, surtout au niveau des petites articulations des mains.

Enfin apparaissent des troubles trophiques : peau épaissie, lisse, d'apparence scléreuse, comme dans la sclérodactylie, mais peu adhérente aux parties profondes. Les tendons sont rétractés et présentent de place en place des dépôts tophacés, inégaux et mamelonnés ; les muscles sont durs, atrophiés, sclérosés en partie. Les doigts ne présentent jamais ces déformations symétriques qui sont la caractéristique du rhumatisme noueux ; ils sont irrégulièrement renflés, déjetés, ankylosés, de manière à ressembler, dit Sydenham, à une botte de panais (Rendu).

Dans cette forme clinique de la goutte articulaire chronique, il y a trois indications à remplir : stimuler doucement le malade, calmer ses douleurs et lui donner le bénéfice de l'exercice qu'il ne peut faire, quoi qu'il en ait grand besoin. Il s'agit moins dans ces cas, il est vrai, de modifier la dyscrasie, l'exagération de l'uricopoièse en modérant l'activité du tube digestif et de ses glandes annexes, que de remonter l'état général et de prévenir les complications viscérales.

Deux ordres de médications : la médication chlorurée sodique et sulfatée et les cures de diurèse. *Pougues* convient chez les malades dont les fluxions articulaires diminuent et dont la faiblesse commence à apparaître sous forme de troubles dyspeptiques avec hypopepsie ; *Châteauneuf, Andabre, Royat* et *Saint-Nectaire* aux sujets qui souffrent davantage qu'ils n'ont de réaction articulaire fluxionnaire ou d'empâtement ; les anémiques iront à *Royat*, les insuffisants rénaux précoces à *Saint-Nectaire* ; *Brides, Châtel-Guyon* et *Miers* recevront les goutteux obèses, avec catarrhe gastro-intestinal, congestion du foie, hémorroïdes, gros ventre météorisé.

Si les symptômes articulaires prédominent, on aura recours aux eaux chlorurées sodiques thermales de *Bourbonne-les-Bains, Bourbon-l'Archambault* et *La Motte,* dont l'action se fera sentir aussi bien sur l'état général qu'il tonifiera, augmentant la quantité d'urée excrétée, que sur les manifestations articulaires, par leur action révulsive et résolutive. On usera de bains modérément chauds et on s'abstiendra de l'usage des douches.

Chez les malades trop excitables, on remplacera les eaux thermales chlorurées sodiques par les eaux sédatives à faible minéralisation de *Plombières, Néris* ou *Bourbon-Lancy*.

Toutefois, certains malades tolèrent mal le traitement externe ; sous son influence, la goutte se réveille aisément, se déplace ; alors se présente l'indication rationnelle des eaux sulfatées calciques chaudes ou tempérées de *Bagnères-de-Bigorre ou de Cap-vern,* ou des eaux froides, *Contrexeville, Vittel, Évian, Martigny, Aulus, La Preste.* C'est dans ces cas que les cures associées donnent les meilleurs résultats. « Quand les articulations sont en permanence gonflées, douloureuses, quand les dépôts tophacés gênent les mouvements et tendent à produire l'ankylose, quand les forces du malade s'affaiblissent, on voit sous l'influence de ces cures de boisson, disparaître les douleurs, le gonflement des articulations, revenir les mouvements et s'améliorer l'état général ». (Boursier)[1]. Le type clinique le plus fréquent est l'homme de 45 ans déjà fatigué, avec manifestations articulaires aux pieds, douleurs constantes et vives, tendances à la déformation ou, après la ménopause, la femme qui présente également aux pieds du gonflement et des déformations persistantes.

A moins que les manifestations articulaires soient au premier plan et à la condition que toute poussée aiguë ne soit pas à redouter, on considérera comme une contre-indication l'emploi des eaux sulfureuses, sauf celles d'*Aix-en-Savoie*. Encore depuis quelques années, les médecins de cette station préconisent-ils plus volontiers l'eau des Deux-Reines, eau de lavage, que le traitement externe. Toutefois, il faut reconnaître que la cure d'*Aix-en-Savoie* a une notoriété bien établie dans certaines formes de la goutte « mais cette cure, dit Mathieu, trouve son application dans les cas de goutte rhumatismale où il y a, comme l'on dit, plus de rhumatisme que de goutte. Constatons pourtant que malgré sa faible sulfuration, l'eau d'*Aix* est absolument contre-indiquée, pour peu que l'élément goutteux proprement dit ait d'importance dans le complexus morbide ».

3° **Goutteux cardio-rénaux** ou modalité angio-néphrétique. Nous retrouverons ces malades dans les chapitres consacrés à l'étude des maladies du cœur et des reins. Ils ont présenté, de bonne heure, avant les attaques de goutte, des épistaxis abondantes, des palpitations cardiaques, de l'essoufflement facile, des sensations de cœur gros ou de douleur précordiale sous l'influence

---

1. Boursier, *Traité d'Hydrologie Nivière et Jardet*. Doin, édit., 1896, p. 390.

de l'effort, surtout après les repas. Hypertendus précoces, ils ont de la polyurie nocturne, des urines pâles, pauvres en urée et en acide urique et des transpirations très abondantes. Chez eux, d'après Legendre, il y a insuffisance d'uricolyse par inhibition des viscères uricolysants (défauts de diastases ou d'oxygène) et insuffisance de l'élimination rénale amenant la rétention de l'acide urique.

Les indications à remplir sont les suivantes : viser la cause de l'hypertension artérielle qui est l'élimination des produits excrémentitiels ; combattre les accidents de l'hypertension artérielle elle-même et les troubles circulatoires périphériques. La cure de diurèse à *Évian, Vittel, Contrexeville, Martigny* doit être préférée à la cure externe de *Royat* ou de *Bourbon-Lancy*. Toutefois, cette période de début de l'artério-sclérose d'origine goutteuse est le triomphe des cures associées. Mougeot a en effet montré que non seulement le bain carbo-gazeux est hypotensif, mais encore éliminateur de déchets. Bains et eau en boisson concourent à une meilleure élimination que favorisent en outre le massage abdominal, le pétrissage des muscles et des mouvements respiratoires, traitement également hypotenseur.

Tant que la maladie est artérielle, tant que le rein, avec ou sans albuminurie, est perméable et permet la cure de diurèse avec la polyurie rapide et momentanée, même s'il existe à l'état isolé des troubles de tachy-arythmie, des signes d'aortite chronique, un bruit de galop, le traitement rénal est encore indiqué ; mais la cure externe doit être proscrite ou très prudemment administrée.

4° **Modalité neuro-trophique.** — Des goutteux héréditaires de date ancienne, dont la goutte remonte à plusieurs générations, soumis au surmenage intellectuel, penseurs, artistes, écrivains, ou aux émotions morales, hommes politiques ou financiers, présentent de bonne heure des perturbations nerveuses. « Là névrose est le mode qui exprime cette action morbide dont les manifestations sont aussi variées que les fonctions dévolues au système nerveux, psychiques, motrices, sensitives, végétatives. Les névroses dystrophiques ont les sièges les plus variés dans les divers départements du système nerveux, depuis les parties périphériques des nerfs jusqu'aux centres nerveux psychiques, moteurs, sensitifs, ou aux centres trophiques encéphalo-médullaires et aux ganglions du grand sympathique. Leurs manifestations symptomatiques ne sont pas moins différentes, disparates même en apparence, les unes relativement légères et bénignes, telles que les névralgies, les spasmes, ou les convulsions, les autres profondes et graves telles que l'hypocondrie, l'hystérie, l'épilepsie et les vésanies » (Fernet).

Ici, dit Legendre, l'indiscipline du système nerveux inhibe soit le conflit entre les ferments et l'albumine à transformer, soit le fonctionnement des appareils producteurs de ces ferments, soit les appareils excréteurs du rein et de la peau.

Chez ces malades dont le système nerveux est très excitable, l'emploi des eaux thermales est délicat et difficile. *Néris* est la première station qui leur convienne, avec ses bains tempérés et prolongés. De même *Plombières, Bains, Luxeuil* et *Bourbon-Lancy*.

V. — *Indication déterminante d'une station spéciale tirée de la prédominance d'un symptôme ou d'une complication.*

En dehors des types cliniques principaux déjà esquissés, nous en rencontrons d'autres, plus rares il est vrai, mais non moins intéressants.

La goutte musculaire, bien individualisée par F. de Grandmaison, survient chez des goutteux héréditaires, qui n'ont jamais eu de goutte articulaire franche. Gros, obèses pour la plupart, à réactions molles et torpides, ces malades présentent dès leur adolescence des douleurs erratiques dans les hanches et les cuisses, de courte durée d'abord, à répétition le matin au réveil, exaspérées aux changements de saison. Les muscles subissent des modifications dans leur vitalité, s'atrophient et entraînent de l'impotence douloureuse ; on rencontre d'ordinaire des altérations synoviales et musculaires dans la gaine des péroniers, à la partie externe du cou-de-pied, à l'attache rotulienne du triceps crural, à la région deltoïdienne, au dos de la main et le plus souvent dans la région lombaire.

Ces goutteux torpides, sans grande réaction, se trouveront bien d'une cure externe aux stations chlorurées chaudes de *Bourbonne-les-Bains, Bourbon-l'Archambault, La Motte* ; les bains de baignoires avec douches sous-marines, les douches directes à température modérée, les étuves locales spontanées, associées au massage et à la gymnastique trouveront leurs indications et donneront les meilleurs résultats.

Si le sujet est excitable au contraire, malgré des réactions goutteuses torpides, si les douleurs l'emportent sur les accidents d'impotence et de raideur, les eaux calmantes de *Néris, Plombières, Bourbon-Lancy, Chaudes-Aigues, Évaux, Ussat* auront la préférence. Bains, douches et massage feront les frais de la médication.

La **goutte saturnine** survient chez des sujets employant le plomb ou ses sels ; elle est précédée souvent de coliques de plomb, de paralysies saturnines et menacée de complications rénales. C'est une goutte à réaction torpide d'emblée qui sera améliorée aux eaux de lavage, *Evian, Vittel, Martigny, Contrexéville, Capvern, Aulus, Bagnères-de-Bigorre,* ou aux stations chlorurées chaudes de *Bourbon-l'Archambault* et *Bourbonne-les-Bains* ; la coïncidence de paralysie sera une raison de plus de l'indication de ces dernières.

Les goutteux vigoureux, obèses, azoturiques, avec troubles dyspeptiques précoces, hyperchlorhydrie, flatulences, acides de fermentations, gastralgie, s'ils n'ont pas de pléthore abdominale iront à *Vichy* ou *Vals* ; si le foie est chroniquement engorgé, avec hémorroïdes et constipation, on préférera *Carlsbad, Châtel-Guyon, Brides*.

Chez les goutteux affaiblis, anémiés, avec dyspepsie tardive, on recommandera *Pougues, Royat, Saint-Nectaire, Contrexeville, Vittel, Martigny, Capvern, Aulus, La Preste.*

Si les troubles intestinaux prédominent chez les goutteux (entéralgie, hémorroïdes, entérite muco-membraneuse, congestion du foie), on songera à *Vichy* et à *Vals* en cas de congestion du foie ; à *Carlsbad* et *Châtel-Guyon* pour les hémorroïdaires avec pléthore abdominale ; à *Plombières* dans les entéralgies ; à *Vittel, Contrexeville* et *Aulus* en cas de constipation et de météorisme.

La gravelle urique est la compagne fidèle de la goutte. « Tu as la goutte, j'ai la néphrétique, nous avons épousé les deux sœurs, disait Erasme ». *Vichy, Vals, Santenay* éclaircissent les urines sédimenteuses ; les eaux diurétiques, *Évian, Contrexeville, Martigny, Vittel, Capvern* préviennent la formation d'acide urique, expulsent les sables et augmentent la diurèse.

La pyélite se trouvera bien à *Évian*, à *Vittel* et à *Capvern* ; de même, l'hématurie goutteuse à *Évian* et *Martigny* ; l'albuminurie à *Royat, Saint-Nectaire, Évian, Vittel* ; la cystalgie à *Plombières* ou à *Contrexeville, Vittel, Martigny, Évian, Capvern.*

Le goutteux glycosurique ou diabétique, s'il est vigoureux ou floride, ira à *Vichy, Vals* ou *Carlsbad* ; s'il est déprimé à *Vittel, Évian, Contrexeville, Aulus, Capvern.*

Dans les cas de goutte associée à la lithiase biliaire les eaux de *Vichy* agissent merveilleusement.

Les goutteux obèses iront à *Brides.*

Les goutteux avec asthme et catarrhe bronchique, en l'absence de lésions cardio-vasculaires, seront justiciables de *La Bourboule* et du *Mont-Dore*; avec troubles pharyngés, de *Luchon*, des *Eaux-Bonnes* et de *Cauterets.*

Les phlébites goutteuses iront à *Bagnoles-de-l'Orne* ; les goutteuses avec dysménorrhée à *Luxeuil* ; les dermatoses à *Uriage, Luchon, La Bourboule.*

Les goutteux chroniques, en dehors des manifestations articulaires, présentent souvent des céphalées, des névralgies, des névrites associées aux déformations, aux tophi avec impotence et atrophie musculaires. Ces affections sont beaucoup plus rebelles que celles que nous avons déjà étudiées dans le rhumatisme. Ici la cure de boisson a le rôle prépondérant, à *Vittel,* *Capvern* et *Contrexeville*; mais les cures associées donnent de meilleurs résultats et suivant ses réactions, le malade sera envoyé à *Aix-en-Savoie* qui réussit si bien dans ces cas avec sa douche-massage, ou aux boues de *Dax, Saint-Amand, Barbotan,* ou à *Bourbonne-les-Bains, Bourbon-l'Archambault,* ou enfin à *Plombières, Néris* et *Bourbon-Lancy* si les sujets sont excitables. L'association de ces traitements fera disparaître les crampes, les spasmes, les contractures douloureuses des membres, les myalgies, le lombago, les sciatiques, les névralgies intercostales, toutes misères qui se combinent et s'associent à un état mental particulier et à un épuisement nerveux général.

Il est classique de songer à envoyer les goutteux anémiés ou paraissant tels à *Orezza, Forges-les-Eaux* ou *Bussang*. Sauf cette dernière, qui est surtout une station hygiénique et climatothérapique, les autres doivent être recommandées avec prudence à ces malades congestifs pour la plupart. Quand ils paraissent affaiblis et pâles, ce sont des intoxiqués et nullement des anémiques, plus troublés dans leur circulation périphérique par spasmes que dans leur liquide sanguin. Nous pensons que chez eux, les cures de diurèse à *Évian, Vittel, Contrexeville* sont plus indiquées que les cures ferrugineuses.

Chez les goutteux d'ancienne date avec douleurs, raideurs musculaires et contractures, déformations articulaires, atrophies musculaires et impotences fonctionnelles, les bains à température élevée sont utiles, à *Plombières, Néris, Bourbon-Lancy,* ou à *Aix, Bourbon-l'Archambault,* ou *Bourbonne-les-Bains,* suivant les réactions générales des malades.

Souvent, il n'est pas facile dans ces arthropathies chroniques de faire le départ de ce qui revient au rhumatisme et à la goutte, de même d'ailleurs que dans certaines formes de goutte aiguë généralisée ; à la limite, ces deux expressions morbides se confondent et fusionnent, avec les nodosités d'Heberden, certaines arthrites déformantes et le rhumatisme goutteux de Teissier et

Roque. « Il est malaisé de dire si ces lésions sont dues à un vice général de la nutrition ou à une influence trophique du système nerveux ; certaines ont de singulières affinités avec la goutte puisque dans les transmissions héréditaires et dans la chaîne des maladies familiales, on les voit souvent s'associer et s'entre-croiser avec les maladies goutteuses les mieux caractérisées ; il y a seulement une prépondérance de la forme rhumatismale chez les femmes, de la forme goutteuse chez les hommes » (Fernet). C'est ce qui a fait penser à certains auteurs que la goutte et le rhumatisme peuvent être identifiés. Nous ne le pensons pas. La goutte est une maladie toxique, le rhumatisme une maladie infectieuse ; la goutte a des complications vasculaires ou rénales ; le rhumatisme des complications cardiaques pures ; la goutte est le triomphe des cures de boissons, le rhumatisme des cures externes ; la goutte « est de toutes les affections dyscrasiques ou constitutionnelles celle où la cure thermale pure a le rôle le moins brillant » (Mathieu), le rhumatisme est l'affection où les cures thermales exclusives donnent les meilleurs résultats.

VI. — *Contre-indications.*

Les eaux alcalines, celles de *Vichy* en particulier sont contre-indiquées à l'époque des accès de goutte, soit pendant leur durée, soit dans leur imminence, soit après leur terminaison, lorsqu'on n'est pas assuré que leur résolution soit complète (Max Durand-Fardel).

Les complications cardiaques graves, la toxi-asystolie des cardiopathies artérielles goutteuses, la néphrite interstitielle avancée, l'imperméabilité rénale prononcée, les lésions cérébrales, la grande faiblesse, les lésions organiques du tube digestif et la vieillesse avec usure générale font partie des contre-indications.

Les eaux sulfureuses sont une contre-indication formelle, sauf *Aix-en-Savoie* ; c'est enfin un précepte général d'éviter les cures énergiques et les eaux fortement minéralisées.

RÉSUMÉ

I. — CANDIDAT A LA GOUTTE OU NEURO-ARTHRITIQUE.

Avec troubles broncho-pulmonaires : **Le Mont-Dore, La Bourboule,** *Royal, Saint-Honoré.*

Avec troubles cutanés: *Uriage, Allevard.*

Avec troubles névralgiques : **Néris,** *Plombières, Bourbon-Lancy.*

Avec troubles dyspeptiques, sujets vigoureux : **Vichy,** *Vals, Le Boulou ;* sujets affaiblis : *Pougues.*

Avec dysménorrhée : *Luxeuil.*

Avec lithiases : 1° **Vichy,** *Pougues, Vals ;* 2° *Évian, Vittel, Contrexeville, Martigny, Capvern, Aulus.*

Avec obésité : **Brides,** *Châtel-Guyon, Santenay, Sermaize.*

II. — SÉQUELLES DE GOUTTE ARTICULAIRE.

1° **Sujets vigoureux sans pléthore abdominale: Vichy,** *Vals, Le Boulou ;* **avec pléthore abdominale :** *Châtel-Guyon.*

2° **Sujets déjà affaiblis,** dyspeptiques : *Pougues ;* anémiques : *Royal, Châteauneuf, Andabre ;* insuffisants rénaux au début : *Saint-Nectaire ;* obèses : *Brides, Châtel-Guyon, Miers.*

3° **Avec manifestations articulaires prédominantes,** sujets torpides : *Aix-en-Savoie* ou *Bourbonne-les-Bains, Bourbon-l'Archambault, La Motte ;* sujets excitables : *Plombières, Néris, Bourbon-Lancy ;* sujets trop sensibles à l'action des bains : *Bagnères-de-Bigorre, Capvern, Contrexeville, Vittel, Martigny, Aulus, La Preste, Évian.*

III. — GOUTTEUX CARDIO-RÉNAUX.

Avantage des cures associées : *Évian, Vittel, Contrexexille, Martigny* et *Royal, Bourbon-Lancy.*

IV. — GOUTTEUX NÉVROPATHES.

Néris, Bains, Bagnères-de-Bigorre, Plombières, Bourbon-Lancy.

V. — GOUTTE MUSCULAIRE.

Sujets torpides : *Aix-en-Savoie* ou *Bourbonne-les-Bains, Bourbon-l'Archambault, La Motte.*

Sujets excitables: *Néris, Plombières, Bourbon-Lancy.*

Clinique hydrologique.   10

VI. — Goutte saturnine.

Sans paralysie : *Évian, Vittel, Martigny, Contrexeville, Capvern, Aulus.*

Avec paralysie : *Bourbon-l'Archambault, Bourbonne-les-Bains.*

VII. — Goutte compliquée.

Avec troubles dyspeptiques précoces : **Vichy,** *Vals.*

Avec pléthore abdominale : *Châtel-Guyon, Brides.*

Avec dyspepsie tardive : **Pougues,** *Royat, Saint-Nectaire* ou *Contrexeville, Évian, Vittel, Martigny, Aulus, La Preste.*

Avec troubles intestinaux et entéralgie : *Plombières.*

Avec congestion du foie : **Vichy,** *Châtel-Guyon.*

Avec constipation et météorisme : *Châtel-Guyon* ou *Vittel, Contrexeville, Capvern.*

Avec gravelle urique : *Vichy, Vals, Santenay* ou *Évian, Vittel, Contrexeville, Martigny, Capvern.*

Avec pyélite : *Évian, Vittel, Contrexeville, Capvern.*

Avec hématurie : *Évian, Martigny, Contrexeville, Vittel.*

Avec albuminurie : *Saint-Nectaire, Évian, Vittel.*

Avec cystalgie : *Plombières* ou les eaux diurétiques.

Avec glycosurie, sujets vigoureux : *Vichy, Vals* ; sujets déprimés : *Évian, Vittel, Contrexeville, Martigny.*

Avec lithiase biliaire : *Vichy.*

Avec asthme : *Mont-Dore, La Bourboule.*

Avec troubles pharyngés : *Luchon, Mont-Dore, Eaux-Bonnes, Cauterets.*

Avec troubles veineux : *Bagnoles-de-l'Orne.*

Avec dysménorrhée : *Luxeuil.*

Avec dermatoses : *Uriage, Luchon, La Bourboule.*

Avec névralgies ou névrites, cures associées, cures de boisson : *Vittel, Capvern, Contrexeville* ; cure externe (chez sujets vigoureux) : *Aix-en-Savoie* ou *Bourbon-l'Archambault, Bourbonne-les-Bains* ; ou boues de *Dax, Saint-Amand, Barbotan* ; (chez sujets excitables) : *Néris, Plombières, Bourbon-Lancy.*

Avec lésions articulaires et musculaires (mêmes indications que pour les névralgies).

CHAPITRE V

LES DIABÉTIQUES
ET LES GLYCOSURIQUES

————

Délimitation. Définition.

La polyurie nerveuse, connue encore sous le nom de diabète insipide, le diabète pancréatique ou diabète maigre, dont l'évolution ordinaire est rapidement mortelle, et l'azoturie sans glycosurie ou diabète azoturique n'ont rien à espérer, pour le moment du moins, d'un traitement hydrominéral.

Nous ne nous en occuperons pas.

Nous laisserons également de côté les glycosuries secondaires ou transitoires qui sont des épiphénomènes notés au cours d'affections très diverses. Telles sont les glycosuries qui se produisent à la suite d'un traumatisme, d'une affection bulbaire, ou accompagnent l'évolution de la syphilis, du goître exophtalmique, etc., celles qui succèdent à une intoxication par l'oxyde de carbone, le chloroforme, le chloral, l'adrénaline ou surviennent au déclin d'une maladie infectieuse comme la grippe, la fièvre typhoïde, le paludisme. Leur caractère accidentel et passager doit les faire considérer comme des complications de ces différents états morbides dont elles demeurent inséparables.

Il en sera tout autrement des glycosuries de nature plus ou

moins permanente, qui s'accompagnent de troubles de la nutrition et de signes dont l'ensemble constitue le syndrome diabète.

Le diabète arthritique vrai ou constitutionnel est caractérisé par une glycosurie persistante avec les symptômes plus ou moins marqués de soif exagérée, de polyurie, de polyphagie ; c'est une maladie de la nutrition qui amène avec le temps l'amaigrissement et la cachexie.

Ainsi défini, le diabète, à tous ses degrés, est justiciable, au premier chef, de la médication hydro-minérale, parce que les eaux minérales sont essentiellement des médicaments de nutrition, suivant l'expression de Linossier, et que leur activité se manifeste surtout dans les maladies ayant pour cause ou pour effet une déviation des échanges cellulaires normaux.

Avant d'aborder l'étude clinique du traitement hydrologique du diabète, et pour le faire avec fruit, nous sommes obligés d'y préluder par une rapide incursion dans la pathogénie et la physiologie pathologique de cette maladie.

Physiologie pathologique.

Le sang normal contient dans son plasma du sucre sous forme de glycose (forme de transport) qui est destiné à être détruit dans les organes.

Claude Bernard en découvrant la fonction glycogénique du foie a établi la part qui revient à cet organe dans la physiologie normale et pathologique de la glycémie.

Donc tout le sucre du sang dérive du foie par l'intermédiaire du glycogène (forme de dépôt) localisé principalement dans les cellules hépatiques et les fibres musculaires..

Le glycogène, source primordiale de l'énergie musculaire et calorique, se forme dans le foie, surtout aux dépens des hydrocarbones alimentaires.

Il se détruit et se brûle dans les tissus grâce à l'action soit de ferments oxydants (oxydases d'Enriquez et J.-A. Sicard)[1], soit d'un ferment spécial soluble (amylases de Pariset, Dastre, Enriquez et Binet ; ferment glycolytique de Lépine)[2], venus probablement en majeure partie du pancréas.

Or le mécanisme régulateur qui préside à la présence d'une quantité toujours la même de sucre dans le sang est un rouage complexe. On sait depuis les recherches de Lancereaux et Thiroloix le rôle qui revient au pancréas ; et Claude Bernard a montré, d'une façon expérimentale, celui du système nerveux central (bulbe) dans la genèse de la glycosurie. Il faut encore tenir compte de l'action des tissus eux-mêmes, muscles surtout, qui concourent dans leur ensemble à assurer l'équilibre du mécanisme.

D'après l'hypothèse la plus généralement admise, la cellule hépatique transformerait le glycogène en glycose au fur et à mesure des besoins de l'organisme, sous le contrôle et la sanction diastasique de la cellule pancréatique ; le foie et le pancréas restant placés sous l'autorité du système nerveux et sous celle du bulbe en particulier. De leur côté les tissus constituent un régulateur de la glycémie normale par l'utilisation ou la non-utilisation du sucre formé qu'ils comburrent[3].

Une perturbation quelconque fausse-t-elle une des pièces du rouage, l'équilibre disparaît et le diabète avec l'hyperglycémie s'installe.

---

1. Enriquez et J.-A. Sicard. Les oxydations de l'organisme (oxydases). *Actualités médicales,* édit. Baillière. Paris, 1902.

2. Lépine. De la glycolyse dans ses rapports avec le diabète sucré. *Semaine médicale,* n° 48, 1903. — Le diabète non compliqué et son traitement. Baillière, édit. Paris, 1907.

Pariset. Le diabète arthritique. Son mécanisme physiologique par excès du pouvoir amylolytique du sang. *Arch. des malad. de l'app. digest. et de la nutrit.* Doin, édit., 1908.

Enriquez et Binet. Le pouvoir amylolytique des urines chez les diabétiques. *Id.,* 1909.

3. Richardière et J.-A. Sicard. Les maladies de la nutrition. *Traité de médecine Brouardel et Gilbert.* Baillière, édit. Paris, 1907.

Si la cellule hépatique ne remplit pas son rôle, elle ne fixe dans le foie qu'une partie du sucre alimentaire ; le reste passe dans l'urine. Qu'en même temps il se fasse une moindre ou une non-consommation du sucre dans les tissus (histolyse) et le diabète par ralentissement de la nutrition, constitutionnel, arthritique se produit.

Quelle que soit d'ailleurs la cause de cette rupture d'équilibre, le résultat est toujours le même : impossibilité absolue ou relative pour l'organisme de brûler les hydrates de carbone. La description de ce mécanisme, quoique très schématique, va nous suffire cependant pour l'examen des théories pathogéniques du diabète, comme elle nous guidera plus tard, avec le contrôle de l'observation clinique, dans le choix d'une eau thermale bien adaptée au genre du diabétique que nous voudrons traiter.

Pathogénie.

Nombreuses ont été les hypothèses qui se sont données carrière afin d'expliquer la cause et l'origine du diabète. Toutes, elles contiennent visiblement une part de vérité, sans qu'aucune d'elles toutefois soit absolument satisfaisante. Tant il est vrai qu'il n'y a pas à proprement parler de maladie sucrée, mais qu'il y a surtout des diabétiques et que chaque diabétique a *son* diabète plus ou moins modifié par son tempérament, ses hérédités, ses idiosyncrasies personnels !

D'après certains auteurs, le diabète serait une altération dynamique du système nerveux qui se répercuterait ensuite sur la nutrition et le fonctionnement des glandes pancréatiques et hépatiques.

A cette conception se rattache celle du Pr A. Robin qui considère tous les actes de la nutrition du diabétique comme accrus.

D'après cet auteur il se fait une accélération des échanges débutant par le système nerveux, et retentissant secondairement sur le foie dont elle exagère la fonction glycogénique.

Pour le Pr Bouchard, le diabète appartient, comme la goutte et l'obésité, à la grande famille des maladies par ralentissement de la nutrition. Les tissus de l'économie, font faillite au rôle de régulateurs par histolyse dont nous parlions plus haut ; ils sont ralentis dans leurs échanges, ils n'oxydent plus le sucre d'origine alimentaire ou hépatique ou le détruisent tout au moins d'une manière insuffisante.

A une phase plus avancée, la glycosurie est d'origine multiple : Elle dérive : 1° des hydrates de carbone de l'alimentation ; 2° des albumines et des graisses de l'alimentation ; 3° des albumines et des graisses de l'organisme qui se détruisent (Marcel Labbé).

Alors l'hypoazoturie se joint à la glycosurie et le diabétique entre dans la période consomptive et grave de la maladie, à moins qu'il ne soit emporté auparavant par l'une des complications si fréquentes de celle-ci.

D'après le Pr Gilbert et son école, le diabète, pratiquement et théoriquement, comporte deux grandes classes : il est dû soit au ralentissement des fonctions du foie (diabète par anhépatie), soit, au contraire, à l'exagération de ces fonctions (diabète par hyperhépatie).

Dans la première forme, le sucre n'est pas suffisamment travaillé dans le foie ; il sort en nature ; diabète par insuffisance.

Dans la seconde forme, le foie travaille trop ; fabrique trop de sucre, d'où élimination de cet excès ; diabète par hyperfonctionnement.

L'urée, dans le diabète par insuffisance, est insuffisante elle-même : signe du ralentissement de la fonction.

Dans le diabète par hyperfonctionnement, il y a, au contraire, fabrication de l'urée en excès ; azoturie très marquée en même temps que glycosurie souvent énorme.

L'hyperhépatie est révélée par l'examen fractionné des urines ; dans les deux premières heures qui suivent l'ingestion des aliments, la quantité de sucre émise est beaucoup moins considérable que dans les heures suivantes où le foie est entrée en activité.

Au point de vue thérapeutique, ces données théoriques ont une très grosse importance, car, dans l'anhépatie, on doit chercher à ranimer la fonction du foie ; on doit, au contraire, dans l'hyperfonctionnement, s'efforcer de la modérer.

Quoi qu'il en soit de ces théories pathogéniques, et de leur valeur doctrinale, en fait, quand on est en présence d'un diabétique donné, il est impossible d'attribuer sa glycosurie à une cause univoque.

Aussi nous préférerions avec Marcel Labbé envisager seulement la nutrition des diabétiques et, comparant l'ingestion alimentaire à l'excrétion urinaire, admettre avec lui deux types de diabétiques :

1° *Des diabétiques sans dénutrition* dont la glycosurie est d'origine *alimentaire hydrocarbonée ;*

2° *Des diabétiques avec dénutrition* dont la glycosurie a pour origine non seulement l'alimentation hydrocarbonée et albumino-graisseuse ; mais aussi la destruction des tissus albumineux et graisseux.

Ces deux formes ne sont pas opposées l'une à l'autre ; elles ne font que représenter des phases différentes du syndrome.

Du reste, l'évolution du diabète est commandée par diverses conditions étiologiques parmi lesquelles l'âge est une des plus importantes. On sait combien le diabète infantile est rapidement mortel.

I. — *Thérapeutique hydrologique.*

Des indications pathogéniques qui précèdent, il résulte que pour être complet le traitement du diabète doit répondre aux conditions suivantes :

1° Agir sur le système nerveux et le tonifier ;

2° Relever l'activité des tissus et les rendre plus aptes à détruire, à brûler le sucre qu'ils renferment en excès, plus aptes à éliminer les déchets produits par les oxydations dont ils sont le siège ; ou bien, au contraire limiter une désassimilation trop intense ;

3° Modifier les troubles fonctionnels glandulaires par des médications appropriées ;

4° Restreindre par le régime alimentaire l'apport des hydrates de carbone.

Toutes ces indications (l'opothérapie mise à part), et sauf peut-être aussi celles qui concernent le régime alimentaire, sont admirablement remplies par la médication hydro-minérale. Et encore verrons-nous à propos des adjuvances de la cure que par les tables de régime on impose aux malades une alimentation appropriée au genre de leur affection, plus facilement et plus rigousement qu'on ne peut le faire dans les circonstances ordinaires de la vie urbaine.

Aussi Jaccoud ne craint pas d'affirmer qu'il est un ordre de traitement du diabète qui se place avant les médicaments parce qu'il est plus puissant : ce sont les cures thermales [1].

Fort longue est la liste des stations hydro-minérales qui revendiquent parmi leurs attributions celles de guérir le diabète.

Et cela s'explique parce qu'en clinique hydrologique il n'y a vis-à-vis du traitement thermal qu'un vrai réactif, c'est le malade.

D'autre part, toute station, en dehors des propriétés physiques, chimiques, dynamiques et médicamenteuses de ses eaux, possède une ambiance de conditions adjuvantes climatériques et physiothérapiques telles que forcément, en changeant de milieu, l'organisme du diabétique s'en trouvera influencé.

Toutefois ces adjuvances et l'hydrothérapie elle-même avec toutes ses ressources, comme nous le verrons plus loin, ne sont rien autre chose qu'une thérapeutique symptomatique.

Elles faciliteront momentanément les échanges intra-cellulaires et par là diminueront la proportion pathologique du sucre des

---

1. JACCOUD. *Dictionnaire de médecine.*

tissus et des urines ; mais elles n'en entraveront pas la production dans le foie et ne rendront pas davantage aux cellules, la propriété glycolytique permanente qu'elles possédaient autrefois.

Il faut s'adresser aux vertus des eaux thermales elles-mêmes et aux qualités thérapeutiques qu'elles possèdent en propre, pour trouver suivant les cas, un traitement véritablement curatif.

II. — *Indications des différentes eaux thermales appropriées à la cure générale du diabète.*

Les eaux thermales qui doivent être mises en première ligne au point de vue de leur efficacité dans la guérison ou l'atténuation de la maladie sucrée sont les eaux bicarbonatées fortes et les eaux arsenicales.

1° **Cures alcalines.** — La médication alcaline est la plus ancienne et jusqu'à présent, malgré l'opinion de certains médecins allemands, paraît être restée la plus en honneur, parmi celles qui combattent le mieux l'hyperglycémie.

Bien que les différents auteurs soient en contradiction sur la théorie de son mode d'action, les cliniciens sont d'accord pour reconnaître ses avantages.

Les alcalins, et en particulier le bicarbonate de soude ou sel de *Vichy*, diminuent l'acidité du sang et élèvent le nombre des globules sanguins. En facilitant les oxydations, ils augmentent l'activité des combustions respiratoires, ce qui se traduit par un accroissement de l'urée ; mais en même temps, il restreignent aussi la désassimilation des albuminoïdes.

A ce titre les alcalins constitueraient une médication des plus efficaces si, comme le soutient Lesné, la résistance du diabétique dépend essentiellement de la façon dont s'effectue chez lui la désassimilation (Labadie-Lagrave).

D'après Rabuteau et Ritter l'effet des alcalins varie sensiblement suivant les doses auxquelles ils sont administrés. A faible dose d'un à deux grammes au plus, ils se transformeraient en chlorures et agiraient alors en augmentant la sécrétion du suc gastrique, en activant les échanges nutritifs. A dose moyenne de quatre à six grammes ils sont absorbés en partie en nature ; ils modèrent le mouvement désassimilateur, diminuent les combustions organiques et abaissent le chiffre de l'urée ; ils peuvent donc agir ainsi sur l'azoturie.

Cliniquement leur influence se manifeste par une diminution journalière de la glycosurie, quelquefois aussi par une disparition complète du sucre pendant que la polyurie, la faim et la soif reviennent à la normale et que l'état général tout entier se modifie.

Cette cure est d'autant plus indiquée, d'ailleurs, qu'une longue observation a démontré l'efficacité des alcalins, et notamment du bicarbonate de soude à hautes doses, contre les accidents acidémiques, qui restent, pour le diabétique, la plus redoutable des menaces.

En thérapeutique hydrologique, les eaux bicarbonatées préconisées contre le diabète sont très nombreuses. Elles produisent des effets beaucoup plus accusés et plus complexes que l'emploi du sel en nature. La première place revient sans conteste aux *bicarbonatées sodiques fortes* et *chaudes* dont *Vichy* est le type.

A *Vichy*, comme dans la plupart des stations qui reçoivent des diabétiques, le traitement interne par l'eau en boisson prime de beaucoup le traitement externe par les bains alcalins.

Cette station convient surtout aux diabétiques arthritiques, qui sont plus arthritiques que diabétiques.

Hommes florides, frisant la cinquantaine, joyeux vivants, aimant le bon vin, la bonne table, ils sont fils de goutteux, de lithiasiques, d'artério-scléreux, d'eczémateux et mènent de front des affaires difficiles ou des travaux absorbants qui les retiennent à la ville et ne leur permettent que fort peu d'exercice. Le médecin consulté un jour pour une bagatelle, pour une légère somnolence survenant après le repas, pour une sensation d'inaptitude au travail, de difficulté de vouloir, a trouvé chez eux un peu de sucre dans l'urine, parfois même quelques traces d'albumine. Les malades présentent en outre de la dyspepsie acide ou de l'atonie gastro-intestinale, avec digestions lentes, météorisme abdominal et fermentations exagérées, dues à une surcharge gastrique et hépatique continues. La constipation chez eux n'est pas rare, accompagnée d'un état saburral des voies digestives, et entrecoupée de crises de diarrhée.

Ce sont bien là les vrais clients de *Vichy,* ceux qui répondent au premier type de Marcel Labbé : glycosurie sans dénutrition. Le diabète remonte à six mois, à un an, à deux ans ; il est intermittent, passager, la quantité de sucre varie, l'état général, malgré quelques misères, n'est pas mauvais. La cure de *Vichy* donne des résultats remarquables : en peu de temps le sucre tombera à zéro et restera des semaines et des mois souvent sans reparaître, ou bien il baissera tellement, qu'en tenant compte de l'amélioration simultanée de l'état général, les malades pourront se considérer comme guéris.

Il peut arriver cependant que la glycosurie revienne, plus accusée, plus persistante, et que la troisième, la quatrième cure à *Vichy* n'amène plus la même amélioration que les premières. Insensiblement le diabétique aura passé dans la seconde catégorie des glycosuriques avec dénutrition, et devra chercher plus loin d'autres sources que les eaux bicarbonatées, et d'autres médications hydro-minérales.

Plusieurs cependant parmi ceux qui semblent à première vue être des clients avérés de *Vichy,* gagneraient à suivre une autre médication alcaline. Si nous ne nous étions limités au cours de cet ouvrage à la seule étude des eaux minérales françaises, et si nous ne trouvions à *Brides,* en Savoie, une médication analogue, nous parlerions ici de *Carlsbad.*

Les diabétiques obèses et congestifs, les pléthoriques abdominaux dont les reins, le foie, congestionnés, accusent une stase veineuse profonde avec constipation, hémorrhoïdes, etc. se trouveront parfois mieux de *Brides* que de *Vichy,* parce qu'à *Brides,* contrairement à *Vichy,* les eaux agiront en sens contraire des congestions et de la constipation dont ils souffrent.

Parmi les contre-indications véritables de *Vichy*, Richardière en signale trois qui sont majeures :

La forme pancréatique du diabète ou diabète maigre, la tuberculose pulmonaire et la période consomptive du diabète. Il conviendrait d'en ajouter une quatrième : les accidents prostatiques. L'effet bien connu, congestionnant, des eaux alcalines chaudes sur les organes du petit bassin, celui du bicarbonate de soude en particulier sur la vessie, crée à *Vichy* un véritable danger pour les urinaires. Mais de là à penser qu'en dehors de ces contre-indications prohibitives les diabétiques quels que soient leur hérédité, leur tempérament, leurs idiosyncrasies, l'âge, la cause, le caractère, la forme de leur affection, doivent uniformément aller à *Vichy*, il y a loin. Gardons-nous de ce geste rapide que le Pr Landouzy appelle la thérapeutique réflexe de la glycosurie. Peu de problèmes réclament du médecin une sagacité plus éclairée, un examen plus détaillé du malade, une enquête plus approfondie sur ses antécédents que le choix judicieux de la station d'eau adéquate au genre du diabétique en cause.

Dans bien des cas même, tant sont obscures et multiples les faces du problème, le thérapeute devra recourir aux tâtonnements, aux essais, comme il arrive en médecine générale. Donc en rendant un juste hommage aux qualités toute particulières de la cure de *Vichy*, à ses sources privilégiées, nous ne pensons pas qu'indifféremment les glycosuriques ou les azoturiques, les anhépatiques ou les hyperhépatiques, dans la majorité des cas, sont également prédestinés à une saison sur les bords de l'Allier, et nous nous refusons à suivre certains auteurs dans la voie trop exclusive où ils auraient tendance à nous engager quand ils font du diabète « la maladie de *Vichy* ».

Parmi les bicarbonatées sodiques fortes viennent encore se ranger, derrière *Vichy*, les eaux froides *de Vals* dans l'Ardèche, dont les sources très nombreuses (Cie thermale et Vivaraises) offrent une graduation d'alcalinité des plus variée (1 gramme à 9 grammes par litre de bicarbonate de soude) et dont plusieurs (Dominique et Vivaraise n° 5) contiennent de l'arséniate de soude ou du fer en notable proportion. Certaines, peu chargées en sels alcalins, rendent de bons services comme eaux de table et permettent de parfaire à domicile une cure commencée auprès d'elles ou ailleurs.

Le Boulou, près de Perpignan, fréquenté surtout par les malades des régions méridionales, a l'avantage d'être une station d'hiver. Son établissement, un peu simple, reste ouvert toute l'année, et ses eaux, quoique froides comme celles de *Vals,* se rapprochent beaucoup aussi comme composition (de 3 à 6^{gr},50 de bicarbonate de soude) des eaux de *Vichy*.

Enfin *Châteauneuf,* dans le Puy-de-Dôme, possède des eaux chaudes qui méritent d'être citées, bien qu'elles soient loin d'être aussi bicarbonatées que les précédentes.

D'une manière générale, quelles que soient la cause et la forme du diabète, il faut retenir que le diabétique est guetté par des accidents de deux sortes : des phénomènes de consomption (tuberculose) et des phénomènes d'intoxication dont les plus redoutables sont ceux de l'acétonémie.

Dans ce dernier cas, sans préjuger des indications que nous donnerons plus loin, les eaux bicarbonatées sodiques passent au premier plan et cela en raison de la présence d'acétone dans le sang.

2° **Cures arsenicales.** — Des recherches expérimentales de Quinquaud il résulte un fait constant : l'arsenic a toujours diminué la glycosurie, la glycémie, la glycogénie. Cet auteur le considère comme le frein modérateur du diabète.

Lecorché parle de l'arsenic comme d'un antidiabétique complet et dit qu'il agit dans le même sens que le bicarbonate de soude et l'opium. Labadie-Lagrave lui trouve les mêmes qualités à condition qu'il soit associé au bicarbonate de soude ce qui est le cas dans les eaux minérales. Sous l'empire de son action on voit avec la glycosurie baisser le chiffre de l'urée et celui de l'acide carbonique exhalé par les poumons. Il enraye donc également la dénutrition des albuminoïdes et celle des hydrocarbures et constitue un médicament d'épargne.

Médication d'épargne ; régulatrice de la nutrition et de la cellule hépatique, telle sera donc la caractéristique clinique des eaux arsenicales.

Méritent seules ce nom les sources qui contiennent les sels d'arsenic en proportion notable ; car si l'on rangeait dans cette classe les sources qui décèlent moins d'un milligramme d'arséniate, la plupart des eaux thermales seraient des eaux arsenicales.

Parmi les eaux chaudes, la première, la plus connue, est celle de *La Bourboule* (28 milligrammes) ; viennent ensuite *Saint-Nectaire* (4 milligrammes) ; puis *Le Mont-Dore* (1 milligramme).

Parmi les eaux froides *Royat* (source Saint-Victor, 3 milligrammes) tient un des premiers rangs après *Vic-sur-Cère* et quelques sources de *Vals*.

Le type des eaux arsenicales antidiabétiques nous semble réalisé par *La Bourboule* et *Royat*.

La première, avec $2^{gr},838$ de chlorure de sodium et $2^{gr},892$ de bicarbonate de soude, à côté de l'arsenic, répond le mieux pour Huchard à la plupart des indications du diabète.

La seconde, avec des sels de lithine, représente la médication arsenico-lithinée qui a donné entre les mains de Martineau des succès retentissants.

Depuis quelques années on fait une place chaque jour plus grande aux eaux de *La Bourboule* dans le traitement du diabète, cela tient à ce que les travaux relativement récents et les observations cliniques plus nombreuses de Danjoy, de Michel, de Huguet les ont fait mieux connaître. Dernièrement encore H. Verdalle[1] présentait à l'Académie de médecine une centaine d'observations appuyées par une étude critique très complète qu'il terminait par les considérations suivantes auxquelles nous n'avons rien à ajouter ni à retrancher. En voici le résumé :

---

1. VERDALLE. Action de l'arsenic et des eaux chlorurées sodiques arsenicales sur le diabète, *Bull. de l'Acad.*, mars 1905 ; *Arch. génér. de méd.*, mars. 1906.

« Dans le diabète en général le traitement par les eaux arsenicales chlorurées-bicarbonatées-sodiques a une action très efficace ; il est cependant surtout indiqué dans les cas où la médication arsenicale a été déjà employée avec succès, et spécialement dans la forme hyperhépatique du diabète, c'est-à-dire dans cette variété, décrite par le P\ Gilbert, variété caractérisée par l'hyperfectionnement du foie (glycosurie et azoturie).

« L'indication formelle pour les eaux arsenicales est donnée par l'état d'hyperfonctionnement de la cellule hépatique, révélé par l'examen fractionné des urines (page 151) ; les eaux alcalines devant, au contraire, être indiquées dans le cas où ce fonctionnement est insuffisant.

« En dehors de toute considération générale, et quoi qu'on puisse arguer des modifications de tout ordre que n'importe quel traitement hydrominéral et climatique imprime à l'organisme, la double indication s'impose très nettement pour ces deux formes de diabète ; le diabète par insuffisance devra être traité aux stations alcalines, *Vichy* en tête ; le diabète par hyperfonctionnement aux stations arsenicales, *La Bourboule* en tête. »

Cette double indication est sanctionnée d'ailleurs, par la longue pratique médicale, qui a établi la valeur de ces deux médicaments : bicarbonate de soude et arsenic.

« Il arrive que l'eau arsenicale réussit dans des cas où les alcalins avaient échoué et réciproquement.

« Certaines indications spéciales s'imposent encore en faveur du traitement du diabète à *La Bourboule* : elles tiennent à ses complications si fréquentes : les accidents du côté de la peau ou des muqueuses — les complications du côté de l'appareil bronchopulmonaire (asthme, tuberculose), l'anémie enfin.

« Mais il convient de ne pas faire de l'anémie et de la cachexie une indication fondamentale de la cure arsenicale, comme le croient beaucoup de praticiens ; plus tôt on enverra le diabète à *La Bourboule,* plus on aura de chances d'obtenir des résultats parfaits.

« Le traitement par les eaux arsenicales peut rendre des services dans n'importe quelle forme de diabète ; bien qu'il soit plus formellement indiqué dans la forme hyperhépatique, il donne aussi de très bons résultats dans les autres formes ; mais il faut surtout invoquer l'action reconstituante de l'arsenic et aussi celle de l'altitude, de l'aération, des pratiques hydrothérapiques, etc., »

En somme les diabétiques qui doivent venir à *La Bourboule* sont ceux qui appartiennent à la seconde catégorie de Marcel Labbé : malades dont la glycosurie a pour origine non seulement l'alimentation hydrocarbonée et albumino-graisseuse, mais aussi la destruction des tissus albumineux et graisseux.

Ces diabétiques ont souvent la même apparence prospère que les premiers, ceux dont nous avons parlé à propos de *Vichy*, parce que la polyphagie, qui est de règle chez eux, compense les pertes azotées de la destruction des tissus, au fur et à mesure qu'elles se produisent.

Les apports contre-balancent ainsi les dépenses ; une sorte d'équilibre s'établit, qui dure parfois longtemps. Mais que survienne la restriction du régime alimentaire voulue ou fortuite elle ne fait plus baisser le taux de l'urée, seulement le malade maigrit, la déchéance s'accentue et la consomption peu à peu se produit. Au contraire si le malade est soumis à la médication arsenicale bicarbonatée de *La Bourboule* on assiste à une régularisation véritable de toute la nutrition : l'urée se rapproche de la normale pendant que la glycosurie s'abaisse.

Les observations de l'un de nous confirment de tous points celles de H. Verdalle.

Toutefois, pour les sujets atteints d'hépatite chronique, de lithiase hépatique et de canaliculite chronique, *La Bourboule* sera absolument contre-indiquée, comme pour les graveleux, pour les goutteux et les congestifs viscéraux.

Les eaux arsenicales de *Royat* (3 milligrammes), prises à l'intérieur, agissent, d'après Fredet et Laussedat, à la fois par l'arséniate de soude et la lithine qu'elles contiennent à côté du bicarbonate de soude. Le traitement externe doublerait aussi l'effet de

Clinique hydrologique. 11

l'ingestion *ab ore*, par l'excitation cutanée des bains carbo-gazeux qui sont la caractéristique hydrothérapique de cette station.

III. — *Indications secondaires des différentes eaux thermales, déterminées par les complications du diabète.*

En dehors des cas où le diabète est franc, où le diagnostic s'impose, où la marche et la forme de la maladie sont typiques, toute une série de modalités cliniques peuvent primer l'indication fondamentale des eaux bicarbonatées sodiques fortes et des eaux arsenicales.

Il est parfois urgent de traiter plus activement le symptôme prédominant que la cause, surtout s'il constitue une menace, quitte à reporter ensuite tous ses efforts thérapeutiques sur la glycosurie, quand le danger est passé.

Les complications nerveuses du diabète sont fort nombreuses. Quelques-unes peuvent être efficacement combattues par un traitement hydro-minéral bien choisi. Ce sont, dans l'ordre sensitif, les névralgies et les névrites ; dans l'ordre moteur, l'asthénie, les monoplégies transitoires et l'hémiplégie ; dans l'ordre psychique, la neurasthénie et l'hystérie. Ces deux dernières névroses liées à l'intoxication générale de l'organisme par la glycémie, ne paraissent pas comporter d'indications spéciales autres que celles du diabète lui-même.

Les névralgies et les névrites trouveront un soulagement, et quelquefois la guérison, auprès des sources faiblement minéralisées de *Plombières, Royat, Bourbon-Lancy* ou *Néris.*

L'asthénie musculaire, la lassitude générale, quand elles sont assez accentuées pour être considérées comme une complication, bénéficieront d'une cure d'altitude aux eaux arsenicales fortes comme *La Bourboule.*

Les monoplégies, paralysies, hémiplégies, devront être adressées aux stations chlorurées telles que *Bourbonne, Bourbon-*

Lancy, Balaruc, Bourbon-l'Archambault, Salins-Moutiers, Briscous-Biarritz, Salies, etc.

Les complications pulmonaires : bronchites chroniques, asthme, emphysème, tuberculose, se traiteront au *Mont-Dore* si les sujets sont congestifs, à *La Bourboule* et à *Saint-Honoré* s'ils sont torpides et lymphatiques. Il en sera de même pour les pharyngites et les laryngites.

Ces dernières pourraient également se soigner à *Cauterets*, en même temps qu'ils y traiteraient leur glycosurie par la source Mauhourat (Duhourcau).

Les complications cardio-vasculaires du diabète appartiennent en général à l'artério-sclérose et nous n'avons pas d'autres indications à donner que celles inscrites au chapitre concernant les cardiopathies.

L'appareil rénal peut être, de même, affecté de néphrite, et nous répéterons pour lui ce que nous avons dit de ces maladies.

Quant à l'albumine, c'est un symptôme tellement fréquent chez les diabétiques, qu'elle ne semble réellement pas constituer, à elle seule, un élément d'indication spéciale. Elle peut provenir de deux causes. Ou bien elle est liée à une altération du parenchyme rénal et s'accompagne des signes du brightisme : œdème malléolaire, hypertrophie cardiaque, bruit de galop, etc. ; elle relève alors du traitement hydro-minéral des néphrites communes, par *Saint-Nectaire* et *Évian*. Ou bien, ce qui est beaucoup plus fréquent, elle survient sans lésion rénale, et tient au même trouble de nutrition que la glycosurie, c'est le diabète albumineux de Lancereaux : albumine en général légère et qui cède en peu de temps, non pas au traitement de l'albumine elle-même, mais à celui de la glycosurie dont elle est fonction ; à moins qu'elle ne décèle une tuberculose au début. Diabète albumineux, elle est justiciable de *Vichy*, de *Vals*, de *Saint-Nectaire*, d'*Évian*. Début de tuberculose, elle est tributaire de *La Bourboule*.

Les complications digestives qui touchent l'estomac doivent être traitées à *Vichy*, à *Vals*, à *Pougues* ; les désordres fonctionnels du foie, surajoutés au diabète, seront envoyés à *Vichy* ; ceux de l'intestin à *Châtel-Guyon*, à *Plombières* ou à *Brides* (Voir le traitement particulier de ces affections).

Enfin les diabétiques anémiques, lymphatiques, affaiblis, tireront parti d'une saison aux sources ferrugineuses de *Vichy*, de *Forges*, ou aux arsénicales d'altitude : *La Bourboule* (850 mètres), *Vic-sur-Cère* (670 mètres), *Royat* (450 mètres).

Maladies concomitantes. — Pour être complets, nous devons parler des cas où le diabète s'associe ou se surajoute à d'autres affections.

Il est possible et il est avantageux, de choisir les stations hydro-minérales qui répondent à ces doubles indications.

Dans cet ordre d'idée et très succinctement, nous recommanderons :

Aux diabétiques syphylitiques, les eaux d'*Uriage* ;

Aux tabétiques, les chlorurées thermales : *La Malou, Bourbonne, Bourbon-Lancy, Balaruc,* etc ;

Aux paludiques atteints de troubles hépatiques importants : *Vichy, Vals, Le Boulou* (voir paludisme) ; *La Bourboule* à ceux d'entre eux chez qui l'anémie palustre ne s'accompagne pas de lésions hépatiques sérieuses ;

Aux goutteux et graveleux : *Contrexeville, Évian, Capvern, Vittel* et *Martigny* ;

Aux rhumatisants et artériels : *Aix, Bourbon-Lancy, Evaux* et *Royat* ;

Aux obèses : *Brides.*

IV. — *Adjuvances thérapeutiques.*

Nous venons de voir par quels éléments de la thérapeutique hydro-minérale on arrivait à modifier les troubles fonctionnels glandulaires et les échanges nutritifs du diabétique. Les moyens adjuvants de toute cure thermale c'est-à-dire : l'hygiène physique et morale, l'hydrothérapie, et le régime alimentaire, vont nous aider à remplir les autres indications du traitement : agir sur le système nerveux, favoriser et relever l'activité organique des tissus (histolyse).

Hygiène morale. — Transplanté loin de l'agitation et des bruits de la ville, le diabétique goûtera à la station d'eaux un repos et un calme salutaires. Distrait par son traitement, par les détails d'une vie nouvelle, il oubliera les préoccupations des affaires, les soucis d'argent, les chagrins qui souvent augmentent chez lui la glycosurie si parfois ils ne l'ont produite. Le patient négligera tout travail intellectuel absorbant, et n'aura d'autre devoir que celui de se distraire sans se fatiguer.

Hygiène physique. Hydrothérapie. — Les exercices musculaires modérés pris dans l'intervalle des pratiques hydro-minérales, le séjour en montagne dans un air vif, riche en oxygène, l'équitation, la chasse, la pêche, les jeux en plein air sont excellents pour favoriser le traitement, activer la circulation générale et donner un coup de fouet aux échanges respiratoires comme aux oxydations intra-organiques. Mais on n'oubliera pas que ces exercices fournissent un résultat hygiénique et thérapeutique à la condition expresse d'être rationnellement employés au point de vue du choix et au point de vue du dosage, lesquels doivent toujours être subordonnés aux cas particuliers[1]. Ils seront défendus aux azoturiques. L'automobile sera également interdite aux diabétiques nerveux, excitables, car il résulte des recherches de Navarre que les émotions et les trépidations exercent une mauvaise influence sur le système nerveux du glycosurique.

La gymnastique suédoise et la mécanothérapie pourront avantageusement remplacer, pour les asthéniques ou les obèses, les exercices précédents, parfois trop pénibles pour ces deux catégories de malades.

---

1. DELFAU, *loco citato*.

Hydrothérapie. — L'hydrothérapie, sous forme de bains, douches, massages sous l'eau, constitue un excellent moyen de traitement parce qu'elle produit des effets toniques et sédatifs sur le système nerveux, et qu'elle concourt à l'hygiène et au bon fonctionnement de la peau.

L'eau chaude sera préférée, dans la généralité des cas, à l'eau froide. Comme aussi les cures hydro-minérales seront recommandées de préférence pendant les mois de juillet et d'août. Les expériences de Luthje, Emden et Liefman, celles plus récentes de Busquet[1] démontrent que les températures extérieures élevées, et l'hydrothérapie chaude, sont plus favorables au diabétique que les basses températures.

Le bain modérément chaud est sédatif et calmant du système nerveux. Il amène une grande détente, donne de la souplesse musculaire et semble imposer une accélération salutaire à toutes les fonctions. Il réalise l'asepsie de la peau du glycosurique, si souvent exposée aux infections exogènes : acné, furoncles, anthrax, ecthyma, etc. ; il la rend aussi plus perméable.

Les bains carbo-gazeux, à la condition qu'ils soient et restent tièdes, par l'excitation cutanée et l'hypotension vasculaire qu'ils déterminent, nous paraissent tout à fait aptes à seconder, chez le diabétique, l'action curative du traitement hydro-minéral.

Les bains alcalins de Vichy ont une action analogue, quoique beaucoup plus faible.

La douche chaude, courte et vigoureuse, développe chez le malade une vitalité bienfaisante ; elle accélère la circulation, active les mouvements musculaires et produit sur l'épanouissement des nerfs cutanés une excitation qui est le point de départ d'une série d'actes réflexes, dont la manifestation est appréciable dans tous les organes et dans toutes les fonctions (Beni-Barde). De plus elle est nettement hypotensive, et ce fait est très important, puisque, pour la grande majorité, les diabétiques sont des hypertendus.

---

1. Busquet, Influence de la température extérieure sur la glycosurie des diabétiques. *Presse médicale*, janv. 1909.

La douche froide pourra rendre d'utiles services aux malades jeunes, encore vigoureux, qui sont aux premières phases de la maladie, et dont le système vasculaire est intact. On devra préparer le sujet à la recevoir, par un exercice musculaire ou un massage à sec préalables appelés préaction, et l'on devra veiller à ce qu'il ne se produise pas chez le malade de refroidissement avant la douche. Celle-ci sera contre-indiquée pour les hypertendus, même quand chez eux les artères seront souples, comme celles des pléthoriques, dont l'hypertension est due plutôt à une augmentation du volume du sang qu'à un myocarde défectueux et à des vaisseaux légèrement altérés.

La douche écossaise, chaude d'abord, puis froide, très courte et très douce, moins excitante, plus sédative, devra être préférée à la douche froide ordinaire, dans la plupart des cas.

Enfin les douches hépatiques, locales, en pluie, très chaudes, rendront parfois de grands services.

Une friction sèche ou alcoolique au gant de laine suivra toujours le bain ou la douche, complètera l'action vaso-dilatatrice de l'hydrothérapie chaude, ou favorisera la réaction de la douche froide. On évitera l'usage du gant de crin, capable d'excorier la peau et d'ouvrir ainsi des portes d'entrée aux agents infectieux.

Le massage sous l'eau est un pétrissage musculaire, pratiqué dans la position assise (douche d'*Aix*) ou couchée (douche de *Vichy*) pendant 5 à 15 minutes, sous une douche chaude. C'est un traitement très profitable aux diabétiques, à condition qu'il soit gradué et que les séances soient espacées par 2 ou 3 jours jours l'une de l'autre. On peut avantageusement le faire alterner avec des douches ou des bains chauds.

Régime alimentaire. — Idéalement parlant, toute station hydro-minérale antidiabétique devrait comporter, dans chaque hôtel, une table de régime alimentaire, placée sous la surveillance médicale, et sur laquelle apparaîtraient seuls les aliments et les boissoins dont l'ingestion est permise aux glycosuriques.

Pratiquement, les tables de régime n'existent pas dans un ordre d'idées aussi strict, même en Allemagne[1] ; elle ne peuvent pas exister. Là, comme ailleurs, autant de malades, autant de régimes différents, et cela se conçoit. Par contre, il est facile d'établir des *menus, des cartes de régime,* qui comprennent la liste des aliments permis, tolérés, défendus, et qui sont remis à la fois aux hôteliers, pour qu'ils s'y conforment, aux malades, pour qu'ils y choisissent.

Telles sont les cartes de menus modèles de la Société médicale de Saint-Nectaire, pour les albuminuriques ; telles sont aussi celles de Vittel, Contrexeville, Vichy, Evian, Martigny et Chatel-Guyon pour les goutteux, les dyspeptiques, les entéritiques, etc.

Encore faut-il s'inspirer, pour rédiger et modifier ces menus, des exigences de chaque cas particulier. De nombreux régimes ont été institués dans le traitement du diabète (Bouchardat, Mossé, Cantani, Dongkin, Von Norden, etc.). Il faudra toujours être éclectique et l'on ne pourra mieux faire qu'insister avec Marcel Labbé sur la nécessité d'établir la tolérance de chaque malade vis-à-vis des hydrates de carbone en comparant l'excrétion glycosurique à l'ingestion du sucre alimentaire.

« Au lieu de se contenter comme autrefois, dit cet auteur, de formuler une série de restrictions et interdictions alimentaires qui, dans leur rigueur, étaient impossibles à suivre, et d'ailleurs très souvent exagérées, on formule au contraire des autorisations alimentaires ; on permet au diabétique de prendre des hydrates de carbone, mais en lui indiquant la dose exacte qu'il ne doit pas dépasser. Les hydrates de carbone ne sont pas interdits aux diabétiques ; mais ils ne sont autorisés que dans une certaine limite.

« Pourvu qu'il reste dans les limites prescrites, le diabétique a le droit de composer son régime comme il l'entend, de manger du pain, des pâtes, du sucre même, si cela lui plaît.

---

1. C'est ce qui ressort très clairement du rapport présenté en 1908 par les Drs Dedet et Mazeran à la Société de médecine de Paris. DEDET, *Les tables de régime. Bull. soc. de méd.,* Paris, 1908.

« Pour chaque espèce d'hydrate de carbone, on indique la dose correspondant à la tolérance, en tenant compte de la composition de l'aliment ; les tables de von Norden peuvent, à cet égard, rendre de très grands services ; elles indiquent les quantités de chacune des espèces d'hydrates de carbone qui renferment la même proportion d'amidon que 100 grammes de pain. Si le chiffre de la tolérance est calculé par rapport au pain, ce qui est le plus fréquent, le diabétique peut, en consultant ces tables, remplacer tout ou partie du pain autorisé par des quantités isoglycosiques d'autres aliments. Ainsi, avec une tolérance de 100 grammes de pain, le malade pourra prendre, au lieu de pain : 300 grammes de pommes de terre, ou bien 53 grammes de sucre, ou encore 50 grammes de pain et 150 grammes de pommes de terre. Il peut ainsi de lui-même varier son régime. »

Et l'auteur ajoute : « En résumé, le principe du régime est opposé dans les deux catégories de diabètes que j'ai établies : 1° dans le diabète sans dénutrition, le danger vient de l'hyperglycémie et de l'hyperglycistie, le traitement consiste à réduire au maximum le régime hydrocarboné.

« 2° Dans le diabète avec dénutrition, le principal danger vient de la dénutrition et de l'intoxication acide qui aboutit au coma ; le traitement consiste à empêcher la dénutrition par un régime riche en albumine et en graisse, et l'intoxication acide par une ingestion suffisante d'hydrate de carbone [1]. »

Linossier irait même plus loin [2] et proposerait la restriction, relative cela s'entend, de l'alimentation globale même dans les cas de diabète grave, restriction portant sur les albuminoïdes et permettant une suppression moins stricte des hydrates de carbone afin d'empêcher l'acétonémie.

Enfin on tiendra compte des recherches nouvelles qui ont prouvé l'avantage d'incrire sur les menus des diabétiques une

1. Marcel LABBÉ, Physiologie pathologique des diabètes. *Revue de médecine*, août et septembre 1907.

2. LINOSSIER. *La restriction de l'alimentation globale chez les diabétiques. Bulletin médical*, janvier 1909.

proportion dominante d'aliments gras. D'autant plus que la cure bicarbonatée, dont nous avons vanté l'efficacité, aide à la tolérance du régime gras, en lui-même indigeste, et s'oppose à la formation des acides gras, qui, introduits par l'alimentation, pourraient se déverser dans le sang et créer l'acidémie (Maignon et Fernand Arloing).

De toute manière, en tout cas, les malades venus pour se soigner, sont plus disposés aux stations hydro-minérales que partout ailleurs à suivre les conseils du médecin. Ils demeurent à l'abri d'invitations intempestives, de tentations, d'écarts de régime, qui sont dans la vie courante si fréquents et si préjudiciables à leur santé.

Mécanothérapie. — Les mouvements passifs, imprimés par les appareils de mécanothérapie, rendent des services aux diabétiques affaiblis ou asthéniques, et aussi aux malades qui doivent éviter la fatigue et le surmenage. Les muscles travailleront successivement et non simultanément. Par des mouvements de fléxions des membres et du tronc, avec de faibles résistances de 3 à 5 kilogrammes, accompagnés de mouvements passifs de respiration, on obtiendra une graduation méthodique de l'exercice.

Cures de terrain. — Des promenades, en plaine ou en pente douce, dont la longueur est mesurée d'avance, permettent de prescrire au diabétique une marche graduée, et de procéder pour lui à un entraînement progressif, dont l'effort est connu.

Pour peu que les allées d'un parc ou les routes de la ville s'y prêtent, chaque médecin peut établir ainsi un excellent adjuvant de la cure thermale, avec lequel il dosera l'exercice comme il formule la quantité de boisson.

Cures associées. — Dans le diabète, plus que dans beaucoup d'autres maladies chroniques, la malade pourra faire avec avantage deux saisons d'eaux consécutives, séparées par un séjour d'une quinzaine de jours ou d'un mois à la campagne ou à la montagne.

Nous pensons dans ce cas qu'il vaut mieux commencer par une cure aux eaux bicarbonatées sodiques fortes, avant d'aborder une médication générale d'épargne ou une médication spécialisée. C'est ainsi que les diabétiques justiciables de deux cures iront à *Vichy* avant de monter à *La Bourboule* ou de s'arrêter à *Royat*. Ils iront également à *Vichy* avant de se rendre à *Châtel-Guyon* et au *Mont-Dore*. — Dans le cas ou deux cures hydro-minérales générales paraîtraient nécessaires ils commenceront par les eaux faiblement minéralisées comme *Pougues*, *Évian*, *Vittel*, *Néris*, *Châteauneuf*, *Contrexeville*, *Martigny* avant d'aborder des sources plus fortes comme *Vichy*, *Vals* ou *Le Boulou*. — Le changement de climat exerce une influence très salutaire dont on doit souvent tirer parti.

Contre-indications. — Le traitement thermal est contre-indiqué comme étant sans action ou aggravant les affections suivantes :

Les accidents cutanés graves : gangrène profonde, mal perforant, rétraction de l'aponévrose palmaire ;

Les lésions oculaires : cataractes, lésions de la rétine, névrites optiques ;

Les accidents nerveux comme les lésions de la moelle, les paralysies par lésions des centres nerveux ;

Les dispositions acétonuriques persistantes et les menaces de coma ;

Les complications artérielles ;

Les diabètes infantiles survenant chez des fils de diabétiques et de goutteux ;

Enfin la grossesse.

RÉSUMÉ

LES DIABÉTIQUES ET LES GLYCOSURIQUES

I

Indications des différentes eaux appropriées à la cure générale du diabète (Médications de 1ᵣₑ ligne).

1° EAUX BICARBONATÉES SODIQUES FORTES.

Effets physiologiques et thérapeutiques des alcalins.

Indications.

a. Conviennent aux diabétiques sans dénutrition (Labbé), aux anhépatiques (Gilbert), sujets dans un état relativement satisfaisant dont le diabète est encore récent avec un foie défectueux.

1° Eaux chaudes : **Vichy,** *Châteauneuf.*

2° Eaux froides : **Vals,** *Le Boulou.*

b. Les eaux de *Vichy, Vals, Le Boulou* conviennent encore, mais moins, aux obèses, pléthoriques, congestifs, abdominaux, constipés. Dans ces cas, préférer les eaux de *Brides,* sulfatées carbonatées, analogues à celles de *Carlsbad.*

Contre-indications.

Tuberculose pulmonaire ; prostatiques ; période consomptive du diabète ; diabète pancréatique ou maigre.

2° EAUX ARSENICALES FORTES, BICARBONATÉES OU LITHINÉES.

Effets physiologiques et thérapeutiques de l'arsenic.

Indications.

Diabétiques avec dénutrition compensée par polyphagie, ou non compensée — sujets souvent florides mais avec azoturie et quelquefois albuminurie — hyperhépatiques de Gilbert — le diabète date de quelques années.

1° Eaux chaudes : **La Bourboule** ;

2° Eaux tièdes ou froides : *Royat, Vic-sur-Cère,* sources de *Vals*

Contre-indications.

Lésions chroniques du foie, lithiase, canaliculites, gravelle, goutte, congestifs viscéraux.

II

Indication des différentes eaux, déterminées par les complications surajoutées au diabète (Médications de 2ᵉ ligne).

EAUX BICARBONATÉES ET SULFATÉES CALCIQUES, CHLORURÉES SODIQUES, INDÉTERMINÉES.

A. Complications.

1° NERVEUSES. — *a. Névralgies et névrites.* — Sources faiblement minéralisées : *Plombières, Bourbon-Lancy, Néris.*

b. Neurasthénie, asthénie, lassitude. — Cure d'altitude et eaux arsenicales : *La Bourboule, Saint-Nectaire.*

c. Sujets excitables. — Alcalines faibles : *Pougues, Évian, Vittel, Martigny, Néris. Capvern.*

d. Paralysies, monoplégies, hémiplégies. — Chlorurées sodiques *Bourbonne, Bourbon-Lancy, Bourbon l'Archambault, Salins-Moutiers, Briscous-Biarritz, Salies-de-Béarn.*

2° VOIES RESPIRATOIRES. — Pharyngites, laryngites, asthme, emphysème, bronchites, tuberculose ; si congestifs : *Le Mont-Dore* ; si torpides : *La Bourboule* ; si catarrhe : *Saint-Honoré* ou *Cauterets* (Mauhourat).

3° RÉNALES. — Si albumine due à commencement de néphrite : *Saint-Nectaire, Évian* ; si albumine, simple trouble de nutrition (diabète albumineux) : *Vichy, Vals, La Bourboule, Saint-Nectaire, Évian* ; si albumine, début de tuberculose : *La Bourboule.*

4° DIGESTIVES.
Estomac, dyspepsies : *Pougues, Vichy* ;
Foie, hépatites, lithiase, canaliculites : *Vichy, Vals, Le Boulou, Brides.*
Intestin : Plombières, Châtel-Guyon, Brides.*

B. Maladies concomitantes.

1° ANÉMIE, LYMPHATISME. — *a.* Cure d'altitude aux sources arsenicales : *La Bourboule, Royat, Saint-Nectaire, Vic-sur-Cère* ; ou ferrugineuses : *Bussang* ; ou chlorurées sodiques : *Salins-Moutiers.*

   b. Sources ferrugineuses de *Forges,* de *Vichy* (Mesdames, Lardy).

   2° Syphilis. — *Uriage, Luchon.*

   3° Tabes. — *La Malou, Bourbonne, Bourbon-Lancy, Balaruc.*

   4° Paludisme. — Si troubles du foie, accidents hépatiques : *Vichy, Vals, Le Boulou* ; si anémie, même avec splénomégalie : *La Bourboule.*

   5° Goutte, gravelle. uricémie. — *Capvern, Contrexeville, Vittel, Évian, Martigny.*

   6° Rhumatisants. — Complications artérielles : *Aix, Evaux, Bourbon-Lancy, Royal.*

   7° Obèses. — *Brides.*

III

Adjuvances thérapeutiques.

   1° Hygiène morale, hygiène physique, exercices.

   2° Hydrothérapie chaude : bains chauds ou carbo-gazeux ou alcalins, douche chaude ou écossaise, douche d'*Aix,* douche de *Vichy.* — Frictions.

   3° Régime alimentaire, tables de régime.

   4° Mécanothérapie.

   5° Cures de terrain.

IV

Contre-indications.

N'ont rien à attendre de la médication hydro-minérale :

   1° La polyurie nerveuse ou diabète insipide.

   2° Le diabète pancréatique ou diabète maigre.

   3° Le diabète azoturique ou azoturie sans glycosurie.

   4° Les glycosuries secondaires (traumatiques, nerveuses, toxiques, infectieuses, etc.).

   5° La liste des accidents énumérés ci-dessus au chapitre contre-indications (page 171).

CHAPITRE VI

LES OBÈSES

Le régime alimentaire réduit constitue la base du traitement de l'obésité, mais les obèses n'en sont pas moins justiciables d'une cure hydro-minérale, car il est rare de les voir se soumettre sérieusement au traitement en restant chez eux, dans le milieu où ils ont contracté les habitudes alimentaires défectueuses qui les ont conduit à l'obésité. Celle-ci, en effet, résulte toujours de la suralimentation par excès alimentaire ou par défaut d'exercice ou encore, plus souvent, par ces deux causes réunies. Il faut donc modifier du tout au tout les habitudes alimentaires et hygiéniques de l'obèse et cela est très difficile, sinon impossible à obtenir s'il reste dans son ambiance, tandis que dans une station hydro-minérale il pourra être soumis à un genre de vie tout à fait différent du sien et y trouver toutes les conditions requises pour suivre son régime et s'entraîner aux exercices qui lui sont nécessaires. Mais ce n'est pas seulement à ce titre « d'école d'hygiène et de diététique » (Landouzy) que la cure hydro-minérale est utile à l'obèse, elle l'est également par les adjuvants qu'elle fournit au régime et qui activent les oxydations, favorisent l'élimination des déchets de désassimilation et évitent ainsi l'auto-intoxication. De plus elle prévient et combat les complications qui surviennent, tôt ou tard, dans l'obésité.

Types cliniques.

Il y a deux types cliniques d'obèses bien différents l'un de l'autre :

a) L'obèse pléthorique et floride ;

b) L'obèse atone et cachectique.

« Il ne s'agit pas là d'obésité de nature ou d'origine différentes mais seulement de deux étapes dans la marche de l'obésité ; on commence par être un obèse floride et l'on devient, plus ou moins tard, un obèse atone ou cachectique (Marcel Labbé). » Dans le premier cas, l'obésité est *simple* et résulte uniquement de l'accumulation de graisse dans l'organisme ; dans le second cas, elle est *compliquée* et, à l'accumulation de graisse, s'ajoutent de la rétention chlorurée et aqueuse, de l'anémie, de l'insuffisance fonctionnelle de différents organes.

A. — **L'obèse pléthorique et floride** est un sujet vigoureux, de mine réjouie, à la face congestionnée et parfois couperosée, à musculature très développée, bon vivant, gros mangeur, grand buveur, menant habituellement une vie active et ne présentant souvent, pendant de longues années, aucun trouble apparent de la santé. Ses urines abondantes et souvent sédimenteuses présentent, à l'analyse, une augmentation de tous les éléments : azote total, urée, acide urique, rapport azoturique, phosphates et chlorures, ce qui n'a rien que de très normal, le sujet ingérant de tout en excès et assimilant bien. Ses fonctions intestinales peuvent se faire régulièrement, cependant il présente quelquefois de la constipation mais plus souvent il a deux ou trois selles quotidiennes abondantes et pâteuses, premier indice d'une absorption intestinale défectueuse. Sa tension artérielle, bien que généralement encore normale à cette période, tend à s'élever pour devenir plus tard une hypertension confirmée.

C'est à cette classe qu'appartiennent les *enfants obèses* qui sont toujours des florides, sinon des pléthoriques, mais qui méritent plus que tous autres d'être soignés, car les accidents éclatent chez l'obèse d'autant plus tôt qu'il a débuté plus jeune dans la polysarcie. Au bout d'un temps qui peut atteindre plusieurs années, l'obèse floride a quelques malaises : digestions laborieuses s'accompagnant de somnolence, de maux de tête, d'essoufflement, d'abord intermittent, puis continu et de sensation de lassitude ; l'obèse floride devient un obèse atone et s'achemine à la cachexie.

B. — **L'obèse atone ou cachectique** se plaint de fatigue, d'essoufflement, de palpitations, de digestions lentes et laborieuses ; les femmes ont de la dysménorrhée, l'homme devient frigide. Sa face pâle est comme bouffie, ses chairs sont molles et infiltrées, il a un léger œdème péri-malléolaire. Il est apathique, somnolent, incapable de fixer longtemps son attention ; il a parfois de véritables attaques de narcolepsie.

L'arythmie cardiaque est fréquente avec des souffles inorganiques de la région précordiale ou du retentissement du second bruit aortique.

Il y a des signes de congestion au niveau des bases des poumons et parfois un notable degré d'anémie que révélera l'examen du sang.

Dans les urines, il n'y a plus, comme chez le floride, excès des principes extractifs l'obèse, à cette période, ne mangeant plus guère avec excès.

L'albuminurie est fréquente, la glycosurie également ; l'élimination chlorurée se fait mal et crée les œdèmes. La tension artérielle, qui peut-être inférieure à la normale, lui est plus souvent supérieure. L'œdème pulmonaire peut devenir menaçant et éclater brusquement à la suite d'une fatigue ou d'une poussée inflammatoire du côté des bronches.

Complications.

De toutes les complications de l'obésité, la plus redoutable est la *surcharge graisseuse du cœur*, qui se trouve enserré dans une enveloppe de tissu adipeux pouvant atteindre plusieurs centimètres d'épaisseur et gênant singulièrement ses contractions ; la cyanose des extrémités, la congestion des poumons et des organes abdomino-pelviens apparaissent alors et, avec elles, une dyspnée pénible, voire même des signes d'œdème cérébral.

Une autre complication aussi fréquente et aussi grave est la *sclérose rénale*. En effet l'*albuminurie* apparaît presque fatalement chez l'obèse ayant dépassé la quarantaine et c'est le premier indice d'une néphrite interstitielle qui évolue plus ou moins rapidement et qui ne tarde pas à provoquer, comme l'a mis en lumière Marcel Labbé, la dilatation du cœur droit entraînant bientôt l'asystolie, cause fréquente de mort pour l'obèse.

La *congestion du foie* se rencontre aussi chez la plupart des obèses et résulte du surmenage prolongé des voies digestives et de l'intoxication qui en résulte ; elle est assez souvent due à l'alcoolisme et peut être le début d'une cirrhose. Quoi qu'il en soit, le foie hypertrophié est habituellement indolore ; c'est tout au plus s'il existe du gonflement après les repas et si la palpation du bord antérieur de l'organe réveille une sensation pénible. La langue est blanche, l'haleine fétide et il y a, en même temps, un peu de subictère des conjonctives.

La congestion hépatique s'accompagne d'*hémorroïdes* turgescentes à poussées douloureuses et à hémorragies plus ou moins abondantes.

La *glycosurie* se surajoute dans un grand nombre de cas à l'obésité et peut devenir le point de départ d'un *diabète* particulièrement tenace.

La *lithiase rénale* et la *gravelle* se voient également avec une extrême fréquence ; mais l'obèse ne paraît pas être plus prédisposé que d'autres à la lithiase biliaire.

Par suite de l'affaiblissement et de la distension de la paroi abdominale, les *hernies*, les hernies *ombilicales* surtout, se voient fréquemment ; elles peuvent devenir de véritables éventrations ou le siège d'étranglements. Les sueurs profuses, souvent fétides, dont il est atteint peuvent provoquer de l'*intertrigo* et une véritable macération de la peau. L'eczéma, les varices, les ulcères variqueux ont une certaine prédilection pour les sujets adipeux. Enfin, parfois, les très gros obèses ont un affaissement de la voûte plantaire du pied, complication qui n'est pas à négliger, car elle peut rendre la marche tout à fait impossible et entraver ainsi, en partie, le traitement.

Cures thermales.

Plusieurs stations françaises, sans parler des stations étrangères hautement spécialisées dont *Marienbad* est le prototype, pourraient revendiquer, à juste titre, la cure de l'obésité. L'une d'entre elles s'est, depuis plusieurs années, occupée spécialement de ce traitement, c'est *Brides* en Savoie.

Ses eaux laxatives, dont l'effet peut être renforcé par l'adjonction des *Sels de Brides,* par l'abondante évacuation intestinale qu'elles provoquent quotidiennement, diminuent l'absorption intestinale et combattent la stase veineuse des organes abdomino-pelviens et spécialement l'hypertension portale. En tant qu'eaux diurétiques, elles facilitent l'élimination des déchets organiques et assurent la lixiviation des tissus. Enfin, elles provoquent et augmentent la sudation, accroissent de ce fait la déperdition calorique et contribuent ainsi à l'amaigrissement. Il va sans dire qu'en plus du traitement par la boisson, le malade doit être soumis à un ensemble d'autres médications dont la première de toutes est le *régime alimentaire réduit.*

Diététique.

Nous n'avons pas, dans cet ouvrage, à passer en revue les nombreux régimes proposés contre l'obésité ; mais nous devons cependant parler du *régime sec* ou de restriction des boissons mis à la mode par Oertel. Il est à rejeter comme très pénible à suivre, dangereux par la concentration des urines qu'il provoque et l'irritation secondaire qui en résulte pour le parenchyme rénal. D'ailleurs, Debove et Flamand ont montré que l'absorption d'eau, même en excès, n'augmente en rien le poids de l'individu et, si certains obèses retiennent de l'eau et augmentent de poids simultanément, c'est qu'ils font, en même temps, comme l'ont montré H. Labbé et Furet, de la rétention chlorurée ; aussi doit-on soumettre les obèses à un *régime hypochloruré* en leur donnant une cuisine à peine salée et en leur interdisant d'ajouter du sel à leurs aliments.

L'*alcool* doit être rigoureusement interdit et c'est à peine si on autorisera un peu de vin léger pour aromatiser l'eau de boisson. L'eau, par contre, sera permise à discrétion à condition de ne pas en boire de grandes quantités pendant les repas, ce qui risquerait de provoquer de l'atonie gastrique.

Les *graisses* et les *aliments gras* seront réduits au minimum : cuisine aussi peu grasse que possible ; les viandes seront grillées, les légumes cuits à l'eau et apprêtés au jus de viande ; interdiction de la graisse, du beurre, des sauces épaisses, de la mayonnaise, des volailles grasses (telles que oie, canard), des poissons gras (anguille, maquereau) ou conservés à l'huile (sardines, anchois).

Les *fromages gras* (gruyère, hollande, etc.) ainsi que les *laitages* seront également prohibés.

Les *hydrates de carbone* ne seront autorisés qu'en très petite quantité : pas de sucre, pas d'entremets sucrés, pas de féculents, ni de farineux tels que : riz, semoule, pâtes alimentaires, pâtisseries et pâtés. Les pommes de terre frites ou rôties sont défendues ; par contre, les pommes de terre cuites à l'eau, bouillies ou en purée, vu leur forte teneur en eau, peuvent être autorisées ; souvent même on pourra les substituer, avec avantage, au pain.

Le *pain*, en effet, doit être rigoureusement rationné et il est préférable, s'il ne peut être pesé avec soin, de le donner sous forme de flûtes ou de biscottes, dont on indiquera le nombre qui ne doit être dépassé.

On peut donc permettre :

Les viandes rôties ou grillées soigneusement dégraissées.

Les volailles rôties ou bouillies (sauf oie et canard).

Les poissons maigres bouillis.

Les œufs sous toutes les formes, sauf en sauce blanche,

Les légumes verts préparés au jus de viande.

Les salades crues peu huilées.

Les fruits frais aqueux qui ont, avec les légumes verts, l'avantage, comme l'ont indiqué Debove et Javal, de satisfaire l'appétit par le volume qu'ils occupent, tout en ayant un pouvoir calorifique très minime.

Aux obèses goutteux, artério-scléreux ou hypertendus, la viande ne sera permise qu'en quantité minime ou tout à fait proscrite, suivant le degré plus ou moins avancé du processus morbide.

Mais ce régime qualitatif, qui suffit dans beaucoup de cas, devra être, en plus, autant que possible, quantitatif. Le nombre des repas sera indiqué, avec interdiction de prendre quoi que ce soit en dehors d'eux, ainsi que le nombre de plats pour chacun d'eux ; même, dans certains cas, il est nécessaire de prescrire le poids de chaque aliment.

Voici le type d'un menu quotidien :

Trois repas par jour :

Petit déjeuner. — Infusion de thé ou de café noir, sans sucre ou avec un seul morceau de sucre (moyen), deux biscottes de légumine, un œuf à la coque ou une tranche de maigre de jambon ou de viande froide (environ 5o grammes).

Déjeuner.

Hors-d'œuvres végétaux : céleri-rave, tomates, concombres, radis

Viande maigre : rôtie ou grillée, chaude ou froide (60 à 70 grammes).

Légumes verts : épinards, laitue, oseille, chicorée, endives, céleri, haricots verts (jeunes), choux, choux-fleurs, asperges, tomates (environ 200 grammes).

Salade crue peu huilée.

Fruits crus ou cuits avec très peu de sucre.

Œufs à la neige, crème fouettée.

2 biscottes ou une pomme de terre cuite à l'eau à la place de pain.

Une tasse de café noir sans sucre ou un seul morceau.

Dîner.

Potage : bouillon ou julienne.

Viande : comme à midi ou mieux volaille rôtie ou bouillie (sauf oie ou canard) ou poisson maigre ou encore 2 œufs.

Le reste : légumes et dessert comme au déjeuner.

Boisson : Eau coupée de 125 grammes de vin léger.

A côté du régime et de la boisson, le malade sera soumis à d'autres médications adjuvantes adaptées à chaque cas, à savoir :

1° **L'hydrothérapie.** — Sous toutes ses formes : bains tièdes ou refroidis, en baignoires ou en piscines, douches froides, tièdes alternatives ou écossaises, bains de siège, pédiluves. Outre son action tonifiante et régulatrice de la circulation, l'hydrothérapie peut aider à la déperdition calorique ; aussi, doit-on donner la préférence à l'hydrothérapie froide soit en douches, soit en bains ; mais, le froid est rarement bien supporté et nombre de sujets font mal la réaction ou présentent, à la suite, des phénomènes d'excitation nerveuse excessive : insomnie, irritation ou, au contraire, dépression et fatigue. Il faut dans ce cas donner une douche tiède suivie d'un jet froid rapide ou des bains tièdes graduellement refroidis, beaucoup mieux supportés.

2° **Les bains de lumière électrique ou de vapeur** ont été beaucoup vantés contre l'obésité ; mais ils sont souvent dangereux par la concentration des urines qu'ils provoquent ; en outre, la forte perte de poids, obtenue immédiatement après le bain et due exclusivement à une perte d'eau, est souvent devenue insignifiante à la fin de la journée, le malade ayant récupéré, par la boisson, la quantité d'eau perdue le matin dans le bain ; leur application sera, en tout cas, surveillée avec soin.

3° **La cure de terrain.** — La marche, surtout ascensionnelle est nécessaire à l'obèse ; elle exige, en effet une forte dépense d'énergie et développe assez rapidement les masses musculaires atrophiées chez l'obèse sédentaire et, comme l'ont montré Marcel Labbé et Furet, sous son influence, l'obèse, tout en perdant de la graisse, fixe de l'albumine, évitant ainsi la déperdition azotée qui est un des dangers de la cure de réduction (Von Norden).

Enfin, l'exercice, à condition d'être surveillé de près, rend les plus grands services aux obèses dont le cœur, surchargé de graisse, menace de devenir insuffisant, car il contribue fortement à débarrasser le myocarde du tissu adipeux qui le surcharge.

4° **La gymnastique, la mécanothérapie, le massage** concourent au même résultat et sont surtout indiqués au début de la cure chez les sujets devenus impotents par excès de graisse ou par une gêne fonctionnelle des membres inférieurs.

Le massage du visage, en rendant à la peau son élasticité et sa tonicité, combattra efficacement les rides qui se produisent fatalement dans les amaigrissements rapides, chez les sujets ayant dépassé l'âge moyen.

5° **Le climat de montagne,** par son action tonifiante, sera utile surtout aux obèses fatigués ou menacés d'anémie.

6° **La proximité de la station saline de Salins-Moutiers** qui permet une cure associée de *Brides* et de *Salins* sera particulièrement utile aux obèses déprimés ou lymphatiques.

Le traitement que nous venons d'indiquer est celui de l'*obésité floride*.

Pour l'obèse atone ou cachectique, la cure, à condition d'être menée avec beaucoup de modération, pourra se faire également à

Brides ou à une station similaire et spécialement à *Châtel-Guyon,* dont les eaux ont une action moins laxative.

Lorsque certaines complications sont dominantes, il sera préférable d'adresser les obèses dans les stations où l'on traite spécialement ces complications et où, comme nous l'avons déjà dit, l'obésité pourra être soignée simultanément. C'est ainsi qu'on enverra les *obèses uricémiques* ou *ceux dont l'élimination chlorurée est troublée* aux eaux de lavages d'*Évian, Vittel, Contrexeville, Martigny,* ou aux eaux alcalines de *Vichy, Vals, Pougues;* les *obèses dyspeptiques* sont également justiciables de ces dernières stations.

Les *obèses hypertendus* ou *nettement artério-scléreux,* à *Royat.* Les *obèses albuminuriques,* à *Saint-Nectaire.*

RÉSUMÉ

INDICATIONS HYDRO-MINÉRALES DE L'OBÉSITÉ

OBÈSE FLORIDE. — **Brides.**

OBÈSE ATONE. — **Brides** et *Salins-Moutiers* ou *Châtel-Guyon.*

OBÈSE URICÉMIQUE OU FAISANT DE LA RÉTENTION CHLORURÉE. — *Evian, Vittel, Contrexeville, Martigny.*

OBÈSE DYSPEPTIQUE. — *Vichy, Vals, Pougues.*

OBÈSE ALBUMINURIQUE. — *Saint-Nectaire.*

OBÈSE HYPERTENDU ET NETTEMENT ARTÉRIO-SCLÉREUX. — *Royat.*

CHAPITRE VII

LES RACHITIQUES

Le rachitisme, maladie chronique de la première enfance, caractérisée par du gonflement, des déformations et du ramollissement des os, succède à une période plus ou moins longue et plus ou moins prononcée de troubles digestifs. Il semble dû, d'après Marfan, à une infection ou à une intoxication chroniques dont la plus fréquente de toutes est la gastro-entérite, consécutive à une alimentation défectueuse, trop abondante ou de mauvaise qualité.

Le traitement hydro-minéral ne s'adresse pas à la période aiguë du rachitisme mais bien aux séquelles de l'affection et aux cas où elle revêt un aspect torpide, sans tendance à la guérison.

A la période aiguë, alors que les alternatives de diarrhée et de constipation s'accompagnent de troubles généraux graves et que l'enfant semble vouloir se cachectiser, que ses os gonflés et douloureux, au niveau de leurs épiphyses, présentent du ramollissement et des incurvations de leurs diaphyses, il serait imprudent de faire faire une cure thermale au petit malade. Ce qu'il lui faut, à cette période, c'est l'immobilité dans le décubitus dorsal et une réglementation sévère de l'alimentation. Mais, quand les phénomènes aigus se sont atténués, que l'enfant ne paraît plus souffrir lorsqu'on le mobilise, que les os sont encore mous mais non plus aussi malléables, avant que les déformations ne soient définitives par la consolidation complète, on devra, avec toutes les précautions nécessitées par l'état précaire du malade, recourir au traitement physiothérapique, qui est également tout à fait indiqué dans les formes subaiguës de rachitisme à évolution extrêmement lente, sans tendance à la guérison.

Mais il y a une distinction à faire, au point de vue des indications du traitement suivant les symptômes dominants ; on peut, à ce point de vue, reconnaître deux types cliniques de rachitiques :

I. — *Rachitiques à lésions osseuses dominantes.*

Il s'agit d'un enfant d'un an ou deux, d'aspect chétif, de taille inférieure à la moyenne, chez lequel les troubles digestifs du début se sont considérablement atténués ou ont complètement disparu, mais chez lequel, par contre, les lésions osseuses restent en évolution. Bien qu'il ait dix-huit mois, deux ou même trois ans, sa fontanelle antérieure n'est pas encore comblée, son crâne aplati d'avant en arrière présente des bosses frontales fortement bombantes en avant (front olympien), et des pariétaux très saillants sur les côtés, qui lui donnent une forme presque carrée (caput quadratum) ; ses os amincis peuvent même être perforés par place (craniotabes). Sa dentition est considérablement retardée et les dents, déjà sorties, sont mal formées et souvent se carient, sitôt leur apparition. Sur le thorax, l'extrémité antérieure des côtes est épaissie, formant une série de nodosités qui constituent le *chapelet rachitique,* tandis que le sternum, projeté en avant, donne à la cage thoracique la forme du *thorax de poulet.* Il peut y avoir de plus une légère déviation de la colonne vertébrale et une gibbosité, due à une déformation des côtes, tantôt postérieure, tantôt antérieure ou les deux à la fois, réalisant alors le type du polichinelle bossu par devant et par derrière. Lorsque l'enfant est debout, on est frappé de sa petite taille et des déformations de ses membres inférieurs qui sont incurvés tantôt en dehors, en cercle de tonneau (bancal), tantôt en dedans, en forme d'X (ca-

gneux), tandis que la crête antérieure du tibia très saillante et
incurvée revêt le type de la déformation en *lame de sabre*. Les
déformations du bassin qui consistent surtout en un aplatissement
d'avant en arrière, d'où raccourcissement du diamètre promonto-
pubien, sont beaucoup moins apparentes. Les épiphyses des
autres os longs sont épaissies tandis que leurs diaphyses présentent des incurvations plus ou moins prononcées ; elles peuvent
être le siège de fractures, dites en bois verts, qui ne s'accompagnent pas de déplacements, mais dont la consolidation est souvent extrêmement lente.

Dans cette variété et à cette période, l'enfant est, avant tout,
justiciable d'un *séjour au bord de la mer*, qui sera prolongé le
temps nécessaire pour obtenir la guérison, c'est-à-dire la consolidation complète des os et le relèvement de l'état général ; des
mois, un an ou deux même, sont nécessaires pour arriver à ce
résultat. Cependant ces petits malades ne sont pas uniquement
justiciables du traitement marin ; souvent ils retirent un très
grand bénéfice d'une cure d'eaux chlorurées sodiques fortes qui
leur donne un coup de fouet et produit une réaction salutaire
beaucoup plus rapide et plus prononcée que le séjour sur une
plage. De plus, la *mer est contre-indiquée* chez les rachitiques qui
sont *enclins aux affections des bronches et des poumons* et chez
les *sujets d'une excitabilité nerveuse excessive* ou chez ceux qui
présentent des troubles digestifs prononcés.

Cures thermales.

Comme nous venons de le dire, ce type de rachitiques sera
adressé aux *stations chlorurées sodiques fortes*.

Les petits rachitiques, aux bronches sensibles ou particulièrement excitables, seront envoyés aux stations chlorurées sodiques
peu élevées, à *Balaruc*, à *Bourbon-l'Archambault*, à *Bourbonne*
à *La Mouillère*, à *Salies-de-Béarn*, à *Biarritz-Briscous* ; on choi-
sira de préférence, pour le moment de la cure, le printemps ou

l'automne afin d'éviter les grosses chaleurs de l'été qui sont toujours déprimantes pour des malades déjà affaiblis ; on peut
même, pour les deux dernières stations, s'y rendre dans la saison
hivernale.

Pour les enfants anémiés, peu sujets aux affections pulmonaires,
il est préférable de les envoyer dans les stations d'altitude où ils
profiteront de l'action stimulante du climat : à *Salins-Jura*
(354 mètres), à *La Motte* (650 mètres), à *Salins-Moutiers* (480
mètres), à *Uriage* (414 mètres).

A côté de ces stations, nous devons nommer celle de *La Bourboule*, qui, grâce à sa médication arsenicale, permet aux rachitiques à tendances pulmonaires et spécialement aux asthmatiques
de bénéficier à la fois de la cure d'altitude (850 mètres) et de la
médication hydro-minérale.

Nous ne décrirons pas ici la médication hydro-minérale appliquée dans les stations que nous venons d'énumérer ; la description
en sera donnée au chapitre de la scrofule.

Les petits bossus menacés de complications pulmonaires pourront être adressés aux stations qui soignent ces prédispositions :
Allevard, Eaux-Bonnes, Cauterets, le *Mont-Dore* ; ceux atteints
de lésions cardiaques ne sont guère justiciables de cure hydro-minérale.

II. — *Rachitiques à troubles digestifs dominants.*

Il s'agit de rachitiques à déformations osseuses plus ou moins
prononcées, aux os incomplètement ou imparfaitement consolidés,
mais qui présentent encore des troubles digestifs. Tantôt c'est
un enfant obèse, à grosse figure pâle, à chairs molles et flasques,
à muscles atrophiés ; tantôt, au contraire, c'est un enfant très
amaigri, à la peau sèche et fripée, au teint subictérique. Dans
un cas comme dans l'autre, on constate souvent que le foie est
hypertrophié ; il y a un certain degré d'anémie, souvent une po-
lyadénie et le petit malade est sujet aux convulsions, au spasme

de la glotte, à la tétanie. Il a tantôt une diarrhée légère, tirant sur le vert ou panachée, tantôt de la constipation, avec de temps à autre, des selles d'aspect mastic ; le ventre, dans les deux cas, est gros et même tombant lorsque l'enfant est debout, aplati et saillant sur les côtés lorsqu'il est couché sur le dos (ventre de batraciens). La langue est saburrale, quelquefois recouverte de muguet, l'haleine d'odeur aigrelette. Ces troubles digestifs, qui entretiennent le rachitisme et qui ont subsisté malgré la réglementation de l'alimentation, sont justiciables de cures hydro-minérales.

Cures thermales.

Lorsque les troubles intestinaux sont peu marqués et que l'état saburral semble surtout être en rapport avec de la *dyspepsie stomacale* ou de l'*insuffisance des fonctions hépatiques,* les eaux alcalines sont tout à fait indiquées : *Vichy,* d'abord, puis *Vals, Pougues.*

Lorsque les *troubles intestinaux* dominent et que l'enfant affaibli a des alternatives de diarrhée et de constipation, *Châtel-Guyon* sera la station de choix. Dans les cas de constipation tenace, on pourra l'adresser plutôt à *Brides,* d'autant plus que là, il pourra suivre, en même temps, la cure tonifiante chlorurée de *Salins-Moutiers.* Ces petits malades, qui ont souvent encore besoin du traitement salin pour parachever la consolidation de leurs os ou tonifier leur état général et d'une cure contre leurs troubles digestifs, sont parfaitement justiciables des *cures associées,* dont ils retireront, en général, les plus heureux résultats. Il faudra chercher tout d'abord à améliorer leurs fonctions digestives ; on les fera donc commencer par les cures que nous avons indiquées pour cela : *Vichy* ou *Vals, Châtel-Guyon* ou *Brides,* suivant les cas et ensuite on les enverra dans une station chlorurée suivant les indications que nous avons données à propos du premier type clinique de rachitiques.

RÉSUMÉ

1° Rachitiques à lésions osseuses dominantes.
Séjour à la mer.

Il est contre-indiqué : à ceux enclins aux affections pulmonaires ; aux nerveux excitables ; à ceux qui ont des troubles digestifs prononcés.

Stations chlorurées sodiques fortes.

a) Pour ceux à bronches sensibles et très excitables :

Stations peu élevées : *Balaruc, Bourbon-l'Archambault, Bourbonne, La Mouillère, Salies-de-Béarn, Biarritz-Briscous* (au printemps ou en automne, *Salies* et *Biarritz*, au besoin, en hiver).

b) Pour ceux surtout anémiés, peu enclins aux affections pulmonaires :

Stations d'altitudes : *Salins-Jura, Salins-Moutiers, La Motte, Uriage.*

Aux rachitiques à tendances pulmonaires et surtout asthmatiques : *La Bourboule.*

2° Rachitiques à troubles digestifs dominants.

a) Ayant de la dyspepsie surtout stomacale ou d'origine hépatique : *Vichy* ou *Vals, Pougues.*

b) Ayant des troubles intestinaux :

α) Affaiblis avec alternatives de constipation et de diarrhée : *Châtel-Guyon.*

β) Fortement constipés : *Brides.*

Cures associées.

Aller d'abord aux stations destinées à combattre les troubles digestifs :

Vichy, Châtel-Guyon, Brides, suivant les cas.

Ensuite, aux stations chlorurées sodiques indiquées plus haut.

CHAPITRE VIII

LES SCROFULEUX
ET LES LYMPHATIQUES

Le domaine de la scrofule s'est considérablement réduit depuis Bazin qui y faisait rentrer non seulement toutes les manifestations de la maladie, mais aussi les tuberculoses cutanées, muqueuses, ganglionnaires, articulaires, osseuses et même viscérales, aujourd'hui nettement différenciées. Longtemps les manifestations apparentes et particulièrement les localisations ganglionnaires de la syphilis furent considérées comme d'origine scrofuleuse et, de nos jours encore, il est des cas où le départ entre les deux affections est des plus délicats à faire. Malgré les « unicistes » qui ont voulu faire disparaître de la nosographie le terme de scrofule, celui-ci a subsisté et mérite, en effet, d'être conservé, avec cette réserve, qu'il faut entendre par là non une entité morbide mais une diathèse ou mieux un terrain particulièrement favorable à toutes les infections suppuratives qui y revêtent une allure et une chronicité spéciales et sur lequel la tuberculose vient, presque fatalement, se greffer; « on naît scrofuleux, on devient tuberculeux », a dit le Pr Landouzy. C'est une affection qui se développe dans l'enfance et qui peut se prolonger jusque très tard dans la vie de l'adulte, bien que, chez ce dernier, il s'agisse presque toujours de tuberculose.

L'enfant scrofuleux revêt un aspect spécial qui se retrouve, dans son ensemble, à peu près chez tous les sujets, quelle que soit la manifestation dominante. Il a la figure bouffie, les yeux injectés avec des paupières rouges, en partie dépourvues de leurs cils, les lèvres, la supérieure surtout, épaissies et infiltrées. La bouche est entr'ouverte continuellement et la respiration est surtout buccale, le nez étant encombré de mucosités et de croûtes ; il présente de plus, assez fréquemment, une otite purulente chronique simple ou double et il n'est pas rare de voir au pourtour du nez, à la lèvre supérieure, sur le pavillon de l'oreille ou dans le cuir chevelu quelques croûtes d'impétigo ou d'ecthyma qui, chez les enfants mal soignés, peuvent recouvrir une grande partie de la face. Le cou est déformé par des masses ganglionnaires plus ou moins volumineuses, tantôt ulcérées et suppurantes, tantôt recouvertes de brides cicatricielles souvent épaisses, vestiges d'anciennes suppurations. Les doigts sont, en hiver surtout, tuméfiés et recouverts d'engelures parfois ulcérées. Ce tableau d'ensemble se modifie quelque peu suivant les manifestations dominantes et nous pouvons ramener les différents types cliniques qui peuvent se présenter à trois formes :

1° *Le type chloro-leucémique.*

Nous le citons le premier, bien qu'il soit le plus rare, parce qu'il ne nous intéresse guère au point de vue hydro-minéral.

Dans les *formes malignes,* il revêt l'aspect de la leucémie ou de la lymphadénie avec les lésions sanguines propres à ces affections et son évolution est rapidement mortelle ; les malades, qui en sont atteints, ne relèvent donc pas d'un traitement hydro-minéral.

Les *formes bénignes* se présentent comme une chloro-anémie, plus ou moins grave, justiciable de la médication arsenicale et d'un séjour prolongé dans une station d'altitude ; elles sont donc tout à fait indiquées pour *La Bourboule* qui réalise ces deux conditions.

2° *Le type cutanéo-muqueux.*

Chez lui, vous rencontrez souvent une adénie cervicale, mais qui offre surtout, d'une part, des lésions cutanées et, d'autre part, une infiltration de la muqueuse naso-pharyngée avec hypertrophie des amygdales et végétations adénoïdes qui donnent au petit malade le *faciès adénoïdien* avec la bouche toujours entr'ouverte, un prognathisme plus ou moins prononcé, une lèvre supérieure tantôt épaissie et infiltrée, tantôt amincie, mais toujours insuffisante, de telle sorte qu'elle laisse les incisives à découvert. L'enfant, qui respire presque exclusivement par la bouche, a de la dyspnée d'effort; il est de taille mince et élancée, à thorax étroit et aplati. Il ronfle la nuit, il a du coryza chronique et une prédisposition marquée aux angines, aux laryngites, aux bronchites. L'examen du nez et du cavum permet de constater, outre l'hypertrophie amygdalienne et les végétations adénoïdes, une rhinite hypertrophique avec écoulement muco-purulent. L'otite purulente chronique simple ou double est particulièrement fréquente dans cette forme; elle peut causer une diminution marquée de l'acuité auditive.

Les complications oculaires : blépharites, conjonctivite simple ou phlycténulaire, dacryocystite, kératite, iritis même peuvent se rencontrer; mais cette dernière complication est bien plus souvent du ressort de la syphilis héréditaire qui coexiste fréquemment avec la scrofule. L'état général de l'enfant est mauvais; il est d'aspect chétif avec l'air hébété et, parfois, un développement intellectuel retardé : c'est un excellent terrain pour la tuberculose qui, si on n'y pourvoit pas à temps, s'y installe en maîtresse. Les lésions cutanées qu'il présente de préférence, sont l'impétigo et l'ecthyma sur lesquelles d'autres peuvent venir se greffer et il n'est pas rare de voir des érysipèles à répétition ou le lupus sous ses différentes formes ou encore des gommes tuberculeuses se surajouter aux accidents primitifs.

3° *Le type ganglionnaire.*

Bien que pouvant présenter les différentes manifestations scrofuleuses décrites dans le type précédent, il est surtout caractérisé par l'hypertrophie ganglionnaire. Mais cette forme, qui rentre dans le cadre classique de la scrofule, appartient bien plutôt à la tuberculose ; nous savons, en effet, que la réaction ganglionnaire est une manière de défense de l'organisme contre les infections ; la tuberculose étant de toutes les infections chroniques de beaucoup la plus fréquente, la scrofule ganglionnaire se trouve être de ce fait presque toujours tuberculeuse. Cependant elle peut reconnaître quelquefois d'autres causes, tout d'abord la syphilis héréditaire, puis les infections cutanées, l'impétigo et l'ecthyma spécialement. C'est pourquoi nous les décrivons ici. Il faut en distinguer deux formes :

a. **L'hypertrophie ganglionnaire circonscrite** presque toujours localisée aux ganglions du cou : ganglions sous-maxillaires, parotidiens, cervicaux. C'est le type du strumeux et de l'écroulleux des anciens, porteur de « glandes » plus ou moins volumineuses formant, d'un côté ou des deux côtés du cou, une tumeur uni ou multilobulée à surface lisse, de consistance ferme sur laquelle la peau est mobile. Il n'est pas rare de voir celle-ci s'enflammer, rougir et s'ulcérer ; les ganglions, devenus fluctuants, s'éliminent alors sous forme d'une suppuration d'abord franchement purulente, puis séro-purulente à foyers multiples qui communiquent entre eux par des trajets fistuleux.

Les phénomènes généraux qui précèdent la période de suppuration : fièvre, troubles digestifs, lassitude, céphalée, disparaissent une fois celle-ci définitivement établie. Elle peut durer des mois affaiblissant peu à peu le petit malade qui se cachectise et peut être emporté par une complication viscérale. D'autrefois la suppuration finit par se tarir et la cicatrisation se fait, laissant après elle des cicatrices vicieuses qui souvent défigurent pour le reste de ses jours le malade qui en est porteur. Les récidives, d'ailleurs, sont fréquentes et la propagation de la suppuration aux ganglions axillaires et aux ganglions trachéo-bronchiques se voit quelquefois. Ces derniers sont, du reste, très fréquemment hypertrophiés et révèlent leur présence par la toux coqueluchoïde, par des phénomènes dus à la compression de la trachée et des bronches (souffle trachéal), du récurrent (dyspnée paroxystique et suffocation), de l'œsophage (dysphagie et régurgitation). Enfin rappelons que ces ganglions, qui peuvent suppurer, risquent de provoquer des accidents mortels en perforant les bronches, l'œsophage ou les gros vaisseaux avoisinants ; mais nous passons rapidement sur l'adénie trachéo-bronchique qui est décrite au chapitre des affections respiratoires, pour parler de l'hypertrophie des ganglions mésentériques, le *carreau* des anciens auteurs. Elle est quelquefois primitive, mais plus souvent secondaire à une tuberculose intestinale ou péritonéale. Dans le premier cas seulement elle relève du traitement hydro-minéral. D'ailleurs, le diagnostic en est, à peu près, impossible à faire et on ne pourra guère que la soupçonner en présence d'autres manifestations ganglionnaires et de vagues troubles digestifs qui ne sauraient être expliqués autrement.

b. **La micro-polyadénie** caractérisée par une généralisation de petits ganglions indurés sans tendance à la suppuration et ne donnant lieu à aucun phénomène de compression ; il y a généralement un certain degré d'anémie.

Ces deux variétés de scrofule ganglionnaire relèvent des mêmes indications physiothérapiques.

Indications hydro-minérales.

Nous ne reviendrons pas sur le *premier type clinique de scrofule* que nous avons décrit sous le nom de *chloro-leucémique* ; nous avons vu qu'il n'est guère justiciable d'un traitement hydro-minéral que dans ses formes les plus atténuées pour lesquelles une saison à *La Bourboule* peut être indiquée.

Le *deuxième type ou cutanéo-muqueux*, par contre, est parfaitement justiciable des cures hydro-minérales. Les stations qui lui conviennent le mieux sont *les sulfureuses*, qu'il s'agisse de sulfurées calciques comme *Aix-Marlioz, Cambo, Enghien, Euzet* ou des sulfhydriquées comme *Challes* ou *Allevard,* ou de sulfurées sodiques comme *Amélie, Ax, Barèges, Cauterets, Eaux-Bonnes, Luchon, Saint-Gervais, Saint-Honoré, Vernet* ou des sulfurées chlorurées sodiques d'*Uriage.*

Les eaux chlorurées ou arsenicales de *La Bourboule* sont également parfaitement indiquées à ce type de scrofuleux à plus forte raison s'il a des tendances aux complications pulmonaires et spécialement à l'asthme.

Lorsque le catarrhe rhino-pharyngien dominera dans les accidents scrofuleux et qu'on devra le traiter avant tout autre, on enverra, de préférence, les malades aux stations sulfureuses qui se sont spécialisées plus particulièrement dans le traitement de cette affection : *Eaux-Bonnes, Luchon, Ax, Amélie, Cauterets, Saint-Honoré, Challes, Allevard.* Si, au contraire, il s'agit de scrofuleux excitables et névropathes, enclins aux congestions, on les adressera plutôt *au Mont-Dore.* Enfin lorsque la tendance aux manifestations cutanées dominera ou qu'il s'agira des formes particulièrement torpides, on s'adressera aux eaux d'*Uriage,* les plus toniques d'entre les sulfureuses.

Nous n'avons pas à parler ici de la médication hydro-minérale appliquée dans ces différentes stations, ni de leurs effets physiologiques ou thérapeutiques qui seront décrits à propos des maladies de la gorge et des bronches ou des affections cutanées.

Pour *le troisième type de scrofuleux* que nous avons décrit, qu'il s'agisse d'*hypertrophie ganglionnaire localisée* ou de *micropolyadénie,* ces malades sont, avant tout, justiciables d'un *séjour prolongé au bord de la mer* qui donne souvent, chez eux, des succès inespérés. Cependant, pour nombre d'entre eux, la mer est contre-indiquée pour trois ordres de faits :

a) La tendances aux affections pulmonaires.

b) Les complications oculaires, la kérato-conjonctivite spécialement.

c) L'excitabilité nerveuse.

De plus beaucoup de ces petits malades feront avec avantage, entre deux séjours à la mer, une cure dans une station chlorurée sodique forte qui leur donnera un coup de fouet, nécessité par l'allure torpide de l'évolution scrofuleuse. Il sera préférable alors de les envoyer dans une station thermale d'altitude.

Effets physiologiques de la cure saline.

Pour les scrofuleux ganglionnaires, ne présentant pas de manifestations cutanées trop prononcées, on les adressera de préférence aux eaux chlorurées sodiques qui produisent à la surface de la peau une forte révulsion avec rougeur, sécheresse, parfois même un prurit momentané. Il en résulte une suractivité de la circulation cutanée et secondairement de la circulation générale, d'où décongestion des organes internes, action stimulante du système nerveux central et relèvement de l'activité des différentes fonctions : oxygénation plus complète du sang, excitation des fonctions digestives, légère excitation nerveuse. Les forces, au bout de quelques jours s'en trouvent accrues et l'état général sensiblement amélioré ; en même temps l'activité de réduction de l'hémoglobine est augmentée ainsi que le nombre des globules rouges.

Médication thermale saline.

Consiste surtout en bains de baignoire ou de piscine, la manière de les donner variant un peu suivant les stations. Lorsqu'il s'agit d'eaux très fortement chlorurées comme *Salies, Biarritz-Briscous, La Mouillère*, on débute par des bains mitigés dont on augmente graduellement la concentration pour arriver à faire tolérer les bains avec l'eau naturelle. Pour les eaux froides on les réchauffe pour le bain tandis que les hyperthermales doivent être refroidies. Salins-Moutiers seul, grâce à la température et à la saturation moyenne de son eau, permet de donner de suite des bains à eau courante avec l'eau minérale telle qu'elle sourd du griffon.

Dans la plupart des stations on ajoute, dans certains cas, au bain des « *Eaux-Mères* » obtenues par la concentration des eaux minérales et prélèvement du chlorure de sodium. Elles renferment surtout des bromures et des iodures qui augmentent l'action résolutive du bain et en combattent l'action trop excitante sans rien lui enlever de sa puissance tonifiante.

De plus, on s'en sert fréquemment en applications locales au moyen de compresses imbibées d'eaux-mères pures ou étendues d'eaux minérales. Ces applications ont des effets résolutifs très marqués sur certaines tuberculoses cutanées ou ganglionnaires.

Accessoirement on donne des douches, des irrigations nasales et vaginales. Ces adjuvants thérapeutiques ne méritent pas de nous retenir, il n'en est pas de même du :

Climat qui devra influer sur le choix de la station : pour *les scrofuleux présentant une tendance aux bronchites* et *aux congestions pulmonaires* ou pour *ceux particulièrement excitables*, il sera préférable de les adresser *aux stations peu élevées* telles que *Balaruc, Biarritz-Briscous, Bourbon-l'Archambault, Bourbonne, La Mouillère, Salies-de-Béarn.*

Ceux qui présentent un certain degré d'anémie et qui sont *peu sujets aux affections pulmonaires* devront être envoyés plutôt dans les *stations d'altitude moyenne* telles que : *Salins-Jura* (354 m.), *La Motte* (650 m.), *Salins-Moutiers* (480 m.). A côté de celles-ci, une place spéciale doit être faite à la station arsenicale de *La Bourboule* qui, par son altitude d'une part (850 m.) et par sa médication arsenicale d'autre part est particulièrement indiquée *chez lés scrofuleux fortement anémiques ou à tendances leucémiques.*

La *saison* a également son importance : c'est ainsi que pour les stations peu élevées, il est préférable de s'y rendre au printemps ou en automne, afin d'éviter les fortes chaleurs déprimantes de l'été.

Pour les stations d'altitude, au contraire, on ne peut guère y aller que du commencement de juin au 15 septembre. Enfin il est deux stations *Salies-de-Béarn* et *Biarritz-Briscous* où l'on peut, au besoin, aller faire une cure en hiver.

Il est encore d'autres adjuvants de la cure qui sont appliqués dans la plupart des stations que nous avons indiquées, ce sont :

La *gymnastique respiratoire* surtout utile aux adénoïdiens et aux insuffisants thoraciques.

La *gymnastique suédoise* avec *massage* que l'on fait suivre avec avantage aux scrofuleux dystrophiques présentant, outre les déformations osseuses, des atrophies musculaires.

Les *frictions* avec un linge rude ou un gant de crin à sec ou avec une solution alcoolique, qui augmentent l'action excitante du bain sur la peau, sont également pratiquées avec avantage.

Les *bains de soleil,* qui ont donné depuis quelques temps d'excellents résultats dans différentes tuberculoses locales, peuvent être appliqués également dans la plupart des stations salines.

Il va sans dire que le *régime* des petits malades doit être prescrit selon les besoins de chacun et surveillé de près comme pour les autres malades.

Contre-indications.

Outre les *contre-indications générales des cures thermales* : *affections aiguës, lésions organiques du cœur mal compensées, le cancer, la phtisie, l'albuminurie avec anasarque,* il est des *contre-indications propres aux eaux chlorurées sodiques,* ce sont : *l'asthme* et les *différentes affections cutanées irritables.*

RÉSUMÉ

1° **Type chloro-leucémique.**
Dans les formes graves : pas de cure.
Dans les formes atténuées : *La Bourboule.*

2° **Type cutanéo-muqueux.**

a. Indications générales :

Les eaux sulfurées calciques : *Aix-Marlioz, Cambo, Enghien, Euzet.*

Les eaux sulfhydriquées : *Allevard, Challes.*

Les eaux sulfurées sodiques : *Amélie, Ax, Barèges, Cauterets, Eaux-Bonnes, Luchon, Saint-Gervais, Saint-Honoré, Vernet.*

Les sulfurées chlorurées sodiques : *Uriage.*

Les arsenicales chlorurées : *La Bourboule.*

b. Si le catarrhe naso-pharyngien est dominant : *Eaux-Bonnes, Luchon, Ax, Amélie, Cauterets, Challes, Allevard.*

c. S'il y a un état chloro-anémique prononcé ou une tendance leucémique : *La Bourboule.*

d. S'il s'agit de malades nerveux excitables ou enclins aux congestions : *Le Mont-Dore.*

e. S'il y a des lésions cutanées ou s'il s'agit de formes torpides de la scrofule : *Uriage.*

3° **Type ganglionnaire** (Hypertrophie ganglionnaire localisée ou micro-polyadénie).

a. *Le séjour à la mer.*

Il peut être contre-indiqué par trois ordres de faits :

α) La tendance aux affections pulmonaires ;

β) Les complications oculaires ;

γ) L'excitabilité nerveuse.

b. *Les eaux chlorurées sodiques ou arsenicales :*

A. Chez les scrofuleux ganglionnaires enclins aux bronchites et aux congestions pulmonaires ou très excitables : Stations de faible altitude : *Balaruc, Biarritz-Briscous, Bourbon-l'Archambault, Bourbonne, La Mouillère, Salies* (au printemps ou en automne), ou encore *La Bourboule* (en été, bien supportée par les asthmatiques).

B. Chez les scrofuleux ganglionnaires ayant un certain degré d'anémie et peu excitables : Stations d'altitude : *Salins-Jura* (354 mètres), *La Motte* (650 mètres), *Salins-Moûtiers* (480 mètres). En été.

Contre-indications des eaux chlorurées sodiques : asthme, affections cutanées irritables.

CHAPITRE IX

LES ANÉMIQUES
LES CHLOROTIQUES

———

« Un emploi judicieux de certaines eaux minérales rendra les plus grands services dans le traitement de la chlorose et de la plupart des anémies. » Telle est la formule que le Pr A. Robin inscrit délibérément en tête d'un magistral article de son traité de thérapeutique appliquée. Et il ajoute : « C'est pour bien montrer que je suis totalement en désaccord avec l'opinion que quelques médecins voudraient faire prévaloir, à savoir que les cures hydro-minérales sont inutiles aux chlorotiques sous le prétexte que le bénéfice obtenu serait incomplet ou passager » [1].

I. — LES ANÉMIQUES

En ce qui concerne les anémiques, le changement d'air et le séjour en montagne à une altitude modérée, donnent au contraire des résultats constants et salutaires. Aussi la plupart des stations hydro-minérales peuvent-elles se prévaloir, avec raison, de guérir les anémiques.

1. A. Robin, Traitement hydro-minéral de la chlorose et des anémies. *Traité de thérap. appliquée*, Rueff, édit., Paris, 1896.

Le médecin, comme toujours, se guidera, dans son choix, sur la cause première de l'anémie, sur la connaissance des antécédents, c'est-à-dire du terrain héréditaire et sur les signes qui dominent l'évolution pathologique de la maladie ou du syndrome.

Voici un jeune garçon de 17 ans jusque-là bien portant qui se livre à des excès de travail avant d'aborder les examens sérieux, terminant sa vie de collège. Peu à peu il est pris de migraines ou de céphalées ; sa mémoire lui paraît moins fidèle, il lui faut plus d'effort pour joindre ses idées, son appétit diminue, son teint pâlit, il s'essouffle facilement, les exercices physiques ne lui plaisent plus ou le fatiguent, il a des palpitations, des vertiges. Si on l'ausculte, on trouve un cœur rapide, dont les battements un peu sourds ne sont pas altérés. Aucun bruit anormal à la base ; mais un souffle doux et très net dans les vaisseaux du cou. Les urines sont à peu près normales.

Trois causes ont influé sur l'état de cet enfant qui présente le type de l'*anémie des collégiens* : l'épuisement nerveux par surmenage intellectuel, une alimentation défectueuse ou insuffisante pour un organisme en période de croissance, enfin le manque d'oxygène dans l'atmosphère de salles d'études encombrées ou dont l'air est vicié par de l'oxyde de carbone. Hirtz insistait récemment sur la fréquence de l'anémie par intoxication oxycarbonée méconnue, et causée par les émanations des appareils à combustion lente, des calorifères défectueux, ou des cheminées qui refoulent, sous la poussée du vent.

Cette anémie rentre dans la classe des *anémies toxiques* par poisons hématiques. Avec les anémies *consécutives aux maladies aiguës* contagieuses et infectieuses ce sont celles qui sont le plus souvent observées dans la clientèle urbaine.

Une jeune femme dont le père est mort de tuberculose, et qui a perdu de méningite un frère en bas-âge, est atteinte de grippe, au cours de l'hiver. La fièvre et les phénomènes pulmonaires n'ont pas duré plus de 4 ou 5 jours, et l'auscultation la plus minutieuse ne décèle plus rien du côté des voies respiratoires. Mais la malade reste sans appétit et sans forces ; elle présente des vertiges, des bourdonnements d'oreille, des névralgies. Elle maigrit, son teint est pâle, ses lèvres et ses conjonctives sont décolorées. L'analyse des urines décèle une augmentation notable des phosphates, tandis qu'au contraire le taux de l'urée se montre diminué. En même temps les règles se suppriment ou si elles apparaissent elles sont moins abondantes, irrégulières, accompagnées de leucorrhée. Cet état d'abattement se prolonge pendant des semaines et des mois, sans que les médicaments paraissent avoir une action bien marquée.

L'anémie est ici *d'origine infectieuse*. Elle évolue sur un sujet dystrophique héréditaire, et les indications hydrologiques, en raison de la tare familiale paternelle, ne seront point les mêmes que précédemment. Dans le premier cas le jeune garçon devait se rendre soit à une station hydro-minérale ferrugineuse, soit à une chlorurée sodique moyenne ou sulfureuse quelconque, de préférence en montagne ; tandis que dans le second, nous songerons plutôt aux sources chlorurées sodiques fortes, à cause des désordres utérins, ou bien aux sources arsenicales, si nous croyons voir en notre malade une prédisposée à la tuberculose.

Grippe, rougeole, diphtérie, coqueluche, oreillons, bronchites, sont les affections qui s'accompagnent le plus souvent d'anémie, ou, tout au moins, qui interviennent dans la plupart des cas pour la faire naître.

Les grossesses répétées à intervalles rapprochés, la *lactation prolongée* provoquent parfois un effet identique qui doit être soigné de même, par les cures hydriatiques.

Les anémies consécutives à des *hémorragies répétées* (fibromes, métrorrhagies) ne relèvent de la médication hydro-minérale qu'à titre de complications des phénomènes morbides qui leur ont donné naissance ; elles doivent être traitées, avec eux, par une thérapeutique causale.

Les altérations sanguines *d'origine parasitaire* (ankylostomasie, helminthiase, etc.), à part l'anémie palustre, qui a fait pour nous l'objet d'une étude spéciale, ne comportent pas d'autres indications que de supprimer la cause.

Nous ne citerons les états anémiques compliquant *la syphilis ou la tuberculose* que pour prier le lecteur de se reporter au chapitre qui traite de ces deux questions. La médication sulfureuse dans le premier cas, la cure d'altitude dans le second répondront d'une manière générale aux exigences étiologiques et symptomatiques de ces deux maladies. Nous ne reviendrons pas non plus sur les anémies des *hépatiques,* des *entéritiques* ou des *gastropathes* chroniques. Quant aux dyscrasies sanguines qui accompagnent le cancer, le mal de Bright, l'ulcère de l'estomac ou la leucémie, la médication hydro-minérale ne paraît pas leur apporter une amélioration quelconque : elle est contre-indiquée.

Physiologie pathologique.

Quelle que soit sa cause, l'anémie se caractérise en général par deux ordres de troubles physiologiques : 1° altérations du sang portant sur les éléments figurés, l'hémoglobine et le plasma, 2° altérations des organes hématopoiétiques, foie, rate, moelle osseuse, et retentissement consécutif sur la crase sanguine, c'est-à-dire sur la nutrition générale.

Dans certaines anémies les altérations des globules sont primitives (intoxication oxycarbonée), dans d'autres elles sont consécutives à une déminéralisation du plasma dont la teneur en chlorures diminue (anémies plasmatiques de Robin). Nous ne saurions insister dans cet ordre d'idées sans sortir du cadre de cet ouvrage et nous renverrons aux savantes études de Labadie Lagrave[1], aux leçons du Pr Hayem et au traité classique de Bezançon et Marcel Labbé. Mais nous pouvons dire en deux mots que tout anémique est un sujet déglobulisé et déminéralisé.

Le traitement hydrologique et climatique devra donc tendre vers ce double but : 1° donner un coup de fouet à l'hématopoièse,

---

1. LABADIE-LAGRAVE, *Traité des maladies du sang.* Battaille, édit., Paris, 1893.

favoriser la multiplication cellulaire et la régénération plasmatique
du sang ; 2° fournir aux hématoblastes et aux globules rouges les
éléments minéraux ou salins nécessaires pour recouvrer leur
valeur hémoglobinique et leur vitalité premières.

Traitement hydrologique.

Le fer, l'arsenic, le soufre et le chlorure de sodium paraissent
avoir une part prépondérante dans la thérapeutique hydrologique
des anémies, et favoriser le mieux possible la régénération sanguine et l'hématopoïèse, en entravant les progrès de la déminéralisation.

a. **Cure ferrugineuse.** — Si le fer passe, avec un peu d'exagération sans doute, pour être en quelque sorte le spécifique de la
chlorose, il n'est pas toujours celui des anémies ; il entre bien
comme un élément essentiel dans la reconstitution des globules
rouges, puisqu'il sert à transformer les hématoblastes en globules
adultes, mais les circonstances étiologiques ou accessoires de
l'anémie demandent souvent une médication différente et complexe.

Beaucoup d'eaux minérales renferment du fer. Pour ce médicament, ce n'est pas tant la quantité qui importe, que l'usage
qu'en fait l'économie.

Or les propriétés excitantes de la plupart des eaux minérales,
l'activité organique qu'elles déterminent par l'usage interne, vers
l'appareil digestif et par les procédés externes, vers la peau,
créent des conditions très favorables, que viendront renforcer
pour le traitement des anémiques les influences de l'altitude, de
la luminosité, et du climat, d'une station thermale bien choisie.

Les eaux ferrugineuses proprement dites sont généralement
froides. Telles sont par ordre de richesse en fer celles d'*Orezza,
de Forges-les-Eaux* (altitude, 160 mètres), *Renlaigue, Bussang,
Campagne.*

Forges et *Vichy* possèdent un établissement très bien installé ; celui de *Bussang* est plus simple. Les eaux d'*Orezza,* de *Renlaigue,* de *Campagne,* sont utilisées en boisson.

Quelques ferrugineuses sont chaudes, ce sont les eaux de *La Malou* et de *Luxeuil* (altitude, 350 mètres) : ces dernières, par leurs propriétés ferro-manganésiennes, occupent une place privilégiée parmi celles des stations qui soignent les anémies avec succès

Il convient de placer à côté de ces eaux ferrugineuses, des sources chaudes ou froides rangées en général dans d'autres catégories hydro-minérales, mais qui contiennent également du fer. Telles sont les eaux chaudes du *Mont-Dore* (altitude, 1050 mètres). *Saint-Nectaire* (altitude, 784 mètres) *Royat* (altitude, 450 mètres), *Châteauneuf, Châtel-Guyon* (altitude, 380 mètres) et parmi les eaux froides *Vic-sur-Cère* (altitude, 670 mètres), *Andabre, Vals* (altitude, 243 mètres) (Chloé, Vivaraise n° 1), et *Vichy* (altitude, 260 mètres) (sources Mesdames et Lardy), etc. Cette dernière station est particulièrement recommandée pour les anémies qui suivent les hémorragies intestinales.

La cure ferrugineuse conviendra spécialement aux anémies oxycarbonées ; à celles encore qui sont la conséquence des hémorragies graves : épistaxis répétées des jeunes sujets, couches laborieuses ou métrorrhagies de la ménopause.

Elle est contre-indiquée pour les anémies qui surviennent par épuisement musculaire ou atteignent les sujets nerveux peu capables de supporter le traitement salin qui les exciterait davantage. Elle est contre-indiquée chez les sujets dyspeptiques sauf en ce qui concerne *Châtel-Guyon* dont les eaux chlorurées ferrugineuses chaudes sont bien supportées par l'estomac.

De même, on ne les conseillera pas aux cas d'anémie que l'on soupçonne de masquer une tuberculose au début.

b. **Cures arsenicales.** — L'arsenic exerce sur les organes hématopoiétiques et sur le sang, des effets directs que nous analyserons à propos de l'anémie palustre. Il est en même temps un médicament d'épargne.

Les stations arsenicales seront donc choisies dans la plupart des cas où l'on soupçonne l'anémique d'être devenu, par un fait héréditaire ou fortuit, un candidat à la tuberculose. A ce titre, les enfants convalescents de maladies aiguës, les fils de parents tarés par la tuberculose, la vieillesse, l'alcoolisme ou toute autre déchéance, surtout quand ces enfants présentent des signes d'adénie ou de lymphatisme ou des symptômes de déminéralisation par accroissement des phosphates urinaires, seront tributaires des cures arsenicales d'altitude[1].

La Bourboule (altitude, 850 mètres), présente des avantages spéciaux, par sa situation en montagne et ses eaux chlorurées et arsenicales chaudes.

Viennent ensuite, par ordre de richesse arsenicale, *Vic-sur-Cère, Royat, Vals, Le Mont-Dore* (altitude, 1050 mètres), etc.

Le surmenage intellectuel, les anémies par épuisement nerveux, ou par pertes sécrétoires prolongées (lactation), se trouveront bien d'une médication hydro-minérale par l'arsenic.

Enfin cette cure sera également choisie pour les formes sévères, avec tendance à l'anémie pernicieuse progressive.

c. **Cures sulfureuses.**—Les eaux sulfurées possèdent une action excitante sur la nutrition générale ; elles « remontent l'organisme ». Aussi seront-elles recommandées dans les anémies qui suivent les fièvres graves (typhoïde), les diètes prolongées, la syphilis, les troubles menstruels (dysménorrhée, leucorrhée), les cas d'empoisonnement chronique par le plomb, le mercure, etc.

Les eaux sulfureuses ferro-manganésiennes d'*Ax* (altitude, 718 mètres), *Eaux-Chaudes* (altitude, 675 mètres), *Molitg* (altitude, 450 mètres), *La Preste* (altitude, 1100 mètres), rempliront ces conditions.

Uriage (altitude, 414 mètres) et *Luchon* (altitude, 625 mètres),

1. Landouzy, Conférence d'Évian, 12 sept. 1901 V. E. M. — Sersiron, *Cure arsenicale et cure d'altitude associées dans le traitement de certaines dystrophies.* Masson, édit., Paris, 1904.

réclameront les anémies syphilitiques. *Saint-Sauveur* (altitude, 750 mètres), *Cauterets* (altitude, 930 mètres), *Barèges* (altitude, 1 250 mètres), *Luchon, Saint-Honoré* (altitude, 275 mètres), seront efficaces pour les anémiques des catégories précédentes dont les muqueuses sont délicates.

d. **Cures chlorurées.** — Les eaux chlorurées sodiques bicarbonatées pourront être conseillées dans beaucoup de cas. D'autant mieux que fort nombreuses sont parmi elles les sources qui renferment du fer ou de l'arsenic.

Le chlorure de sodium est rangé par Hayem parmi les médicaments antidéperditeurs et stimulants, éminemment propres à combler les pertes organiques de déminéralisation.

Aussi les eaux chlorurées seront prescrites aux anémiques torpides ou lymphatiques chez qui domine la déperdition plasmatique. *La Bourboule, Saint-Nectaire, Châteauneuf, La Motte-les-Bains, Salins-Moutiers*, stations dont l'altitude dépasse 300 mètres seront particulièrement conseillées.

On réservera plutôt les chlorurées sodiques fortes comme *Salies-de-Béarn, Briscous-Biarritz* et *Salins-Jura*, aux enfants anémiques qui ont présenté des accidents rachitiques ou osseux, des arthropathies tuberculeuses et des adénites suppurées. Les femmes atteintes d'affections gynécologiques, avec métrite hémorragique, ou pertes causées par des fibromes utérins, en seront également justiciables.

Par contre, et d'une manière générale, les eaux chlorurées sodiques fortes seront interdites aux congestifs, aux nerveux, aux sujets dont la peau ou les muqueuses sont délicates et sujettes à des réactions exagérées et faciles.

Adjuvances thérapeutiques.

L'hydrothérapie par les bains et les douches sera maniée avec la plus grande prudence ; elle sera progressive, et devra commencer par l'eau chaude, pour tâter la résistance et l'énergie réactionnelle du sujet.

L'anémique a besoin de repos ; on ne le surmènera ni par des exercices intempestifs, ni par des pratiques hydro-minérales maladroites ou forcées.

La cure sera longue et douce. — Nous nous sommes toujours bien trouvés, dans notre pratique personnelle, d'espacer les séances de balnéation par un, deux ou trois jours de repos, suivant les cas particuliers. Le malade prend ainsi le temps de se reposer entre les jours de cure et surtout il n'est pas talonné chaque matin par *l'obligation de faire son traitement,* et de se lever trop tôt. On évite, par ces étapes, les réactions viscérales ou cutanées qui ont parfois des retentissements désastreux sur l'état général de malades toujours fragiles.

Les bains de soleil, pris suivant la technique exposée par Rollier[1] et Malgat[2] et progressivement prolongés, aideront singulièrement la cure hydro-minérale, et c'est une ressource thérapeutique que les stations de montagne, surtout, ne devront pas négliger.

L'altitude jouera aussi un grand rôle dans le traitement des anémies; nous nous bornons à le souligner ici pour ne pas répéter ce que nous dirons au cours des considérations générales sur le traitement de la tuberculose pulmonaire et de l'anémie palustre.

Le régime alimentaire ne devra pas différer de celui qui est ordinairement conseillé ; il sera surveillé d'une manière spéciale et l'on défendra les fruits crus et acides.

Après la cure, nous partageons les vues du Pr Landouzy pour conseiller un séjour de repos en pleins champs dans la vraie campagne, soit aux bords de la mer, si l'anémique a recouvré une

---

1. ROLLIER, *La cure d'altitude et la cure solaire de la tuberculose chirurgicale* (Congrès international de physiothérapie. Rome, 1907).

2. MALGAT, *Les énergies solaires dans la tuberculose pulmonaire* (Congrès international de la tuberculose. Washington, septembre 1908). — SERSIRON, *Le bain de soleil. La Clinique,* février 1909.

Clinique hydrologique.   14

certaine vigueur, soit auprès des forêts d'une station climatique de montagne qui ne sera pas située à plus de 1 200 mètres au-dessus du niveau de la mer.

Contre-indications.

Les anémies graves, progressives ou pernicieuses, qu'elles soient du type plastique ou du type aplastique, s'exposent à moins de bénéfices que de dangers, en se soumettant au traitement hydro-minéral. Il vaut mieux ne pas y recourir. Il en est de même des leucémies, quoique certains auteurs aient observé, auprès des stations arsenicales fortes, des résultats qui paraissent encourageants.

II. — LES CHLOROTIQUES

La chlorose est une anémie spéciale qui frappe les jeunes filles à l'époque de la puberté. C'est une maladie d'évolution et de croissance.

Cette définition fait rentrer dans la classe des anémies ordinaires les deux dyscrasies sanguines décrites sous le nom de chlorose tardive de la ménopause, et de chlorose des garçons.

Quelle est la cause de la chlorose ?

Pour les uns le trouble initial serait une lésion vasculaire, pour les autres une lésion hématique et sanguine. Certains la considèrent comme un désordre de la sécrétion interne des ovaires. Le Pr Gilbert y voit une manifestation de la tuberculose héréditaire, les parents des chlorotiques étant infectés par le bacille de Koch dans 50 pour 100 des cas. Le Pr Landouzy et Marcel Labbé vont plus loin et regardent souvent la chlorose comme le résultat de l'infection tuberculeuse, et comme une forme larvée de tuberculose, au même titre que la typho-bacillose, certaines neurasthénies, certaines polyarthrites, l'asthénie, certaines bronchites spasmodiques (Landouzy).

Quoi qu'il en soit, la chlorose se présente avec un ensemble symptomatique et pathognomomique : décoloration caractéristique verdâtre des téguments et des muqueuses, troubles dyspnéiques, cardio-vasculaires, digestifs, nerveux, génitaux, qui en font une entité morbide distincte des anémies ordinaires. On comprend que le traitement hydro-minéral, en dehors des indications générales, varie avec la prédominance des symptômes.

Le sang est toujours altéré dans la chlorose. Les globules s ont diminués de nombre ; mais ils peuvent quelquefois garder leur chiffre normal. En général, les hématoblastes ou petits globules donnent naissance à des globules adultes imparfaits qui se détruisent prématurément. De plus ils n'ont pas la même valeur globulaire parce qu'ils sont beaucoup moins riches en hémoglobine. Or le sang ne vaut, au point de vue physiologique et respiratoire, que par l'hémoglobine qu'il contient.

La jeune fille frappée de chlorose est âgée de 15 à 18 ans ; elle se plaint d'abord d'étourdissements, d'éblouissement, de céphalalgies, de vertiges, de névralgie intercostale. Peu à peu son visage prend une teinte verdâtre caractéristique, couleur de cire, son caractère change, son humeur est fantasque et bizarre. L'appétit irrégulier la pousse à rechercher les aliments indigestes : le vinaigre, les crudités et à repousser les autres. La dyspepsie est fréquente ; la constipation est la règle. A l'auscultation, les battements du cœur nombreux et réguliers, s'accompagnent d'un souffle continu, avec redoublement systolique, siégeant à la base, au foyer pulmonaire, avec propagation dans les vaisseaux du cou. Le pouls est petit et rapide ; les malléoles souvent œdématiées. Les règles sont faibles, irrégulières ou supprimées. La respiration parfois dyspnéique est plus fréquente ; la malade est essoufflée. Le moindre effort la fatigue. L'asthénie musculaire est marquée.

1° **Traitement hydrologique général.** — Pour lutter contre cet ensemble morbide, le fer est un médicament qu'on a voulu regarder comme spécifique de la chlorose, et les indications des stations ferrugineuses sont ici les mêmes que pour certaines anémies à type dyspeptique.

Nous conseillerons comme ci-dessus *Forges, Bussang* et *Vichy*.

Le fer entre, pour une grande part, dans la constitution des hématies avec l'hémoglobine desquels il se combine. Et, sous l'influence de la médication ferrugineuse, il se produit deux phases dans le processus de guérison de la chlorose.

A une première période, les globules rouges se multiplient et tendent à revenir au nombre normal, et le sang devient très riche en globules nains.

Dans une deuxième période, ces globules nains se perfectionnent et ils prennent peu à peu leur nombre, leur forme et leur valeur globulaire normale.

Aussi la médication martiale convient à la grande majorité des cas.

Si l'invasion tuberculeuse est soupçonnée, si la jeune chlorotique est en même temps lymphatique et déminéralisée, on laissera de côté le fer pour lui préférer l'arsenic, et l'on songera aux eaux arsenicales et chlorurées de *La Bourboule,* ou à celles du *Mont-Dore,* quand la tuberculose est confirmée.

2° Traitement spécial basé sur la prédominance d'un symptôme ou sur la forme clinique. — Dans les formes légères et lentes, chez les sujets peu excitables, on aura recours à la balnéation chlorurée sodique forte de *Salins-du-Jura, Salins-Moutiers, Salies-de-Béarn* et *Biarritz* ou bien aux sulfureuses comme le *Vernet,* les *Eaux-Bonnes, Uriage.*

Pour traiter les formes nerveuses on utilisera *Luxeuil, Plombières, Néris* ou *Royat.*

Le chloro-brightisme s'adressera à *Saint-Nectaire* ou aux cures de diurèse d'*Évian, Vittel, Contrexeville.*

Dans les types de chloroses dyspeptiques, certaines sources ferrugineuses bicarbonatées, chlorurées ou acidulées gazeuses comme *Vichy, Royat, Bussang, Châtel-Guyon, Pougues, Le Boulou* et *Châteauneuf* donneront de bons résultats. Parfois il faudra suspendre l'ingestion d'eau quand l'estomac se montrera intolérant.

L'hydrothérapie chaude, prudente et douce devra faire alors tous les frais de la cure.

Si la chlorose s'accompagne ordinairement de troubles intestinaux, constipation, diarrhée, *Châtel-Guyon* ou *Plombières* seront indiquées.

Enfin quand des troubles utérins seront prédominants, deux groupes de stations devront être conseillées : les unes contre l'aménorrhée et la dysménorrhée, telles que les chlorurées sodiques chaudes de *Bourbon-Lancy, Bourbonne, Bourbon-l'Archambault,* ou bien les eaux de *Plombières* et de *Luxeuil* ; les autres, contre la leucorrhée : telles les eaux sulfureuses de *Luchon, Uriage, Le Vernet, Cauterets, Bagnères-de-Bigorre.*

Cures associées. Contre-indications. — La chlorose est une maladie longue, sujette aux récidives ; les saisons d'eaux seront douces et prolongées.

Ces malades retireront souvent des avantages appréciables en faisant deux cures, au cours de l'été, séparées par un repos de trois semaines en montagne.

Toutefois, la chlorose fébrile, ou les formes accompagnées de lésions du cœur, ou d'hémorragies sérieuses, comme la chlorose tardive, qui est si souvent fonction et début d'anémie pernicieuse progressive, devront s'abstenir de traitement hydro-minéral, et se contenter des médications ordinaires ou de simples cures climatiques.

RÉSUMÉ

LES ANÉMIQUES

1° **Cures ferrugineuses.**
INDIQUÉES dans anémies oxycarbonées, suite d'hémorragies graves, épistaxis à répétition, métrorrhagies, couches laborieuses, etc.

a) Eaux froides. — **Forges-les-Eaux, Bussang, Orezza,** *Renlaigue, Campagne, Vals, Vichy, Andabre, Vic-sur-Cère.*

b) Eaux chaudes. — *La Malou* et *Luxeuil* (celles-ci, manganésiennes).

c) Eaux chaudes rangées dans d'autres classes d'eaux minérales mais *contenant du fer* en assez notable proportion. — *Le Mont-Dore, Saint-Nectaire, Royat, Châtel-Guyon.*

Contre-indiquées. — Dans anémies par épuisement nerveux ou musculaire chez les dyspeptiques (*sauf Châtel-Guyon*) ou suspects de tuberculose.

2° Cures arsenicales.

Indiquées dans anémies suite de maladies aigues infectieuses ou contagieuses.

Chez débiles héréditaires, candidats congénitaux ou accidentels à la tuberculose.

Anémies par surmenage intellectuel, épuisement nerveux.

Anémies par pertes sécrétoires prolongées : lactation.

Anémies profondes.

Eaux chaudes et stations d'altitude. — **La Bourboule,** *Saint-Nectaire, Le Mont-Dore, Royat.*

3° Cures sulfureuses.

Indiquées pour anémies consécutives à fièvres graves (typhoïde) diète prolongée, syphilis, empoisonnement hydrargyrique ou saturnin, troubles menstruels (dysménorrhée et leucorrhée).

a) *Ax* (alt. 718) ; *Eaux-Chaudes* (alt. 675) ; *Molitg* (alt. 450) ; *La Preste* (alt. 1 100).

b) Si syphilis : *Uriage* ou *Luchon.*

c) Si muqueuses délicates : *Cauterets* (alt. 930), *Saint-Sauveur* (alt. 750), *Barèges* (alt. 1 250), *Luchon* (alt. 625), *Saint-Honoré.*

4° Cures chlorurées.

Indiquées pour anémies torpides avec déminéralisation.

a) Eaux chlorurées faibles : *Saint-Nectaire, La Bourboule, Châteauneuf, La Motte-les-Bains.*

b) Eaux chlorurées fortes, si accidents rachitiques, osseux, tuberculoses locales ou adénites : *Salies-de-Béarn, Biarritz-Briscous, Salins-du-Jura, Salins-Mouliers.*

Contre-indiquées aux congestifs, aux nerveux, aux sujets à peau irritable (*sauf La Bourboule*) et à muqueuses délicates.

Adjuvances thérapeutiques : Cure intermittente, bains de soleil, altitude.

Contre-indications : anémies graves, pernicieuses, progressives, les leucémies.

LES CHLOROTIQUES

A. **Indications générales.**

Dans la majorité des cas, eaux ferrugineuses : *Forges, Bussang, Vichy*.

Si tuberculose soupçonnée ou malade déminéralisée : eaux arsenicales : *La Bourboule*.

Si tuberculose confirmée : *Le Mont-Dore*.

B. **Indications spéciales suivant les formes cliniques ou la prédominance inquiétante d'un symptôme.**

1° Formes légères, lentes, sujets peu excitables.

Chlorurées sodiques : *Salins-Moutiers, Salins-du-Jura, Salies-de-Béarn, Biarritz*.

Sulfureuses : *Vernet, Eaux-Bonnes, Uriage*.

2° Formes nerveuses : *Luxeuil, Plombières, Néris, Royat*.

3° Chloro-brightisme : *Saint-Nectaire, Évian, Vittel, Contrexeville*.

4° Formes dyspeptiques : ferrugineuses, bicarbonatées ou chlorurées. ou acidulées gazeuses : *Vichy, Royat, Bussang, Châtel-Guyon, Pougues, Le Boulou, Châteauneuf*.

5° Si troubles intestinaux : *Châtel-Guyon* et *Plombières*.

6° Si aménorrhée ou dysménorrhée, chlorurées sodiques chaudes : *Bourbon-Lancy, Bourbonne*, ou bien *Plombières* et *Luxeuil*.

7° Si leucorrhée : *Luchon, Uriage, Le Vernet, Cauterets, Bagnères-de-Bigorre*.

C. **Contre-indications.**

Chlorose fébrile, formes avec lésions du cœur, chlorose tardive.

CHAPITRE X

LES PALUDÉENS

———

Les fièvres intermittentes aiguës n'ont rien à demander à la thérapeutique hydrologique pas plus que les accès de fièvres pernicieuse ou bilieuse hématurique de l'infection palustre. Les unes et les autres sont justiciables de la médication spécifique par la quinine et d'un traitement d'urgence, à la fois causal et symptomatique.

Un grand nombre de stations thermales peuvent à juste titre, au contraire, réclamer comme relevant de leur domaine le traitement de l'impaludisme chronique, de la cachexie palustre et de ses complications. D'autant que cette maladie, très répandue à la surface du globe, est malheureusement loin d'être rare dans les colonies françaises. En 1903 le nombre des fonctionnaires civils et militaires envoyés en congé de convalescence et rapatriés, pour paludisme seulement, par les conseils de santé des différentes colonies s'est élevé à 2 134 ; celui des officiers et soldats des troupes coloniales à 1 828. A ces 4 000 malades il conviendrait de joindre les colons, les agents d'entreprises privées, ceux des compagnies industrielles ou commerciales qui viendraient en décupler le chiffre.

De plus l'impaludisme par sa chronicité, par les perturbations somatiques générales ou les déchéances organiques qu'il engendre revêt un polymorphisme au premier abord déconcertant. Le médecin qui veut choisir un traitement hydro-minéral et climatique approprié au cas clinique du paludique qu'il soigne s'en trouve donc fort embarrassé.

Deux sortes de considérations, cependant doivent lui servir à guider sa détermination. Les unes, d'un ordre général, sont basées sur l'altération du sang et communes à tous les cas de paludisme chronique. Les autres plus spéciales, sont précisées par la prédominance de tel ou tel symptôme, par la majoration élective de l'affection sur tel organe, sur tel système. ou encore par l'allure clinique individuelle de la maladie.

I. — *Indications générales.*

Les altérations principales, imputables à l'infection palustre la plus ordinaire portent toujours, et de préférence, sur le sang, sur la rate et sur la moelle osseuse; mais aussi sur le foie et les voies digestives, et parfois encore sur le système nerveux.

La thérapeutique climatique et hydro-minérale devra donc tendre, dans la plupart des cas, à réparer les altératians du sang et à combattre les troubles digestifs. Voilà pourquoi le changement de résidence, et la cure d'altitude associée à l'hydrothérapie, aux médications hydro-minérales, arsenicales ou alcalines, tiendront une place prépondérante dans le traitement du paludisme chronique.

Changement de climat. Réacclimatement. Cure d'altitude. — Tous les médecins s'accordent à dire qu'il est nécessaire à l'impaludé atteint de fièvres intermittentes de fuir les endroits infectés par l'hématozoaire, de changer d'air, de quitter les plaines marécageuses et chaudes pour gagner les régions montagneuses ou les climats plus salubres de l'Europe.

Les Anglais, avec leur sens pratique et utilitaire, ont créé partout des villes de santé (health cities). Aux Indes, par exemple, il existe au moins treize villes de santé, qui ont été reliées par des voies de communications faciles et rapides avec les ports et les grands centres. Ces stations sont utilisées dans une large mesure par l'autorité militaire ; officiers et soldats y passent une grande partie de la saison la plus dangereuse. Dès qu'arrivent les chaleurs, les routes qui mènent de la plaine vers les villes de santé se couvrent de convois et d'équipages, qui transportent vers la montagne les hauts fonctionnaires et leurs employés ; quelques-unes des principales Administrations de l'État émigrent même ainsi chaque année à ce moment. A la Jamaïque, des stations d'été analogues ont été fondées dans les montagnes bleues, à Newcastle, au milieu des forêts de Hope-Gardens. A Chypre, à Ceylan, à Java, nous trouvons de nombreuses villes d'été[1].

Dans les colonies françaises nous n'avons, pour ainsi dire, pas fondé de sanatoriums de montagne, parce que les stations thermales de France, par la diversité de leurs climats et de leurs sources, constituent un excellent et un immense sanatorium. Sans compter que le rapatriement exerce une influence morale dont le retentissement sur la convalescence n'est pas à négliger.

Les stations thermales d'altitude seront particulièrement bien placées pour y traiter les impaludés, avec cette réserve toutefois, que les malades arrivant des pays tropicaux ne seront pas immédiatement envoyés en montagne. D'accord avec Treille et Dedet, nous pensons que les malades doivent faire un séjour de réacclimatement de plusieurs semaines soit dans une ville d'hiver sur les côtes de Provence, par exemple soit dans une ville d'eau à climat chaud comme *Le Boulou* ou *Amélie-les-Bains,* soit aussi, s'ils reviennent en été, comme *Vichy* ou *Vals.* L'air vif et les nuits froides des altitudes les exposeraient, sans cette précaution, à contracter des complications pulmonaires ou tout au moins d'assez sérieux malaises. Ces malades sont de grands affaiblis qui à leur retour en France, suivant l'expression qu'ils emploient, « gèlent partout » à plus forte raison à la montagne.

1. LAVERAN, *Traité du paludisme,* Masson, édit.

On sait quelles sont les altérations profondes que présente le sang du paludique. Elles tiennent sous leur dépendance la plupart des troubles organiques qu'il présente. Le nombre des globules rouges considérablement diminué tombe de 4 500 000, chiffre normal, à 2 000 000 par millimètres cubes. Les globules blancs aussi sont souvent très diminués. Une anémie générale et grave accompagnée d'hypersplénie affecte tous les organes, détermine des œdèmes ou des hémorragies et commande les troubles ultérieurs et toutes les complications possibles de la maladie.

Or, l'air vif des montagnes, riche en oxygène, possède la vertu primordiale d'accroître immédiatement le nombre des globules rouges et des éléments nobles du sang. Il favorise les oxydations en activant la nutrition et en accélérant les échanges respiratoires. La phagocytose et la défense naturelle de l'organisme subissent, sous son influence, une poussée nouvelle qui concourt avec la cure hydro-minérale à la restauration organique et fonctionnelle intégrale [1].

L'économie tout entière du malade doit lutter avec d'autant plus d'avantages contre les parasites du paludisme qu'elle est placée dans de meilleures conditions générales ; aussi les causes débilitantes entravent la guérison, tandis que tous les toniques la favorisent. Tel sera l'effet du séjour en montagne.

Eaux arsenicales. — Quand la phase aiguë des fièvres intermittentes est passée, le meilleur adjuvant de la quinine est l'arsenic, donné à faibles doses longtemps prolongées.

Après Gübler, Boudin, Kelsch, qui en ont vanté les excellentes propriétés, Laveran le recommande, Gaston Lyon le regarde comme un médicament héroïque et A. Gautier en exalte même les mérites jusqu'à considérer le cacodylate de soude et surtout

---

1. Nous allons du reste suffisamment exposer les effets physiologiques du séjour en montagne à propos des considérations générales sur le traitement des maladies des voies respiratoires pour n'avoir pas à y insister ici.

l'arrhénal comme un succédané de la quinine. L'opinion médicale appuyée sur des observations aujourd'hui plus nombreuses paraît avoir jugé cette exagération.

Il n'en reste pas moins vrai que sous l'influence de la médication arsenicale la dyscrasie sanguine disparaît, la déglobulisation du sang fait place à une reproduction rapide des hématies, et marque une influence très nette sur l'augmentation des grands mononucléaires qui sont des phagocytes, destructeurs des hématozoaires[1].

De plus, si l'on admet la théorie pathogénique du paludisme par irritation active et hypérémique de l'axe cérébro-spinal, avec, pour point de départ, un dépôt d'hématozoaires dans les capillaires des centres cérébro-spinaux, il faut tenir compte des idées du Pr Renaut au sujet de l'action de l'arsenic sur les cellules nerveuses. Pour lui, l'arsenic imprégnerait lentement les éléments histologiques du système nerveux, s'y substituerait au phosphore, ou plutôt donnerait naissance à des lécithines arsenicales, et les cellules nerveuses en prenant l'arsenic deviendraient moins excitables.

L'observation et la clinique confirment du reste pleinement les explications physiologiques de l'action arsenicale dans le paludisme. Et les résultats enregistrés aux sources arsenicales d'altitudes montrent tous le parti que le praticien peut tirer de cette association climatique et hydro-minérale dans le traitement de la maladie qui nous occupe.

Les eaux arsenicales bicarbonatées ou chlorurées seront donc largement utilisées.

En première ligne se placent celles de *La Bourboule* (altitude 850 mètres ; arséniate de soude, 28 milligrammes, bicarbonate de soude 2,892, chlorures 3 grammes). Puis viennent celles de *Vic-sur-Cère* et de *Royat* (altitude 450 mètres, source Saint-Victor : arséniate de soude 3 milligrammes).

---

1. Sersiron, *Le Paludisme en Algérie*. Mission du ministère des colonies. Doin, édit. Paris, 1905.

Quelques autres telles que *Le Mont-Dore* (altitude 1050 mètres ; arséniate de soude 1 milligramme) ; *Saint-Nectaire* (altitude 784 mètres : arséniate, 4 millig.), par la faible proportion d'arsenic qu'elles contiennent, même à l'état naissant, se recommandent moins pour la cure arsenicale que pour le traitement climatique et hydrothérapique de l'anémie palustre.

Elles seront indiquées plutôt pour des cas spéciaux, du reste nombreux, où les symptômes particuliers, où les localisations principales de l'infection réclament une thérapeutique hydro-minérale un peu spéciale dont nous parlerons plus loin. Les eaux froides de *Vic-sur-Cère* dans le Cantal (altitude 670 mètres ; arséniate de soude, 12 milligrammes) rendraient également de bons services s'il existait là un établissement thermal un peu vaste et confortable.

Les récidives d'accès de fièvre, quand ceux-ci sont rares et atténués, la splénomégalie même très accentuée, pas plus qu'une hypertrophie modérée du foie, ne contre-indiquent la cure arsenicale d'altitude proprement dite.

Il en est autrement des troubles digestifs et des symptômes de mauvais fonctionnement hépatique, qui font si souvent cortège au paludisme chronique, et succèdent, en manière de lésion, à la réaction organique première de défense naturelle.

Le traitement hydro-minéral arsenical, dont la boisson fait le fond, serait mal supporté.

Mieux vaut dès lors s'attaquer immédiatement aux facteurs étiologiques dominant la scène morbide et demander à la médication alcaline un remède aux troubles digestifs qui priment l'anémie et tiennent, dans une phase plus avancée, la cachexie sous leur dépendance.

II. — *Indications spéciales tirées des symptômes dominants ou des complications.*

Système digestif. Eaux bicarbonatées sodiques. — Dans une première phase de l'infection palustre, la rate est le repaire des hématozoaires, le laboratoire où les leucocytes deviennent mélanifères, par absorption macrophagique des débris pigmentaires, provenant de la destruction parasitaire des globules rouges. Distendue et turgescente, elle se vide par la veine splénique dans le parenchyme hépatique qui va emmagasiner, puis élaborer ces déchets. Le foie subira peu à peu, dans les formes tardivement ou incomplètement traitées, à rechutes répétées ou prolongées, les effets nocifs dus à la réplétion parasitaire de ses vaisseaux [1]. Et alors évoluera toute une série de lésions réactionnelles, qui ont comme conséquences d'altérer le fonctionnement de la glande tout entière, et de retentir directement par elle sur la série des phénomènes digestifs.

Ce que nous connaissons de l'effet physiologique des eaux alcalines, des bicarbonatées sodiques fortes en particulier sur l'ensemble du système de la veine porte, et ce que nous savons de leur influence élective sur les fonctions hépatiques, nous montre dans quels cas il faut y avoir recours. Nous les recommanderons, avant tout autre cure, aux anémiques paludéens qui maigrissent rapidement et qui ont des signes très nets de congestion hépatique.

Glénard décrit sous le nom d'hépatisme un syndrome dont les signes cardinaux sont : « la périodicité quotidienne ou quotinocturne des malaises, les troubles des fonctions intestinales, les troubles du sommeil et l'anomalie de l'état des forces. On peut joindre à ces signes la nocuité des alcools, des graisses et des farineux. Cet ensemble constitue avec les caractères suivants la diathèse hépatique : syndrome dyspeptique ou névropathique ; état anormal palpable du foie ; hyperacidité des urines ; antécédents morbides hépatiques proprement dits (congestions du foie, ictères, angio-cholecystite, etc., etc.) » [2]. Peut-être cette opinion

---

1. CHAUFFARD, Le syndrome spléno-hépatique dans le paludisme aigu. *Semaine médic.*, janv. 1909.

2. GLÉNARD, Conférence faite au V. E. M. Landouzy. *Compte rendu du voyage aux stations therm.* Masson, édit., Paris, 1900.

est-elle excessive? D'après Glénard tous les cas d'hépatisme devraient avoir recours aux eaux de *Vichy*. Or tous les paludiques et même tous les coloniaux présentent plus ou moins ces signes de la diathèse hépatique et tous, tant s'en faut, ne semblent pas justiciables de *Vichy*.

Les paludiques atteints de troubles gastriques tels qu'hyperchlorhydrie, catarrhe gastrique, dilatation de l'estomac par atonie, gastralgies et entéralgies intermittentes, qui sont symptomatiques d'une perturbation fonctionnelle du foie, devront comme les malades précédents recourir aux eaux alcalines, et, de préférence, aux bicarbonatées sodiques fortes. Il en sera de même pour les paludiques atteints de gastralgie par irritations médicamenteuses, consécutives à l'absorption prolongée de sels de quinine par exemple. Les paludiques souffrants de crises d'entéralgie avec alternatives de constipation ou de diarrhée devront se soumettre de préférence au traitement de *Brides, Châtel-Guyon* ou *Plombières*. La constipation est due en effet chez ces malades à une insuffisance excrétoire, qualitative ou quantitative de la bile, et la diarrhée, à une atonie musculaire de l'intestin.

Vichy tient une place à part, la première, dans le traitement du paludisme chronique avec retentissement sur le tube digestif et ses annexes. Par son climat tempéré, par la gamme minérale de ses eaux bicarbonatées, aussi variée que l'échelle de leur thermalité, cette station provoque une transformation, on pourrait presque dire une résurrection rapide chez le paludéen hépatique et dyspeptique. A la cure de boisson et aux pratiques hydrothérapiques qui sont ici de règle, comme dans les stations arsenicales, on joindra pour ces malades la douche hépatique chaude, prudemment donnée, en pluie, à 40 ou 42°, pendant une minute, et suivie d'une aspersion générale chaude ou froide.

Vals avec ses eaux froides fortement bicarbonatées, dont quelques sources, la source Vivaraise n° 5 et la source Dominique, contiennent de l'arséniate de soude, conviendra aux malades du même ordre, qui ont besoin de calme et de repos.

Le Boulou, la *Vichy* du Midi, station moins connue qu'elle ne mériterait de l'être, possède un établissement ouvert toute l'année. Elle sera recommandée aux paludiques à type digestif et, en particulier, à ceux qui reviennent en hiver des pays tropicaux, trop tôt pour se rendre dans une station d'été, ou bien à ceux qui doivent se réacclimater avant de faire d'emblée une cure d'altitude.

En dehors des bicarbonatées sodiques fortes, d'autres sources à minéralisation plus faible, rangées dans les alcalines chlorurées sodiques ou dans les sulfatées bicarbonatées, rendent également de bons services à toute cette catégorie de malades. Telles sont *Bourbonne-les-Bains* dans la Haute-Marne, *Martigny* dans les Vosges et *Brides* (altitude 570 mètres) en Savoie. Les eaux sédatives, chlorurées, sulfatées, magnésiennes de *Saint-Gervais* (altitude 600 à 850 mètres), bien que ne rentrant pas chimiquement dans la classe des eaux précédentes exercent toutefois, comme *Brides,* une action manifeste sur les dyspepsies et dans la cure du paludisme chronique.

Accidents nerveux. — Cette action sédative des eaux thermales sera utilisée dans les complications nerveuses du paludisme chronique. Nous ne voulons pas parler ici des petits accidents tels que lassitude, faiblesse, vertiges, éblouissements, tremblements, zona, qui sont sous la dépendance de l'anémie et relèvent, avec elle, du traitement arsenical d'altitude. Mais nous avons en vue des complications un peu plus importantes : telles sont les névralgies rebelles qui constituent parfois, à elles seules, une forme larvée de l'infection : les sciatiques, les névrites et polynévrites accompagnées de troubles moteurs et sensitifs, les paralysies, les névroses comme la neurasthénie ou l'hystérie, les psychoses, etc., apparaissant chez le paludique à l'occasion des fièvres intermittentes, sur un terrain probablement préparé par l'hérédité ou par une intoxication quelconque, comme l'alcoolisme. Toutes ces majorations de l'infection palustre forment chacune une sorte d'entité morbide distincte, surajoutée au paludisme ; elles sont justiciables des sources de *Néris,* de *Pougues* ou de l'hydrothérapie de *Divonne.*

Système vasculaire. — Une altération du sang, aussi profonde que celle de l'organisme impaludé, ne va pas sans déterminer des désordres fréquents du côté du cœur ou des vaisseaux.

Contre les cardiopathies paludiques, le traitement hydrologique n'aura pas d'autres indications que celles fournies au cours de cet ouvrage à propos des maladies du cœur.

Bagnoles-de-l'Orne répondra aux nécessités thérapeutiques des troubles circulatoires, par atonie du système nerveux vaso-moteur ou par altération fonctionnelle des tuniques vasculaires. Tonique par excellence des fibres musculaires lisses qui règlent la circulation dans les artères et les veines, cette station aura raison des menaces d'endartérite ou de phlébite et relèvera rapidement par là, même l'état général du malade[1].

Autres complications. — Enfin, pour ce qui a trait aux autres complications capables d'entraver la guérison du paludique, le médecin se guidera toujours, pour prescrire une cure minérale, sur la prédominance des troubles fonctionnels qui masquent par leur importance la maladie générale et risquent d'aboutir à une lésion organique.

Les complications rénales : néphrites, albuminurie, seront ainsi justiciables de *Saint-Nectaire*, d'*Évian*, de *Contrexeville*, de *Vittel*, de *Pougues*.

Les complications intestinales si fréquentes, et, parmi elles, l'entérite, seront traitées à *Chatel-Guyon* ou à *Plombières*.

Les accidents respiratoires : bronchites, asthme, pleurésie chronique, etc., s'adresseront aux salles d'inhalations des stations arsenicales d'altitude comme celles de *La Bourboule* et du *Mont-Dore* ou bien aux stations sulfureuses chaudes comme *Cauterets* ou *Luchon*.

Nous n'avons pas parlé au cours de ce chapitre des eaux ferrugineuses, bien que plusieurs d'entre elles revendiquent le mérite de guérir l'anémie et la cachexie palustre. Or l'anémie des palu-

1. **Joly.** *Les coloniaux à Bagnoles-de-l'Orne.* Le Caducée, 1908.

déens a pour caractère distinctif sa résistance au traitement ferrugineux. Il est donc probable que les succès, d'ailleurs incontestables, enregistrés par la station de *Forges-les-Eaux,* et par les sources d'*Encausse,* de *Campagne,* de *Bussang,* etc., tiennent moins au caractère ferrugineux de ces eaux froides qu'à l'ambiance climatique, diététique et hydrothérapique sédative qui donne également d'heureux résultats thérapeutiques dans tant d'autres stations ouvertes au même titre qu'elles, à l'anémie palustre.

Signalons, en terminant, l'avantage fréquent de prescrire des cures hydro-minérales associées telles que *La Bourboule* et *Vichy* ou *Vichy* et *Châtel-Guyon.* Les malades se trouveront souvent bien de suivre un traitement tonique général, après une saison de thérapeutique symptomatique, ou vice versa.

RÉSUMÉ

LES PALUDÉENS

I. — Indications générales du traitement hydrologique basées sur la pathogénie et la physiologie pathologique.

1° RÉACCLIMATEMENT.

Les villes d'hiver des côtes de Provence, les stations hydrologiques d'hiver : *Le Boulou, Amélie-les-Bains* ;
Les stations tempérées : **Vichy,** *Vals.*

2° CURE ARSENICALE ET CURE D'ALTITUDE.

a. stations arsenicales : **La Bourboule** (alt. 850 mètres), *Vic-sur-Cère* (alt. 670 mètres), *Royat* (alt. 450 mètres).
b. stations faiblement arsenicales : *Le Mont-Dore* (alt. 1050 mètres), *Saint-Nectaire* (alt. 784 mètres).

II. — Indications spéciales basées sur la prédominance des symptômes ou sur les complications.

1° Troubles du système digestif.

a. Prédominance gastrique et hépatique : **Vichy**, **Vals**. *Le Boulou, Bourbonne-les-Bains, Martigny, Brides, Saint-Gervais, Forges-les-Eaux.*

b. Prédominance intestinale : *Châtel-Guyon, Plombières.*

2° Accidents nerveux : *Pougues, Néris, Divonne.*

3° Lésions vasculaires : *Bagnoles-de-l'Orne.*

4° Autres Complications.

a. Rénales : *Saint-Nectaire, Évian, Contrexeville, Vittel, Pougues.*

b. Respiratoires : **La Bourboule**, *Le Mont-Dore, Cauterets, Luchon.*

CHAPITRE XI

MALADIES
DE L'APPAREIL RESPIRATOIRE

———

*Les eaux minérales dans la cure de ces maladies. —
Leur action physiologique. — Leur emploi.*

Le choix judicieux de la station thermale appropriée à telle ou
telle affection pulmonaire chronique exige du médecin traitant
une connaissance parfaite : 1° du malade et de son tempérament,
2° des eaux qu'il lui conseillera.

En France, on emploie dans la cure des affections chroniques du
poumon deux catégories principales d'eaux : *les sulfureuses* ; *les
arsenicales* ; accessoirement, quelques chlorurées sodiques et
quelques alcalines.

I. **Eaux sulfureuses.** — Elles sont de deux sortes : *sulfurées sodiques,* généralement chaudes ou hyperthermales; *sulfurées calciques,* plutôt froides et sulfhydriquées.

Action physiologique. — Ces eaux ont une *action stimulante générale* sur tous les organes et une *action spéciale,* substitutive et modificatrice sur les muqueuses et en particulier sur
la muqueuse respiratoire.

1° L'*action générale* stimulante fait que ces eaux sont franchement *toniques* et *excitantes,* s'appliquant parfaitement aux affections torpides, aux inflammations chroniques des muqueuses chez les lymphatiques et les strumeux. Par contre, leur action excitante les contre-indiquent chez les éréthiques nerveux ou à tendances congestives. Toutefois, cette action est variable avec les eaux et leur degré d'altérabilité. Les *polysulfurées* (*Barèges,* par exemple) sont les plus toniques, mais les plus excitantes. Au contraire, les *sulfitées* et *hyposulfitées* (Pyrénées-Orientales) : *Amélie, Le Vernet,* etc. sont sédatives et calmantes. La présence de certains sels alcalins (carbonates ou silicates), de certains gaz, l'azote en particulier, tempèrent également l'excitation produite par les sulfures et font que ces eaux alcalines ou azotées conviennent mieux aux arthritiques ou aux rhumatisants. Plusieurs stations, *Cauterets, Ax, Luchon,* jouissent de l'heureux privilège de posséder les eaux les plus excitantes comme les plus calmantes ; de ce fait, leurs applications thérapeutiques se trouvent étendues [1].

2° L'*action spéciale* porte surtout sur la muqueuse bronchique. Cette action est *nettement anticatarrhale,* et *cicatrisante* sur les tissus déjà atteints. Les eaux sulfureuses, grâce à leur hydrogène sulfuré, posséderaient aussi un *pouvoir antibacillaire* démontré par Niepce, à *Allevard.* Les eaux ont enfin des propriétés électriques et radio-actives ; quelques-unes possèdent des particules de métaux dans leur composition (Garrigou) ; tout cela, joint à leur hyperthermalité (sulfurées sodiques), joue un rôle important dans la thérapeutique hydro-minérale.

II. **Eaux arsenicales.** — A ne considérer que leur composition chimique, les eaux de *La Bourboule* seules mériteraient vraiment le nom d'arsenicales. Au point de vue clinique cependant, et dans la cure des affections qui nous occupent, d'autres eaux comme celles du *Mont-Dore,* de *Saint-Honoré,* de *Royat,* etc., faiblement arsenicales, produiront souvent, sur les voies respiratoires, des effets thérapeutiques plus marqués. C'est

1. Lamarque, *Du choix d'une station sulfureuse dans les Pyrénées françaises,* 1903, Baillière édit. Paris.

ici le cas de répéter, après le Pr Landouzy, qu'en fait de thérapeutique hydro-minérale, les données cliniques devront toujours l'emporter sur les prémisses chimiques.

La physiologie des eaux arsenicales est d'ailleurs assez obscure. Ces eaux semblent *ralentir la dénutrition,* diminuer les oxydations, et cliniquement, elles ont un *pouvoir reconstituant* assez énergique et un *pouvoir antidyspnéique* marqué. G. Sée leur accordait une action dépressive sur la circulation. En fait, ces eaux, celles du *Mont-Dore* surtout, sont *décongestionnantes.* La teneur, assez élevée en chlorure de sodium des eaux de *La Bourboule,* semble atténuer cette action; c'est pourquoi ces eaux, plus toniques, conviendront moins que celles du *Mont-Dore* aux congestifs et aux irritables. Par contre, l'hyperthermalité se retrouve dans ces deux stations et leur donne des propriétés thérapeutiques communes.

III. **Chlorurées sodiques pures.** — Assez accessoires dans le traitement des affections respiratoires, les sources salées possèdent au plus haut degré un pouvoir tonique et reconstituant. Leur action, très excitante, contre-indique leur emploi dans la plupart des affections broncho-pulmonaires. Nous les verrons, au contraire, agir merveilleusement dans la scrofule profonde, dans les adénopathies, les rhinites et les hypertrophies amygdaliennes, si communes chez les enfants.

IV. **Eaux alcalines.** — Au contraire des eaux chlorurées, les alcalines ont une action très douce, et conviennent aux tempéraments nerveux, excitables et à certains goutteux : *Royat, Saint-Nectaire* (bicarbonatées mixtes), *Vichy* (bicarbonatée pure), sont les plus employées.

Emploi des eaux.

Dans le traitement hydro-minéral des affections respiratoires, les pratiques balnéologiques et autres ont une importance capitale. Ces pratiques thermales sont particulières, spéciales, ou communes. Nous nous étendrons principalement sur les premières.

A. Applications particulières[1]. — Elles comprennent : 1º la boisson ; 2º les inhalations, humages et pulvérisations ; 3º les douches nasales et pharyngées, etc. ; 4º les demi-bains hyperthermaux, les pédiluves et les manuluves.

1º Boisson. — Sauf les eaux chlorurées sodiques fortes, toutes les eaux qui nous occupent peuvent être prises en boisson. Dans certains cas (*Eaux-Bonnes,* par exemple), la boisson constitue presque toute la cure. La quantité à prendre varie avec les eaux, leur composition, etc. Pour les eaux sulfureuses, elle n'est jamais considérable, surtout pour celles dont le principe sulfureux a conservé toute son activité. Les doses varient, en ce cas, de 25 à 200 grammes, à prendre en une ou plusieurs fois par jour. Passant sur les décompositions chimiques, qui se produisent en présence des différents liquides du tube digestif, nous dirons, qu'au point de vue thérapeutique, leur action est *anticatarrhale et plus ou moins congestive,* ce qui fera surveiller la boisson chez les congestifs et les hémoptoïques.

Dans les eaux arsenicales, la boisson a aussi une grande importance. A la *Bourboule,* elle joue le premier rôle. Eau très médicamenteuse, à donner par cuillerée aux enfants, son administration doit être rigoureusement dosée. Elle excite l'appétit, détermine une augmentation du poids du corps, des hématies, des grands mononucléaires et des phagocytes, en même temps que dans les urines augmentent l'urée et les chlorures et diminuent les phosphates. Au *Mont-Dore,* l'eau, moins arsenicale, se prend à des doses variant d'un demi-verre à quatre verres *pro die.* Eupeptique, elle convient surtout aux hypopeptiques. Plutôt constipante et légèrement diurétique, elle détermine vers la fin du premier septénaire, une abondante décharge uratique. Mais

---

1. *Index médical des Stations thermales et climatiques de France.* Gainche, éditeur, Paris, 1903.

elle a, avant tout, une *action diaphorétique,* une *action sédative* marquée sur le système nerveux pulmonaire et une *action nettement décongestionnante.*

2° INHALATIONS. — Les *inhalations* ont pour objet d'introduire dans les voies respiratoires des gaz et des vapeurs, dans le but d'y exercer une action locale appropriée.

Elles se font, soit avec des *gaz dégagés des sources* (gaz purs ou mélangés de vapeur d'eau), soit avec de l'eau *minérale mécaniquement poudroyée* ou brumifiée (suivant l'expression de Cany, de *La Bourboule*)[1], soit avec de *l'eau minérale entraînée par de la vapeur forcée.* Elles sont donc sèches ou humides, chaudes ou froides.

Technique spéciale.

a. Les inhalations de gaz se font à *Allevard, Marlioz et Saint-Honoré.*

A *Allevard,* les salles sont froides ou tièdes. L'*inhalation froide* est produite par de l'eau minérale, qui jaillit et retombe dans une série de vases superposés. L'eau laisse ainsi échapper les gaz qu'elle contient (acide sulfhydrique principalement, acide carbonique et azote). Les malades, sans vêtements spéciaux, restent dans les salles par séjours fractionnés de 2 à 15 minutes.

L'inhalation tiède (27 à 30°) est produite par un mélange de vapeur d'eau sulfureuse et de gaz, s'échappant d'un plancher à claire-voie. Un brouillard épais emplit les salles, dans lesquelles les malades, en peignoir, restent de 20 à 45 minutes.

A *Marlioz,* l'inhalation se fait dans des salles remplies de gaz, obtenus par brisement de l'eau. Les malades, en toilette ordinaire, y restent par séjours fractionnés, de 3 à 10 minutes, avec repos à l'air libre entre chaque séance.

A *Saint-Honoré,* l'eau se brise sur une série de plateaux. Les salles, dont la température ne dépasse guère 25°, contiennent aussi, avec les gaz, de la vapeur d'eau naturelle ou artificielle,

1. CANY, Rapport au Congrès d'Hydrologie d'Alger, avril 1909.

mais sans excès. C'est aux gaz seuls et parmi eux à l'hélium et à l'argon que l'inhalation doit ses propriétés thérapeutiques.

b. L'inhalation faite avec de l'eau poudroyée sous pression ou brumifiée, se pratique à *La Bourboule,* à *Enghien,* à *Plombières.*

La technique est un peu différente dans ces diverses stations; mais, en dernier ressort, il s'agit toujours d'eau comprimée mécaniquement et réduite en gouttelettes d'une extrême finesse qui se répandent dans les salles et les remplissent d'un véritable brouillard qui contient tous les éléments minéraux de la source.

A *La Bourboule,* la température des salles varie entre 28 et 30°. Les malades, en peignoir, y séjournent 20 à 40 minutes, et prennent en même temps des pédiluves.

A *Enghien,* les malades revêtent des manteaux de caoutchouc. Le séjour dans les salles varie suivant les cas.

A *Plombières,* l'inhalation, très accessoire, est utilisée surtout chez les bronchitiques ou asthmatiques venus pour soigner une autre affection (entérite). Au brouillard d'eau minérale s'ajoutent des émanations médicamenteuses d'essence de pin.

c. Les inhalations, produites par de la vapeur d'eau sous pression entraînant l'eau minérale, se pratiquent à *Royat,* et surtout au *Mont-Dore.*

A *Royat,* les salles contiennent des gradins disposés en amphithéâtre, pour graduer la température, oscillant entre 22 et 27°. La durée de l'inhalation, faite avec l'eau de la source Eugénie, est de 20 à 50 minutes.

Au *Mont-Dore,* les inhalations jouent un rôle prépondérant dans la cure des affections pulmonaires. Elles se font dans de vastes salles, à des températures de 28 à 32°. La vapeur produite par une série de chaudières entraîne avec elle l'eau minérale. Depuis quelques années, on a installé des appareils à air comprimé pulvérisant l'eau thermale, ce qui augmente la densité et la teneur du brouillard médicamenteux. Contrairement aux prévisions théoriques, ce brouillard, d'après Thénard, Lefort, etc., contient tous les éléments constitutifs de l'eau et, en plus, de l'acide carbonique. Les malades vêtus d'un costume spécial séjournent dans les salles 20 à 50 minutes et sont ensuite portés en chaise à porteurs à l'hôtel où ils se mettent au lit.

3° HUMAGES. — Dans la plupart des stations des Pyrénées, les inhalations sont remplacées par le *humage*. Les gaz et vapeurs, au lieu d'être répandus dans des salles, arrivent directement à l'orifice buccal au moyen d'appareils spéciaux, *personnels* à chaque malade.

Certaines eaux, comme celles de *Luchon* ou d'*Ax*, spontanément altérables, laissent dégager leur hydrogène sulfuré. Les malades aspirent un mélange de gaz et de vapeur par une sorte de *humage naturel*. Dans d'autres stations, à eau plus fixe, à *Cauterets* par exemple, on est obligé d'avoir recours à un humage, artificiel, au moyen de certains appareils (humateurs Bérot ou autres). Pour Ferras, de *Luchon*, ce serait plutôt une pulvérisation parfaite qu'un humage, car le malade absorbe non seulement des gaz et de la vapeur, mais de l'eau finement poudroyée.

A *Amélie*, le même humage existe. De plus, les malades peuvent respirer le gaz s'échappant d'une douche qu'on leur donne sur les membres inférieurs, dans des cabines spéciales. C'est plutôt de l'inhalation employée aussi à *Luchon* dans des salles à voûte basse.

A *Barèges*, la douche du Tambour est une étuve où l'on peut faire de l'inhalation de vapeurs sulfureuses. Enfin à *Pierrefonds* et à *Bigorre*, on emploie la pulvérisation seule.

Inhalations, humages ou pulvérisations, ont pour effet l'absorption, dans un but médicamenteux, par la muqueuse bronchopulmonaire des gaz et des vapeurs dégagés de l'eau.

Ces gaz et ces vapeurs pénètrent-ils bien dans les voies respiratoires et sont-ils absorbés ?

Pour les gaz, cela ne fait aucun doute ; l'absorption des gaz délétères, des vapeurs chloroformiques, etc., est chaque jour démontrée. Il n'en est plus de même des liquides pulvérisés. Des auteurs prétendent qu'ils s'arrêtent à la glotte. Sans entrer dans une discussion trop longue, nous dirons que les expériences du Pr Emmerich, de Munich, faites en 1902 sur les animaux sont concluantes et prouvent la pénétration indubitable de la vapeur dans les voies respiratoires.

Plus récemment, Cany[1], de *La Bourboule,* expérimentant sur des moutons placés dans les salles d'inhalation, a pu retrouver l'arsenic dans le sang et les poumons. La pénétration intra-pulmonaire existe, mais suivant certaines conditions : la dimension des gouttelettes, les quantités proportionnelles de liquide et d'air que doivent renfermer les salles d'inhalation, etc. Il ne paraît plus en être de même pour la simple pulvérisation.

Au point de vue thérapeutique, inhalations et humages semblent avoir une double action. En premier lieu, ils déterminent la sédation de l'*éréthisme trachéo-bronchique* ; ils calment la toux et la dyspnée des asthmatiques, des bronchitiques, des emphysémateux ; en deuxième lieu, ils amènent des *modifications dans la sécrétion de la muqueuse bronchique,* qui en dernière analyse se traduisent par la résolution des exsudats bronchiques. A ces deux actions principales se joindraient : la *tonification du tissu pulmonaire,* et 2° *l'immunisation relative contre les atteintes ultérieures,* puisque l'expérience semble prouver que les malades, soumis à cette seule pratique, perdent la susceptibilité bronchique dont ils étaient atteints.

4° PULVÉRISATION. — *La pulvérisation* consiste à réduire l'eau en poussière fine et à la porter au contact des muqueuses malades. Employée dans la cure des pharyngites et des laryngites, elle se fait suivant deux procédés. Dans un premier cas, l'eau à la température de 28 à 30° est amenée sous pression dans un appareil (Bourbouze, Sales-Girons, etc.) percé d'une ou plusieurs ouvertures filiformes. Les jets qui s'en échappent se brisent sur une palette ou sur un tamis interposés entre le jet et la bouche du malade. Dans un deuxième cas, l'eau est pulvérisée par de la vapeur s'échappant d'un appareil analogue à la marmite de Lucas-Championnière ; c'est la *pulvérisation à vapeur.*

L'action topique spéciale de cette pulvérisation sur la muqueuse

1. CANY, *Les Inhalations Médicamenteuses.* La Bourboule, 1907 (Peigne).

pharyngo-laryngée est renforcée, dans la plupart des cas, par le *gargarisme*.

5° Douches nasales. — *Les douches nasales* sont utilisées lorsqu'il s'agit de déterger ou de tonifier la muqueuse pituitaire. On les emploie surtout dans les cas de rhinite atrophique, de coryzas répétés, dans certains catarrhes naso-pharyngiens. Leur température varie entre 28 et 30°. La technique opératoire n'est pas la même dans toutes les stations. On doit avant tout s'efforcer de réduire au minimum la pression de l'eau, en raison des accidents possibles du côté de l'oreille moyenne. Pour parer à ces inconvénients, on a imaginé plusieurs laveurs : biberon nasal de Joal, pipette de Depierris, etc. Les malades prennent un bain plutôt qu'une douche nasale. En certains cas, rhinite spasmodique par exemple, il est préférable d'avoir recours aux *douches nasales gazeuses d'acide carbonique* ; elles sont très employées au *Mont-Dore* et ont sur la muqueuse pituitaire une action sédative marquée. La *douche pharyngée* consiste en un jet d'eau chaude, rendu filiforme par le passage au travers d'une canule spéciale, que l'on dirige sur le pharynx et les amygdales.

6° Les demi-bains ou bains hyperthermaux, autrefois employés à *Cauterets,* ne se retrouvent plus guère qu'au *Mont-Dore*. On les prend dans de petites cabines spéciales où viennent sourdre les griffons de quelques sources. La température de l'eau varie de 39 à 43°. Les malades y sont plongés jusqu'à la ceinture et y restent de 5 à 10 minutes. Les demi-bains, très précieux dans certaines congestions du sommet, dans les reliquats basiques d'affections chroniques, les rhumatismes, etc., agissent par une révulsion vigoureuse en attirant le sang à la peau, vers les parties inférieures. Cette médication, dérivative et décongestionnante, demande à être surveillée de près.

7° Les bains de pieds sont d'un usage courant dans toutes les stations. On les administre très chauds, de 40 à 43°. Ils décongestionnent promptement la tête et la poitrine et au contraire des demi-bains peuvent être prescrits plusieurs fois par jour.

Les MANULUVES sont employés lorsqu'on ne peut donner de pédiluves (varices trop développées, œdème malléolaire, etc.) et chez certains asthmatiques.

B. Applications communes. — Nous serons brefs sur ce chapitre. Dans toutes les stations, on emploie les *bains* tempérés ou chauds, de 35 à 38°. Leur action est sédative et calmante, ou tonique et vivifiante, suivant la composition chimique, la nature des eaux et leur température. Les *douches, froides, chaudes* ou *écossaises,* sont aussi d'un emploi courant.

Dans certaines stations, les *douches des extrémités*, très décongestionnantes, remplacent les bains de pieds. Enfin les *douches vaginales, rectales*, etc., peuvent y être administrées. Mentionnons en dernier lieu les *douches de vapeur*, très utiles dans certaines névralgies rebelles, et chez les rhumatisants.

C. Moyens adjuvants. — Renseigné sur les pratiques thermales de la station où il enverra ses malades, le médecin traitant devra aussi s'enquérir de l'*altitude*, de l'*orientation*, du *climat* : ces facteurs jouant un rôle capital dans la cure des maladies respiratoires.

Beaucoup de stations des Pyrénées, d'Auvergne, des Alpes sont en même temps des stations d'altitude.

A la *cure thermale*, se joindra l'action de la *cure de montagne* ; nous en parlerons au chapitre de la tuberculose. Quelques établissements enfin ajoutent à leurs moyens thérapeutiques l'aérothérapie, la mécanothérapie, la gymnastique respiratoire, etc. L'étude de ces diverses pratiques n'entre pas dans notre sujet purement hydrologique.

Ce sera affaire au médecin traitant et au médecin consultant de savoir les recommander et les utiliser, quand le besoin s'en fera sentir.

Les rhinites chroniques sont le plus souvent liées à l'état constitutionnel du sujet. Elles réclament une médication à la fois locale et générale et relèvent, au premier chef, des cures hydro-minérales. Ces affections tiennent tantôt à une inflammation simple de la muqueuse, tantôt à des troubles réflexes et vaso-moteurs ayant pour point de départ la pituitaire. De là, leurs divisions en *rhinites chroniques simple, hypertrophique* et *atrophique* et en *rhinites spasmodiques*.

I. — *Rhinite chronique simple.*

Rarement chronique d'emblée, la rhinite simple succède à un coryza aigu, ou plutôt à des coryzas aigus répétés ; elle est l'apanage des « *enchifrenés habituels* ». Le lymphatisme et la scrofule chez l'enfant, l'arthritisme et la goutte chez l'adulte, favorisent le passage de l'état aigu à l'état chronique.

A. **Forme scrofuleuse.** — Un enfant de 8 à 10 ans, strumeux, à la suite d'un coryza post-rubéolique par exemple, continue à moucher abondamment. *La sécrétion nasale* muco-puru-

1. Castex, *Maladies du larynx, du nez et des oreilles*, Baillière édit. Paris, 1899.

Lermoyez, *Traitement des maladies des fosses nasales. Bibliothèque de Thérapeutique*, Doin, Paris, 1896.

Moure et Brindel, *Guide pratique des maladies de la gorge, des oreilles et du nez*, Doin, Paris, 1908.

Cartaz, *Maladies du nez, Nouveau traité de Médecine et de Thérapeutique*, Gilbert et Thoinot, t. XXVII, Baillière et fils, édit. Paris, 1908.

lente tombe dans la gorge. Le petit malade présente encore de *l'obstruction nasale* permanente ou intermittente; il ronfle la nuit et dort la bouche ouverte. La pituitaire est rouge, parfois tuméfiée, mais non ulcérée. Les bords libres des fosses nasales sont souvent recouverts d'eczéma impétigineux.

Cette rhinite scrofuleuse, livrée à elle-même, n'a aucune tendance à guérir. Elle peut de plus occasionner des désordres auriculaires (otites suppurées) ou pharyngo-laryngées ; les sécrétions, dégluties, amènent souvent de l'inflammation gastro-intestinale.

Une médication purement locale ne suffit pas à améliorer l'état du sujet et alors se pose l'indication d'une cure thermale.

Les chlorurées sodiques fortes : *Salies, Biarritz-Briscous, Salins-Moutiers, Salins* du *Jura, La Mouillère,* donnent les meilleurs résultats dans ces rhinites et elles modifient énergiquement la constitution des strumeux.

Une certaine susceptibilité bronchique ou l'abondance du catarrhe, fera préférer les sulfureuses fortes, ou les sulfureuses chlorurées.

Pour Lajaunie[1], l'irrigation nasale, faite avec les eaux d'*Uriage*, enraie toujours cette affection.

Barèges (1250), *Cauterets, Luchon* (sulfureuses fortes), *Challes* (sulfurée iodurée), *Enghien* (sulfhydriquée) sont à recommander.

L'enfant est-il en même temps un herpétique, on préconisera *La Bourboule* (arsenicale chlorurée), *Saint-Honoré* ou *Allevard*.

B. Forme arthritique. — Un adulte, arthritique ou goutteux, à la suite de coryzas répétés, est atteint d'une rhinite chronique. On retrouve chez lui les mêmes signes d'obstruction nasale, et les mêmes modifications sécrétoires que précédemment ; mais son coryza prend surtout une *forme hyperémique* et congestive, entrecoupée de poussées aiguës, avec crises d'éternuements. Ce n'est plus du muco-pus que mouche le malade ; il s'agit d'une véritable hydrorrhée nasale.

---

1. L ajaunie, *Thèse*, Paris 1898. *Les eaux sulfureuses dans les affections du naso-pharynx.*

Fréquemment enfin, son affection s'accompagne de troubles réflexes (névralgies, asthme, etc.).

La muqueuse est rouge, congestionnée, très sensible.

En prévision d'accidents possibles du côté des oreilles (sclérose tympanique) ou du larynx de son malade, s'il est orateur ou chanteur, le médecin traitant conseillera une cure thermale.

Les sulfureuses fortes, les chlorurées sodiques pures, sont contre-indiquées dans ce cas. Il faut une médication anti-arthritique, plutôt sédative et décongestionnante. On lui indiquera le *Mont-Dore* en premier lieu ; *La Bourboule,* si c'est un herpéto-arthritique, un non congestif ou un diabétique. Si c'est un goutteux déprimé, on l'enverra à *Royat* ; à *Saint-Gervais,* s'il est goutteux, dyspeptique et congestif.

La cure arsenicale ne donne-t-elle pas de résultats, le catarrhe est-il muco-purulent, le sujet peu excitable, on l'enverra aux sulfureuses douces d'*Allevard*, de *Saint-Honoré*, de *Pierrefonds*, ou aux sources sédatives de *Cauterets*.

Cette forme arthritique se retrouve chez l'enfant et nécessite le même traitement.

II. — *Rhinite hypertrophique.*

Variété et souvent aboutissant du coryza chronique simple, la rhinite hypertrophique est caractérisée par le *gonflement de la pituitaire,* gonflement passager, hyperémique au début, permanent ensuite, dû alors à une véritable hyperplasie des tissus.

Une *obstruction nasale,* variable suivant les sujets, suivant la position de la tête, les changements de température (amélioration par temps sec), et un *écoulement nasal,* plus ou moins abondant, tels sont les deux symptômes de cette affection. La voix nasonnée, la sécheresse de la gorge, les troubles réflexes : asthme, migraine, etc., en complètent le tableau clinique.

Le traitement de choix est la cautérisation.

Le traitement thermal n'intervient qu'à titre d'adjuvant, pour modifier l'état général.

On emploiera les mêmes eaux que précédemment, suivant le tempérament du sujet.

III. — *Rhinite atrophique.*

La rhinite atrophique, avec ozène, est une maladie de l'adolescence, nettement héréditaire, survenant d'emblée, ou succédant à une rhinite simple,

Une jeune fille de 10 à 15 ans, de souche scrofuleuse ou syphilitique, présente de *la fétidité nasale.* Cette fétidité, plus accusée le matin, n'est pas perçue par la malade, mais par son entourage. En même temps, se produisent des modifications de la sécrétion nasale, d'abord visqueuse, puis muco-purulente et peu abondante.

Fréquemment, la jeune malade se plaint de névralgies, d'une sécheresse particulière de la gorge, de troubles oculaires ou auriculaires, de maux d'estomac, etc.

Dans l'ozène, les résultats d'une cure thermale sont peu brillants d'ordinaire. Les eaux contribuent cependant à améliorer l'état général de la malade et à la débarrasser de la fétidité.

Ici, c'est contre la scrofule ou la syphilis que l'on doit lutter.

Les eaux sulfureuses fortes, surtout en cas de spécificité, sont à conseiller.

En tête, se place *Challes* (le traitement de l'ozène est l'un de ses succès), puis viennent *Uriage, Barèges, Luchon, Cauterets, Enghien, Marlioz, Saint-Christau* (sulfatée cuivreuse).

Dans toutes ces stations, les irrigations nasales, base du traitement, peuvent se faire convenablement.

Si la scrofule domine, on aura recours aux chlorurées sodiques fortes; ou aux arsenicales chlorurées de *La Bourboule,* en cas d'herpétisme.

A côté de cette forme, se place la *rhinite atrophique sans ozène.* D'origine vasculaire, elle se rencontre chez l'adulte; elle est liée à la sénilité, à l'herpétisme ou à l'artério-sclérose.

Cette forme, plus rare, sera traitée aux eaux arsenicales (*Mont-Dore, La Bourboule*), ou à *Royat,* si le malade est goutteux et affaibli.

IV. — *Rhinites ulcéreuses chroniques.*

Ici, la muqueuse n'est pas seule atteinte. La charpente fibro-conjonctive est plus ou moins intéressée, ulcérée ou détruite. Ces rhinites ont pour causes : la *tuberculose* et la *syphilis*.

Nous nous occuperons seulement de ces dernières. Le traitement thermal est à employer, concurremment avec le traitement spécifique dont il renforce l'action. On prescrira les eaux de *Luchon*, d'*Uriage* et de *Challes*.

La *syphilis héréditaire* nasale se traduit, soit chez le nouveau-né par un coryza spécifique qui n'a rien à voir avec le traitement thermal, soit tardivement, chez les enfants de huit à dix ans, le plus souvent par de la rhinite atrophique avec ozène, ou par de l'*obstruction nasale avec suppuration*.

Les eaux sulfureuses iodurées de *Challes*, chlorurées d'*Uriage*, sulfureuses fortes de *Cauterets, Barèges, Luchon*, donnent les meilleurs résultats.

V. — *Rhinites spasmodiques.*

Ces rhinites, caractérisées par l'hyperexcitabilité de la pituitaire, sont l'apanage presque exclusif des nerveux, de souche neuro-arthritique. Elles ont une relation étroite avec l'asthme et la goutte et présentent deux variétés :

A. — Rhinite spasmodique périodique.

B. — Rhinite spasmodique apériodique.

A. Rhinite spasmodique périodique. — Rhume des foins. Rhino-bronchite spasmodique. — Un adulte, de souche arthritique ou goutteuse, est pris à époque fixe, généralement au printemps, à l'époque des foins, de *crises d'éternuements* avec hypersécrétion de la muqueuse pituitaire. En même temps, il a de la *photophobie,* du larmoiement ; ses conjonctives injectées sont le siège d'un prurit violent. Ce malade est atteint de rhinite spasmodique à *forme oculo-nasale.*

Dans un second cas, le même malade présente les mêmes symptômes oculaires et nasaux ; mais il s'y ajoute des accès de dyspnée — de véritables crises d'asthme — c'est *la forme oculo-naso-thoracique.*

La pathogénie de cette affection est obscure. Toutefois on y retrouve trois éléments :

1° Un tempérament nerveux et arthritique avec hérédité souvent similaire ;

2° Une susceptibilité particulière de la pituitaire ;

3° Une cause excitante extérieure, le plus souvent le pollen des graminées, d'où le nom de *rhume des foins.*

B. **Rhinite spasmodique apériodique.** — Elle ne diffère de la précédente que par son apparition, qui a lieu en toute saison. Elle est, de plus, non seulement déterminée par le pollen des graminées, mais par les causes les plus diverses (poussières atmosphériques, médicaments, ipéca, odeurs, etc.).

Dans ces rhinites, nettement spasmodiques et vaso-motrices, les sulfureuses, trop excitantes, sont à rejeter ; on conseillera des eaux sédatives. En tête viendra le *Mont-Dore,* puis *La Bourboule,* au cas où une première cure mont-dorienne n'aurait pas réussi, ou si le malade présente, en même temps, des troubles cutanés. Les alcalines chez les goutteux, *Royat* chez les atones, *Vichy* chez les florides, donnent de bons résultats. Chez les nerveux hyperexcitables, Castex préconise *Néris* ; enfin, les sources d'*Allevard* et de *Bigorre,* sulfureuses, doucement stimulantes, et non congestionnantes, pourront être employées dans les formes torpides.

Signalons pour mémoire, les rhinites des *diabétiques,* des *albuminuriques,* et celles des jeunes femmes anémiques, atteintes de troubles utérins. Le traitement de la cause supprimera généralement l'effet.

Moyens adjuvants. — Après la cure, les enfants atones et scrofuleux pourront aller à la mer qui contribuera à améliorer leur état général. Les arthritiques et les nerveux choisiront de préférence un climat de montagne.

La mer doit être interdite dans tous les cas de rhinite spasmodique. Par contre, un séjour d'altitude, en dehors de l'époque des foins, donnera de bons résultats.

RÉSUMÉ

Les Rhinites chroniques.

A. Rhinite chronique simple.

1° *Enfants* (scrofule et lymphatisme). *a*) Scrofule pure ; chlorurées sodiques fortes : *Biarritz-Briscous, Salies, Salins-Moutiers* et du *Jura, La Mouillère-Besançon.* — *b*) Lymphatisme avec catarrhe abondant et susceptibilité bronchique ; sulfureuses chlorurées ou iodurées : **Uriage, Challes,** ou sulfureuses fortes : **Cauterets,** *Barèges, Luchon, Eaux-Bonnes, Enghien.* — *c*) Herpétisme et scrofule : **La Bourboule,** *Saint-Honoré, Allevard.*

2° *Adultes* (arthritisme, goutte) : **Le Mont-Dore,** *La Bourboule, Royal* (goutteux déprimés), *Saint-Gervais* (goutteux dyspeptiques et congestifs).

B. Rhinite hypertrophique. — Même traitement, suivant le tempérament du sujet.

C. Rhinite atrophique.

1° Avec ozène : chlorurées sodiques fortes. — Sulfureuses fortes : **Challes,** *Uriage, Barèges, Cauterets, Luchon, Enghien, Marlioz, Saint-Christau* (sulfatée cuivreuse).— Herpétisme et scrofule : *La Bourboule.*

2° Sans ozène : *Le Mont-Dore, La Bourboule, Royal.*

D. Rhinites ulcéreuses (dues à la syphilis acquise ou congénitale) : *Challes, Uriage, Luchon.*

E. Rhinites spasmodiques et vaso-motrices. — Asthme des foins : **Le Mont-Dore,** *La Bourboule, Royal* (goutteux atones). — *Vichy* : (goutteux florides). — Tempérament très nerveux : *Néris.*

———

I. — *Catarrhe chronique naso-pharyngien.*

Consécutif à une adénoïdite aiguë, à une rhinite infectieuse aiguë ou chronique, ce catarrhe est entretenu par les poussières, le tabac, l'alcool, l'abus du chant et de la voix, et surtout par l'humidité de l'air.

Il affecte deux formes : *hypertrophique* ou humide plus particulière à l'enfance ; *atrophique* ou sèche, plus tenace et se rencontrant surtout chez l'adulte.

La symptomatologie, dans les deux formes, est à peu près la même. Elle consiste en *troubles fonctionnels* et en *troubles objectifs*.

Les malades ont une sensation de sécheresse à la gorge, font entendre un « hem » répété, ont des efforts de toux, d'autant plus pénibles, que les mucosités sont plus adhérentes.

Le traitement thermal, dans la forme hypertrophique, vise un état catarrhal abondant et une constitution scrofuleuse. On conseillera les *sulfureuses fortes* ou *La Bourboule*.

Si le sujet est congestif ou neuro-arthritique, à poussées aiguës, fréquentes, on recommandera le *Mont-Dore*.

La forme atrophique ou sèche coïncide fréquemment avec la pharyngite granuleuse, et atteint surtout les neuro-arthritiques.

Les eaux arsenicales du *Mont-Dore* et de *La Bourboule*, chez les neuro-arthritiques ; *Royat*, chez les goutteux affaiblis, sont indiquées.

Entre ces deux variétés d'affections, prennent place de nombreuses autres compliquées de catarrhe plus ou moins abondant, qui relèveront de la médication mont-dorienne (congestifs, rhumatisants ou goutteux excitables) ou de la médication sulfureuse douce de *Bigorre*, d'*Allevard*, d'*Ax* ou de *Saint-Honoré*.

Les *eaux chlorurées sodiques* seront seulement employées dans les cas très torpides, chez les scrofuleux purs.

II. — *Le catarrhe tubaire.*

Les otites et otorrhées. — L'oreille moyenne communique avec le cavum naso-pharyngien par la trompe d'Eustache. Les inflammations de ce cavum peuvent donc se propager à cet organe, et y déterminer des otites catarrhales ou suppurées ; les premières sont plus fréquentes chez l'adulte ; les deuxièmes, chez l'enfant.

A. **Otite moyenne chronique simple. Catarrhe tubaire.** — Survenant le plus souvent chez un arthritique (rhumatisant ou gouttéux) ayant du coryza chronique ou de la rhino-pharyngite, elle se traduit par des troubles auditifs variables. Ces troubles consistent en *des bruits* (bourdonnements, bruits de coquillage, etc.), et en une *surdité variable,* augmentant avec l'humidité, les émotions, etc. Le danger de cette otite réside dans son passage à l'état scléreux. Il est donc indispensable d'instituer un traitement s'adressant à la fois à l'otite et à sa cause (rhinite, etc.). Avant d'envoyer le malade aux eaux, on doit s'assurer qu'on n'a pas affaire à des troubles labyrinthiques ou à de la sclérose confirmée de la caisse du tympan : le traitement ne donne alors aucun résultat. Au cas d'une otite chronique simple, on adressera le malade à *Ax* ou.à *Luchon,* stations qui se sont spécialisées dans la cure de cette affection, ou encore à *Cauterets.* Le traitement consiste à insuffler dans la caisse du tympan, au moyen de la sonde d'Itard et d'appareils spéciaux, des vapeurs d'hydrogène sulfuré. Ces vapeurs congestionnantes sont contre-indiquées chez les artério-scléreux et les congestifs.

B. **Otites moyennes purulentes. — Otorrhées.** — Ces affections se retrouvent plus fréquemment chez l'enfant strumeux, à la suite d'une angine, d'un coryza infectieux, de végétations ou d'une maladie infectieuse. L'oreille du malade coule et le pus a une odeur fétide particulière.

Des troubles auditifs, des maux de tête et des douleurs otalgiques, complètent la symptomatologie de cette affection, qui réclame un traitement thermal s'adressant à l'état général plus qu'à l'état local.

En dehors des poussées aiguës, qui contre-indiquent la cure, cet enfant est justiciable des eaux *chlorurées sodiques fortes*, dans les cas très torpides. Les *sulfureuses fortes* ou les *chlorurées sulfurées* seront préférées, si l'enfant supporte mal les chlorurées pures, s'il a du catarrhe naso-pharyngien abondant ou une certaine susceptibilité bronchique.

Enfin *La Bourboule*, chez les scrofuleux herpétiques, donne de bons résultats.

Moyens adjuvants. — Le séjour en montagne, dans un air raréfié, convient généralement bien aux malades atteints de catarrhe tubaire ou d'otite chronique simple.

Par contre, la mer et les pays brumeux augmentent la surdité de ces sujets. Chez les enfants, on déconseillera aussi le climat marin qui est plutôt nuisible aux otorrhéiques [1]. La montagne leur conviendra mieux.

III. — *Les Amygdalites chroniques.*

Hypertrophie de la troisième amygdale : Végétations adénoïdes. — Hypertrophie des amygdales palatines.

Lorsqu'on examine le cavum naso-pharyngien, première partie du pharynx d'un enfant, on aperçoit des agglomérations lymphoïdes

---

1. CASTEX, Consultations pour surdité et bruits d'oreilles. *Mémentos thérapeutiques du Journal des Praticiens*, t. II.

dont les plus importantes constituent les amygdales pharyngées et palatines. L'ensemble de ces agglomérations forme une sorte de cercle, l'anneau de Valdeyer. C'est de leur inflammation que nous allons nous occuper.

Le plus souvent, il s'agit d'un enfant lymphatique, issu de parents suspects de bacillose, ou syphilitiques, ou bien arthritiques purs, qui, à la suite de rhinites ou de rhino-pharyngites aiguës, présente des troubles *respiratoires* et *auriculaires*. Les parents vous disent que, la nuit, cet enfant ronfle et dort la bouche ouverte. Sa respiration nasale est gênée; il a un enchifrenement plus ou moins accusé, avec catarrhe muco-purulent. Son audition est souvent défectueuse et il se plaint de douleurs otalgiques accompagnées ou non de suppuration de l'oreille. Le facies du malade (*facies adénoïdien*), est d'ailleurs caractéristique. A l'examen de la gorge, on trouve de l'hypertrophie des amygdales, une voûte palatine ogivale; les dents chevauchent les unes sur les autres. La rhinoscopie postérieure permet de voir des saillies arrondies, en arrière des fosses nasales, et le toucher digital renseigne sur leur volume et leur consistance.

Cet enfant a des végétations adénoïdes et de l'hypertrophie amygdalienne. Le pronostic de ces affections est sérieux, parce qu'elles gênent le développement physique et intellectuel du jeune malade; peuvent occasionner des troubles des organes voisins, en particulier de l'oreille ; mettent obstacle à la ventilation pulmonaire et préparent le terrain à la bacillose ; enfin elles sont le siège de poussées fréquentes avec fièvre et troubles réflexes (céphalée, laryngite striduleuse, asthme, etc.).

Les adénoïdes et l'hypertrophie amygdalienne volumineuse, relèvent d'abord du traitement chirurgical. La cure thermale sera ensuite instituée, en dehors des poussées aiguës.

Si l'enfant est lymphatique, atone, avec paresse intellectuelle, otorrhée et ganglions fréquents, on conseillera les chlorurées sodiques fortes de *Salies, Biarritz-Briscous, Salins-Moutiers, Salins-du-Jura, La Mouillère-Besançon.*

Si le catarrhe naso-pharyngien domine la scène par son abondance, s'il existe en même temps du catarrhe bronchique, ou si les chlorurées sont mal supportées, on préconisera *Challes, Uriage* (surtout si l'on soupçonne la syphilis), *Eaux-Bonnes, Cauterets, Luchon, Barèges, Enghien, Pierrefonds,* chez les lymphatiques purs.

Si des troubles cutanés s'associent à la scrofule, si le petit malade est un suspect de bacillose, on préconisera *La Bourboule.*

Si enfin l'enfant est fils de rhumatisant ou de goutteux, sujet à des poussées congestives violentes et répétées, accompagnées ou non de poussées bronchitiques et de troubles réflexes (laryngite striduleuse, asthme, etc.), on préconisera le *Mont-Dore,* très efficace dans les amygdalites à répétition.

Dans les formes mixtes, avec excitation légère, tendances au catarrhe (lympho-arthritisme), on aura recours aux eaux sédatives d'*Allevard,* de *Saint-Honoré* ou de *Bigorre.*

Certains de ces enfants présentent des troubles gastro-intestinaux [1], dus à l'absorption, sans cesse répétée, des sécrétions adénoïdiennes ou amygdaliennes. Ces troubles réclament souvent un traitement approprié qui sera réalisé par une cure à *Châtel-Guyon* ou à *Plombières,* suivant les cas.

RÉSUMÉ

A. Catarrhe naso-pharyngien hypertrophique ou humide. — α) Enfants ou adultes lymphatiques ; sulfureuses fortes et sulfureuses chlorurées et iodurées : **Uriage,** *Challes,* **Cauterets,** *Luchon, Barèges, Eaux-Bonnes, Enghien, Marlioz* ; β) Enfants ou adultes lymphatiques et herpétiques : **La Bourboule,** *Saint-Honoré* ; γ) Enfants ou adultes neuro-arthritiques, congestifs, poussées aiguës : **Le Mont-Dore.**

B. Catarrhe atrophique ou sec. — Neuro-arthritiques : *Le Mont-Dore, La Bourboule, Royat* (goutteux atones).

1. Guisez, *Journal des Praticiens,* janvier 1907, n° 1.

C. Catarrhe tubaire. — Otite moyenne chronique simple : **Ax,** **Luchon,** *Cauterets.*

D. Otorrhées (otites moyennes purulentes).

1° Enfants scrofuleux, forme torpide ; eaux chlorurées sodiques fortes : *Biarritz-Briscous, Salies, Salins-Moutiers, Salins-du-Jura, La Mouillère-Besançon* ; 2° Enfants lymphatiques avec catarrhe naso-pharyngien et suppuration abondante : sulfureuses chlorurées et sulfureuses fortes ;

3° Enfants scrofuleux et herpétiques : *La Bourboule* (chlorurée arsenicale) ; *Uriage* (chlorurée sulfurée).

E. Amygdalites chroniques (adénoïdes, hypertrophie amygdalienne).

1° Enfants strumeux, paresse intellectuelle, ganglions, otorrhée : chlorurées sodiques fortes ;

2° Catarrhe naso-pharyngien et bronchique, écoulement abondant ; sulfureuses : **Challes, Uriage,** surtout si manifestation syphilitique : **Eaux-Bonnes, Cauterets,** *Luchon, Barèges, Enghien* ;

3° Enfants strumeux et suspects de bacillose : **La Bourboule,** *Allevard* ;

4° Enfants neuro-arthritiques, congestifs, avec poussées aiguës fréquentes (amygdalites à répétition) et troubles réflexes (laryngite striduleuse, asthme, etc.) **Le Mont-Dore,** *Saint-Honoré* (lympho-arthritisme); si complications gastro-intestinales : *Châtel-Guyon, Plombières,* suivant les cas.

LES PHARYNGITES CHRONIQUES

Dans la majorité des cas, la pharyngite chronique, quelle qu'en soit la variété, est la manifestation locale d'une affection générale diathésique ou accidentelle. La scrofule et le lymphatisme, mais le plus souvent l'arthritisme, sont à incriminer. Les dyspeptiques constipés, les hémorroïdaires, les femmes dysménorrhéiques ou atteintes de métrite, y sont prédisposés ; on connaît la fréquence de la pharyngite congestive chez les goutteux. Les diabétiques et les albuminuriques, enfin, présentent une forme de pharyngite sèche, particulièrement rebelle au traitement. La fumée du tabac, les poussières, l'air froid et le surmenage vocal (chanteurs, orateurs), en sont les causes locales. Plus souvent encore, il faudra en rechercher l'origine dans une affection du naso-pharynx ou des fosses nasales.

Les altérations pharyngées portent tantôt sur le tissu interstitiel qui est hypertrophié ou atrophié, tantôt sur les follicules et les glandes. De là, plusieurs variétés un peu schématiques. L'inflammation du tissu interstitiel constitue les *pharyngites hypertrophique et atrophique* ; celle des follicules et des glandes, les *pharyngites glanduleuse et granuleuse*.

Elles ont toutes une symptomatologie commune et ne se différencient guère que par l'examen laryngoscopique.

Il s'agit généralement d'un adulte arthritique, qui surmène sa voix, se plaint d'une sensation de chaleur, de chatouillement ou de corps étranger dans la gorge. Il pousse un « hem » fréquent et répété pour se débarrasser de l'objet imaginaire qui le gêne et qui parfois même lui occasionne des douleurs à la déglutition. Au prix de nombreux efforts, il expectore tantôt des crachats globuleux et colloïdes, tantôt des mucosités gluantes, tantôt des croûtelles. La fatigue vocale est rapide et la voix devient voilée.

La *forme hypertrophique* se montre chez les rhumatisants et les goutteux, les fumeurs ou les congestifs, maintes fois aussi chez les lymphatiques.

La *forme atrophique ou sèche* est consécutive à la première et surtout à l'extension du coryza atrophique ou à une maladie générale (diabète, albuminurie). Dans un troisième cas enfin, l'altération porte non plus sur le tissu interstitiel, mais sur les follicules et les glandes. C'est la pharyngite *glanduleuse* ou *granuleuse*.

Pharyngite glanduleuse. — Plus fréquente dans le jeune âge, elle est sous la dépendance de la scrofule ou du lymphatisme. La paroi postérieure du pharynx est hérissée d'une série de saillies et de mamelons, lui donnant un aspect framboisé. Ces saillies sont dues à l'hypertrophie des follicules clos de la muqueuse pharyngée et font suite à l'hypertrophie des adénoïdes et des amygdales.

Pharyngite granuleuse. — Plus particulière aux adultes, cette affection est la plus commune chez les orateurs et les chanteurs. L'arthritisme, le neuro-arthritisme plus souvent que le lymphatisme, en sont la cause générale. Cette pharyngite procède par poussées successives. Elle est caractérisée par la présence de granulations médianes ou latérales, lenticulaires, reposant sur un fond pâle, entourées d'un liséré vasculaire hyperémique. Fréquemment, la muqueuse est recouverte d'un enduit blanchâtre, provenant d'une sécrétion exagérée des glandes.

En dehors du traitement chirurgical (cautérisation des follicules et grosses granulations), un traitement thermal s'adressant autant à l'état général qu'à l'état local est à conseiller.

La pharyngite granuleuse, forme la plus commune, la pharyngite hypertrophique congestive, évoluent sur des sujets neuro ou herpéto-arthritiques, souvent rhumatisants ou goutteux, à tendances congestives, etc., à poussées inflammatoires successives.

La préférence sera donnée au *Mont-Dore* qui, avec *Cauterets* (source La Raillière), jouit d'une réputation universelle dans la cure des pharyngites et des laryngites, chez les chanteurs et les orateurs. *Royat* sera recommandée aux goutteux plutôt atones. Si la congestion pharyngée n'est pas trop vive, si le larynx n'est pas hyperesthésié, si de plus il y a des sécrétions glandulaires exagérées et si la maladie se développe sur un terrain lymphatique, on conseillera en première ligne *Cauterets* (La Raillière), *Eaux-Bonnes, Luchon.* Les hydro-sulfurées de *Saint-Honoré*, d'*Allevard*, d'*Enghien* et de *Pierrefonds*, viendront ensuite, ainsi qu'*Amélie*, pendant l'hiver.

La pharyngite glanduleuse se rencontre plus souvent chez des enfants strumeux, avec ganglions ou hypertrophie amygdalienne, etc. Le traitement, préconisé au chapitre des adénoïdes, devra leur être prescrit.

La pharyngite atrophique, suite de rhinite atrophique, sera justiciable du même traitement que cette dernière.

Les pharyngites sèches, traduction d'une dyspepsie, de constipation, d'hémorroïdes, de maladies utérines, de diabète, d'albuminurie, seront soignées en même temps que l'affection causale.

RÉSUMÉ

A. Pharyngites granuleuse et hypertrophique.

1° Neuro ou herpéto-arthritiques congestifs : **Le Mont-Dore**; *Royat* (goutteux affaiblis) ;

2° Herpéto-arthritiques, peu congestifs, avec sécrétions glandulaires exagérées : **Cauterets** (La Raillière), *Eaux-Bonnes, Luchon, Allevard, Saint-Honoré, Enghien, Pierrefonds, Amélie* (l'hiver).

B. Pharyngite glanduleuse. — Enfants strumeux avec végétations : (voir traitement des amygdalites chroniques).

C. Pharyngite sèche. — Traiter la maladie causale (diabète, albuminurie, dyspepsie, hémorroïdes, constipation, troubles utéro-ovariens, etc.).

LES LARYNGITES CHRONIQUES

Les considérations dans lesquelles nous sommes entrés à propos du traitement des pharyngites chroniques nous permettront d'être brefs sur celui des laryngites chroniques simples. Les mêmes formes *hypertrophique* et *atrophique* se retrouvent ici et réclament le même traitement. Nous étudierons seulement la forme la plus communément soignée aux eaux : la *laryngite glanduleuse des chanteurs.*

Consécutive à des laryngites répétées, ou à la propagation d'une rhino-pharyngite aiguë, cette affection est sous la dépendance de l'arthritisme ou du lymphatisme. Elle est entretenue par l'abus de la voix, les poussières ou le tabac. C'est habituellement un professionnel du chant ou un orateur, qui se plaint de sentir sa voix perdre de ses finesses ou de sa clarté le matin, ou après un effort vocal. La toux est habituelle et tenace. Le malade expectore de petits crachats grisâtres ou perlés.

Cette affection, très rebelle à tous les traitements médicaux, réclame le secours d'une cure thermale. On adressera de préférence le malade aux établissements pourvus d'un outillage suffisant pour la pratique des inhalations, pulvérisations, humages, etc., car le traitement local joue ici un rôle important.

Les eaux sulfureuses : *Cauterets* avec la source La Raillière en tête, *Eaux-Bonnes, Luchon, Challes, Enghien, Pierrefonds* conviendront aux formes torpides, aux malades à tempérament lymphatique, à catarrhe abondant.

Dans les formes mixtes, chez les lympho-arthritiques, les herpétiques ou les rhumatisants peu irritables, on indiquera *Allevard* et *Saint-Honoré.*

Si au contraire il existe de l'hyperexcitabilité réflexe, des poussées congestives laryngées fréquentes, des accidents laryngés à forme nerveuse, si le malade est un neuro-arthritique, un goutteux ou un rhumatisant congestif, on prescrira le *Mont-Dore*.

Royat sera réservée aux goutteux affaiblis.

Les laryngites sèches des dyscrasiques et des dyspeptiques seront traitées aux eaux appropriées à la maladie causale.

II. — *Laryngites ulcéreuses.*

Elles sont sous la dépendance de la tuberculose ou de la syphilis.

A. **Laryngite tuberculeuse.** — En thèse générale, toute laryngite congestive, chez un débilité à hérédité bacillaire, doit être suspectée. Parfois, on envoie aux eaux avec le diagnostic de congestion laryngée simple des malades atteints de laryngite bacillaire. Loin de nous cependant la pensée de proscrire toute cure dans cette affection ; mais ici, comme chez tous les tuberculeux, la prudence s'impose. Les eaux agissent principalement sur la laryngite tuberculeuse primitive, sans lésions pulmonaires concomitantes, prise le plus près de son début, c'est-à-dire à la phase *congestive ou catarrhale.*

1° PHASE CONGESTIVE. — Un jeune homme, de souche suspecte, présente de la toux sèche, coqueluchoïde, précédée d'un prurit laryngien qui le force à tousser. La voix est rauque ; l'expectoration, muqueuse. Au laryngoscope, on note de la pâleur diffuse de l'endo-larynx avec rougeur circonscrite aux régions aryténoïdiennes et léger œdème. Il n'y a pas d'ulcérations. L'auscultation d'autre part est négative.

Le traitement par les eaux sulfureuses — sources douces de *Cauterets*, de *Bigorre*, hydro-sulfurées d'*Enghien*, d'*Allevard* ou de *Saint-Honoré* non congestionnantes, peut être essayé, mais devra être surveillé de près et suspendu au moindre incident.

Il agira sur l'état local de la muqueuse par les inhalations et les pulvérisations surveillées, et sur l'état général en remontant l'organisme.

Le plus souvent, toutefois, on préférera le traitement sédatif du *Mont Dore*.

2° PHASE ULCÉREUSE. — Plus tard, la *laryngite devient ulcéreuse*. Contrairement à l'opinion de certains auteurs, qui préconisent dans cette forme les eaux sulfureuses, nous pensons qu'elles peuvent être dangereuses (témoin le cas d'œdème de la glotte cité par Duhourcau).

Le *Mont-Dore* est utile, mais à la condition que l'état général soit assez bon, la fièvre nulle ou très modérée, l'amaigrissement peu rapide. Les pulvérisations devront être proscrites.

Si l'état général est mauvais, la fièvre vive, la marche de l'affection rapide, mieux vaudra s'abstenir.

L'abstention doit être aussi la règle dans la laryngite secondaire à une tuberculose du poumon. La cure d'air seule s'impose.

B. Laryngite syphilitique. — Accident secondaire ou tertiaire de la syphilis, cette laryngite emprunte souvent le masque de la bacillose.

Le traitement spécifique sera aidé par une cure sulfureuse à *Luchon, Uriage, Challes, Cauterets*.

Malheureusement, cette forme dégénère, fort souvent, en laryngite bacillaire; la syphilis préparant ici le lit à la tuberculose.

III. — *Les névroses et paralysies laryngées.*

En dehors des laryngites chroniques, simples ou ulcéreuses, les cures thermales réclament quelques cas de paralysies ou de névroses laryngées.

1° Assez souvent, à la suite de laryngites répétées ou de laryngites infectieuses (diphtérie, fièvre typhoïde, grippe, scarlatine, coqueluche, etc.), surviennent des *parésies des cordes vocales*, avec troubles de la phonation par défaut de rapprochement de la glotte. Ce sont là de simples troubles parétiques, n'ayant aucun rapport avec une paralysie d'origine centrale. Les sulfureuses fortes de *Cauterets*, de *Luchon*, celles plus faibles d'*Allevard*, sont à recommander chez les lymphatiques. Chez les nerveux et les congestifs, on ordonnera le *Mont-Dore* ; et chez les anémiés, *Royat*.

2° Dans d'autres cas, on a affaire à des *aphonies purement nerveuses* ou à certaines *toux spasmodiques avec vertige laryngé et parfois ictus*, chez des arthritiques nerveux, par exemple, à larynx plus ou moins atteint. Le traitement du *Mont-Dore* donne de bons résultats dans ces cas, que réclame aussi la médication sédative de *Néris*, de *Bigorre* ou de *Royat*.

Avant de conseiller une cure, il est indispensable de s'assurer que les vertiges ne tiennent pas à une lésion grave du système nerveux. On cherchera de même si ces aphonies ne sont pas dues à des compressions récurrentielles par anévrysmes, tumeurs malignes, etc., qui contre-indiquent le traitement.

Moyens adjuvants. — Après une cure thermale, il est de règle de prescrire un repos de la voix pendant deux à trois semaines aux professionnels du chant, surtout après une cure sulfureuse qui laisse persister souvent un état congestif de la muqueuse. Cet état congestif se retrouve plus rarement après un traitement au *Mont-Dore* ou à *Royat* ; le malade peut donc reprendre plus vite ses occupations.

Certains laryngitiques, particulièrement irritables, ont besoin d'aller passer l'hiver dans des régions tempérées, à l'abri des poussières : *Amélie, Le Vernet, Cambo* pourront leur être utiles. Dans l'intervalle des cures, enfin, les eaux sulfureuses et arsenicales transportées, prises en boisson ou en inhalation, sont parfois utiles ; et c'est affaire au médecin traitant de les prescrire, quand il le jugera nécessaire.

RÉSUMÉ

A. Laryngites hypertrophique et atrophique.
Même traitement que pharyngites hypertrophique et atrophique.

B. Laryngite glanduleuse des chanteurs et laryngite chronique simple. —
(α) Forme torpide chez lymphatiques à catarrhe abondant : **Cauterets** (La Raillière), *Eaux-Bonnes, Luchon, Challes, Enghien, Pierrefonds, Amélie* (l'hiver) ;
(β) Forme avec hyperexcitabilité réflexe, poussées congestives faciles, accidents laryngés chez les neuro-arthritiques, les rhumatisants ou les goutteux congestifs : **Le Mont-Dore** ; *Royal* (anémiques) ;
(γ) Formes mixtes chez lympho-arthritiques et herpétiques : *Allevard, Saint-Honoré*.

C. Laryngites ulcéreuses.
1° Laryngite tuberculeuse primitive sans lésions pulmonaires ;
α) phase congestive ou catarrhale ; peu d'eaux sulfureuses, parce que congestionnantes : sources douces de *Cauterets* ; hydro-sulfurées d'*Allevard, Saint-Honoré, Enghien* ou *Bigorre* et *Pyrénées-Orientales* ; préférer **Le Mont-Dore** et *Royal* (tuberculeux anémiques) ; β) **phase ulcéreuse**, ici grande prudence ; avec état général satisfaisant, peu ou pas de fièvre, amaigrissement peu rapide : **Le Mont-Dore** ; proscrire les eaux sulfureuses ; γ) tuberculose laryngée avec tuberculose pulmonaire : aucun traitement ;
2° syphilis du larynx : eaux sulfureuses : *Luchon, Uriage, Challes, Cauterets.*

D. Névroses laryngées.
(α) Parésie des cordes vocales : Eaux sulfureuses : **Cauterets**, *Allevard, Saint-Honoré*, chez lymphatiques ; **Le Mont-Dore**, chez congestifs ;
(β) Aphonies nerveuses, toux spasmodique avec vertige laryngé et ictus : **Le Mont-Dore, Néris** (si grande excitabilité nerveuse), *Bigorre, Royal.*

L'ADÉNOPATHIE TRACHÉO-BRONCHIQUE [1]

La trachée et les bronches sont entourées de ganglions lymphatiques, bien décrits par Baréty. Leur hypertrophie constitue l'adénopathie trachéo-bronchique. Les altérations des divers organes dont les lymphatiques aboutissent à ces ganglions peuvent l'engendrer, surtout chez l'enfant, dont le système lymphatique est plus développé. Au point de vue thermal, laissant de côté les hypertrophies cancéreuses, l'adénie, etc., qui n'ont rien à espérer d'une cure hydro-minérale, nous étudierons les seules adénopathies congestives ou inflammatoires, surtout la tuberculose de ces ganglions.

I. — *Adénopathie trachéo-bronchique simple.*

Un enfant lymphatique, à grosses amygdales, à végétations adénoïdes, etc., sans antécédents héréditaires appréciables de bacillose, à la suite d'une broncho-pneumonie coquelucheuse, morbilleuse ou grippale, conserve une toux quinteuse, spasmodique, sans reprise ni vomissement, mais simulant la coqueluche (toux coqueluchoïde de G. de Mussy). Il éprouve une gêne respiratoire au moindre effort, et cette dyspnée, parfois nocturne, est paroxystique, rappelant un accès d'asthme (asthme ganglionnaire de Wilms et Joal). A ces phénomènes, se joignent une légère raucité

1. *Traité des maladies de l'enfance.* Comby et Marfan.
Variot. *Thérap. infantile.* Bibliothèque de thérapeutique.
D'Espine et Picot. *Traité des maladies de l'enfance.*

de la voix, un peu de tachycardie (compressions nerveuses) et un léger œdème de la face (compressions vasculaires).

On se trouve en présence d'une adénopathie trachéo-bronchique simple, consécutive à une broncho-pneumonie infectieuse, le plus souvent coquelucheuse. Le danger d'une telle affection réside dans la possibilité d'une dégénérescence tuberculeuse des ganglions. Pour éviter pareille éventualité, on conseillera une cure thermale appropriée.

II. — *Tuberculose primitive des ganglions bronchiques.*

Cette cure sera aussi celle que l'on prescrira dans la tuberculose primitive des ganglions bronchiques, sans participation *apparente* du poumon. Ici les symptômes sont les mêmes que précédemment ; mais ils sont plus marqués. L'état général de l'enfant laisse à désirer. Il a fort souvent contre lui une hérédité bacillaire chargée. Il a fréquemment de la fièvre et de l'amaigrissement

Ces adénopathies trachéo-bronchiques simples ou tuberculeuses sont greffées sur un terrain entaché de scrofule ; il est nécessaire de remonter l'état général du jeune sujet par un traitement approprié et de combattre en même temps la lésion ganglionnaire.

Les chlorurées sodiques fortes partagent, avec la mer, le premier rang dans la cure de ces affections. Selon les circonstances, on enverra l'enfant à *Biarritz-Briscous,* à *Salies,* à *Salins-Moutiers,* à *Salins-du-Jura* ou encore à *La Mouillère-Besançon.* Si l'enfant, un peu nerveux, supporte mal les chlorurées sodiques fortes, s'il est un herpétique irritable, on conseillera *La Bourboule,* dont les eaux arsenicales et chlorurées sont tout à fait applicables à son cas.

L'enfant présente-t-il, en même temps que son adénopathie, des tendances catarrhales, et une susceptibilité bronchique assez marquée, il vaudra mieux l'adresser aux sulfureuses fortes ou aux chlorurées, à *Challes* (iodurée et chlorurée), *Uriage* (chlorurée), à *Eaux-Bonnes, Cauterets, Luchon, Barèges* ou *Marlioz*.

Si au contraire c'est un sujet pâle, mais excitable, nerveux, à poussées congestives fréquentes du coté de son adénopathie, enclin aux rhumes ou aux bronchites congestives à répétition, on l'enverra au *Mont-Dore*.

III. — *Adénopathie avec tuberculose pulmonaire.*

Dans un troisième cas enfin, l'enfant adénopathique est un bacillaire. Sa toux coqueluchoïde s'accompagne d'une dypsnée violente et, fréquemment, de crachements de sang. Les signes généraux s'aggravent. La fièvre est violente, survenant pas poussées. L'enfant a des sueurs abondantes et maigrit rapidement. Les fonctions digestives s'altèrent à leur tour, et souvent survient de la diarrhée. L'auscultation indique des lésions d'un ou des deux sommets.

Le traitement thermal de cette adénopathie secondaire, qui dans maintes circonstances se termine par de la bacillose aiguë généralisée, ne donne pas alors de brillants résultats. Si cependant la fièvre est modérée, l'état général assez bon, les hémoptysies rares et la lésion pulmonaire limitée, on peut tenter une cure douce et très survcillée.

Chlorurées sodiques et sulfureuses fortes sont ici contre-indiquées. Seul, un traitement aux *Eaux-Bonnes* (source Vieille), dont on connait la spécialisation séculaire dans la cure de la bacillose pulmonaire, peut être préconisé. On préférera les sulfureuses douces et hydro-sulfurées d'*Allevard*, de *Saint-Honoré*, de *Bigorre*, dans les formes torpides, à catarrhe prononcé, chez un sujet lymphatique. Dans les formes congestives, chez un sujet irritable ou neuro-arthritique, on conseillera le *Mont-Dore*. Par contre, si l'enfant a de la fièvre, si sa lésion pulmonaire est étendue, s'il a des hémoptysies profuses ou répétées, un mauvais état général, il faut nettement déconseiller toute cure thermale.

Moyens adjuvants. — La plupart des stations thermales à conseiller dans le traitement des adénopathies trachéo-bronchiques sont des stations de montagne. L'action de la cure d'air s'ajoutera à celle de la cure thermale ; nous verrons au chapitre « tuberculose pulmonaire » les bienfaits que l'on peut retirer de l'altitude. Dans les adénopathies simples ou tuberculeuses primitives, un séjour aux bords de la mer est souvent un adjuvant précieux de la cure thermale. Les bacillaires pulmonaires au contraire devront s'en abstenir.

RÉSUMÉ

I. **Adénopathie trachéo-bronchique simple.** — **Adénopathie trachéo-bronchique tuberculeuse primitive** ;

1° Chlorurées sodiques fortes : *Biarritz - Briscous, Salins - Jura, Salins-Mouliers, Salies, La Mouillère* ; 2° enfant supportant mal chlorurées fortes, avec herpétisme : **La Bourboule** ;

3° Avec tendances catarrhales, susceptibilité bronchique chez lymphatique, eaux sulfureuses fortes ou chlorurées : **Uriage, Challes** (iodurée), **Eaux-Bonnes**, *Cauterets, Luchon, Barèges, Marlioz* ;

4° Enfant pâle, lymphatique mais nerveux, excitable, à poussées congestives faciles, à rhumes répétés : **Le Mont-Dore.**

II. **Adénopathie avec tuberculose pulmonaire.**

Ni chlorurées, ni sulfureuses fortes : *Eaux-Bonnes* à part (Source-Vieille) ;

Sulfureuses douces : **Allevard**, *Saint-Honoré, Bigorre* dans les formes torpides et avec catarrhe abondant chez lymphatiques :

Si tendances congestives, catarrhe modéré, enfant nerveux, tuberculose pulmonaire à lésions peu étendues : **Le Mont-Dore** ;

Si fièvre, hémoptysies profuses et répétées, lésions pulmonaires étendues, mauvais état général, tout traitement contre-indiqué.

LES TRACHÉITES ET LES TRACHÉO-BRONCHITES

L'étude des trachéites et des trachéo-bronchites se confond, au point de vue thermal, avec celle des bronchites chroniques. Éliminant la trachéite chronique (l'ozène de la trachée), nous voulons seulement attirer l'attention sur cette forme de trachéo-bronchite dont le caractère principal est *la répétition*. Cette maladie résiste aux médicaments, revient tous les hivers à plusieurs reprises, gêne le malade dans ses occupations et guérit par une ou plusieurs cures thermales.

Un adulte, généralement de souche arthritique, à la suite d'un froid aux pieds, d'un courant d'air, est pris d'un coryza avec légère angine. Au bout de deux ou trois jours la toux d'abord sèche, fréquente, quinteuse, précédée de chatouillements laryngés, devient grasse, avec expectoration muqueuse, filante, puis opaque et épaisse. Le malade a une fièvre modérée, une courbature avec douleur rétro-sternale, ou de la pleurodynie, occasionnée par les secousses de toux. A l'auscultation, on note quelques sibilances disséminées. Tout disparaît au bout de sept à huit jours, mais le moindre froid est l'occasion d'une nouvelle poussée. Le malade est un susceptible des bronches. Cette affection bénigne, est ennuyeuse par sa répétition; de plus, elle prédispose à l'emphysème, à l'asthme et à la bronchite chronique.

Toutes les eaux minérales sulfureuses et arsenicales réclament un pareil malade, et améliorent son état. Toutefois, nous conseillerons : les sulfureuses si la susceptibilité catarrhale est très marquée, si le malade est plutôt, lymphatique, sans troubles dyspeptiques ou hépatiques. *Eaux-Bonnes* en première ligne, *Cauterets, Allevard, Saint-Honoré* ensuite donneront les meilleurs résultats.

Si au contraire le malade est un neuro-arthritique ou un congestif, avec une toux plus sèche que catarrhale, s'il a de la dyspnée et des troubles réflexes, il faut conseiller le *Mont-Dore*.

La Bourboule sera réservée aux herpétiques non congestifs; *Royat,* aux goutteux affaiblis.

RÉSUMÉ

Malade lymphatique avec susceptibilité catarrhale prononcée, pas de troubles dyspeptiques ou hépatiques; sulfureuses : **Eaux-Bonnes,** *Cauterets, Allevard, Saint-Honoré.*

Malade neuro-arthritique congestif avec toux plutôt sèche, dyspnée et troubles réflexes, coryzas répétés : **Le Mont-Dore ;**

Chez herpétiques non congestifs, déprimés : *La Bourboule ;*

Royat, chez goutteux affaiblis.

Pour la plupart des auteurs, toute bronchite chronique est la manifestation locale d'une tare originelle ou acquise. Il n'y aurait pas une bronchite, mais des *bronchiteux chroniques*.

Ainsi formulée, cette proposition peut être juste, dans la majorité des cas. On doit cependant admettre la possibilité d'une bronchite chronique simple, primitive.

I. — *Bronchite chronique simple.*

Le plus souvent, il s'agit d'un adulte ayant eu de nombreux rhumes à répétition, ou encore gardant une bronchite infectieuse post-grippale qui ne guérit pas.

La toux est persistante survient surtout le matin ou après les repas et s'accompagne d'une expectoration muco-purulente, abondante ou non. A part une légère douleur rétro-sternale, un peu de dyspnée lorsqu'il marche, le malade ne présente aucun phénomène général propre à l'alarmer. La fièvre est nulle, l'appétit assez bon, les force conservées.

A la suite cependant d'une quinte de toux plus violente, ou d'un léger crachement de sang, il se décide à consulter.

1. CAZAUX, *Traitement hydro-minéral des catarrhes bronchiques non bacillaires*, Congrès de Venise 1905,

LEUDET, *Annales de la Société d'Hydrologie*, 1903.

BARTH, *Thérapeutique des maladies respiratoires. Bibliothèque de Thérapeutique*, Doin, éditeur, 1896.

SCHLEMMER, *Thèse*, Paris, 1882.

On lui prescrit de nombreux médicaments (expectorants, balsamiques, etc.) ; mais la bronchite persiste et alors se pose l'indication d'une cure thermale.

Le malade n'a aucune tare héréditaire ou acquise.

On se basera pour le choix d'une station :

1° Sur les caractères de la toux et l'abondance de l'expectoration.

2° Sur les réactions personnelles du malade.

L'abondance du catarrhe réclame l'emploi des eaux sulfureuses dont la principale action est, nous l'avons vu, d'être anticatarrhale. Ces eaux fluidifient les sécrétions bronchiques, et rendent l'expectoration plus facile.

Luchon, avec ses sources qui laissent dégager une grande quantité d'acide sulfhydrique et son humage bien installé, doit être cité en première ligne. Viendront après, *Cauterets*, les *Eaux-Bonnes*, *Amélie* (hiver), dans les cas assez rebelles et si le sujet n'est pas excitable. Si le catarrhe est plus léger, l'éréthisme peu accusé, mais manifeste, on préférera les hydro-sulfurées : *Allevard*, *Enghien*, *Saint-Honoré*.

La toux au contraire est-elle plutôt sèche et spasmodique, le sujet nerveux, avec tendances aux poussées congestives fréquentes du côté de la trachée et des bronches (rhumes à répétition), dyspnée plus considérable, on préférera le *Mont-Dore* qui agira par ses eaux et son inhalation sédative et décongestionnante. *Royat* sera indiquée chez les déprimés et les anémiques.

II. — *Bronchites chroniques diathésiques.*

A côté de ce malade bronchitique pur, qui est une exception, prend place la légion de ceux qui doivent, à leur constitution, la chronicité de leur affection. C'est moins la modalité clinique de la maladie, que le tempérament morbide du malade, qui guidera alors le médecin traitant dans le choix d'une cure thermale.

A. Bronchite des scrofuleux et des lymphatiques. — Dans un premier cas, on a affaire à un lymphatique ou à un strumeux, ayant eu dans sa jeunesse des engorgements ganglionnaires, des otorrhées, de l'hypertrophie amygdalienne, une susceptibilité bronchique marquée ; après des rhumes successifs ou au cours d'une maladie infectieuse (grippe, rougeole, etc.), il contracte une bronchite tenace, remarquable par l'abondance de son expectoration muco-purulente et par sa tendance à s'accompagner de dilatation des bronches.

En présence de la non-efficacité des médicaments, dans cette affection fréquente chez l'enfant, on conseillera : les chlorurées sodiques, non pas les fortes, car il existe une susceptibilité bronchique dont il faut tenir compte, mais les chlorurées mixtes : *Challes* (iodurée sulfureuse), *Eaux-Bonnes*, *Uriage* (chlorurée sulfureuse).

La Bourboule (chlorurée arsenicale) sera préférée si le bronchiteux, à côté de ses dispositions scrofuleuses, présente des tendances aux réactions cutanées.

Enfin, les sulfureuses fortes *Cauterets*, *Luchon*, *Barèges* seront indiquées dans les catarrhes abondants.

B. Bronchite des herpétiques. — Dans un deuxième cas, le malade, généralement un adulte, contracte une bronchite chronique.

Sa toux est grasse ; son expectoration, muco-purulente, est abondante. En l'interrogeant, le médecin apprend qu'il avait présenté des manifestations cutanées (eczéma, lichen, urticaire) qui ont disparu ou se sont atténuées depuis qu'il tousse.

Le diagnostic de bronchite chronique chez un herpétique s'impose.

Une cure aux eaux de *La Bourboule* chez les malades peu congestifs est toute indiquée. Les eaux sulfurées chlorurées d'*Uriage* ou fortes de *Luchon*, *Cauterets*, *Eaux-Bonnes* chez les lympho-herpétiques *à catarrhe abondant* seront préférées. Chez les congestifs irritables, à lésions cutanées très *prurigineuses*, on recommandera *Saint-Gervais*.

C. Bronchite des arthritiques, des rhumatisants et des goutteux. — Un troisième malade présente tous les symptômes d'une bronchite chronique. Il a parmi ses antécédents des rhumatisants ou des goutteux ; lui-même a eu des crises de rhumatisme polyarticulaire ou des douleurs vagues et parfois, il est atteint de crises d'asthme. Sa toux est fréquente, quinteuse et irritante. L'expectoration est peu abondante. Il rejette de petits crachats globuleux, perlés, difficiles à expectorer. Sa respiration est sifflante, gênée ; il a souvent même la nuit des crises de dyspnée, à caractère paroxystique.

C'est là le tableau de la *bronchite sèche des arthritiques,* des rhumatisants et des goutteux, qui souvent emprunte le masque de l'asthme ou de l'emphysème ; elle est remarquable par sa tendance aux poussées congestives aiguës et répétées et par sa dyspnée paroxystique.

Une médication thermale sédative s'impose et la station de choix est le *Mont-Dore,* dont les eaux s'adaptent merveilleusement à cette affection.

Royat, chez les goutteux atones, pourra rendre des services.

Un autre malade, également de souche arthritique ou goutteuse, contracte une bronchite chronique à la suite de bronchites répétées ou d'une bronchite infectieuse. Sa toux est fréquente mais moins sèche, moins quinteuse que précédemment ; la dyspnée est moins vive ; l'expectoration est muqueuse ou muco-purulente. A l'auscultation, on trouve des râles sibilants et ronflants, disséminés, avec prédominance aux bases. Le malade, bien qu'issu d'arthritiques, a présenté les petits accidents du lymphatisme dans sa jeunesse, avec hypertrophie amygdalienne, catarrhe naso-pharyngien, etc.

Dans cette forme fréquente, on préconisera les eaux *du Mont-Dore* et *de La Bourboule* ou celles de *Cauterets,* d'*Ax,* d'*Allevard* et de *Saint-Honoré,* si le sujet est un lympho-arthritique plutôt qu'un arthritique pur ou un goutteux, et si la bronchite s'accompagne d'un catarrhe muco-purulent abondant.

Les sources chaudes ou hyperthermales du *Mont-Dore* et de *La Bourboule,* ou celles de *Cauterets* et d'*Ax* seront préférées pour les rhumatisants. Ces mêmes formes de bronchite se retrouvent chez l'enfant, et réclament le même traitement.

D. Bronchite des syphilitiques. — Enfin, un malade atteint de bronchite chronique banale, voit son état s'aggraver de jour en jour. Il perd ses forces et maigrit. On dirait un tuberculeux. L'auscultation ne révèle cependant aucune lésion tuberculeuse des sommets, et l'examen bactériologique des crachats est négatif. En l'interrogeant, on apprend qu'il a eu des accidents syphilitiques.

On instituera un traitement approprié et on conseillera une cure aux eaux *sulfureuses* : *Luchon, Cauterets, Uriage, Challes* qui augmenteront l'action du traitement spécifique et combattront le catarrhe chronique.

E. Bronchites des diabétiques et des albuminuriques. — Ce sont plutôt là des complications pulmonaires, empruntant une gravité particulière au terrain sur lequel elles se développent. La *bronchite des albuminuriques* est remarquable par l'intensité de la dyspnée, et l'abondance de l'expectoration ressemblant à celle de l'œdème du poumon : c'est une bronchorrhée d'origine œdémateuse. La *bronchite des diabétiques* est d'un pronostic particulièrement sévère ; car fréquemment, elle entraîne à sa suite la gangrène pulmonaire ou la tuberculose. Le traitement thermal de ces affections devra s'adresser à la cause et se confondra par conséquent avec celui du diabète et de l'albuminurie.

En un mot : bronchite des diabétiques : *Le Mont-Dore* chez les congestifs ; *La Bourboule* et *Royat* chez les non congestifs.

III. — *Bronchites chroniques compliquées et secondaires.*

Chez certains malades enfin, la bronchite chronique, se complique et réclame, de ce fait, une médication thermale spéciale.

A. Bronchite avec emphysème et dilatation bronchique. — Un bronchitique chronique, généralement un vieillard, toussant et crachant assez abondamment, ou bien au contraire ayant du catarrhe sec, voit sa dyspnée augmenter de plus en plus. La percussion dénote une zone de sonorité sous-claviculaire exagérée. La respiration en ces mêmes points est voilée, l'inspiration est brève, humée, et l'expiration prolongée. A ces signes on reconnaît l'emphysème qui est venu se greffer sur la bronchite pour en faire une *bronchite emphysémateuse.*

Dans un autre cas, l'expectoration devient plus abondante, simulant parfois une vomique. La respiration, en certains points du poumon, prend un timbre soufflant, souvent caverneux. La percussion dénote une sonorité exagérée en ces mêmes endroits. La bronchite s'est compliquée de *dilatation des bronches,* qui coexiste le plus souvent avec l'emphysème.

Si l'emphysème n'est pas trop prononcé, si le cœur est bon, on conseillera à ces malades une cure à *Saint-Honoré,* station à la fois arsenicale et sulfureuse, remédiant par son soufre au catarrhe, et à l'emphysème par son arsenic.

Si le bronchitique est un congestif neuro-arthritique (pas d'artério-sclérose, cœur bon) on l'enverra au *Mont-Dore* (1 050 mètres). *La Bourboule* sera réservée aux non congestifs et aux herpétiques. *Royat,* aux goutteux affaiblis.

B. Bronchite et affections cardiaques. — Quand le cœur commence à se dilater et les troubles cardiaques à apparaître, les malades cessent d'être des bronchiteux pour devenir des cardiaques. Les cures thermales préconisées dans le traitement de la bronchite chronique ne leur sont plus applicables. A la rigueur, si le rein est perméable, les cures de lavage à *Évian, Vittel,* etc., pourraient leur être de quelque utilité.

C. Bronchite et asthme. — La bronchite chronique peut se compliquer d'asthme, ou au contraire lui être secondaire. Au point de vue thermal, le même traitement s'impose. C'est celui que nous avons exposé au chapitre asthme bronchique ou catarrhal.

D. Bronchite avec adénopathies et tuberculose. — Il en est de même de la tuberculose venant compliquer une bronchite. Cette affection prime alors l'autre. La bronchite devient un simple épisode de cette maladie ; le traitement thermal des deux affections se confond.

IV. — *Moyens adjuvants.*

Un dernier point reste à élucider. Certaines des stations recommandées dans la cure des bronchites chroniques : *Barèges* (1 250 mètres), le *Mont-Dore* (1 050), *Cauterets* (930), *Eaux-Bonnes* (750) sont assez élevées.

Elles jouissent du vrai climat de montagne. Peut-on sans inconvénient y envoyer des malades aussi fragiles que les bronchiteux chroniques, sujets aux rhumes et aux congestions récidivantes ?

On a, suivant nous, singulièrement exagéré ces inconvénients. Les bronchiteux chroniques se trouvent généralement bien d'une cure faite à l'altitude de ces stations. La ventilation pulmonaire est plus active et la circulation se fait mieux. On n'a rien à craindre du climat de montagne en prenant la précaution d'envoyer les malades dans les villes d'eaux, aux époques les plus chaudes de l'année (juin, juillet et août), quand les poussées bronchitiques, disparues depuis quelque temps déjà ne sont plus à redouter. La chaleur torride des plaines, et l'air vicié des grandes villes sont plus nuisibles à ces malades, que l'atmosphère pure et légère des montagnes.

Nous ferons une exception toutefois pour certaines bronchites compliquées. Les *emphysémateux* à dyspnée vive, les *cardiaques à dilatation ventriculaire* assez prononcée ne devront pas être envoyés dans ces stations. Les climats doux et sans variations de température leur conviendront mieux.

Quelques stations thermales doivent enfin à leur situation climatérique de pouvoir être utilisées en hiver. Il en est ainsi d'*Amélie-les-Bains* et du *Vernet* dans les Pyrénées-Orientales, de *Cambo* dans les Basses-Pyrénées. Elles seront d'un précieux secours aux bronchiteux chroniques peu irritables qui n'ont pu faire une cure estivale ou qui ne peuvent supporter le voisinage de la mer.

RÉSUMÉ

A. **Bronchite chronique simple** chez sujet sans diathèse apparente. — 1° Catarrhe abondant, susceptibilité bronchique et sujet torpide : *Luchon, Cauterets, Eaux-Bonnes, Amélie* (l'hiver) ;

2° Toux sèche, spasmodique, sujet nerveux, tendances aux rhumes à répétition, dyspnée assez forte : **Le Mont-Dore**; *Royat,* chez les déprimés et les anémiques.

B. **Bronchite des scrofuleux.** — Gros catarrhe, dilatation bronchique fréquente ;

1° Sulfureuses chlorurées ou iodurées : *Uriage,* **Eaux-Bonnes**, *Challes,* ou sulfureuses fortes : *Cauterets,* **Luchon**, *Barèges, Amélie* (l'hiver) ;

2° Herpétisme et scrofule : **La Bourboule.**

C. **Bronchite des herpétiques.** — **La Bourboule** (herpétiques non congestifs), **Uriage,** *Luchon, Cauterets, Eaux-Bonnes* (lymphatiques et catarrhe abondant) ; *Saint-Gervais* (herpétiques irritables et congestifs).

D. **Bronchite des arthritiques, rhumatisants et goutteux.**

1° Forme sèche, toux irritante, spasmodique, bronchites congestives, tendances à l'emphysème : **Le Mont-Dore,** *Royat* (goutteux atones) ;

2° Forme humide, lympho-arthritiques, rhumatisants plutôt que neuro-arthritiques ou arthritiques purs : *Le Mont-Dore, La Bourboule : Cauterets, Ax, Allevard, Saint-Honoré ;* si catarrhe abondant : préférer les sources chaudes chez les rhumatisants.

E. **Bronchite des syphilitiques.** — *Luchon, Cauterets Uriage, Challes.*

F. **Bronchite des albuminuriques et des diabétiques.** — Soigner la cause. Chez les diabétiques ; *Le Mont-Dore* (congestifs) ; **La Bourboule** (non congestifs), *Royat.*

G. **Bronchites compliquées.**

1° *D'emphysème et de dilatation bronchique :* *Eaux-Bonnes,* **Saint-Honoré,** *Le Mont-Dore ;*

2° *D'affections cardiaques :* traitement de la cardio-sclérose;

3° *D'asthme :* même traitement que l'asthme bronchique ;

4° *De tuberculose :* traitement de la bacillose.

<hr>

LES ASTHMATIQUES[1]

L'indication d'une cure thermale chez les asthmatiques est un des problèmes les plus difficiles à résoudre de la thérapeutique hydro minérale. C'est qu'en effet la bizarrerie de l'affection, ses nombreuses variétés individuelles, ne permettent pas d'établir de règles précises ; le traitement qui semble en apparence le plus indiqué, expose à de nombreux mécomptes.

Est-ce à dire qu'il n'y ait pas de traitement thermal de l'asthme ?

Interrogez les milliers d'asthmatiques qu'aucun médicament n'avait pu calmer et qui ont été soulagés par les eaux minérales, et la réponse sera facile. La cure hydro-minérale est nécessaire, indispensable même, cela n'est pas douteux. Le choix d'une station seule est souvent embarrassant.

L'asthme est une névrose respiratoire se traduisant par des accès de dyspnée spasmodique, généralement accompagnée d'un état catarrhal, plus ou moins accentué, des voies respiratoires.

Sa pathogénie est des plus obscures. Sans entrer dans de longs détails, nous dirons qu'aujourd'hui, la théorie qui met en jeu à la fois le spasme des bronches et celui des muscles inspirateurs extrinsèques, est la plus communément adoptée.

Mais n'est pas asthmatique qui veut. Il faut pour cela, en dehors des causes étrangères à l'asthme, une *prédisposition individuelle*, héréditaire ou acquise, qui se retrouve le plus souvent chez les neuro-arthritiques.

---

1. Brissaud. L'hygiène des asthmatiques. Bibliothèque d'hygiène thérapeutique. Collection du Pr Proust.

I. — *Asthme essentiel.* — *Asthme sec.*

Un adolescent, fils ou petit-fils d'asthmatique, de goutteux, de rhumatisant, de diabétique, etc., est pris subitement au milieu de la nuit d'une dyspnée intense. Assis sur son lit, les coudes appuyés sur les genoux, il s'évertue à mettre en jeu les dilatateurs accessoires de sa cage thoracique. Sa face est injectée ou cyanosée, sa respiration sifflante; puis au bout de deux ou trois heures, l'angoisse se calme. Il expectore des glaires au milieu desquelles nagent de petites masses opalines, arrondies, gélatineuses (crachats perlés de Laënnec). La crise se termine souvent par une diurèse abondante.

Dans le passé pathologique de ce malade, vous ne trouvez rien. Cette manifestation pulmonaire n'a été précédée d'aucune autre. Le sujet a seulement contre lui ses antécédents héréditaires. Il est atteint de l'*asthme nerveux essentiel, asthme sec* ou *spasmodique*, si bien décrit par Trousseau.

Quelle cure thermale conseillera-t-on en un pareil cas?

Une station, entre toutes, a fait ses preuves dans le traitement de cette affection, c'est le *Mont-Dore*. Déjà en 1788, de Brioude proclamait qu'on y soignait « les asthmes de toute espèce », et les études postérieures de Richelot, Boudant, Mascarel, etc., n'ont fait que confirmer cette manière de voir. Michel Bertrand avouait cependant que l'asthme sec résistait plus au traitement du *Mont-Dore* que l'asthme humide. Cette remarque n'empêche pas cette station d'être considérée comme la station de choix en pareil cas.

Gigot Suart et Lamarque ont conseillé dans l'asthme sec l'emploi des sources douces de *Cauterets*. Pour Niepce, les inhalations tièdes d'*Allevard* seraient applicables à cette forme. Nous croyons que ces eaux n'ont pas comme celles du *Mont-Dore* une action en quelque sorte spéciale sur cette névrose, et doivent être réservées pour les cas où une première cure mont-dorienne ne donnerait pas de résultat appréciable.

II. — *Asthme humide, catarrhal.*

Dans l'accès d'asthme il y a : *une dyspnée expiratoire*, et un *trouble vaso-sécrétoire.* Dans le cas précédent, la dyspnée dominait la scène ; le trouble sécrétoire était nul ou presque nul. Chez certains sujets, au contraire, la dyspnée existe mais moins violente. La poitrine est remplie de râles sibilants et ronflants et la crise se termine par une abondante expectoration de mucosités compactes et collantes. C'est l'*asthme humide ou catarrhal,* dont le traitement thermal sera formulé au chapitre de l'asthme bronchique.

III. — *Asthmes réflexes.*

L'asthme pur, sans cause apparente, autre que l'hérédité, existe donc ; mais il est rare. Tout autre sont les asthmes réflexes ou symptomatiques. Avec le Pr Brissaud nous pensons qu'il doit exister un centre fonctionnel de l'asthme (centre asthmogène si l'on veut) où se répercutent les actions « asthmogènes ». Ce centre est relié par des connexions anatomiques avec les terminaisons sensibles des muqueuses pituitaire, laryngée, trachéale, bronchique, gastrique, cutanée, etc. Les diverses altérations de ces muqueuses (épines asthmogènes) pourront provoquer le réflexe morbide, c'est-à-dire la crise d'asthme chez un sujet prédisposé. De même, certaines intoxications du sang (acide urique par exemple) provoquent une crise réflexe, par irritation des filets nerveux centripètes.

Une *altération fonctionnelle ou organique*, une *intoxication du sang* d'une part, une *prédisposition individuelle* d'autre part, voilà les deux facteurs nécessaires à la production de l'asthme réflexe. C'est contre ces éléments que devra lutter la thérapeutique thermale en s'adressant ainsi à la cause (altération organique, etc.) et à l'effet (asthme, prédisposition individuelle).

Les insuccès d'une cure tiennent souvent à la méconnaissance de ces principes, et, inversement, certains succès obtenus dans le traitement de cette affection, par des eaux nullement réputées comme anti-asthmatiques, s'expliquent d'eux-mêmes. La guérison de l'altération organique ou hématique entraîne la disparition, — non de la prédisposition individuelle, — mais des crises d'asthme.

A. Asthme bronchique. — Un adolescent de souche neuro-arthritique, ayant eu dans sa jeunesse de fréquents rhumes ou des bronchites répétées, souvent précédées d'éternuements, de spasme laryngé ou de laryngite striduleuse, contracte à la suite d'une grippe, d'une rougeole, etc., une bronchite infectieuse. La toux est quinteuse, la dyspnée assez vive ; mais l'affection semble suivre un cours normal, quand, brusquement, une nuit, survient un accès d'asthme. Cet accès se termine par une expectoration abondante de mucosités épaisses et gommeuses.

Tel est le tableau schématique de l'*asthme bronchique*.

Ici l'affection bronchique a précédé la crise ; c'est l'irritation des nerfs bronchiques qui a été la cause du spasme respiratoire.

Le traitement s'adressera à la susceptibilité bronchique autant qu'à l'asthme.

Les eaux hyperthermales du *Mont-Dore* ont dans cette forme autant d'efficacité que les eaux sulfureuses : *Cauterets, Luchon, Les Eaux-Bonnes, Amélie* (l'hiver), *Allevard, Saint-Honoré, Enghien*.

La prédominance de l'état catarrhal sur l'état spasmodique fera préférer les sulfureuses. On réservera au contraire pour les eaux du *Mont-Dore* les cas où l'élément catarrhal sera modéré et le spasme assez violent.

B. Asthme nasal. — Un enfant neuro-arthritique ou lymphatique est pris la nuit d'une violente crise d'asthme. Les parents interrogés vous apprennent que cette crise a été précédée d'accès d'éternuements provoqués par un courant d'air ou une absorption de poussière. Cet enfant depuis longtemps d'ailleurs respirait mal par le nez, ronflait la nuit, dormait la bouche ouverte et avait de fréquents coryzas avec crises d'éternuements.

On est en présence d'un cas d'*asthme nasal*.

Quelle conduite tenir ?

Depuis longtemps on s'était aperçu que l'ablation des végétations ou des polypes amenait la cessation des crises d'asthme. On avait même créé une théorie nasale de l'asthme. Malheureusement, dans nombre de cas, l'opération ne suffit pas à débarrasser le malade. Quelques auteurs signalaient des cas où une intervention sur la pituitaire avait provoqué un accès chez des gens jusque-là indemnes, et l'un de nous pourrait publier le cas d'un malade âgé de 24 ans, fils d'une mère goutteuse, chez qui chaque cautérisation de la pituitaire, pour de la rhinite chronique hypertrophique, provoquait une crise paroxystique.

Une distinction reste donc à établir.

L'opération chirurgicale dans les cas de polypes, etc., doit être tentée en première ligne, surtout si les badigeonnages à la cocaïne de la pituitaire paraissent atténuer la crise ; mais si les accès persistent après l'intervention, il faut recourir à la médication thermale.

Les arsenicales du *Mont-Dore* chez les neuro-arthritiques excitables et congestifs, de *La Bourboule* chez les non congestifs et les déprimés, produisent les meilleurs effets. On emploiera les hydro-sulfurées peu excitantes d'*Allevard* et de *Saint-Honoré*, dans les formes torpides seulement, et chez les lymphatiques. Teulon Valio préconise *Uriage*, dont les eaux auraient une action lente spéciale sur la muqueuse nasale ?

L'*asthme des foins* et l'*asthme d'été* sont à rapprocher de 'asthme nasal ; ils ont fait l'objet d'une étude spéciale.

C. Asthme cutané. — Un adulte ayant depuis longtemps de 'eczéma, du lichen, de l'urticaire, est pris, à la suite d'un refroidissement, d'un écart de régime, ou de toute autre cause, d'une crise nocturne d'asthme. La dyspnée est extrême, la toux persistante et catarrhale ; ensuite la dermatose régresse et tend à disparaître ; le malade a de l'*asthme cutané*.

Son cas n'est pas exceptionnel ; depuis fort longtemps, les auteurs ont noté la relation étroite qui existe entre l'asthme et les maladies de la peau. Souvent même, il y a alternance entre les deux affections.

Pour ces asthmes « à bascule », la préférence au point de vue thermal doit être accordée aux eaux arsenicales de *La Bourboule* qui lutteront à la fois contre la dermatose et contre l'asthme. Le *Mont-Dore*, dont l'asthme est l'indication capitale, sera réservé aux excitables et aux congestifs.

Les eaux sulfureuses de *Luchon* (sources blanchissantes), de *Saint-Honoré*, d'*Allevard*, peuvent ici rivaliser avec les arsenicales.

D. Asthme ganglionnaire. — C'est chez les enfants que l'on retrouve cet asthme décrit par Wilms et Joal, sous le nom d'asthme ganglionnaire, étroitement lié à l'adénopathie trachéobronchique, et dont le traitement sera formulé avec celui de cette affection.

E. Asthme gastro-intestinal et utéro-ovarien. — Une irritation, partie des muqueuses gastrique, intestinale ou utérine, peut provoquer un accès chez un prédisposé.

Les asthmes gastrique et intestinal se rencontrent souvent chez les goutteux ; ils ont été bien étudiés dans ces dernières années.

L'asthme utéro-ovarien est l'apanage des femmes nerveuses ayant des fibromes, de la salpingite, etc. A ces deux formes conviennent les *cures associées*.

On traitera d'abord la cause, et on enverra les goutteux dyspeptiques à *Vichy*, à *Vals*, au *Boulou* ou à *Royat*, les utéro-ovariennes à *Saint-Sauveur* ou à *Luxeuil*, quitte, si les accès persistent, à conseiller une deuxième cure au *Mont-Dore*, aux goutteux ; aux sulfureuses douces comme *Bigorre*, *Allevard*, *Cauterets* (sources douces), ou à *Néris* (femmes nerveuses), aux utéro-ovariennes.

F. Asthme uricémique[1]. — Cet asthme, d'origine hématique, bien décrit par Schlemmer, asthme toxique dû à la présence d'acide urique en grande quantité dans le sang, sera étudié avec l'asthme des goutteux.

III. — *Asthme suivant l'âge.*

L'asthme emprunte à l'âge des particularités qu'il nous faut connaître.

A. Asthme infantile. — Un enfant, issu de parents asthmatiques ou neuro-arthritiques, ayant parfois des éternuements, et, dans la poitrine, des sibilances, vite disparues, mais répétées (ébauches de crises), est pris subitement, une nuit, d'une violente dyspnée avec fièvre. A l'auscultation, on perçoit de nombreux râles sibilants, ronflants, parfois humides. On songe à de la bronchite capillaire; mais le lendemain tout est calmé, jusqu'à la nuit suivante où une nouvelle crise se produit, éclairant le diagnostic. Cet asthme a pour caractères d'être *congestif, fébrile*, et de plus *catarrhal.* C'est de tous les asthmes, le plus curable. Selon le Pr Brissaud, il ne serait même pas appelé à durer au delà de l'adolescence ou de la puberté.

J. Simon préconisait jusqu'à dix ans le *Mont-Dore* et *La Bourboule* et les sulfureuses après dix ans. On doit, croyons-nous, chez l'enfant comme chez l'adulte, se baser sur le tempérament du malade. Si c'est un excitable, un nerveux à poussées congestives fréquentes et répétées, à spasmes faciles, laryngés ou autres, on indiquera le *Mont-Dore*; *La Bourboule,* que beaucoup de médecins de cette station regarde comme souveraine, en ce cas, sera préférée si l'enfant est plutôt un scrofuleux avec peu de tendances congestives, ou un fils de tuberculeux probables, ou encore un herpétique.

---

1. Schlemmer, Asthme et acide urique. *Presse médicale*, 1896, n° 38.

Si l'enfant est lymphatique, si l'état catarrhal prédomine, on conseillera *Allevard* aux plus excitables ; *Saint-Honoré, Marlioz* aux adénoïdiens ; *Cauterets, Luchon, Eaux-Bonnes,* aux lymphatiques et aux strumeux purs.

B. Asthme des vieillards. — L'asthme, chez les vieillards, ne mérite plus ce nom. Les grandes crises ont fait place à une dyspnée presque continuelle, avec cependant quelques légers paroxysmes. La toux est quinteuse, l'expectoration abondante. Ce qui domine la scène, c'est la cardio-sclérose, dont le traitement sera étudié ailleurs (Voir chapitre maladies du cœur, p. 333).

IV. — *Asthme suivant le terrain.*

Soigner la cause de l'asthme sans s'occuper de la prédisposition individuelle héréditaire, serait mal comprendre la thérapeutique thermale. Cependant nombre d'eaux minérales répondent aux deux indications ; aussi les étudierons-nous brièvement pour ne pas nous exposer à d'inutiles redites.

A. Asthme des arthritiques, des neuro-arthritiques et des rhumatisants. — C'est le plus fréquent ; nous l'avons pris pour type de nos descriptions et étudié dans ses modalités cliniques : *asthme sec* et *asthme humide* (p. 275).

B. Asthme des herpétiques. — Il se confond avec l'asthme cutané dont nous avons esquissé ailleurs le traitement (p. 278).

C. Asthme des goutteux. — Cet asthme (asthme uricémique de Schlemmer), remplace souvent les manifestations goutteuses des autres viscères. Il est remarquable par son allure congestive, presque inflammatoire, et s'accompagne souvent de troubles hépatiques et gastriques. Aussi devra-t-on, dans cette forme, proscrire les eaux sulfureuses. On donnera la préférence aux bicarbonatées pures ; *Vichy,* par exemple, si les troubles hépatiques dominent ; à *Brides,* si les malades sont des obèses ; à *Plombières* ou à *Châtel-Guyon* suivant les cas, s'ils ont de l'entérite ; à *Con-trexeville, Vittel, Martigny* ou *Évian,* si ce sont des lithiasiques urinaires ; à *Royat* ou à *Saint-Nectaire* si ce sont des affaiblis ou des goutteux torpides. Dans bien des cas, on leur associera une cure au *Mont-Dore* ou à *La Bourboule,* chez les goutteux à manifestations cutanées et diabétiques.

D. Asthme des strumeux et des lymphatiques. — Cet asthme est plus rare, et son traitement se confond avec celui de l'asthme infantile.

E. Asthme des chloro-anémiques. — Assez exceptionnel, il sera traité à *Royat,* à *Saint-Nectaire,* ou aux eaux ferrugineuses.

F. Asthme des tuberculeux. — Peut-il y avoir coexistence de ces deux affections ? Asthme et tuberculose ont été longtemps regardés comme antagonistes. De nos jours, on admet leur co-existence possible chez un même malade. Le Pr Landouzy pense même que derrière tout accès d'asthme, il y a une « épine » tuberculeuse.

La tuberculose agirait, en ce cas, à la façon d'une inflammation pulmonaire quelconque, chez un sujet prédisposé, en provoquant un accès d'asthme réflexe. Cette éventualité devrait souvent se produire, si l'on songe au degré de fréquence de la bacillose pul-monaire. Mais l'asthmatique, ne l'oublions pas, est dans la plu-part des cas un neuro-arthritique ; il est par conséquent, réfractaire dans une certaine mesure à la contagion. Le tableau clinique est généralement le suivant :

Un malade, ayant un passé héréditaire entaché, d'un côté de bacillose (condition essentielle pour Schlemmer[1]), et de l'autre souvent de neuro-arthritisme, a un accès d'asthme. On note en même temps chez lui des signes de bacillose pulmonaire Les

---

1. SCHLEMMER, *loco citato.*

deux affections, asthme et tuberculose, semblent alors réagir l'une sur l'autre. Les accès d'asthme sont moins francs ; il n'y a pas de grands accès ; d'autre part, la tuberculose prend une marche torpide, à moins qu'une poussée subite de bacillose aiguë ne termine la scène.

Ici, comme dans tous les asthmes réflexes, la cure thermale devra s'adresser à la cause et au terrain. Le traitement de cet asthme sera formulé au chapitre tuberculose.

V. — *Moyens adjuvants.*

L'asthmatique, contrairement à ce que nous avons vu chez le bronchitique, peut être envoyé aux eaux en imminence de crises. Le changement d'air suffit quelquefois pour faire cesser l'accès ; les inhalations, employées dans la plupart des stations thermales ci-dessus désignées, ont aussi une action sédative remarquable sur le spasme.

On ne se préoccupera guère non plus de la question d'altitude, en raison des nombreuses susceptibilités individuelles. Tel asthmatique a des crises à 100 mètres, tel autre à 900, un autre à 1 000, c'est affaire de tâtonnements. L'expérience personnelle apprendra au malade s'il doit choisir un pays de plaine ou de montagne.

Par contre, il est nécessaire de n'envoyer aux eaux que des asthmatiques vrais. Nombre de cardiaques, d'artério-scléreux, de brightiques ont des accès qui simulent l'asthme. L'altitude autant que le traitement ne leur conviendraient pas.

L'asthmatique, au sortir de la cure, devra, si cela lui est possible, se reposer, et choisir de préférence un endroit paisible, à l'abri du vent (son grand ennemi) et des dépressions barométriques brusques. On doit en général déconseiller la mer, de même que les chlorurées sodiques fortes qui provoquent souvent des crises. La montagne, à une altitude moyenne, est préférable.

Un régime alimentaire spécial est parfois nécessaire dans cer—

tains cas d'asthme uricémique (goutteux) ou dans l'asthme gastro-intestinal.

RÉSUMÉ

I. **Asthme essentiel sec.** — **Le Mont-Dore** (l'asthme est sa principale indication), *Allevard, Cauterets.*

II. **Asthme essentiel humide, catarrhal.** — Même traitement que l'asthme bronchique.

III. **Asthmes réflexes.**

1° Asthme bronchique, catarrhal, eaux hyperthermales : **Le Mont-Dore** ; catarrhe modéré et crises assez violentes : eaux sulfureuses ; catarrhe abondant : **Cauterets, Eaux-Bonnes, Luchon, Allevard,** *Saint-Honoré, Enghien, Amélie* (l'hiver) ;

2° *Asthme nasal :* **Le Mont-Dore,** *La Bourboule* ; dans formes torpides seulement : *Allevard, Saint-Honoré, Uriage* (sulfurée chlorurée) ;

3° Asthme cutané : **La Bourboule,** *Le Mont-Dore* ; ou eaux sulfureuses : *Luchon* (sources douces et blanchissantes), *Saint-Honoré, Allevard* ;

4° Asthme gastro-intestinal et utéro-ovarien : cures associées ; goutteux dyspeptiques : **Vichy** (hypersthéniques), **Royat** (hyposthéniques) ; utéro-ovariennes : *Saint-Sauveur* ou *Luxeuil* ; ensuite cure au *Mont-Dore* ou *Néris* (femmes nerveuses) ;

5° Asthme uricémique ou des goutteux : cures associées ; pas d'eaux sulfureuses, α) troubles hépatiques : *Vichy* ; obèses : *Brides* ; entéritiques : *Plombières* ou *Châtel-Guyon* ; lithiasiques urinaires : **Contrexeville,** *Vittel, Martigny, Évian* ; torpides et débilités : *Royat* ou *Saint-Nectaire.* Après, conseiller cure au *Mont-Dore* ou à *La Bourboule* (troubles cutanés ou diabète) ;

6° Asthme infantile, neuro-arthritiques, catarrhe modéré ou lymphatiques légers : *Le Mont-Dore* ; lymphatiques, affaiblis, tendances herpétiques : *La Bourboule* ; lymphatiques avec gros catarrhe : sulfureuses d'*Allevard* et de *Cauterets*, aux excitables : *Saint-Honoré, Eaux-Bonnes* et *Luchon*, aux strumeux ;

7° Asthme des vieillards : voir cardio-sclérose ; 8° asthme des tuberculeux : *Le Mont-Dore.*

L'EMPHYSÈME PULMONAIRE[1]

Laissant de côté l'emphysème aigu et l'emphysème interlobulaire qui ne relèvent pas de la médication thermale, nous nous occuperons, dans ce chapitre, du seul emphysème vésiculaire, lobulaire généralisé. Il est caractérisé par une augmentation pathologique et *permanente* des alvéoles et des lobules pulmonaires. Cette simple définition semblerait devoir condamner d'avance toute cure hydro-minérale. En réalité, cependant, si les eaux ne peuvent rien contre la lésion elle-même qui est incurable, elles agissent en améliorant le catarrhe bronchique qui accompagne si fréquemment l'emphysème. Elles modifient la muqueuse pulmonaire et par là même préviennent le retour des bronchites répétées qui activent la marche de l'emphysème. Elles sont enfin capables de réveiller, dans une certaine mesure, la contractilité des fibres lisses des bronches.

L'emphysème vésiculaire primitif est une exception. Le plus souvent, il est consécutif à des rhumes, à des bronchites ou à des congestions récidivantes.

Emphysème lobulaire. Symptomatologie. — Un malade de quarante à quarante-cinq ans, arthritique, exerçant une profession active ou pénible, sujet aux bronchites répétées, se plaint d'être essoufflé. Cet essoufflement, d'abord léger, survient à l'occasion d'un effort, d'une ascension ou de la marche et

---

1. Despréaux, *Emphysème pulmonaire*. Bibliothèque médicale Charcot-Debove.

Marfan, *Traité de Médecine*. Charcot-Bouchard-Brissaud. T. IV, p. 416.

s'accroît de jour en jour. Le malade est dyspnéique. Il tousse fréquemment, s'enrhume pour un rien. Son expectoration est visqueuse ou gommeuse. Parfois il a, pendant la nuit, des crises de dyspnée paroxystique, ou continue, plus fréquentes au moment de ses bronchites. L'examen thoracique d'un pareil malade montre que sa poitrine est globuleuse.

Ce malade est atteint d'*emphysème lobulaire* à marche progressive. Si l'on n'y prend garde, la lésion va s'accroître, la dypsnée augmenter, au point de rendre ce sujet infirme, et des troubles cardiaques vont apparaître.

En dehors des médicaments et de la pneumothérapie, on aura recours à une cure thermale.

Les indications de cette cure relèvent : du degré de la lésion ; du malade ; de l'affection pulmonaire qui cause ou entretient l'emphysème.

1° **Degré de la lésion.** — Si les lésions pulmonaires sont étendues, la dyspnée violente et continue, si, à l'emphysème, se joignent des troubles cardiaques graves, il faut déconseiller tout traitement.

Si l'oppression est moyenne, si les lésions sont nettement localisées, on est en droit d'espérer une amélioration par la cure. A plus forte raison, devra-t-on conseiller un traitement à un emphysémateux au début, avec catarrhe bronchique[1].

2° **Malade.** — Devenir emphysémateux, c'est-à-dire avoir une dilatation permanente de ses alvéoles pulmonaires, suppose de la part du malade, en dehors des causes qui provoquent cette distension, une susceptibilité particulière qui amoindrit la résistance et l'élasticité de ses alvéoles.

Cette susceptibilité est généralement sous la dépendance de la *diathèse arthritique*. Les fils de rhumatisants, de goutteux, d'asthmatiques sont, plus que tous autres, sujets à l'emphysème. C'est là un fait d'observation courante.

---

1. CAZAUX, *Annales d'hydrologie*, 1897.

A. Emphysème des arthritiques. — L'emphysème, chez les arthritiques, est généralement congestif; il s'accompagne de bronchites ou de congestions récidivantes. La dyspnée est vive et survient parfois sous forme de crises. L'expectoration est visqueuse ou, au contraire, il existe du catarrhe sec.

Dans cette forme, les eaux du *Mont Dore*, chez les neuro-arthritiques, congestifs ou rhumatisants; celles de *La Bourboule*. chez les non-congestifs et les herpétiques; celles de *Royat*, chez les goutteux anémiés et affaiblis, ont toujours donné les meilleurs résultats. Parmi les sulfureuses, la station de *Saint-Honoré* (sulfureuse et arsenicale) est d'une utilité incontestable dans la cure de l'emphysème des arthritiques et des bronchites congestives qui l'accompagnent.

B. Emphysème des artério-scléreux. — A côté de l'emphysème arthritique se place celui qui est une localisation de l'artério-sclérose. Il est généralement sec, avec une dyspnée vive et il se complique rapidement de troubles cardiaques. Nous ne faisons que le signaler; car, selon nous, il contre-indique la cure thermale. Parlant de ces emphysémateux artério-scléreux à hypertension marquée, Huchard a pu dire que « partis emphysémateux, ils revenaient cardiaques et asystoliques ».

C. Emphysème des bossus. — Le rachitisme, avec ses déviations thoraciques, prédispose à l'emphysème. Chez les bossus, cette affection, suite de bronchites ou de rhumes répétés, a une marche généralement rapide avec complications cardiaques fréquentes. Les mêmes eaux, conseillées précédemment, leur sont utiles; mais la cure doit être douce et surveillée.

3° **Affections pulmonaires qui causent ou entretiennent l'emphysème.** — L'emphysème, dans la plupart des cas, survient à la suite d'une affection pulmonaire, qui peut aussi l'accompagner ou l'aggraver. Le traitement thermal, en ce cas, s'adressera à la fois à la cause et à l'effet.

A. Emphysème et asthme. — D'après Marfan, les deux tiers des asthmatiques seraient emphysémateux. Les crises successives occasionnent une dilatation vésiculaire, passagère d'abord, puis permanente. Cette dilatation progresse avec le temps et, à un âge plus ou moins avancé, l'emphysème remplace l'asthme. C'est alors, qu'interviendra le traitement thermal. A une période moins avancée, la cure thermale s'adressera à l'asthme, cause de la dilatation lobulaire, qu'on traitera suivant le tempérament du malade.

B. Emphysème et bronchite chronique. — De même que dans le cas précédent, la bronchite chronique cause, accompagne ou aggrave l'emphysème. La cure thermale visera surtout cette bronchite. Elle en atténuera quelques symptômes pénibles, comme la toux et la dyspnée, modifiera les sécrétions bronchiques et fortifiera la muqueuse contre les refroidissements ultérieurs. Si la bronchite est catarrhale, avec expectoration assez abondante et muco-purulente, si le sujet est lymphatique, s'il n'a ni artério-sclérose, ni tendances congestives marquées, on lui conseillera les eaux sulfureuses de *Cauterets, Luchon, Eaux-Bonnes*; *Amélie*, en hiver. Les hydro-sulfurées *Allevard, Enghien, Saint-Honoré*, dont l'hydrogène sulfuré possède la propriété de faire contracter les fibres lisses des bronches, seront également prescrites. Si la bronchite est sèche ou modérément catarrhale, si le malade est congestif, s'il a des bronchites et des congestions récidivantes, de la dyspnée souvent paroxystique, on conseillera le *Mont-Dore*. *La Bourboule* trouvera son indication dans ces emphysèmes à bascule, alternant avec des poussées d'eczéma et de psoriasis; *Royat* sera réservée aux bronchitiques emphysémateux goutteux et aux malades qui supportent mal l'altitude.

C. Emphysème et broncho-pneumonies, pneumonies et pleurésies chroniques. — L'emphysème se rencontre fréquemment au cours des broncho-pneumonies, pneumonies et pleurésies chroniques; il est alors le plus souvent assez localisé. Son traitement sera exposé avec celui des scléroses pulmonaires.

D. Emphysème et tuberculose. — Autrefois regardés comme antagonistes, l'emphysème et la tuberculose peuvent coexister chez le même individu. La bacillose prend alors une marche lente et torpide, avec tendances à la cicatrisation. Au chapitre

tuberculose, nous préconiserons une cure soit au *Mont-Dore* soit
à *Saint-Honoré*.

4° **Médication spéciale.** — Dans quelques cas particuliers,
une médication thermale spéciale sera nécessaire. C'est ainsi
qu'aux *emphysémateux obèses*, à gros foie, à circulation ralentie, chez qui l'on a à redouter la dilatation du cœur, on conseillera, en dehors du régime, une cure à *Brides. Les troubles
gastro-intestinaux*, fréquents dans l'emphysème, sont la cause
de dyspnée paroxystique ou continue. Dans ces cas, on évitera
la cure aux eaux sulfureuses et aux arsenicales fortes ; on aura
recours à *Royat*, à *Châtel-Guyon* pour les hyposthéniques, à
Plombières pour les hypersthéniques et les entéritiques. Les eaux
de *Vichy* ne conviennent pas à ces malades qui, le plus souvent,
ont des tendances congestives.

Enfin, chez les enfants l'emphysème, généralement simple,
sans complications cardiaques, survenant après des bronchites
répétées, ou après une bronchite chronique chez des neuro-arthritiques est très guérissable par le traitement hydro-minéral.

J. Simon conseillait le *Mont-Dore* chez les petits nerveux et
les congestifs ; *Allevard* chez les lymphatiques[1].

Moyens adjuvants. — Outre une diététique sévère, consistant
en une alimentation légère, le soir surtout, on recommandera aux
emphysémateux d'éviter les exercices fatigants et un peu violents. Beaucoup d'entre eux, au milieu de leur cure, se sentant
très améliorés, abusent de leurs forces et s'exposent à de graves
complications pulmonaires ou cardiaques. La gymnastique respiratoire modérée, l'aérothérapie dans certains cas peuvent rendre
des services ; mais la question la plus importante chez eux est
celle du séjour en montagne. La raréfaction de l'atmosphère
augmente la dyspnée chez nombre de ces malades. A ces em-

---

1. J. SIMON. Du traitement hydro-minéral et des bains de mer chez les
enfants. *Archives d'hydrologie*, 1890.

Clinique hydrologique.   19

physémateux, à lésions généralement assez étendues, à dilatation cardiaque menaçante, on ordonnera une cure dans une station peu élevée : *Royat, 450 mètres, Saint-Honoré, 275 mètres,* etc. Les autres malades supporteront bien l'altitude de la plupart des stations françaises, recommandées dans le traitement de l'emphysème : le *Mont-Dore, 1050 mètres, Cauterets, 930 mètres, La Bourboule, 850 mètres, Eaux-Bonnes, 750 mètres, Luchon, 625 mètres,* etc. Le séjour dans les bois de pins et de sapins, *Mont-Dore* (funiculaire du Capucin), *La Bourboule* (funiculaire de Charlanes, etc.), leur est très utile. On leur interdira seulement d'aborder les hautes altitudes.

RÉSUMÉ

Grosses lésions, troubles cardiaques : pas de traitement.

A. Emphysème des arthritiques, lobulaire généralisé. — Le plus commun : **Saint-Honoré, Le Mont-Dore,** *La Bourboule* (herpétisme), *Royat* (goutteux affaiblis).

B. Emphysème des artério-scléreux. — Aucun traitement.

E. Emphysème et asthme. — Traitement de l'asthme, suivant le tempérament du malade.

F. Emphysème et bronchite chronique.
1° Grosse expectoration, sujet lymphatique, ni dyspeptique, ni goutteux, ni artério-scléreux, ni congestif ; eaux sulfureuses : *Cauterets, Luchon,* **Eaux-Bonnes.** *Amélie* (l'hiver), ou hydro-sulfurées : *Allevard, Enghien,* **Saint-Honoré ;**
2° Bronchite sèche ou catarrhe modéré, malade congestif avec bronchites et congestions récidivantes, dyspnée paroxystique : **Le Mont-Dore,** *La Bourboule* (emphysèmes à bascule alternant avec poussées cutanées).

G. Emphysème et tuberculose. — *Le Mont-Dore* et *Saint-Honoré.*

H. **Cas particuliers.**

1° Emphysème chez obèses (craindre dilatation du cœur) : *Brides* ;

2° troubles gastro-intestinaux, pas d'eaux sulfureuses : *Royat* et *Châtel-Guyon* (hyposthéniques), *Plombières* (hypersthéniques et entériques) ;

3° complications cardiaques : aucun traitement.

K. **Chez les enfants.** — **Mont-Dore** : nerveux et congestifs ; **Allevard**, **La Bourboule** : lymphatiques.

LES PLEURÉSIES CHRONIQUES. — PNEUMONIES ET BRONCHO-PNEUMONIES. — CONGESTIONS CHRONIQUES

I. — *Pleurésies chroniques.*

Elles surviennent soit après une pleurésie séreuse aiguë, sèche ou avec épanchement, soit après une pleurésie purulente. Ces pleurésies chroniques, livrées à elles-mêmes, peuvent guérir ; mais elles sont une menace perpétuelle pour le malade que guette la tuberculose. Une cure thermale peut empêcher le plus souvent cette éventualité de se produire.

On devra d'abord attendre la disparition des poussées aigues et de l'épanchement ; puis on enverra le malade aux eaux les plus appropriées à son tempérament et à son cas. Si lo sujet est mou, lymphatique, peu excitable ; s'il n'a pas de troubles hépatiques ou gastriques, si sa toux est plus humide que sèche, si sa pleurésie a été purulente, on l'enverra à une station sulfureuse, plutôt élevée, afin qu'à ce traitement thermal se joigne l'action de la cure d'air. *Cauterets* (930), *Eaux-Bonnes* (750), *Luchon* (625) sont à recommander. Aux malades arthritiques, rhumatisants à lésions plus irritables, on prescrira *Allevard* (465), *Bigorre, Saint-Honoré ; Amélie* ou le *Vernet*, en automne ou en hiver.

Chez les scrofuleux à manifestations cutanées, on conseillera *La Bourboule* (850).

Enfin si la toux, sèche et quinteuse, succède à une pleurésie sèche ou à une pleurésie aiguë, si le sujet est neuro-arthritique, congestif avec dyspnée assez marquée, si les sommets sont congestionnés, on ordonnera le *Mont-Dore* (1050).

Moyens adjuvants. — Après la cure, on conseillera au malade un repos assez long, dans une station d'altitude au-dessus de 1 400 mètres, si le malade est résistant. Dans le cas contraire, il ne dépassera pas les zones comprises entre 500 à 1 000 mètres.

II. — *Pneumonies, broncho-pneumonies chroniques.*

Le plus souvent, un malade, ayant eu une pneumonie, une broncho-pneumonie infectieuse rubéolique, coquelucheuse, grippale ou typhique (cas le plus fréquent) ou une pleuro-pneumonie, se plaint d'une toux persistante avec gêne thoracique et expectoration plus ou moins abondante. Impressionnable et fragile, le moindre froid est pour lui l'occasion d'une bronchite. Parfois, il a de légères hémoptysies, un peu de fièvre et des sueurs nocturnes.

Au point de vue thermal, le traitement doit être prophylactique et curatif.

a. *Traitement prophylactique*. Il faut empêcher autant que possible les phlegmasies pulmonaires aiguës de passer à l'état chronique. Aussi, dès qu'un malade atteint de rougeole, de grippe, etc., fait une pneumonie ou une broncho-pneumonie à convalescence longue et traînante, sera-t-il nécessaire de conseiller sans retard une cure thermale.

Aux lymphatiques, à catarrhe abondant, à susceptibilité bronchique marquée, on prescrira les *Eaux-Bonnes, Cauterets, Luchon, Allevard, Saint-Honoré*, en tenant compte de l'altitude de ces diverses stations ; car la cure d'air associée à la cure thermale présente ici une importance capitale.

Aux malades nettement scrofuleux, adénopathiques, ou avec troubles cutanés, on ordonnera *Uriage* ou *La Bourboule*.

Aux neuro-arthritiques, de souche goutteuse ou rhumatismale, aux congestifs à poussées bronchitiques fréquentes, avec tendances à la congestion des sommets, on indiquera le *Mont-Dore*.

Si l'anémie domine, on peut conseiller les eaux ferrugineuses, à moins de tendances aux hémoptysies ; en ce cas, les ferrugineuses mixtes ou les arsenicales, *Royat, Saint-Nectaire-le-Haut* seront préférées.

b. *Traitement curatif de la sclérose constituée.* — La sclérose pulmonaire, exceptionnelle chez l'enfant, se rencontre surtout chez l'adulte. Il faut alors agir avec prudence. Dès qu'au catarrhe bronchique est venu, dit Barth[1], se joindre la sclérose pulmonaire, la muqueuse aérienne devient particulièrement irritable, et ses vaisseaux ne demandent pour ainsi dire qu'à se rompre.

Les eaux sulfureuses stimulantes et excitantes pourraient être la cause d'hémorragies. Aussi, ne les emploiera-t-on que dans les cas légers, sans hémoptysies, s'il s'agit de modérer un catarrhe trop abondant. Les sulfureuses douces d'*Allevard*, de *Saint-Honoré*, de *Bigorre* seront seules employées. Le plus souvent même, on leur préférera les arsenicales du *Mont-Dore; de Royat*, chez les goutteux et les anémiques. Si la sclérose est étendue, avec des complications cardiaques, mieux vaut déconseiller la cure thermale.

Moyens adjuvants. — La gymnastique respiratoire est utile aux malades avec déformation thoracique. Chez les autres, on préconisera les exercices modérés, la marche ; mais on leur interdira toutes les ascensions pénibles. On surveillera attentivement le cœur, et l'on prescrira le repos absolu au cas d'éréthisme de cet organe.

Après la cure, on conseillera un repos, comme après la pleurésie chronique.

III. — *Les Congestions chroniques récidivantes.*

Sans nous occuper ici de ces congestions passives survenant généralement chez les cardiaques (troubles de la circulation pul-

1. Barth, *Thérapeutique des maladies des organes respiratoires*, Bibliothèque de thérapeutique, Doin, 1907.

monaire) ou chez les rénaux (troubles vaso-moteurs et œdèmes) et aboutissant à la sclérose pulmonaire totale, nous retiendrons les congestions chroniques récidivantes qui se rencontrent chez les arthritiques, rhumatisants, goutteux ou diabétiques. Cette congestion, le plus souvent localisée aux sommets ou au niveau de la ligne axillaire (Collin), simulant la tuberculose pulmonaire à la première période et parfois à la deuxième, en diffère par l'absence de phénomènes généraux, d'amaigrissement et de bacilles dans les crachats. Huchard[1] a bien étudié cette forme signalée par Trousseau et Bouchut. « Sans mettre en cause déjà personne, dit ce dernier dans ses cliniques, et pour ne froisser aucun intérêt privé, je puis dire avoir vu des malades sortir d'*Enghien*, de *Saint-Honoré*, de *Luchon*, des *Eaux-Bonnes*, de *Cauterets* et regardés comme ayant été guéris de phtisie pulmonaire. Il est certain que, parmi ces malades, il y en a qui offraient tous les signes physiques du premier degré de la phtisie et qui n'avaient cependant que des congestions chroniques du poumon. »

Après Huchard, nous dirons que, dans ces formes, les eaux sulfureuses fortes doivent être contre-indiquées. Mieux vaut avoir recours aux sulfureuses faibles et arsenicales, comme celles de *Saint-Honoré*, ou aux arsenicales faibles comme celles du *Mont-Dore* et de *Royat*, douées de propriétés sédatives et décongestionnantes.

RÉSUMÉ

A. **Pleurésies chroniques.** — Attendre la disparition des poussées aiguës et de l'épanchement.

1° Sujet lymphatique, pas de troubles hépatiques ou gastriques, toux plus humide que sèche, pleurésie purulente : eaux sulfureuses

---

1. HUCHARD, *Nouvelles consultations médicales*, 1906, Baillière et fils, éditeurs, Paris.

élevées (cure d'air), **Cauterets** (930), **Eaux-Bonnes** (750), *Luchon Amélie* (l'hiver) ;

2° Sujet lympho-arthritique rhumatisant, plus irritable et nerveux : **Allevard** (465), *Bigorre, Saint-Honoré* ;

3° Sujet scrofuleux, tendances herpétiques, souche tuberculeuse : **La Bourboule** (850) ;

4° Toux sèche, quinteuse, pleurésie sèche ou rhumatismale, sujet neuro-arthritique, congestif avec dyspnée, congestions et bronchites récidivantes : **Le Mont-Dore** (1050).

B. Pneumonies chroniques.

I. Traitement prophylactique. Chercher à empêcher phlegmasies aiguës (suites de grippe, rougeole, coqueluche, etc.), de passer à l'état chronique ;

1° Sujet lymphatique, catarrhe abondant, susceptibilité bronchique marquée : **Eaux-Bonnes, Cauterets**, *Luchon, Allevard, Saint-Honoré* ;

2° Sujet scrofuleux, adénopathique, herpétique : **Uriage, La Bourboule** ;

3° Sujet neuro-arthritique, congestif, à poussées bronchiques fréquentes, hémoptysies légères : **Le Mont-Dore**, *Royat* (si anémique et goutteux).

II. Traitement curatif : **Le Mont-Dore**, *Royat* ; si tendances à hémoptysies répétées, sclérose pulmonaire étendue, complications cardiaques : pas de cure.

C. Congestions pulmonaires chroniques récidivantes (arthritiques).

— Généralement localisées au sommet ou ligne axillaire, simulant la tuberculose : sulfureuses faibles ou arsenicales faibles, sédatives et décongestionnantes : **Le Mont-Dore, Saint-Honoré**, *Royat* ; pas de sulfureuses fortes.

LA TUBERCULOSE PULMONAIRE[1]

Y a-t-il un traitement thermal de la tuberculose pulmonaire ?
Quels tuberculeux faut-il envoyer aux eaux, et à quelles eaux ?
Ce sont là trois questions auxquelles nous allons essayer de
répondre.

Le traitement hydro-minéral de la bacillose soulève de nombreuses controverses. Pour beaucoup de praticiens les tuberculeux sont de véritables « noli me tangere » ; la cure la mieux dirigée est plus nuisible qu'utile. Pour d'autres, les eaux n'ont qu'une
faible valeur. L'hygiène, le repos et le climat des stations possèdent un effet salutaire prépondérant.

Ce scepticisme est ancien, puisqu'il remonte à Laënnec qui
disait : « Il est probable que les bons effets des eaux minérales
sont en partie dus au changement de lieu, car par elles-mêmes
elles ont une efficacité au moins douteuse ». De nos jours,
nombre de médecins cultivés pensent de même et basent leur
opinion sur de nombreux et malheureux exemples ; nous sommes
obligés de reconnaître que la thérapeutique hydrologique de cette
affection nous présente les plus beaux succès à côté des plus
cruelles déconvenues. Les eaux minérales, dit Barth, sont armes
à double tranchant. Il faut s'en servir à propos. Tout est là.

Pidoux considérait comme salutaire l'excitation produite par
les *Eaux-Bonnes*. Sans partager ses idées trop absolues, nous
croyons que, si aucune eau n'*a d'action curative* proprement dite

1. BARTH, *Thérapeutique de la Tuberculose pulmonaire, Bibliothèque de thérapeutique générale.*

DAREMBERG, *Traitement de la phtisie pulmonaire, Bibliothèque Charcot-
Debove.*

sur le tubercule, quelques-unes au contraire *agissent sur le ter-rain* qu'elles fortifient, sur *les lésions pulmonaires* qu'elles modifient; elles concourent ainsi activement à enrayer la maladie et à aider à sa guérison. Le tout est de ne pas dépasser la mesure, de bien connaître son malade et d'approprier le traitement au cas particulier.

Quels tuberculeux doit-on envoyer aux eaux ?

Avant d'aborder cette question, il nous faut rappeler la formule, qu'en fait de tuberculose : « *mieux vaut prévenir que guérir* », et souhaiter qu'elle soit présente à tous les esprits. Le traitement thermal devrait s'appliquer moins aux tuberculeux avérés, qu'aux candidats à la bacillose; être prophylactique avant d'être curatif. Ici aucune objection ne peut être soulevée. On n'a rien à craindre des eaux, tant que la tuberculose n'a pas fait son apparition (Max Durand-Fardel); on a tout à y gagner.

Voici un enfant pâle, blond, à tissus mous, à poitrine étroite et plus ou moins rachitique; il a un passé héréditaire chargé : il s'enrhume facilement, a fréquemment des engorgements ganglionnaires et des poussées de fièvre. Sa croissance est rapide, mais il manque d'appétit et reste sans force. C'est un candidat à la bacillose, un enfant né *non tuberculeux,* mais *tuberculisable.*

Que doit-on faire? De la prophylaxie individuelle tout d'abord. Il faudra éloigner le petit sujet de tout danger de contagion et, selon l'expression pittoresque de Peter « *en faire un petit paysan* ». On aura recours ensuite aux cures thermales pour modifier sa constitution et arrêter chez lui, s'il est nécessaire, les légères manifestations ganglionnaires ou autres, prélude d'une tuberculose menaçante.

En fait de cure thermale, la préférence doit être donnée aux eaux chlorurées sodiques fortes[1], médication plus topique et plus préventive que la mer; les chlorurées trouveront ici d'autant mieux leur indication que chez ces jeunes sujets il est nécessaire de combattre la déperdition excessive de chlorure de sodium et de

---

1. Gaston Lyon, *Clinique thérapeutique,* Masson et Cie, éditeurs.

phosphates décrite par certains auteurs. Après s'être toutefois bien assuré que les poumons sont intacts, on conseillera *Salies, Biarritz-Briscous, Salins-Moutiers, Salins du Jura, La Mouillère.*

Si l'enfant est nerveux et supporte mal les chlorurées fortes on lui ordonnera *La Bourboule* (850 mètres), source arsenicale forte et chlorurée.

Dans d'autres cas, si l'enfant présente des manifestations cutanées (eczéma impétigineux, blépharite, conjonctivite) ; s'il montre une grande susceptibilité bronchique, et contracte facilement des rhumes ou des bronchites catarrhales, on lui conseillera alors les *Eaux-Bonnes, Cauterets, Luchon, Challes, Allevard, Saint-Honoré*. Si les manifestations cutanées l'emportent, au contraire, sur les manifestations catarrhales, on l'enverra à *Uriage* ou à *La Bourboule*.

Le *Mont-Dore* (1 050 mètres) conviendra mieux aux nerveux avec tendances aux poussées congestives, amygdaliennes, ou bronchitiques, aux convalescents de bronchites infectieuses (rubéolique, coqueluchoïde, grippale, etc.).

En cas d'anémie, les eaux ferrugineuses et arsenicales de *Royat* trouveront leur indication.

Enfin, s'il existe de la fragilité intestinale, des menaces d'entérite, Barth conseille une cure à *Plombières*.

Dans tous les cas, le prétuberculeux ne devra pas recourir à la médication hydro-minérale avant l'âge de trois ou quatre ans.

II. — *Traitement général de la tuberculose confirmée.*

Quand il s'agit du traitement de la tuberculose confirmée la prudence la plus extrême s'impose ; et le « *primum non nocere* » doit être la principale règle de conduite du médecin. Pour prescrire une cure il faut se baser : sur le terrain ; sur la marche de la maladie ; sur la prédominance de tels ou tels symptômes, de telles ou telles complications.

A. Terrain. — Avec le Pr Albert Robin, nous dirons : « sont justiciables d'une cure thermale appropriée, les tuberculoses évoluant sur un terrain scrofuleux ou lymphatique, et dans quelques cas, sur un terrain arthritique. Il faut ici tenir compte de l'état de réaction du malade, *le maximum d'indication résidant dans le minimum de réaction* (Rénon [1]). Quand les réactions sont dans le sens de l'excitabilité, chez les tuberculeux éréthiques par exemple, mieux vaut s'abstenir. Au contraire, chez un phtisique à réactions locales torpides, et à réactions générales peu actives, on peut conseiller la cure, malgré des lésions pulmonaires profondes ».

B. Maladie. — Une cure thermale est contre-indiquée : lorsque les lésions pulmonaires sont trop étendues ; lorsqu'il y a des poussées congestives ou inflammatoires aigues, car les eaux, même les plus douces, stimulent l'organisme ; lorsqu'il y a de la fièvre ; lorsque la marche de la maladie est rapide.

Au contraire si les lésions pulmonaires sont franchement chroniques et torpides, *quelle que soit la période de la maladie*, s'il n'y a pas de fièvre, si l'état catarrhal est prononcé, s'il y a une susceptibilité bronchique particulière, le traitement thermal est appelé à rendre de grands services.

C. Prédominance des symptômes ou complications. — Les *hémoptysies* contre-indiquent le traitement. On peut cependant faire une exception en faveur de ces hémoptysies légères, survenant à la suite de poussées congestives autour d'un noyau bacillaire. La *diarrhée*, les *troubles hépatiques* feront exclure les eaux sulfureuses et, si la diarrhée est incoercible, il faut proscrire tout traitement thermal.

L'*anémie* et les *troubles gastriques* réclameront un traitement particulier que nous indiquerons plus loin.

En dehors de ces contre-indications, à quelles eaux enverra-t-on tel ou tel phtisique ?

---

1. Rénon, *Traitement de la tuberculose*, Masson, 1909.

Traitement hydro-minéral des formes de la tuberculose.

1. **Forme torpide.** — Il y a peu de symptômes généraux, pas de tendances congestives ; mais le catarrhe bronchique domine la scène. La rétention de l'exsudat bronchique peut être dangereuse dans ce cas.

Les eaux sulfureuses ont, de tout temps, donné les meilleurs résultats dans la cure de cette forme de bacillose. Leur effet général de stimulation n'est pas à craindre ; leur action locale substitutive, cicatrisante, et anticatarrhale est au contraire favorable. On conseillera d'abord les *Eaux-Bonnes* (Source Vieille) dont la spécialisation antibacillaire est connue du monde entier ; on s'adressera ensuite à *Cauterets* et aux stations ayant les inhalations et les humages les mieux installés : *Luchon, Allevard, Saint-Honoré, Enghien, Amélie* (l'hiver).

Si la bacillose est tout à fait au début, s'il y a encore peu d'expectoration, on aura recours aux eaux de *La Bourboule*, surtout s'il existe des ganglions et des troubles cutanés et on les préférera aux eaux sulfureuses, moins actives dans ce cas.

2. **Forme éréthique.** — Dans cette forme, les poussées congestives contre-indiquent l'emploi des eaux sulfureuses. Il faut une eau plutôt sédative et décongestionnante : le *Mont-Dore* par exemple.

Entre ces formes franchement torpides ou éréthiques, il y a place pour de nombreux degrés intermédiaires.

La tendance à l'état catarrhal fera toujours préférer les eaux sulfureuses ; la tendance congestive, avec toux spasmodique et dyspnée, réclamera le *Mont-Dore*. Ajoutons cependant qu'à côté de la forme éréthique existe une *forme neuro-éréthique*, avec hémoptysies fréquentes, congestions récidivantes, irritabilité extrême. Tout traitement, dans ce cas, doit être déconseillé.

3. Traitement de quelques formes particulières. — La tuberculose évoluant sur un terrain spécial nécessite parfois un traitement approprié.

α. *Tuberculose chez les goutteux.* — Longtemps niée, elle prend généralement une tournure bénigne et tend à la cicatrisation. Sa marche est lente, quoique souvent entrecoupée de poussées congestives, parfois d'hémoptysies.

La médication sédative du *Mont-Dore ou de Royat* convient à cette forme, qui fera proscrire les eaux sulfureuses.

β. *Tuberculose chez les diabétiques.* — Fréquente, et à marche d'autant plus rapide qu'elle survient à une période plus avancée du diabète, elle se complique facilement de gangrène pulmonaire.

A part les contre-indications signalées plus haut, on conseillera *La Bourboule*, qui luttera à la fois contre la bacillose et contre le diabète. *Royat* pourra encore donner de bons résultats.

Serre, dans un travail documenté, préconise le *Mont-Dore*, surtout chez les congestifs.

Les eaux de *Vichy* sont contre-indiquées chez les bacillaires.

γ. *Tuberculose chez les herpétiques.* — Coïncidant souvent avec l'asthme et l'emphysème, elle est tributaire du *Mont-Dore*, de *La Bourboule*, ou, si l'expectoration est abondante, des *Eaux-Bonnes, Cauterets, Ax, Saint-Honoré, Allevard* et *Bigorre*.

δ. *Tuberculose chez les syphilitiques* — Elle revêt une forme généralement très grave. Le traitement ioduré exerce une influence désastreuse sur la marche de l'affection, en déterminant des hémoptysies. De plus, la déminéralisation rapide du sujet est aggravée du fait de la syphilis et augmentée par la bacillose.

Dans la majorité des cas, le traitement thermal n'est pas applicable. Dans certaines formes torpides cependant, on pourra avoir recours aux eaux sulfureuses : *Eaux-Bonnes, Cauterets* ou *Luchon*, qui remonteront l'état général du malade, grâce à leur action tonique, seront en même temps de précieux adjuvants de la médication spécifique.

ε. *Tuberculose chez les asthmatiques et les emphysémateux.* — Tuberculose et asthme peuvent, nous l'avons déjà vu, coexister chez le même malade. La bacillose prend alors une forme torpide, avec tendances à la sclérose ; d'autre part, l'asthme devient torpide lui-même, c'est-à-dire que les grandes crises paroxystiques n'existent pas.

Le traitement de cette tuberculose ne diffère guère de celui de l'asthme pur. On préférera le *Mont-Dore* chez les éréthiques et les congestifs ; *Cauterets* ou *Allevard* chez les lymphatiques, les lympho-arthritiques ou les herpétiques avec expectoration.

L'emphysème et la bacillose se rencontrent aussi simultanément ; la tuberculose prend encore là une marche lente et apyrétique. Elle a des tendances à se scléroser. Les poumons des emphysémateux peu vascularisés et très perméables, offrent un mauvais terrain de culture pour les bacilles de Koch. Cette forme de bacillose sera traitée à *Saint-Honoré*, si les malades n'ont pas de troubles cardiaques ou au *Mont-Dore*, s'ils supportent l'altitude.

4. Traitement de la tuberculose pulmonaire compliquée.

1º *Les troubles gastro-intestinaux*, si fréquents chez les tuberculeux, dominent parfois la scène; c'est alors contre eux, plus que contre la bacillose, qu'on devra lutter par le traitement thermal.

Ces troubles gastro-hépatiques ou gastro-intestinaux feront proscrire l'emploi des eaux sulfureuses, à part peut-être la source Mauhourat de *Cauterets*. Chez les hypopeptiques et les atones, on conseillera *Royat* ou *Saint-Nectaire*. Les hypersthéniques avec troubles intestinaux légers seront traités aux eaux de *Plombières*. Après ces diverses cures, on recommandera aux malades un séjour prolongé en montagne.

2º *Anémie.* — Chez certains tuberculeux, l'anémie est le symptôme dominant. Le séjour en montagne, dont on connaît les effets sur le sang, doit être avant tout préconisé. Plus tard, on les enverra à *La Bourboule* (arsenicale forte) ou à *Royat* (bicarbonatée, ferrugineuse et arsenicale). Dans ces anémies par destruction globulaire, l'arsenic agit mieux que le fer et, d'autre part, les eaux ferrugineuses produisent une excitation circulatoire pouvant engendrer facilement de la congestion péri-tuberculeuse et provoquer des hémoptysies.

3. *Hémoptysies.* — Nous ne ferons que signaler cette complication fréquente. Aucun traitement thermal n'est à préconiser dans les tuberculoses franchement hémoptoïques. Toutefois si l'hémoptysie est légère, et due à une simple congestion péri-tuberculeuse, on enverra les malades au *Mont-Dore*.

4. *Bronchites chroniques, congestions chroniques et pleurésie chronique.* — Ces affections ne réclament d'autre traitement particulier que celui de la bacillose qu'elles compliquent.

Enfin l'extension de l'infection à d'autres organes (méninges, péricarde, larynx, etc.) est une des contre-indications aux traitements thermaux employés dans la cure des affections des voies respiratoires.

5. *Age.* — L'âge du sujet atteint n'est pas une contre-indication. Au-dessus de trois à quatre ans, on peut envoyer les enfants aux eaux. J. Simon conseillait de quatre à dix ans l'emploi du *Mont-Dore*, d'*Allevard*, de *Saint-Honoré* ou d'*Enghien*, et de dix à quinze ans les *Eaux-Bonnes* ou *Cauterets*. Malheureusement, si le traitement prophylactique de la tuberculose donne de merveilleux résultats chez les enfants, il n'en est plus de même du traitement de la bacillose confirmée. Cette dernière prend, le plus souvent chez eux, une marche rapide et se termine par la granulie ou une généralisation aux autres organes (méninges, intestins, ganglions, etc.).

Chez le vieillard, au contraire, la bacillose prend une allure torpide ; si l'état général est bon, s'il n'y a pas de lésions d'artério-sclérose, ni d'emphysème trop prononcées, on peut, sans crainte, essayer une cure douce et surveillée au *Mont-Dore*, à *Royat* ou à *Allevard*.

Moyens adjuvants. — Les moyens adjuvants sont d'une utilité incontestable dans la cure de la bacillose.

Ces moyens sont de différents ordres, et tiennent au *malade*, à son *ambiance*, à des adjuvances climatiques, physiques, etc.

A. *Malade*. — On ne doit jamais imposer de cure thermale à un tuberculeux récalcitrant ; le moral jouant ici un rôle considérable (A. Robin). Un malade consentant suivra, par contre, avec docilité toutes les prescriptions du médecin de la station, et ne commettra aucune imprudence nuisible au traitement thermal.

B. *Ambiance*. — Le médecin traitant devra s'informer des agréments de la station où il veut envoyer son malade, de la vie qu'on y mène, des conditions sanitaires et du confort qu'on y trouve. Daremberg, dans son traitement de la tuberculose, insiste avec raison sur ce point. « Il faut, dit-il, diriger sur les stations thermales les phtisiques qui ont besoin d'être arrachés, pendant quelques semaines, à l'air confiné des villes, à la vie de bureau ou de cercle, qui ont besoin de repos, d'être éloignés des soucis de la famille ou des affaires. Quant aux malades qui ont une installation confortable à la campagne, ils n'ont rien à gagner. »

Nous ne parlerons pas de la question du *régime alimentaire*. Le malade se conformera aux prescriptions de son médecin habituel. Dans quelques cas seulement, une diététique particulière sera nécessaire (troubles gastro-intestinaux).

C. *Adjuvances climatiques*. — Ce sont les plus importantes, car nombre de stations préconisées dans la cure de la bacillose jouissent du climat de montagne : au traitement thermal s'ajoute l'action de la cure d'air et d'altitude.

De tout temps, on a reconnu l'utilité thérapeutique de l'air vivifiant des montagnes ; les recherches de Paul Bert, Viault, Jourdanet, Jolyet, Regnard demeurent en France la base de nos connaissances sur les effets physiologiques de l'altitude.

Effets physiologiques de l'altitude sur la circulation et la respiration. — Un des premiers effets produits par le séjour de l'homme sur les montagnes consiste dans l'exagération de la fonction normale de l'hématopoïèse, dans l'élévation brusque du nombre des érythrocytes, éléments nobles du sang. Ceux-ci, aussitôt terminés, se trouveraient imprégnés, en quelque sorte, par l'hémoglobine en excès. Cette hyperglobulie, passagère chez l'individu sain qui vient faire un séjour à la montagne, cesse dès le retour dans la plaine. De même, chez les malades dont le chiffre des globules demeurait au-dessous de la normale, avant la cure, l'hyperglobulie cesse également ; mais le nombre de globules s'arrête néanmoins à un taux plus élevé que celui où il était avant la cure, de telle sorte que l'organisme malade ne se comporte pas, à la montagne, comme l'organisme sain[1] et qu'il s'y régénère encore mieux.

La tension artérielle s'accroît légèrement, le pouls devient plus rapide et plus fort, parce que le cœur doit faire passer une plus grande quantité de sang dans le champ respiratoire où l'oxygène, pour un même volume d'air, se présente en moindre quantité.

Toutefois, cette augmentation de la tension artérielle n'est pas suffisante pour faire craindre le retour d'hémoptysies chez les congestifs. On sait d'ailleurs, par les plus récentes statistiques allemandes, que, dans les climats d'altitude modérée, les hémoptysies sont quatre fois moins fréquentes que dans la plaine.

Pour ce qui regarde la respiration, Veraguth a prouvé que l'augmentation des inspirations est régulière sous l'influence de l'altitude pendant les huit ou dix premiers jours de la cure, tandis que leur nombre redevient normal chez les personnes résidant depuis quelque temps dans la montagne. Il en est de même pour la quantité d'air qui passe dans le poumon ; il subit pendant la première semaine un accroissement considérable, en produisant, par conséquent, une ventilation énergique des zones paresseuses ou encombrées des poumons.

Aussi Regnard considère-t-il le séjour en montagne comme un des moyens les plus puissants dont nous disposions, avec l'hydrothérapie, pour nous tenir en état de « défense armée » contre l'envahissement des germes morbides.

Parmi les stations thermales, où la cure d'air peut être avantageusement suivie, citons : le *Mont-Dore*, 1 050 mètres, possédant un funiculaire électrique qui monte à 1 250 mètres, au mi-

---

1. Paul REGNARD, *La Cure d'altitude*. Masson, éditeur.

lieu de bois de sapins (funiculaire du Capucin) ; *Cauterets,* 930 mètres ; *La Bourboule,* 850 (le funiculaire de Charlanes atteint en quelques minutes, à 1 200 mètres, des forêts de mélèzes et de sapins) ; *Eaux-Bonnes,* 750 mètres ; *Luchon,* 625 ; *Allevard,* 465 mètres. Toutes ces stations sont à proximité de hautes montagnes de 1 200 à 3 000 mètres ; on peut donc ainsi graduer l'altitude suivant les besoins.

Bains de soleil. — Connaissant l'altitude de la station où ira son malade, le médecin doit encore être renseigné sur l'exposition et sur l'ensoleillement de cette station. De nos jours, avec les progrès de la physicothérapie, on a bien mis en relief l'action salutaire du bain de soleil, non seulement dans le lymphatisme et les anémies, mais aussi dans la tuberculose pulmonaire. Les statistiques récentes de Malgat et de Rollier, etc.[1], sont tout à fait édifiantes à cet égard. Sans faire usage du véritable bain de soleil, nécessitant souvent une installation particulière et une surveillance rigoureuse, les malades seront exposés, avec certaines précautions, à l'action de ces rayons rouges excitateurs du système nerveux, tout à fait toniques, et aux rayons ultra-violets bactéricides, rayons particulièrement intenses dans les pays de montagnes.

Cures de repos. — Après la cure, il est nécessaire de conseiller aux tuberculeux un repos prolongé à la campagne, pourvu que l'air soit pur, que l'endroit choisi soit à l'abri des grandes variations barométriques ou thermométriques, et que les malades trouvent à s'y installer confortablement. La plupart des stations thermales ont auprès d'elles des endroits propices à ce repos. En Auvergne par exemple, on trouve des chalets de cure à *Royat,* 450 mètres ; à *Vic-sur-Cère,* 670 mètres ; au *Lioran,* etc., etc.

Dans certains cas, chez des tuberculeux de souche arthritique, au début de leur affection, assez vigoureux et sans hémoptysies,

1. *La Clinique,* février 1909. SERSIRON : le bain de soleil.

ni éréthisme marqué, on pourra conseiller les hautes altitudes, au-dessus de 1 400 mètres. Ils devront atteindre ces altitudes progressivement, et y rester jusqu'à la mauvaise saison. Chez d'autres malades à bacillose plus avancée, irritables ou facilement congestifs, on prescrira les moyennes altitudes de 5oo à 1 000 mètres.

Ce sont là, naturellement, des indications très sommaires. Nous ne pouvons entrer dans les détails du choix d'un climat pour la cure de la tuberculose pulmonaire, sujet trop vaste, et sortant un peu de l'hydrologie.

En hiver et en automne, certaines stations thermales, *Amélie-les-Bains, Le Vernet,* dans les Pyrénées-Orientales, *Cambo,* dans les Basses-Pyrénées, se prêtent par la douceur de leur climat, à une cure climatique et thermale.

Ajoutons, qu'en fait de tuberculose, la cure doit être prolongée. Il faudra alors, plus que dans aucune autre maladie, tenir compte de la susceptibilité du malade, de sa façon de réagir vis-à-vis des eaux, des incidents qui pourraient survenir. Fixer une durée quelconque à la cure thermale est donc impossible, dans la majorité des cas. En général, les malades la prévoient toujours trop courtes; c'est à leur médecin traitant à les prévenir d'avance.

RÉSUMÉ

La tuberculose pulmonaire.

A. **Traitement prophylactique.**
1o Poumons absolument indemnes, chlorurées sodiques fortes : *Salies, Biarritz-Briscous, Salins-Moutiers, Salins-Jura, La Mouillère-Besançon;*
2o Enfant supportant mal chlorurées fortes, avec tendances herpétiques : **La Bourboule** (arsenicale et chlorurée), *Uriage* (sulfureuse et chlorurée);
3o Enfant lymphatique avec muqueuse bronchique susceptible :

Eaux-Bonnes, Cauterets, *Challes, Luchon, Allevard, Saint-Honoré, Enghien* ;

4° Nerveux, avec poussées bronchiques, amygdaliennes ; en convalescence de bronchites infectieuses : **Le Mont-Dore** ; avec anémie : *Royat* ; avec menaces d'entérite : *Plombières*.

B. Traitement de la tuberculose confirmée.

I. **Forme torpide.** — Catarrhe dominant, terrain scrofuleux, marche traînante : **Eaux-Bonnes** (Source-Vieille), *Cauterets, Allevard, Saint-Honoré, Enghien, Amélie* (hiver),

La Bourboule (tuberculose au début, avec peu d'expectoration, surtout avec ganglions et troubles cutanés).

II. **Phtisie chez les arthritiques.** — Toux sèche, spasmodique, dyspnée, hémoptysies légères, fièvre modérée avec sueurs, amaigrissement : **Le Mont-Dore,** *Royat* (goutteux anémiques).

III. **Formes spéciales.**

1° Tuberculose des goutteux (congestive), pas d'eaux sulfureuses : **Mont-Dore,** *Royat,* ;

2° Tuberculose des diabétiques : **La Bourboule** (non congestifs), *Royat, Le Mont-Dore* (congestifs); *Vichy* est contre-indiqué ;

3° Tuberculose des syphilitiques : *Eaux-Bonnes, Cauterets, Luchon* ;

4° Tuberculose avec asthme : **Le Mont-Dore,** *Cauterets, Allevard*; avec emphysème : *Le Mont-Dore, Saint-Honoré*.

IV. **Formes compliquées.**

1° Troubles gastro-intestinaux dominants : pas d'eaux sulfureuses. — Si hyposthénie gastrique et atonie : *Royat, Saint-Nectaire*. — Si hypersthénie et troubles intestinaux légers : **Plombières;**

2° Anémie dominante, eaux ferrugineuses trop congestives; l'arsenic agit mieux dans ces anémies par destruction globulaire : *La Bourboule, Royat*.

V. **Tuberculose des enfants.** — Jusqu'à dix ans : **Le Mont-Dore,** *Allevard, Saint-Honoré, Enghien*; au-dessus de 10 ans : **Eaux-Bonnes,** *Cauterets*.

VI. **Tuberculose des vieillards.** — Cures douces au *Mont-Dore, Royat, Allevard*.

VII. Adjuvances. — Cure d'air et d'altitude : *Le Mont-Dore* (1050) funiculaire du Capucin (1250), bois de sapins, *Cauterets* (930, hautes cimes), *La Bourboule* (850), funiculaire de Charlanes (1200), bois de sapins, *Eaux-Bonnes* (750), *Luchon* (625), *Allevard* (465), *Royat* (450) ; cures de repos après traitement. Stations d'hiver : *Amélie-les-Bains, Le Vernet, Cambo.*

VIII. Contre-indications.

1° Tuberculose éréthique, à réactions dans le sens de l'excitabilité ;

2° Lésions pulmonaires étendues ;

3° Poussées inflammatoires ou congestives aiguës ;

4° Fièvre ;

5° Maladie à marche rapide ;

6° Hémoptysies (sauf celles dues à de la congestion autour d'un foyer bacillaire) ;

7° Diarrhée profuse ;

8° Extension de la bacillose à d'autres organes (méninges, péricarde, larynx, intestins, etc.).

CHAPITRE XII

LES MALADIES DU COEUR ET DES VAISSEAUX

——

I. — *Généralités.*

Pendant longtemps, les maladies du cœur ont été rangées d'une manière à peu près universelle parmi les contre-indications formelles aux eaux minérales. Puis, des auteurs sont venus qui ont déclaré possible sous l'influence d'un traitement hydro-thermal la guérison de ces maladies. Des opinions aussi formellement énoncées nous paraissent inacceptables, car elles sont excessives dans l'immense majorité des cas.

Dire que certaines cures thermales ne présentent aucun danger chez les cardiaques, c'est énoncer une assertion qui, à l'heure actuelle, est admise par tous. Ajouter qu'elles peuvent rendre de signalés services aux malades atteints de lésions organiques du cœur et porteurs de troubles fonctionnels est encore une vérité de plus en plus acceptée. Mais la prétention de guérir aux eaux minérales des lésions cardiaques constituées est « une hérésie anatomique, une erreur clinique » (Huchard).

Historique. — C'est en France, dès 1823, avec Michel Bertrand au *Mont-Dore*, Nicolas à *Vichy,* Dufraisse de Chassaigne, Raynal de Tissonnière, Hermantier, Coulomb et Bourrillon à

Bagnols-de-Lozère, Vernières à *Saint-Nectaire*, de Bosia à *Bourbon-Lancy*, de Ranse à *Néris*, Gubian à *La Motte*, Chiaïs et Taberlet à *Évian*, Tillot et Paris à *Luxeuil*, Blanc à *Aix-les-Bains*, Laussedat à *Royat*, etc., qu'a germé l'idée de la cure hydro-minérale appliquée aux troubles circulatoires.

Cette question fut précisée dès 1854, dans un rapport que fit Pâtissier à l'Académie de médecine, sur l'emploi des eaux minérales dans le traitement de l'endocardite chronique coexistant avec le rhumatisme.

Max Durand-Fardel admet que les eaux minérales peuvent être parfaitement tolérées dans les affections organiques du cœur et que leur emploi exerce souvent une influence favorable sur leur appareil symptomatique.

En 1881, le Pr Teissier, de Lyon, considère la médication thermale comme une des armes les plus puissantes dans la cure des maladies chroniques et en particulier celles du cœur.

Au Congrès d'Hydrologie de 1889, Constantin Paul reconnaît leurs bons effets, dans les palpitations symptomatiques de l'anémie, de la chlorose et dans les maladies valvulaires.

Sous l'influence des travaux de Huchard, de Barié, de Landouzy, de Merklen, de Vaquez, et de leurs élèves, du mémoire très intéressant de Censier, la question du traitement des cardiopathies chroniques par les eaux minérales peut être considérée actuellement comme résolue. Toutes les indications peuvent être remplies aux eaux minérales françaises et les contre-indications en sont nettement formulées.

En Allemagne, Beneke et les frères Schott, de 1887 à 1892, préconisent l'emploi des bains chlorurés sodiques dans le traitement des affections chroniques du cœur et concluent que les eaux de *Nauheim* activent l'énergie des contractions cardiaques, ralentissent le pouls, élèvent la pression artérielle et font disparaître l'arythmie.

« Mais, dit Huchard [1], on a élevé ou plutôt abaissé *Nauheim*

1. H. HUCHARD. Consultations médicales (4ᵉ édition), p. 326. J.-B. Baillière, Paris.

au rang de panacée. Cette station reçoit indistinctement tous les
cardiopathes, elle s'adresse aux cardiopathies les plus dissemblables, aux cardiopathies valvulaires, artérielles ou fonctionnelles, aux hypertendus comme aux hypotendus, aux cardiaques
ou aux pseudo-cardiaques ; elle guérit tout, les angines de poitrine les plus diverses, le « surmenage du cœur », toutes les
arythmies, toutes les tachycardies, toutes les palpitations, elle
résout les exsudats valvulaires, et quoiqu'elle renferme trop de
chlorures ($29^{gr},2$ de chlorure de sodium, $4^{gr},9$ de chlorures de
calcium, potassium et magnésium), elle est sédative..., pour
devenir excitante ou tonique, suivant les besoins de la cause.
Une seule station hydro-minérale, conclut Huchard, ne peut convenir à tous les cardiaques. »

**Les eaux minérales employées dans les maladies du cœur et
des vaisseaux**. — Bien que l'on paraisse avoir traité des endocardites rhumatismales avec succès à *Saint-Sauveur, Cauterets,
Enghien, Saint-Honoré*, etc., nous croyons avec Max Durand-
Fardel devoir écarter les eaux sulfureuses ou trop minéralisées
du traitement hydro-minéral des cardiaques et leur préférer les
bicarbonatées et les chlorurées faibles, sous peine d'exciter et de
fatiguer inutilement le cœur. L'eau minérale, par sa composition
chimique, doit avoir une action résolutive, diurétique et parfois
laxative ; par sa thermalité, une action révulsive et antirhumatis-
male ; la résultante des effets thérapeutiques doit être une sédation marquée.

Suivant qu'on envisage les divers troubles cardio-vasculaires,
depuis les troubles purement fonctionnels, jusqu'aux troubles
surajoutés aux lésions organiques ou subordonnés à ces dernières,
jusqu'aux manifestations artérielles et veineuses, on rencontre
toute une série d'indications à remplir et diverses eaux minérales
répondent à ces indications. Ainsi *Bagnols-de-Lozère* et *Bourbon-
Lancy* sont utilisées dans les endo-péricardites récentes, surtout
d'origine rhumatismale ; *Royat* et *Bourbon-Lancy* dans les maladies valvulaires bien compensées ou au début de la période

d'insuffisance cardiaque ; *Évian, Vittel, Royat* et *Bourbon-Lancy*
dans l'hypertension artérielle et dans la première période de
l'artério-sclérose; *Néris, Bourbon-Lancy* et *Royat* dans les névroses cardiaques ; *Brides* dans la surcharge graisseuse du cœur
au cours de l'obésité ; *Pougues, Vals, Vichy, Plombières* et
Châtel-Guyon dans les troubles fonctionnels du cœur dus à un
état gastrique ou intestinal ; *Bagnoles-de-l'Orne, Plombières,*
Néris, Luxeuil, enfin, dans les varices, les phlébites et l'éréthisme veineux douloureux.

Prophylaxie. — La goutte et le rhumatisme, très profondément
modifiés par le traitement hydro-minéral, jouent un rôle prépondérant dans l'étiologie des diverses manifestations cardio-vasculaires. Aussi, nombre d'enfants affectés de cette hérédité ont-ils
intérêt à se soumettre à des cures raisonnées, capables d'éloigner les chances de rhumatismes si fertiles en complications cardiaques dans l'enfance, même dans les formes les plus légères en
apparence.

Si dans le cours d'un rhumatisme, l'emploi méthodique du
salicylate de soude n'a pas empêché l'éclosion de l'endocardite,
comme la guérison absolue est encore possible même spontanément, il faut immédiatement après soumettre le malade au repos
et, à partir du troisième mois après la disparition de la crise aiguë,
recourir à la cure thermale.

Quand l'endocardite aura laissé comme séquelle une lésion
d'orifice, l'hygiène alimentaire et l'hygiène thérapeutique qu'on
trouve dans les stations thermales appropriées permettront de
faire tolérer la lésion et de reculer aussi loin que possible la date
d'apparition des accidents qui constituent l'insuffisance cardiaque. Mieux que les médicaments, inutiles à cette période, les
pratiques balnéaires, la gymnastique méthodique, le régime sont
capables d'entretenir la bonne harmonie entre les divers organes,
de tonifier l'état général, d'assurer l'intégrité parfaite du rein,
du foie et de la peau, d'entraîner par là même une nutrition
meilleure. De plus, la surveillance à laquelle sont soumis ces

malades dans les stations thermales leur donne l'habitude de se surveiller et de se soigner. Si on n'y traite pas une lésion sur laquelle on ne peut rien et qui n'entraîne encore aucun trouble, on y soigne le malade en s'efforçant d'éloigner de lui les accidents ultérieurs qui résulteront de sa lésion.

C'est surtout au moment de la puberté que les cures thermales auront à jouer un rôle prophylactique, chez les enfants présentant des troubles fonctionnels cardiaques dus à l'étroitesse thoracique ou chez les cardiaques atteints de lésions organiques : chacun sait la suractivité fonctionnelle de l'appareil cardio-vasculaire à cette période de la vie.

De même, pour les goutteux qui s'acheminent si souvent vers l'artério-sclérose, l'élévation de la tension artérielle implique un traitement hydro-minéral capable le plus souvent d'éviter les complications de l'artério-sclérose confirmée.

Il en sera de même enfin chez les variqueux héréditaires, plus prédisposés que les autres aux localisations infectieuses dans un système veineux fragile ou déjà atteint.

Analyse des urines. — Dans les maladies valvulaires du cœur, sauf à la période d'asystolie, contre-indication formelle aux eaux minérales, on ne rencontre pas d'albuminurie ou d'urobilinurie.

Dans le cours de la sclérose cardio-rénale au contraire, dit Bergouignan[1], on trouve souvent de l'imperméabilité du rein aux chlorures, d'où rétention chlorurée avec ses conséquences : hypertension, œdèmes, albuminurie, urémie ; ou imperméabilité aux divers produits toxiques qui peut être décélée par l'épreuve de la recherche de la toxicité, la cryoscopie, ou les épreuves au bleu de méthylène (perméabilité épithéliale), de l'iodure de potassium (perméabilité glomérulaire) de la glycosurie phloridzique (activité épithéliale) et de la chlorurie alimentaire.

Léon Bernard a montré qu'en dehors de la séparation des urines, les explorations de la perméabilité vraie donnent peu de

1. P. Bergouignan. *Les cardiopathies artérielles et la cure d'Evian.* Steinheil, Paris, 1905, p. 49 et 50.

renseignements. Il s'agit en effet de savoir si le rein arrête ou non au passage les produits d'excrétion que lui apporte le sang. Cet auteur a mis également en lumière la différence qui existe entre un cardio-rénal qui présente des phénomènes de sclérose cardiaque avec perméabilité rénale conservée et un cardio-rénal qui offre une perméabilité rénale diminuée par un processus de sclérose rénale, avec troubles cardiaques développés sous l'influence du même processus scléreux ; le premier est un cardiaque, le second un rénal.

Il faut donc bien distinguer l'insuffisance de l'imperméabilité, autrement dit l'imperméabilité passagère ou durable. « Le terme d'imperméabilité désigne assez exactement un état de rétention chronique plus ou moins accusé ; le malade ne peut éliminer qu'un chiffre faible de chlorures ; l'élimination du bleu est toujours retardée ; le point cryoscopique ne descend plus jamais au taux normal. Cet état correspond à des lésions rénales réduisant pour toujours le pouvoir filtrant du rein. Par insuffisance, au contraire, il faut entendre la faculté temporaire de faire de la rétention, rétention qui peut disparaître tout à fait pour un temps plus ou moins long. » (Bergouignan.)

L'étude du mode de la diurèse provoquée par la cure, dit Cottet, constitue par elle-même une méthode aussi simple que clinique d'exploration de la perméabilité rénale.

Quand faut-il envoyer les cardiaques aux eaux? — La cure est conseillée aux convalescents de rhumatisme articulaire aigu, compliqué d'endo-péricardite récente, ayant laissé ou non une séquelle valvulaire, de trois à six mois après la disparition de la crise aiguë ; aux cardio-rénaux, exclusivement à la période de perméabilité, quand leur insuffisance rénale n'est que temporaire.

II. — *Pratiques hydro-minérales employées comme moyens thérapeutiques.*

Nous envisagerons successivement les trois médications suivantes :

1° La médication anti-rhumatismale sédative ou tonique appliquée aux troubles cardiaques ou veineux ;

2° La médication carbo-gazeuse ;

3° La médication diurétique.

1° **La médication anti-rhumatismale tonique** est pratiquée à *Bagnols-de-Lozère* dont l'eau thermale (35° à 42°) sulfurée calcique, faiblement minéralisée (0^{gr},793) s'emploie sous forme de demi-bains à une température graduellement croissante de 32°, 33°, 34° et de 15 minutes de durée ou de bains de piscine à 40°. Il en résulte une sensation de chaleur vive, suivie de rubéfaction plus ou moins intense de la peau, véritable révulsion cutanée. Le malade est alors enveloppé de flanelle et porté dans le lit où la sudation est entretenue pendant un temps variable. A partir de ce moment, le pouls est calme et plus ample ; le cœur se contracte mieux, sa matité a diminué de volume, sa tension a augmenté d'un degré environ ; les mouvements respiratoires sont faciles, profonds, d'où une sensation de bien-être.

2° **La médication anti-rhumatismale sédative** est pratiquée à *Bourbon-Lancy* dont les eaux hyperthermales (46 à 58°), peu minéralisées (1^{gr},80 par litre) alcalines mixtes, contiennent des traces de fluor, de lithine, de manganèse ; elles sont radio-actives et émettent en abondance des gaz également radio-actifs et composés d'azote, de traces d'oxygène et d'acide carbonique et de gaz rares (argon, hélium, néon) dans la proportion de 3,04 pour 100. En raison de leur débit gazeux très important, les diverses sources, émettent par an plus de 15000 litres d'hélium qui viennent ioniser l'air au pourtour des buvettes.

Le traitement thermal à *Bourbon-Lancy* comprend deux facteurs d'inégale importance : la boisson et le traitement externe ; ce dernier a de beaucoup le rôle prépondérant.

L'eau de la Reine prescrite en boisson a la dose de 600 à 800 grammes par jour est facilement tolérée, malgré sa haute thermalité (49°,3). Ingérée une demi-heure avant le repas, elle stimule l'appétit : une heure et demie après, elle rend les digestions plus rapides et moins pénibles. Seulement indiquée chez les hypochlorhydriques, elle facilite l'élimination de l'acide urique et des urates et elle a chez les cardiaques des propriétés diurétiques incontestables, surtout lorsqu'à l'action de l'eau se joint celle du traitement externe.

Le bain suivi de douche dans le bain est la caractéristique du traitement de *Bourbon-Lancy*. Le malade est porté au bain en chaise à porteurs et descend dans sa baignoire à l'aide de marches, en s'aidant d'une rampe en pente. La température est variable suivant chaque malade, oscille entre 32 et 37° et la durée est de 15 à 25 minutes. Au bout de quelques instants, il survient un peu de malaise général, une augmentation de fréquence du pouls, une sensation de vide dans la tête, de sueur frontale ; après un quart d'heure, la sueur frontale augmente et le malade éprouve un soulagement, un bien-être qui va parfois jusqu'à la somnolence en même temps que le pouls diminue de fréquence et devient plus ample. La respiration prend également plus d'ampleur.

Au bain fait suite la douche donnée sous l'eau du bain, et d'une température supérieure d'un degré, sur les membres inférieurs au pourtour des articulations, sur la région du foie, des reins et des bases pulmonaires. C'est un véritable massage sous l'eau et pendant sa durée (5 à 10 minutes), le bain est à eau courante.

Le malade est ensuite enveloppé d'un peignoir de molleton chaud, emmaillotté soigneusement et reconduit en chaise à porteurs dans son lit où il fait une réaction de durée variable et il reçoit après une friction générale à l'alcool suivie ou non d'une séance de massage.

Sous l'influence de ce traitement, on observe des effets inconstants et variables suivant chaque malade : appétit augmenté, excitabilité moins vive, décharges uratiques, constipation habituelle, avance des périodes menstruelles chez la femme, etc., et des effets plus fixes et plus caractéristiques sur la circulation périphérique et la nutrition.

Le bain et la douche sous-marine agissent sur la circulation périphérique par réaction vaso-dilatatrice ; ils augmentent la tonicité et l'élasticité des petits vaisseaux, et ont *une action dérivative et déplétive* sur la circulation des organes profonds. Cette action s'opère par l'intermédiaire des nerfs vaso-moteurs ; car on peut, suivant la température des bains, modifier la fréquence des contractions du cœur et la pression du sang. L'effet, à la fin de la cure et à distance, est une *diminution du pouls et une augmentation d'énergie des contractions cardiaques* ; les circulations locales sont régularisées et la périphérie est mieux irriguée.

Le bain et la douche *accélèrent les fonctions de la peau* en provoquant une *sudation abondante* et ainsi une élimination des déchets de l'organisme.

Ils activent également les échanges en faisant disparaître les stases viscérales et en augmentant l'énergie des circulations locales. Il en résulte un *accroissement de l'activité nutritive des tissus*.

En résumé, *le bain et la douche* ont une *action sédative sur le système nerveux*, une *action stimulante sur la nutrition générale*, et une *action déplétive, dérivative et anticongestive sur la circulation*[1].

3° **La médication anti-rhumatismale sédative** de *Bagnoles-de-l'Orne,* a dégagé depuis longtemps sa spécialisation remarquable dans les maladies des veines. La grande source (26°) donne une eau chlorurée sodique et sulfatée, silicatée, onctueuse au toucher, dont la minéralisation totale est de 0^{gr},07 par litre ; elle émet des gaz faiblement radio-actifs, constitués par de l'azote et des gaz rares (argon et hélium). La source des Dames ferrugineuse (12°) est utilisée en boisson.

La partie fondamentale du traitement comprend les bains à 35° de une heure de durée, et une boisson assez modérée. « Cette cure thermale type détermine une suractivité circulatoire péri-

1. A. PIATOT, *La cure thermale de Bourbon-Lancy.* Imp. Protat frères, Mâcon, 1903.

phérique qui entraîne celle des fonctions cutanées et glandulaires, une action excitante spéciale sur les fibres musculaires lisses des petits vaisseaux dont elle détermine la contraction, enfin une sédation nerveuse très marquée. Cette action vaso-motrice se traduit dans le bain par la décoloration des téguments et la diminution de saillie des veines superficielles, phénomènes qui se produisent lentement, disparaissent de même et sont remplacés vers la fin du bain ou immédiatement après par des phénomènes inverses de vaso-dilatation qui provoquent le rappel du sang dans les capillaires cutanés et l'apparition de rougeurs sur les parties des téguments les plus atteints. C'est la période de réaction que le malade doit toujours favoriser en s'imposant après le bain un repos au lit d'une heure » (Hennequin).

4° **La médication carbo-gazeuse** est appliquée à *Brides,* station thermale (35°) chlorurée sodique, d'une minéralisation totale de 7^{gr},51 : le traitement consiste en bain de piscine à eau courante et en boisson qui a des effets diurétiques, laxatifs et régulateurs de la nutrition ; de même et surtout à *Royat,* dont la spécialisation fonctionnelle est bien établie. Ces eaux alcalines gazeuses, chlorurées sodiques, ferro-arsenicales et lithinées, ont une thermalité variant de 20° (source Saint-Victor), 29° (source César), 30° (source Saint-Mart), à 35°,5 (source Eugénie) ; leur minéralisation totale est comprise entre 2^{gr},85 (source César) et 5^{gr},62 (source Eugénie) ; elles sont très riches en acide carbonique, 400 centigrammes par litre à la source Eugénie, 1 700 centigrammes à la source Saint-Mart et 1 200 centigrammes à la source César. Chacune de ces sources permet de prendre un bain à eau dormante (robinets fermés) ou à eau courante (que l'eau arrive directement dans la baignoire du griffon de la source ou d'un bassin de refroidissement).

Le bain de César est d'une durée très courte, cinq à quinze minutes ; les malades éprouvent d'abord une sensation de fraîcheur, bientôt remplacée, s'ils se tiennent immobiles, par un sentiment de chaleur, de picotement sur toute la surface de la peau à laquelle s'attachent, comme autant de perles, de nombreuses bulles de gaz carbonique.

Chez le sujet sain, on observe un ralentissement du pouls, de 6 à 8 pulsations, une rubéfaction cutanée et un abaissement d'un demi-degré de la température centrale, avec diminution de la tension artérielle au début et relèvement à la fin ; augmentation du rapport azoturique et du coefficient d'oxydation du soufre, de l'hémoglobine et de la valeur globulaire ; production d'une leucocytose qui double en moyenne le nombre des globules blancs avec tendance à modifier l'équilibre leucocytaire au profit des mononucléaires (Landouzy et Heitz).

Chez le malade dont le cœur est affaibli, on note, d'après les mêmes auteurs, une diminution du pouls avec tendance à la régularisation des pulsations, une réduction de la dilatation des cavités cardiaques et du volume du foie. « Quant à la pression artérielle, elle s'abaisse presque toujours pendant le bain ; mais quelques heures après, il est habituel de la retrouver plus élevée chez les malades avec hypotension et au contraire abaissée chez les malades avec hypertension. Le bain sera hypertenseur s'il est fortement gazeux, court et bien au-dessous de la température indifférente, hypotenseur si l'on débute par une proportion nulle ou faible et progressive de gaz carbonique, avec une durée longue et une température plutôt relativement élevée. Les urines augmentent ; l'œdème et l'albuminurie s'atténuent[1]. »

Le bain carbo-gazeux agit presque exclusivement sur les troubles fonctionnels, sur le fonctionnement du cœur et des vaisseaux. Il a une action sur la nutrition et une influence régulatrice des plus nettes sur le tonus vasculaire ; il augmente enfin l'énergie et la capacité fonctionnelle du myocarde. Cette action toni-cardiaque est lente et durable ; dans la majorité des cas, l'action obtenue est l'hypotension[2].

---

1. Landouzy et Heitz, *Effets obtenus par la médication carbo gazeuse de Royal.* (Félix Alcan), Paris, 1906, p. 3, 4 et 6.

2. Huchard et Mougeot, L'hypertension artérielle et son traitement. *Congrès de Physiothérapie de Rome*, oct. 1907.

Clinique hydrologique.   21

Sous son influence, la diurèse s'établit, avec tendance à l'abaissement du point cryoscopique et de la densité des urines ; l'azote total urinaire augmente. Le bain accroît la capacité pulmonaire et la résistance du muscle à la fatigue ; il semble ouvrir le rein et faciliter l'élimination des toxines (Mougeot)[1].

5° Médication diurétique. — La cure pratiquée à *Évian* ou à *Vittel* consiste dans l'absorption le matin à jeun et par doses fractionnées d'une quantité d'eau variable. Comme l'a fait remarquer Cottet, c'est essentiellement une cure de diurèse. L'eau d'*Évian* (source Cachat) froide, (11°,6), a une faible minéralisation (0^{gr},50 par litre) constituée par des carbonates de chaux, de magnésie et de soude. La Grande source de *Vittel* est froide (11 à 12°), un peu plus minéralisée (1^{gr},739), sulfatée, bicarbonatée calcique et magnésienne. En dehors de son action diurétique, cette source est légèrement laxative et tonique de la tunique musculaire de l'estomac. Chez un sujet normal et à jeun, la diurèse qui a commencé souvent pendant la période d'ingestion d'eau se poursuit et s'achève pendant les deux heures suivantes. Au bout de ce temps, le sujet a rendu une urine très pâle, très peu dense (1 002 à 1 005) dont le volume dépasse habituellement d'une quantité notable (25 à 50 pour 100) le volume d'eau ingérée. Cette élimination urinaire, caractéristique à beaucoup de point de vue et que Bergouignan a désignée sous le nom « d'urine de cure », cesse brusquement et rapidement ; l'urine redevient dense et colorée. On remarque même souvent que, dans le reste des 24 heures, l'urine rendue est moins abondante et plus chargée de dépôts cristallins qu'elle n'avait coutume d'être avant la cure. Ces faits seront exposés avec détails dans l'étude de la cure de diurèse (p. 460) à laquelle on n'aura qu'à se reporter.

A l'état pathologique, la polyurie momentanée et rapide, provoquée par l'ingestion de l'eau, peut être ou retardée, ou suppri-

1. Mougeot, Le bain carbo-gazeux. Thèse, Paris, 1905 (Jules Rousset) et *Gazette des eaux*, 20 février 1908.

mée et se reporter d'une façon uniforme sur la totalité des 24 heures, ou enfin, cette polyurie provoquée est nocturne, exagération du type urinaire pathologique déjà existant.

Quand un cardio-artériel qui absorbe bien son eau n'a pas une diurèse suffisante, il faut s'en tenir aux faibles doses ou même les réduire, la « réduction de l'apport liquide étant un diurétique puissant ». Il faut en plus faire garder la position horizontale pendant deux ou trois heures à partir du début de la boisson, car on sait combien le décubitus horizontal favorise dans certains cas la diurèse, ainsi que l'ont mis en lumière Linossier et Lemoine.

Au début de la cure, il y a souvent une augmentation marquée de l'acide urique, une diminution du rapport azoturique et du rapport des solides à l'urée, parfois augmentation de l'albumine. Puis, tout rentre dans l'ordre ; l'urée reste au chiffre normal, l'albumine diminue ou disparaît.

L'urine reste acide ou le devient si elle était alcaline antérieurement. Enfin apparaît une élimination chlorurée plus active, avec diminution de poids, abaissement de la tension artérielle et disparition de l'albumine. L'élimination des chlorures, de l'urée et de l'acide urique est accélérée au maximum pendant les trois heures consacrées à la cure ; l'urine de cure peut renfermer plus du tiers de tout le sel éliminé en vingt-quatre heures (Bergouignan).

III. — *Moyens adjuvants de la cure.*

Sous le nom d'adjuvants, nous comprenons le massage, la gymnastique manuelle et la mécanothérapie d'une part, de l'autre la diététique, la climatothérapie et l'hygiène du malade ; leur influence s'exerce dans le même sens que celle du traitement hydro-minéral et le renforce.

Massage et mécanothérapie. — Le massage est général ou local ; général, il comprend l'effleurage et le pétrissage des muscles ; le massage abdominal et les vibrations thoraciques constituent le massage local.

L'effleurage est pratiqué chez les hyposystoliques avec œdèmes des jambes, et dans les phlébites évoluant sans aucun retentissement sur l'état général, en l'absence de toute poussée fébrile.

Les mouvements actifs ou passifs de gymnastique, manuels ou mécanothérapiques et les mouvements respiratoires diminuent le travail du cœur en activant la circulation périphérique et en décongestionnant les viscères, augmentent l'amplitude de la respiration et diminuent l'étroitesse thoracique des jeunes sujets.

Le massage vibratoire est indiqué dans les troubles fonctionnels du cœur ; il diminue la fréquence du pouls dans le goître exophthalmique et fait disparaître les sensations pénibles des neurasthéniques.

Le massage abdominal diminue la tension artérielle et active la diurèse ; les vibrations précordiales calment l'éréthisme cardiaque et réduisent la matité de l'organe.

Ces pratiques stimulent la nutrition générale, augmentent la diurèse, activent la capacité respiratoire, régularisent les fonctions digestives et intestinales, facilitent la résorption des œdèmes et des stases veineuses, modifient la tension artérielle et font disparaître ou atténuent les troubles fonctionnels, douleur précordiale, barre épigastrique, dyspnée d'effort, tachycardie, arythmie[1].

Diététique. — Le régime des cardiaques sera tonique et réparateur ; les aliments doivent être d'une digestion facile pour ne pas déterminer dans l'estomac une distension qui gêne et trouble les fonctions du cœur. Il faut éliminer ce qui peut nuire à l'intégrité du foie et du rein, et ce qui peut troubler le fonctionnement de la fibre cardiaque : tabac, alcool, vins en excès.

Le lait, les œufs, les poissons frais et maigres, les légumes et les fruits sont recommandés. Le pain sera mangé bien cuit,

____

1. A. PIATOT, *Traitement des maladies du cœur par l'hygiène et les agents physiques.* Thèse. Paris, Steinheil, 1898.

rassis et à petite dose. La viande sera rôtie, grillée ou braisée en petite quantité, à midi de préférence.

A rejeter la charcuterie, les salaisons, les conserves de viandes, le foie gras, les mets épicés, les bouillons et potages gras en excès. Le sel sera diminué ou supprimé en cas d'élimination rénale troublée.

On proscrira la bière, le champagne, les vins mousseux, le vin pur, le thé, le café ; on restreindra la boisson chez le cardiaque obèse.

Un dernier point, complément d'une bonne hygiène alimentaire, est de veiller à la régularité des fonctions intestinales et de combattre la constipation.

Climat. — Le cardiaque souffre de tout ce qui est excessif ; la grande chaleur et le grand froid l'accablent ; il supporte mal les variations brusques de température, ou les pressions barométriques trop élevées ou trop basses (Vaquez).

Les climats humides favorisent les reprises du rhumatisme chez les sujets qui en ont été antérieurement affectés.

Les cardiaques peuvent vivre à des hauteurs variant de 300 à 600 mètres. L'altitude doit être modérée, pas plus de 500 mètres (Constantin Paul, Huchard, Liégeois), sous peine de forcer le travail du cœur en augmentant les résistances périphériques. Le climat doit être tempéré, modérément chaud, à l'abri du vent avec tendance à la stabilité barométrique, thermique et hygrométrique. Le sol doit être perméable, sans humidité.

Ce qu'il faut chercher dans une station hydro-minérale appliquée aux cardiopathes, c'est le repos du corps et de l'esprit, avec le calme et la quiétude si nécessaires au rétablissement de la santé du malade (Huchard).

Les stations offrent une gamme d'altitude variée : *Bagnoles-de-l'Orne,* 235 mètres, climat tempéré ; *Bourbon-Lancy,* 240 mètres, abritée du Nord et de l'Est par les mamelons faisant suite à la chaîne du Morvan, orientée au Sud-Ouest, climat modérément chaud sans variation brusque de température, sol granitique très perméable ; *Luxeuil,* 350 mètres ; *Néris,* 374 mètres, climat tempéré et très salubre, orientée au Sud-Ouest, sol granitique très perméable ; *Vittel,* 340 mètres, climat sain, tempéré, plutôt froid, nuits fraîches ; *Évian,* 380 mètres, orientée au Nord, climat égal et tempéré, avec un air exceptionnellement pur ; *Royat,* 450 mètres, orientée au Levant, climat tempéré, sol très perméable ; *Brides,* 570 mètres, orientation Sud-Est, climat moyen de montagne (18 à 20°) ; *Bagnols-de-Lozère,* 860 mètres, journées chaudes, avec refroidissement de température le soir.

Hygiène du malade à station. — En dehors de son traitement (bains et massages), le cardiaque fera un peu d'exercice, à allure modérée, jamais à bicyclette, en évitant les montées rapides ou la marche contre le vent. Il observera après ses repas un repos complet d'une demi-heure ou d'une heure, soit dans la station assise, soit dans la position couchée, le travail de la digestion étant déjà pour lui une fatigue.

Ses premenades seront courtes, interrompues par des intervalles de repos ; elles seront progressivement croissantes comme durée et comme longueur.

Les variqueux et les phlébités éviteront la station debout prolongée (surtout si elle s'accompagne d'efforts musculaires contraires à la progression du sang dans les veines) et la position assise ; la marche normale, d'une allure modérée et n'atteignant pas la fatigue, réveillera l'activité musculaire. La bicyclette peut être très utile aux variqueux, comme procurant un exercice musculaire physiologique et des conditions analogues à celles de la marche normale (Censier).

Plus que tout autre traitement hydro-minéral, celui des cardiaques et des convalescents de phlébite a besoin d'être interrompu tous les quatre, cinq ou six jours. Il en résulte qu'une cure, faite dans les meilleurs conditions, nécessite un séjour minimum à la station de 25 à 30 jours.

IV. — *Thérapeutique hydro-minérale des maladies du cœur et des vaisseaux.*

1° **Troubles fonctionnels.** — Sont justiciables de la cure hydro-minérale :

1° Certains nerveux ou neuro-arthritiques, anémiques ou chlorotiques qui, sans avoir de lésion organique, présentent souvent du côté du cœur des symptômes tapageurs plus alarmants que graves, il est vrai. Les uns ont de l'éréthisme cardiaque et des palpitations avec angoisse, anxiété précordiale et vague sensation de dyspnée dues le plus souvent à l'usage du thé, du café, du tabac ; d'autres, goutteux uricémiques pour la plupart, ont des palpitations avec vaso-constriction périphérique par angiospasme ; d'autres enfin, plus jeunes, de taille élancée ont une conformation particulière du thorax allongé et insuffisamment développé dans son diamètre transversal et antéro-postérieur. Très amaigris, souvent porteurs de végétations adénoïdes, ces malades présentent des palpitations et un peu de dyspnée.

2° Les malades atteints de tachycardie paroxystique isolée ou surajoutée à des lésions organiques du cœur, dont les accès surviennent brusquement et cessent parfois avec la même brusquerie et avec une durée plus ou moins longue [1].

3° Les malades atteints de goître exophthalmique, chez lesquels la tachycardie est toujours le premier symptôme en date et le plus constant même dans les formes frustes. Les symptômes de cette affection sont trop diffus et trop compliqués pour qu'une lésion nerveuse localisée les explique. Le système nerveux tout entier est atteint ; c'est une névrose due à l'intoxication par excès de fonctionnement de la glande thyroïde.

4° Les neuro-arthritiques intoxiqués par le tabac ou le thé,

---

1. Huchard et Piatot, Traitement hydro-minéral des tachycardies. *Congrès de Physiothérapie de Rome*, oct. 1907.

les uricémiques présentant des crises d'angine de poitrine névrosique, ou vaso-motrice, manifestation alarmante, sans gravité, caractérisée par des accès survenant spontanément, influencés par les émotions, sujets à répétitions et périodiques, accompagnés d'une douleur très vive, très prolongée souvent, nullement influencée par l'effort et survenant sans cause appréciable souvent la nuit.

Le traitement chez ces malades, qui sont avant tout des névropathes, implique un traitement sédatif en lui-même et dans son application, l'adjuvance de massage et de mécanothérapie, surtout dans l'étroitesse thoracique des adolescents, et un repos physique et moral, car c'est par l'action calmante sur le système nerveux général que se rétablit la régularité des fonctions cardiaques.

Le matin, un bain modérément chaud et prolongé, une douche tiède en pluie le soir ; ou bien le bain alterné chaque jour avec la douche ; un massage doux avec vibrations manuelles ou mécanothérapiques sur le thorax et la région précordiale remplissent les indications thérapeutiques.

Trois stations conviennent :

Néris, chez les nerveux purs ou les neurasthéniques ; *Bourbon-Lancy*, chez les rhumatisants névropathes ; *Royat*, chez les anémiques ou les chlorotiques. Quant aux arthritiques obèses anémiés, dont les oxydations ont besoin d'être activées, chez les obèses au cœur gras avec pléthore abdominale, *Brides* est tout indiquée avec ses eaux laxatives, son hygiène alimentaire et sa cure de terrain.

2° Endocardite récente. — Quand au cours du rhumatisme articulaire aigu, de la chorée, de la scarlatine et de la fièvre typhoïde, un malade aura présenté une endocardite ou une endo-péricardite exsudative, localisée sur les valvules du cœur, avec tendance à la transformation fibreuse et entraînant une lésion d'orifices, si le malade présente de l'éréthisme cardiaque, de la douleur précordiale, de la dyspnée, des palpitations arythmiennes et de la tachycardie, une cure thermale est indiquée du troisième au sixième mois après la crise aiguë. Car à ce moment — et à ce moment seulement — la guérison absolue est encore possible avant la formation d'une valvulite chronique avec déformation, véritable cicatrice d'une blessure (Stokes).

L'endocardite rhumatismale, chez les enfants surtout, constitue une des indications les plus précises du traitement hydrominéral des cardiaques, alors que les malades sont anémiques, ont leurs muscles en partie atrophiés, de l'essoufflement facile et que le cœur et le pouls sont d'une instabilité extrême avec battements fréquents et mal frappés.

Le traitement hydro-minéral seul est indiqué sans adjuvance thérapeutique, le massage pouvant réveiller des douleurs articulaires.

Le but du traitement est de prémunir les malades contre une attaque possible de rhumatisme articulaire, cause d'une aggravation de la lésion cardiaque. En réalité, il donne plus : il remonte l'état général, permet le retour à l'intégrité des muscles atrophiés, tonifie le myocarde comme les autres muscles, diminue la tachycardie, rend le pouls moins instable et peut, dans certains cas, guérir des endocardites exsudatives simples. Les cas les moins favorables sont ceux dans lesquels il y a coexistence d'une lésion de l'endocarde et du péricarde.

Trois stations sont indiquées : *Bagnols-de-Lozère* chez les rhumatisants robustes qui ont besoin d'être tonifiés et dont les réactions sont peu vives ; *Bourbon-Lancy* chez les rhumatisants névropathes, excitables, avec ou sans manifestations encore douloureuses ; *Royat* dans les séquelles post-infectieuses, chez les sujets déprimés ou anémiés et sans réactions vives.

3° **Affections valvulaires.** — Si le malade porteur de lésions valvulaires, insuffisance ou rétrécissement ou lésions associées, ne présente aucun trouble fonctionnel appréciable et si les signes physiques perçus se résument à la constatation d'un bruit de souffle, la cure thermale est encore indiquée pour agir sur la circulation périphérique, permettre une longue tolérance de la lésion cardiaque, l'intégrité des diverses fonctions, stimuler la nutrition générale et mettre les malades dans les meilleures conditions pour réagir contre les infections et les intoxications.

Chaque malade, selon le degré, l'unité ou la complexité de sa lésion valvulaire, l'intégrité du myocarde et du péricarde, la présence ou l'absence de maladies intercurrentes, en particulier du rhumatisme et de la grippe, l'état de son système nerveux et de ses habitudes hygiéniques, surmenage ou excès divers, voit venir plus ou moins rapidement la période troublée, celle par laquelle il entre réellement dans « la maladie de cœur » confirmée.

Au début, le malade s'aperçoit qu'il est un plus essoufflé lorsqu'il presse le pas ou lorsqu'il va contre le vent ; puis il sent son cœur, surtout après les repas, sous forme de gêne précordiale ou de palpitations. Le pouls s'accélère, les urines diminuent de quantité. Le soir se montre un peu d'œdème prétibial, qui, sous l'influence du repos de la nuit, disparaît complètement le lendemain matin. Le foie rapidement devient sensible et augmente de volume. D'ordinaire, c'est lentement et progressivement que s'installent ces troubles qui s'accentuent si on n'y porte remède.

A cette phase de la maladie, les cures thermales sont capables encore de rendre des services ; car elles peuvent remplacer les médicaments toni-cardiaques et le plus merveilleux de tous, la digitale, dont les effets, pour être durables, doivent être prudemment ménagés. Donc, au début de la décompensation, on pourra encore recourir à l'hygiène thérapeutique secourue par l'hygiène alimentaire.

Dans *l'insuffisance mitrale avec hyposystolie*, le traitement consiste en bains suivis de douches dans le bain ou en bains carbogazeux. Le malade prend également de l'eau de boisson et fait une séance de massage général, massage abdominal, mouvements respiratoires, vibrations précordiales, ou une séance de gymnastique manuelle, de mouvements passifs ou actifs.

Les résultats sont les suivants : amélioration sensible de l'état général, de la nutrition des malades, et augmentation notable de la diurèse ; disparition des troubles fonctionnels : éréthisme cardiaque, palpitations et dyspnée ; action tonique sur le myocarde comme sur les autres muscles et réduction de la cardiectasie (souvent due en grande partie à l'action parésiante du rhumatisme, quand l'hyposystolie est récente et d'origine rhumatismale).

L'insuffisance mitrale avec hyposystolie arythmique constitue l'indication *limite* de la cure thermale.

L'*indication* existe, quand l'hyposystolie arythmique est de date récente ; quand elle survient au cours d'une cardiopathie jusque-là bien compensée ; quand elle se produit sous l'influence d'une attaque de rhumatisme aigu ; enfin, quand elle existe chez un enfant menacé de nouvelles manifestations rhumatismales.

Il y a *contre-indication,* si l'insuffisance mitrale avec hyposystolie arythmique est compliquée de rétrécissement mitral ou d'adhérences péricardiques.

Deux stations conviennent à ces malades : *Royat* aux déprimés, aux anémiés, aux hyposystoliques quelle que soit la cause de leur maladie valvulaire, séquelle rhumatismale ou post-infectieuse (amygdalite, grippe, scarlatine, diphtérie et fièvre typhoïde) ; *Bourbon-Lancy* aux nerveux, aux excitables, aux rhumatisants purs, surtout s'ils ont en même temps des manifestations douloureuses.

4º **Maladies artérielles.** — C'est au début des cardiopathies artérielles précédées par un long stade d'hypertension (Huchard), résultat de l'empoisonnement de l'organisme par les produits de déchets non éliminés, des chlorures, de l'acide urique, des bases xanthiques, etc., quand la maladie n'est qu'aux confins du système circulatoire que la thérapeutique a le plus de prise sur elle. A ce moment, il est permis d'enrayer un processus qui va se développer tandis que plus tard, on ne peut que permettre au malade de tolérer plus ou moins longtemps des lésions définitives, irrémédiables.

Dans l'étude si remarquable qu'il a faite de l'*artério-sclérose,* Huchard divise l'évolution clinique et anatomo-pathologique en trois périodes successives : *artérielle, cardio-artérielle, mitro-artérielle.*

La période *artérielle* nous intéresse particulièrement, « lorsque la maladie est seulement caractérisée par un état d'hypertension vasculaire et de vaso-constriction, en l'absence de toute lésion, ce qui constitue le stade prémonitoire, la présclérose ; ou quand la lésion n'a envahi que les vaisseaux, sans pénétrer encore dans l'intimité des organes ».

Comment reconnaître en clinique la *présclérose* ? Des malades, des hommes en particulier, à un âge très variable, de 35 à 55 ans, goutteux héréditaires pour la plupart, gros mangeurs, grands fumeurs, surmenés physiquement et surtout intellectuellement, ayant joui jusque-là d'une santé parfaite et même enviée, commencent à se fatiguer. Leur teint habituellement clair et plutôt coloré, devient terreux, pâle, un peu jaunâtre ; leurs sclérotiques sont subictériques. Doués jusque-là, sans fatigue, d'une puissance considérable de travail, ils voient leurs forces diminuer d'une manière évidente. Ils accusent un peu d'inquiétude la nuit, de céphalée le soir ; ils dorment moins bien ; leur sommeil est moins réparateur. Ils ont sans cesse froid aux pieds, aux genoux, sont obligés de se couvrir davantage et malgré cela, n'éprouvent pas un bien-être absolu.

Sans avoir d'oppression à la marche, ils se sentent un peu gênés s'ils accélèrent le pas ; mais surtout, ils perçoivent nettement les battements de leur cœur, et même, la nuit, le choc cardiaque se propage jusque dans les vaisseaux du cou et de la tête. Ils se plaignent enfin d'uriner plus souvent et davantage ; quelquefois, le matin, de moucher un peu de sang.

Si vous examinez ces malades, vous êtes de suite renseignés par l'état du pouls qui est serré, concentré, cordé ; mais l'artère est très dépressible et sa paroi ne paraît, en aucune façon, adultérée. Le pouls est stable (Huchard) ; la tension artérielle est élevée, arrive à 20, 22, 25 centimètres de mercure, et le sphygmographe de Marey vous donne une ligne d'ascension lente et oblique avec sommet un peu arrondi et dichrotisme peu apparent.

La palpation permet de reconnaître un cœur impulsif, avec choc précordial sur une large surface ; pas de surélévation des sous-clavières, pas de matité aortique augmentée. A l'auscultation, on perçoit, signe caractéristique, *un retentissement diastolique* à la base du cœur et à droite du sternum, qui indique avec quelle force se ferment les valvules sigmoïdes de l'aorte. Il n'existe aucun autre bruit anormal. Les battements sont le plus souvent réguliers, parfois arythmiques ; mais pas de bruit de galop.

Rien aux poumons, ni au foie ; au rein seulement quelques troubles fonctionnels, un peu de polyurie dépendant de l'hypertension artérielle ; les urines sont plus pâles, moins denses et plus pauvres en urée qu'à l'état normal ; pas d'albumine.

Les indications à remplir sont les suivantes : viser la cause de l'hypertension artérielle qui est l'élimination insuffisante des produits excrémentitiels ; combattre les accidents de l'hypertension artérielle elle-même, et les troubles périphériques d'angiospasme : refroidissement, fourmillements, etc.

La cure de boisson surtout, les bains également sont utiles à cette période ; mais il ne faut pas perdre de vue que les malades sont des intoxiqués plus justiciables de la cure de diurèse qui agit sur la cause même des accidents que du traitement externe qui agit sur les accidents eux-mêmes (algidités, hypertension, etc.). *Évian, Vittel* doivent être préférées à *Royat* ou *Bourbon-Lancy*. Cette période est le triomphe des cures associées. Bains et eau en boisson concourent à une meilleure élimination. En outre, ces malades font, chaque jour, une séance de massage : massage abdominal, pétrissage des muscles et mouvements respiratoires, traitement également hypotenseur.

Quelles sont les limites des indications de la cure thermale ? Tant que la maladie est artérielle, tant que le rein, avec ou sans albuminurie, est perméable et permet la cure de diurèse avec la polyurie rapide et momentanée, même s'il existe à l'état isolé des troubles de tachy-arythmie, des accidents d'aortite chronique, un bruit de galop, le traitement rénal est encore indiqué ; mais la cure externe doit être proscrite ou très prudemment administrée.

5° **Varices et phlébites.** — Les phlébites post-puerpérales, celles qui surviennent dans le cours ou la convalescence d'une maladie infectieuse (fièvre typhoïde, grippe ou pneumonie); les périphlébites rhumatismales superficielles, fugaces et légères, localisées au point primitivement atteint, simple fluxion ou inflammation légère des parois veineuses, qui peuvent bien transformer la veine en un cordon dur et douloureux, mais ne déterminent jamais d'œdème appréciable, ni stase, ni impuissance du membre ; les périphlébites capillaires qui se manifestent sous forme de nodosités douloureuses, sur la périphérie des membres ; les phlébites variqueuses simples sont les meilleures indications du traiment thermal.

Beaucoup moins favorables sont les phlébites rhumatismales, tenaces et rebelles siégeant sur les veines profondes des membres, procédant par poussées successives sur des points différents du système veineux, survenant sans cause appréciable et d'une durée désespérante et les phlébites variqueuses dont l'inflammation s'étend au tissu cellulaire sous-cutané et à la peau, qui finissent par adhérer aux tissus sous-jacents et former avec eux une tuméfaction plus ou moins étendue, indurée, noueuse, luisante et rouge.

L'amélioration est d'autant plus rapide que l'inflammation est moins étendue, la veine atteinte plus superficielle, que le malade n'a aucune tare héréditaire et que le traitement est institué à une époque plus rapprochée du début de l'affection.

Dans les varices à leur début, quand le défaut de résistance ou l'altération des parois veineuses sont peu prononcés, quand les varices sont récentes et ne siègent que sur une partie limitée de la veine, la cure est favorable, fait disparaître les symptômes douloureux et la sensation de lourdeur et de fatigue et enfin les crampes.

De même, elle convient dans les varices enflammées congestives, douloureuses, dans les varices compliquées de lésions inflammatoires, dermite hypertrophique, eczéma, etc.

Mais, quand la faiblesse et l'altération des parois veineuses est très accentuée, quand les varices sont anciennes et occupent presque toute l'étendue de la veine, quand elles évoluent dès le jeune âge, révélant ainsi le défaut de résistance du tissu veineux, il ne faut plus compter sur le retour à l'état normal des veines dilatées et flexueuses et l'amélioration se borne à la disparition de l'œdème et des sensations douloureuses.

En première ligne, une station doit recevoir ces affections, *Bagnoles-de-l'Orne* dont la spécialisation n'est pas discutée ; d'autres eaux thermales peu minéralisées et radio-actives, *Néris, Bains, Plombières* et *Luxeuil* réclament les malades nerveux, congestifs, douloureux et la phlébite rhumatismale.

V. — *Indications déterminantes d'une station spéciale tirée de la prédominance d'un symptôme et d'un état diathésique.*

En envisageant de près le problème des indications thermales, on arrive à se convaincre que ce n'est pas la maladie, la lésion, la topographie de cette lésion, ni les troubles fonctionnels qu'elle entraîne qui arrivent à départager les diverses stations, c'est le mode de réaction individuelle de chaque malade et non la résultante des effets thérapeutiques immédiats.

L'erreur des hydrologues est, à notre avis du moins, au lieu de rechercher la caractéristique essentielle du traitement, d'énoncer des propriétés différentes suivant le mode d'application, chaque bain pouvant être sédatif ou tonique suivant sa température et sa durée, le bain carbo-gazeux pouvant être à volonté hypotenseur ou hypertenseur. Bien que ces notions soient exactes en elles-mêmes, comme l'est celle de l'action de tout médicament suivant sa dose d'administration, elles jettent de l'incertitude et de l'obscurité dans les indications thermales.

En envisageant ce qui complète le traitement thermal, l'influence de l'altitude, du climat, de l'abri des vents, on arrive à formuler une action primordiale pour chaque station. *Bagnols-*

de-Lozère, avec ses eaux sulfurées calciques minéralisées, son altitude de 860 mètres est une station tonique et excitante ; *Bourbon-Lancy* avec ses eaux thermales, peu minéralisées, radio-actives, antirhumatismales, très abritée dans une cuvette, à une faible altitude (240 mètres) est une station sédative. Sédatives également *Bagnoles-de-l'Orne, Évian, Luxeuil, Néris* dont l'altitude varie de 235 à 380 mètres. Par contre *Royat* avec ses bains carbo-gazeux et ses eaux plus minéralisées, son altitude de 450 mètres, *Brides* avec son altitude de 570 mètres sont deux stations qui conviennent aux débilités, aux anémiques. De ces notions brièvement esquissées nous pouvons schématiser ainsi les indications réciproques des diverses stations :

Rhumatisants cardiaques torpides : *Bagnols-de-Lozère* ; **excitables** : *Bourbon-Lancy*.

Cardiopathes valvulaires anémiques : *Royat ;* **congestifs** : *Bourbon-Lancy*.

Bien que beaucoup de stations réclament les artériels au début, nous pensons que chez eux l'indication primordiale est la désintoxication de l'organisme ; *Évian* et *Vittel* doivent avoir la préférence sur *Royat* et *Bourbon-Lancy*.

Pour départager *Évian* et *Vittel* : la première recevra les nerveux, les excitables ; *Vittel* les goutteux plus torpides chez lesquels l'uricémie prédomine ; *Bains, Néris, Luxeuil, Pombières* recevront les phlébites évoluant chez des rhumatisants : *Bagnoles-de-l'Orne,* les phlébites post-infectieuses.

VI. — *Contre-indications.*

Phase aiguë de l'endocardite, de la péricardite, de la myocardite ; la symphyse cardiaque étendue ; la pancardite rhumatismale des enfants ; l'asystolie à prédominance hépatique ; les lésions associées au rétrécissement mitral ; la thrombose cardiaque, l'asystolie confirmée avec œdèmes et congestions viscérales.

La cardio-sclérose en état de toxi-asystolie ou d'asystolie ; l'urémie vraie des cardio-rénaux ; la cachexie artérielle ; l'œdème aigu du poumon ; l'angine de poitrine coronariennne.

En résumé : *la limite de l'indication est fixée chez les valvulaires par la résistance du myocarde ; chez les artériels par la perméabilité rénale.*

VII. — *Cures associées.*

Très utiles chez les artériels (cure externe et cure de boisson), et chez les valvulaires dont les troubles du foie, de l'intestin ou de l'estomac aggravent les symptômes cardiaques. C'est surtout dans le rétrécissement mitral, affection à troubles dyspeptiques si fréquents et si rebelles, qu'une cure modérée à *Vichy* ou à *Pougues* complètera heureusement celles de *Bourbon-Lancy* ou de *Royat*.

RÉSUMÉ DES INDICATIONS

I. — TROUBLES FONCTIONNELS.

1° *Néris* : nerveux purs ou neurasthéniques.
2° *Bourbon-Lancy* : rhumatisants névropathes.
3° *Royat* : anémiques ou chlorotiques.
4° *Brides* : goutteux obèses avec pléthore abdominale.

II. — ENDOCARDITE RÉCENTE.

1° *Bagnols-de-Lozère* : rhumatisants robustes et torpides.
2° *Bourbon-Lancy* : rhumatisants névropathes ou douloureux.
3° *Royat* : sujets déprimés ou anémiés.

III. — AFFECTIONS VALVULAIRES COMPENSÉES ET AU DÉBUT DE L'INSUFFISANCE CARDIAQUE.

1° *Royat* : déprimés et anémiés.
2° *Bourbon-Lancy* : nerveux et excitables.
Cure associée Royat ou *Bourbon-Lancy* et *Vichy* (rétrécissement mitral).

Clinique hydrologique.   22

IV. — Présclérose et artério-sclérose peu avancée.

Indication de la cure de diurèse surtout.

1° *Évian* : nerveux excitables.

2° *Vittel* : goutteux torpides.

Avantage des cures associées.

Royat-Vittel : malades torpides.

Bourbon-Lancy-Évian : malades excitables.

V. — Varices et phlébites.

1° *Bagnoles-de-l'Orne* : spécialisation fonctionnelle (action plus locale).

2° *Néris, Bains* (malades rhumatisants nerveux, congestifs, douloureux) ; *Plombières, Luxeuil* (action plus générale).

CHAPITRE XIII

MALADIES DE L'ESTOMAC

I. — GÉNÉRALITÉS

Il semble que, dès les temps les plus reculés de l'histoire de l'hydrologie, on ait fait une place importante au traitement hydro-minéral des affections gastriques, et il n'est pas exagéré de prétendre que cette tendance à voir dans les maladies de l'estomac une des indications les plus fréquentes et les plus judicieuses des cures thermales n'a fait que s'accroître et s'affermir. De plus, en examinant la liste des stations hydrologiques et en étudiant les diverses publications qui se rapportent à chacune d'elles, on est frappé, dès le premier abord, du nombre considérable de celles qui réclament les dyspeptiques. L'idée peut venir, dès lors, à l'esprit du médecin que toute station convient à toute dyspepsie, que l'eau de tel ou tel centre thermal, quelle que soit sa minéralisation, quelle que puisse être sa thermalité, qu'elle soit radio-active ou non, sera donnée avec profit à n'importe quel des gastropathes dont il a à prescrire le traitement.

Faut-il voir, dans cette multiplicité des stations thermales qui inscrivent les affections de l'estomac comme justiciables de leurs eaux, le résultat d'une tendance naturelle à généraliser quelques cas de guérison obtenus sous leur influence ? — Nous ne le pensons pas. Quand on songe à la part, rarement négligeable, sou-

vent importante, parfois primordiale, qui revient à l'état nerveux
du dyspeptique dans la création et l'évolution de sa dyspepsie,
on ne peut vraiment s'étonner de voir se produire une amélioration, même considérable, à la suite d'une cure faite à des eaux
s'adaptant mal, à première vue, à l'état gastrique visé. C'est là,
à notre sens, qu'il faut chercher l'explication des résultats obtenus
chez les gastropathes par des eaux minérales disssemblables
entre elles. En effet, un dyspeptique habituel, que l'on envoie
faire un séjour dans une ville thermale, se trouve par cela seul
soustrait aux influences insoupçonnées souvent, mais réelles, qui
entretiennent son état gastrique, si elles ne l'ont pas créé de
toutes pièces. Il vit là, libre des préoccupations de son intérieur,
transporté dans un milieu qui ne lui est pas familier, attiré par
l'inconnu de l'endroit, occupé et intéressé par les divers éléments
d'un traitement nouveau pour lui. Ce sont des éléments de thérapeutique, que l'on réalise dans les maisons de santé pour cette
catégorie de malades et qu'offre dans des conditions souvent aussi
parfaites la cure thermale.

Mais il y a une autre raison pour laquelle certains dyspeptiques
peuvent s'améliorer dans beaucoup de stations. C'est que la plupart sont pourvues d'un établissement où sont mis en œuvre les
procédés de la physiothérapie : hydrothérapie, électrothérapie,
mécanothérapie, massage. Méconnaître l'action efficace de ces
diverses pratiques externes serait nier l'évidence et bien que
nous ne voulions pas nous étendre sur les différentes indications
de celles-ci, nous aurons plusieurs fois l'occasion, chemin faisant, de noter ce qu'on est en droit d'attendre soit de la douche,
soit de tel ou tel bain associé à la cure de boisson, pour le traitement d'une affection gastrique définie.

Isolement ou transplantation d'un côté, physiothérapie de
l'autre, tels sont les deux facteurs qui, combinés dans une station
thermale, suffisent parfois à amener une sédation si marquée
que le mot de cure radicale peut ne pas sembler excessif. Mais
qu'on ne s'y trompe pas. Il ne faut pas confondre l'amélioration
d'un état nerveux compliqué de dyspepsie avec la guérison d'une

affection d'estomac véritable, surajoutée à un état psychique morbide. Les phénomènes nerveux sont tributaires d'un traitement sédatif du système cérébro-spinal, parfaitement réalisable par l'hydrothérapie et l'isolement qui se trouvent dans une station thermale comme partout ailleurs. Mais les troubles dyspeptiques véritables, quelle que soit la part prise par le nervosisme dans leur génèse et leur développement, ont plus à demander et davantage à attendre de la cure hydro-minérale elle-même. Ici la cure externe doit être complétée par la cure interne, l'eau prise à la source ayant des propriétés spéciales qui s'adaptent aux troubles gastriques existants.

La question se pose donc d'emblée au praticien en présence d'un psychopathe se plaignant de troubles dyspeptiques, de savoir s'il doit le diriger sur une station thermale dans l'espoir de voir s'améliorer les symptômes gastriques qu'il accuse. Nous pensons que dans les cas de ce genre, il ne faut pas se hâter et que seule l'évolution de la maladie doit fixer sur l'opportunité de la cure. Si les phénomènes dyspeptiques survivent un temps considérable aux phénomènes de névropathie qui leur ont donné naissance ou si ceux-là ont tendance à s'accentuer alors que ceux-ci s'atténuent, si leur persistance et leur acuité progressive finissent par faire du malade de plus en plus un dyspeptique et de moins en moins un psychopathe, alors la cure thermale, c'est-à-dire le traitement de la dyspepsie par une eau minérale appropriée, paraît s'imposer et sera ordonnée à bon escient. Voici entr'autres un malade, qui, à la suite d'un profond bouleversement moral, se plaint d'un jour à l'autre et pour la première fois de phénomènes dyspeptiques. Ceux-ci, comme dans tous les cas de ce genre, consistent en une anorexie absolue et une intolérance complète pour l'alimentation. Toute prise de nourriture devenue impossible, il s'en suit rapidement un état d'inanition que ne fait qu'aggraver la surexcitation jointe à l'insomnie. Mais quelques jours se passent, le sommeil revient, les phénomènes nerveux commencent à s'atténuer, par contre l'inappétence persiste et si les premières ingestions alimentaires ne sont pas suivies de vomissements indiquant la révolte complète de l'estomac, du moins la sensibilité de l'organe est telle que le malade est dans l'impossibilité de prendre sa ration alimentaire normale. Dès lors, quelle que soit l'existence de phénomènes nerveux, du moment qu'ils tendent à disparaître, ce sont les troubles gastriques persistants qu'il faut envisager et la cure thermale trouve son indication.

A. — *Division hydrologique des eaux minérales employées dans le traitement des maladies de l'estomac.*

L'affection d'estomac déterminée, les eaux minérales ont tout naturellement leur place parmi les moyens thérapeutiques employés pour la combattre. La plupart d'entre elles, en effet, renferment des principes minéralisateurs et sont constituées de corps composants, employés soit individuellement, soit en combinaison pour le traitement de la dyspepsie. Celles qui, d'une minéralisation moindre et même nulle, trouvent leurs indications chez les malades d'estomac, le doivent alors, ou à leur thermalité, ou à leurs propriétés radio-actives, ou à leur état colloïdal. De là, deux grandes classes d'eaux minérales en ce qui concerne le traitement des dyspepsies : *les eaux à minéralisation forte, eaux d'action directe; les eaux à minéralisation faible ou nulle, eaux d'action indirecte.*

α. **Composition.** — I. EAUX D'ACTION DIRECTE. — Eaux alcalines et eaux chlorurées sodiques, telles sont les eaux thermales à minéralisation forte d'action directe. Les bicarbonates et le sel marin qu'elles renferment agissent par eux-mêmes et pour leur propre compte sur le fonctionnement gastrique. Fait curieux en effet; celles qui dans chacun de ces deux groupes jouissent de la plus grande activité pour combattre les troubles gastriques sont celles dont la teneur en principes minéraux est la plus forte mais dont la radio-activité est la plus faible. *Vichy*, par exemple, dont l'efficacité est indiscutable dans les affections de l'estomac possède des sources dont la minéralisation est aussi forte que la puissance radio-active en est faible. Il semble donc qu'il existe une sorte de balancement entre la minéralisation d'un côté et la radio-activité de l'autre.

Eaux bicarbonatées sodiques. — Le principe composant lui-même étant à envisager dans l'eau d'une source, voyons comment les bicarbonates et les chlorures peuvent exercer leur influence, rappelons en un mot l'action du bicarbonate de soude et du chlorure de sodium sur l'estomac.

Le bicarbonate de soude, principe actif de l'eau de *Vichy* où il rentre dans la proportion de 4 à 5 pour 1000, est incontestablement de tous les bicarbonates le plus employé. Sans vouloir reprendre ici les travaux, innombrables d'ailleurs, concernant le rôle de ce sel sur la sécrétion gastrique, disons seulement que son action est double : chimique d'abord, physiologique ensuite. Ingéré il provoque dans l'estomac comme *in vitro* la saturation de l'acidité en présence de laquelle il se trouve ; voilà son action chimique ; puis il détermine des modifications de la sécrétion, c'est là son action physiologique. D'une manière générale on peut dire que les eaux renfermant du bicarbonate de soude sont excito-sécrétoires. C'est l'opinion qu'admettent Robin, Mathieu, Linossier et Lemoine et que Binet [1] a déjà soutenue. Encore faut-il se défendre de toute exagération. L'action immédiate se traduit en effet par une excitation sécrétoire des glandes de la muqueuse ; mais il semble que celle-ci n'aille pas en augmentant dans la même mesure où on accroît ou continue la dose de sel alcalin. Ayant eu l'occasion de pratiquer des tubages après repas d'épreuve chez des dyspeptiques qui avaient pris pendant un temps plus ou moins considérable du bicarbonate de soude, Binet a pu se rendre compte que les chiffres obtenus chez eux étaient exceptionnellement au-dessus de ceux trouvés chez des

---

1. BINET, *Les alcalins*, 1905.

individus soumis pour une même cause à un traitement différent. Aussi pensons-nous que, pour se faire une opinion exacte
de la portée de cette action excito-sécrétoire du bicarbonate de
soude, il faudrait la comparer à celle produite par toute la série des
médicaments journellement employés chez les gastropathes. Binet a eu plusieurs fois l'occasion à *Vichy* même d'examiner le suc
gastrique après repas d'Ewald chez des hyperchlorhydriques et
chez des hypersécréteurs au début et à la fin du traitement au
moyen du procédé facile et exact de la perle d'éther enrobée de
catgut préconisé par Meunier. Dans 85 pour 100 des cas, les
valeurs d'acidité totale et de chlorhydrie, le rapport $\dfrac{T}{F}$ étaient
exactement au départ ce qu'elles étaient à l'arrivée. Excitation
sécrétoire sous l'action d'une eau riche en bicarbonate de soude,
nous l'admettons volontiers, mais *excitation momentanée* et qui
ne survit pas longtemps à l'ingestion du sel alcalin.

Par contre, nous attribuons une importance de premier ordre
à l'action excito-motrice du sel de soude. Les travaux de Soupault et Binet, ceux de Mathieu et Laboulais, de Jaworski et de
Meunier l'ont suffisamment mise en évidence et nous aurons à y
revenir au cours de cet article. Nous devons donc considérer
cette double influence excito-motrice et excito-sécrétoire comme
l'apanage des eaux bicarbonatées sodiques.

Eaux bicarbonatées calciques. — Les bicarbonatées calciques
dont *Pougues* et *Royat* représentent le type ont une action
voisine de celle des bicarbonatées sodiques avec cette nuance
cependant que le sel de chaux a une puissance plus sédative que
le sel de soude.

Eaux bicarbonatées chlorurées. — Reste enfin le groupe des bicarbonatées chlorurées dont *Châtel-Guyon* représente le type. Sans
doute la qualité spéciale du chlorure renfermé en grande quantité
dans cette eau (chlorure de magnésium) contribue à lui donner un
pouvoir excito-moteur électif sur les fibres lisses de l'intestin. Mais
cette action, jointe à celle du bicarbonate de soude qu'elle contient,
fait qu'on peut l'utiliser avec profit chez les dyspeptiques.

Eaux chlorurées sodiques. — Certaines eaux enfin renferment du chlorure de sodium en quantité prédominante et constituent la classe des chlorurées sodiques. Il en est pour le sel marin au point de vue de la sécrétion gastrique comme pour le bicarbonate de soude et les opinions varient presque suivant chaque auteur. Cependant celle soutenue par Leresche, Reichmann, Girard, Linossier, attribuant au chlorure de sodium un pouvoir inhibito-sécrétoire succédant à bref délai à son ingestion, paraît prévaloir. Quant à son action éloignée elle est facile à concevoir étant donné ce que l'on sait de l'origine de l'acide chlorhydrique des glandes gastriques. Comme les travaux de Pawlow, Dastre, Frouin, Vincent, Enriquez et Ambard l'ont montré, la suppression du sel dans l'alimentation a pour effet de diminuer la sécrétion chlorhydrique, les glandes de la muqueuse de l'estomac ne trouvant plus dans le sang les réserves chlorurées qui lui assuraient la formation incessante de suc suffisamment acide. L'introduction de chlorures en dissolution dans une eau minérale aura inversement pour conséquence d'augmenter les proportions du chlorure sanguin et partant celles du suc gastrique en acide chlorhydrique. On peut citer comme eaux de boisson celles de *Brides* et de *Bourbon-Lancy,* et pour la cure externe celles de *Salins, Salies-de-Béarn* et *Biarritz.*

Eaux sulfureuses. — Il ne nous semble pas que l'on doive faire une grande place dans le traitement des maladies d'estomac aux eaux sulfureuses et ferrugineuses. Sans doute les premières réclament les dyspeptiques et plus spécialement les gastralgiques ; sans doute aussi, les résultats obtenus sont-ils parfois satisfaisants. Mais, comme le fait remarquer Linossier[1], l'effet obtenu est dû moins à la composition de l'eau même qu'à sa thermalité. « La preuve en est que dans chacune des stations sulfureuses qui réclament les gastralgiques, c'est à une source sans soufre qu'on adresse les malades et plus spécialement à une source chaude. »

---

1. LINOSSIER, Traitement des dyspepsies par les eaux minérales, *in Traité des maladies de l'estomac.* Soupault.

Eaux ferrugineuses. — Il semble en être de même pour les eaux ferrugineuses malgré les recherches de Budzygan démontrant l'excitation produite par le fer sur la sécrétion gastrique. *Bussang, Vichy, Vals, Royat, Châtel-Guyon,* possèdent des eaux où rentrent des proportions de fer plus ou moins considérables. Mais toute leur action dans ce cas semble se réduire à présenter le fer sous une forme plus assimilable peut-être, mais surtout mieux supportée par l'estomac, en raison des bicarbonates qu'elles renferment.

II. Eaux d'action indirecte. — Les eaux minérales désignées enfin sous le nom d'indifférentes ne méritent pas en réalité le peu de crédit que paraît leur attribuer l'épithète qui les caractérise. Exceptionnellement prises en boisson, elles ne peuvent agir que sous forme de bains ou de douches ; mais ne fût-ce que par l'action sédative indiscutable qu'elles exercent sur le système nerveux, elles méritent une place parmi les eaux thermales à mettre en usage chez les dyspeptiques. *Plombières* en réalise le type parfait. C'est ainsi encore que les dyspeptiques peuvent bénéficier des cures de diurèse, à *Évian, Vittel,* etc., dont l'action indirecte sur l'estomac peut s'expliquer par un processus de désintoxication et de déchloruration. Toutefois les eaux de ces stations indifférentes comme celles de *Plombières,* s'en distinguent par un caractère sur lequel nous voulons insister à présent : la thermalité.

β. **Thermalité.** — Cette question de thermalité est en effet, à notre sens, en matière d'application d'eau minérale au traitement des dyspepsies, trop rarement prise en considération ou trop peu connue du praticien. Celui-ci sait sans doute que telle station possède des eaux chaudes, telle autre des eaux froides, mais il semble que ce soit là pour lui un élément secondaire et même négligeable dans le choix de la ville thermale sur laquelle il dirigera son malade. On se rend bien compte cependant de l'importance de ce facteur dans un centre thermal comme *Vichy* par exemple où des sources de composition très voisine l'une de l'autre, mais de température différente produisent des effets tout à fait dissemblables. L'explication en est simple et basée sur des expériences aujourd'hui nombreuses qui toutes ont montré que les boissons froides sont les plus excitantes de la sécrétion gastrique, que les boissons à température voisine de celle du corps le sont le moins, que les boissons très chaudes tout en étant un peu plus excito-sécrétoires que ces dernières le sont cependant moins que les premières. Ainsi donc pratiquement une eau au-dessous de 20° fournira l'excitation maxima de la sécrétion gastrique, une autre de 32° à 38° restera presque indifférente vis-à-vis d'elle, une autre enfin de 40° à 60° moins excitante que la première, le sera cependant davantage que la seconde. En outre de l'action qu'elle possède sur la sécrétion, il semble que l'eau suivant sa température agisse différemment sur la musculature gastrique. Aucun travail expérimental ne donne évidemment jusqu'ici le droit de conclure en faveur de cette hypothèse, mais la clinique hydro-minérale enseigne que les phénomènes d'hypertonie de l'estomac sont tributaires des eaux chaudes et uniquement de celles-ci, les cas d'atonie se trouvant au contraire favorablement influencés par l'ingestion d'eau à basse ou à moyenne température. L'importance de la thermalité d'une source n'est-elle pas péremptoirement démontrée par ce fait que, dans beaucoup de stations étrangères, on réchauffe l'eau avant de la faire boire ?

γ. **État gazeux.** — Enfin un dernier élément propre à permettre d'établir des distinctions entre les différentes eaux minérales dont sont justiciables les dyspeptiques est celui de leur teneur en acide carbonique. Les recherches de Jaworski ont parfaitement mis en lumière la double action de ce gaz sur les fonctions de l'estomac : action excito-sécrétoire d'ordre physiologique, analgésiante par contact simple. Toutes les eaux alcalines renferment en quantité variable d'ailleurs du gaz carbonique. Quelques chlorurées sodiques en contiennent aussi de notables proportions.

On conçoit donc, d'après ce que nous venons de dire ce que le médecin est en droit d'attendre à première vue de l'emploi d'une eau minérale chez un dyspeptique, étant données 1° sa minéralisation, 2° sa thermalité, 3° sa richesse en acide carbonique. — Ces trois caractères réunis nous paraissent indispensables pour juger en parfaite connaissance de cause de la valeur d'une source hydro-minérale. La dissociation de ces trois facteurs peut en effet donner naissance à des erreurs. Telle eau qui, par la nature et la qualité de ses sels, est éminemment excitante de la sécrétion le sera moins en raison de ce qu'elle est très chaude. Inversement une eau légèrement excito-sécrétoire sera cependant utilisée avec profit dans le but de réveiller la sécrétion glandulaire gastrique, si elle est de basse thermalité.

Ceci nous amène de suite à établir une distinction catégorique en ce. qui concerne le traitement hydro-minéral des dyspepsies entre les eaux chaudes ou tempérées et de minéralisation forte et les eaux froides de minéralisation faible ou nulle. Les premières ont une action réelle sur le fonctionnement de l'estomac ; les autres, quand elles agissent efficacement, ne semblent le faire que d'une façon indirecte. En d'autres termes, aux premières ressortissent les affections gastriques véritables répondant à un trouble fonctionnel certain et les phénomènes dyspeptiques en relation étroite avec l'altération d'un autre organe sur le fonctionnement même duquel elles ont une action ; des secondes peuvent seules bénéficier les dyspepsies légères en rapport avec un état général le plus souvent dyscrasique. Or une eau indifférente et froide prise en boisson ne pourra manifester ses effets sur un tel état morbide que par son volume, par sa masse, et il n'est jamais venu à l'esprit de quelqu'un de traiter la dyspepsie, de quelque ordre qu'elle soit, par de grandes quantités d'eau à basse température. *Le traitement thermal des dyspepsies, qui méritent vraiment ce nom, relève d'une eau qualitativement active.*

Telles sont les principales notions utiles à connaître sur les caractères généraux des eaux minérales que l'on peut utiliser dans la thérapeutique des maladies de l'estomac. Il nous reste à faire voir dans quel cas l'une ou l'autre d'entre elles trouve son

indication, pourquoi telle station semble s'appliquer à tel malade
plutôt qu'à tel autre, en un mot à fixer les règles qui doivent
guider le praticien dans le choix de la cure thermale qu'il veut
prescrire à un dyspeptique.

B. — *Division clinique.*

Une première difficulté se présente immédiatement. Ce que
nous avons dit au début de ce chapitre sur l'importance de l'état
nerveux dans la création et le développement des affections
gastriques permet de prévoir combien il est difficile d'établir des
distinctions bien tranchées parmi les malades qui se plaignent
de l'estomac. Aussi semble-t-il exagéré de conclure que tel
symptôme répondant, à n'en pas douter, à tel trouble du fonctionnement gastrique, telle thérapeutique doit être appliquée,
dans le cas présent, telle eau minérale prescrite. On peut soupçonner par cela même le peu de valeur que nous attribuons aux
résultats d'une simple analyse chimique du suc gastrique pour
poser d'une manière précise les grandes lignes du traitement
hydro-minéral. Est-ce à dire qu'il faille rejeter d'une façon absolue les notions simplistes d'hypo et d'hyperchlorhydrie comme
ne correspondant à rien ou comme incapables de servir à l'insti-
tution de la thérapeutique des affections gastriques ? — Nous ne
tomberons pas dans cette exagération. Mais ce qu'il ne faut jamais
oublier, c'est que l'estomac est autre chose qu'un lieu inerte de
réaction et que ses connexions importantes avec le système nerveux central et le sympathique en font un des organes qui répondent, le plus facilement et de la façon la plus intense en même
temps que la plus diverse, aux excitations de même origine. La
détermination chimique des dyspepsies ne peut par là-même
servir ni à leur classification, ni à leur traitement. C'est ainsi
qu'une eau minérale s'applique très bien à deux types de gastropathie répondant à des viciations sécrétoires tout à fait opposées.
Mais il peut arriver aussi que la douleur d'estomac ne fasse que

traduire la souffrance d'un organe voisin ou ne soit que la manifestation la plus apparente d'une maladie générale. Aussi, croyons-nous utile, pour éclaircir l'étude du traitement hydro-minéral des gastropathies, d'examiner tout d'abord les cas où les phénomènes dyspeptiques évoluent pour leur propre compte, ensuite ceux où ils ne sont que secondaires à une autre affection.

II. — DYSPEPSIES PRIMITIVES

D'après ce que nous venons de dire, il est facile de préjuger de la variété infinie des symptômes de dyspepsie et de la difficulté très grande qu'on peut éprouver à démêler parmi les nombreuses manifestations morbides de l'estomac des données précises. Aussi nous placerons-nous uniquement sur le terrain clinique, nous contentant de prendre les divers types de gastropathes les plus communément observés et dont la gastropathie répond à tel ou tel trouble sécrétoire ou moteur, afin que le médecin puisse y voir comme le portrait fidèle des malades qu'il observe chaque jour et sache, le moment venu, quelle station thermale convient à tel ou tel d'entre eux et pour quelles raisons, ce qu'il doit lui demander et ce qu'il est en droit d'en attendre.

Douleurs continues (Dyspepsie nerveuse).

Les dyspeptiques se plaignent à toute heure de la journée ou à certaines heures seulement. La notion de la continuité de la douleur d'estomac a une importance considérable et l'opinion de Mathieu qui fait de ce caractère même un signe de premier ordre pour établir la nature nerveuse de la maladie semble l'expression exacte de la vérité. — Une femme vient consulter et raconte avec détails la longue série de ses maux qui, non contents de ne lui laisser aucun répit le jour, la réveillent encore la nuit. A peine levée après, un sommeil entrecoupé de cauchemars, elle se sent mal à l'aise, sans courage, faible sur ses jambes, courbaturée. Déjà son estomac lui est sensible ; le petit déjeuner augmente cette douleur, les autres repas pris sans appétit, même avec dégoût, l'accroissent encore, en tout cas ne la diminuent jamais. Et ce sont des ballonnements, des sensations de trop plein de l'estomac, des lourdeurs continuelles que soulagent seuls des renvois gazeux. Pour ne pas augmenter sa douleur gastrique, la malade restreint son alimentation et c'est ainsi que, maigrissant rapidement, elle tombe dans l'inanition. La pression artérielle descendue à 10 ou 12 du sphygmomanomètre de Potain indique suffisamment à elle seule l'état de déchéance de l'organisme (Enriquez). Faites-vous un examen du suc gastrique, vous constatez tantôt de l'hypo, tantôt de l'hyperchlorhydrie ; la première si prédomine la dépression nerveuse, la seconde s'il existe concomitamment des signes d'excitation médullaire. L'estomac clapote largement après ingestion d'un simple verre d'eau, sa face antérieure est uniformément sensible, la pression du creux épigastrique est le point de départ d'un réflexe nauséeux ou bien provoque un arrêt de la sécrétion salivaire ou bien encore détermine du vertige. Le diagnostic est rapidement posé : il s'agit de de neurasthénie, de dyspepsie nerveuse compliquée d'inanition à la faveur de laquelle s'est développée la dilatation atonique si bien décrite par Enriquez. — La cure hydro-minérale est-elle alors indiquée? — Sans aucun doute et pour plusieurs raisons. Le traitement dans les cas de ce genre doit viser, en effet, à calmer l'hyperesthésie de l'estomac de manière à permettre la réalimentation progressive. Si les phénomènes d'excitation médullaire paraissent prépondérants et semblent tenir sous leur dépendance les symptômes gastriques on peut avoir recours aux stations dont les eaux hyperthermales données sous forme de grands bains exercent une action remarquablement sédative. *Plombières* conviendra alors, surtout s'il existe de la diarrhée. Mais les eaux de boisson trouvent aussi leur indication. Citons parmi celles-ci les bicarbonatées chlorurées magnésiennes de *Châtel-Guyon* qui, sédatives en raison de leur thermalité, excito-motrices par leurs chlorures, peuvent rendre d'utiles services surtout si le sujet est constipé. Il est d'autres eaux bicarbonatées dont on est en droit d'attendre les meilleurs effets ; ce sont *Pougues* et *Vichy*. La première et la source froide des Célestins à *Vichy* joignant à l'action excitante de leurs sels alcalins celle de leur basse thermalité, produisent des effets excito-sécrétoires et excito-moteurs très marqués. Toutefois, en raison des symptômes douloureux que provoque dans certains cas l'ingestion d'une eau froide gazeuse, mieux vaut s'en tenir aux eaux bicarbonatées tempérées dont la source de l'Hôpital de *Vichy* représente le type. La forte excitation sécrétoire que, par sa teneur en bicarbonate de soude elle est susceptible de déterminer, est contre-balancée, en effet, par le peu d'excitation que produit sa thermalité voisine de celle du corps, sans compter que sa richesse en acide carbonique fait d'elle une eau analgésiante et éminemment digestive. Malgré tout, on ne saurait assez insister sur le soin avec lequel il importe de tâter pour ainsi dire la susceptibilité du malade et combien il est nécessaire de ne pas s'écarter de la formule donnée par Linossier et Lemoine qui veut que la sensibilité d'un estomac au bicarbonate de soude soit en raison inverse de la richesse en acide chlorhydrique de sa sécrétion. D'une manière générale, on peut dire qu'il faut toujours commencer par des doses extrêmement réduites. Dès le début du traitement, on voit souvent l'appétit revenir, le ballonnement gastrique diminuer. L'estomac devient moins sensible. La nourriture mieux acceptée, parfois même désirée, prise en plus grande quantité, occasionne moins de malaises. Non seulement l'amaigrissement s'arrête, mais encore le poids remonte parfois assez rapidement ; la pression artérielle se relève. En un mot l'amélioration de l'état général va de pair avec celle de l'état local.

Est-ce à dire qu'il faille dans les cas de dyspepsie de cette intensité faire fond uniquement sur la cure de boisson ? — Il nous semble de première importance d'associer à la médication interne la cure de diététique et d'hydrothérapie ; la première dans le but de fournir à l'estomac ceux-là seuls parmi les aliments qui sont de digestion facile, la seconde pour diminuer les phénomènes d'excitation médullaire. Les grands bains tièdes seront utilisés avec profit de même que les douches écossaises, très légèrement percutantes et très chaudes sur le creux de l'estomac, plus tempérées et de percussion plus forte sur le reste du corps.

Douleurs précoces (Dyspepsie nervo-motrice ou hyposthénique).

Il est d'autres dyspeptiques qui, loin de se plaindre constamment de leur estomac, en souffrent à heures bien déterminées, les uns au début, les autres à la fin de la digestion. Les douleurs de la première catégorie répondent à l'hyposthénie, à la dyspepsie sensitivo-motrice de Mathieu ; les secondes à l'hypersthénie, au syndrome pylorique de Soupault.

Un individu vient vous dire que fatalement chaque ingestion alimentaire est suivie de phénomènes gastriques douloureux. Dès les premières bouchées du repas le malade qui se met souvent à table avec appétit est rassasié, il se sent l'estomac gonflé comme s'il avait absorbé une quantité considérable d'aliments. En même temps la chaleur lui monte au visage, il étouffe ou bien est pris d'une envie de dormir parfois invincible. Peu à peu tous ces phénomènes d'emblée intenses s'atténuent et, au bout de deux ou trois heures, ils ont disparu complètement. Si l'on examine l'estomac de l'un de ces malades au moment même où la douleur qu'il accuse est à son apogée, on est de suite frappé de la discordance qui existe entre ce qu'est la souffrance au point de vue objectif et ce qu'elle est en réalité. L'estomac qui au dire du malade est le siège d'une sensibilité très vive peut être palpé sans que la palpation réveille de vives douleurs et, loin de trouver la région épigastrique ballonnée et tendue, on observe qu'elle garde sa tension normale. L'examen du suc gastrique révèle une fois de plus, pour une parité de symptômes très grande, tantôt de l'hyper et tantôt de l'hypochlorhydrie, celle-ci dans une proportion cependant plus grande. — Quelles indications doit remplir le traitement hydro-minéral et quelle station sera le mieux choisie ? Dans ce cas, comme dans le précédent il faut, tout en déterminant l'excitation de la musculature gastrique, calmer l'hyperesthésie de la muqueuse. Diététique et hydrothérapie associées trouvent donc leur place à côté de la cure de boisson. C'est encore aux bains tempérés et aux douches écossaises qu'il est nécessaire d'avoir recours de de même qu'à l'usage des mêmes eaux bicarbonatées sodiques de la source de l'Hôpital de *Vichy*. Les malades de cette catégorie sont souvent, en effet, des individus qui, hommes ou femmes, ont surmené ou irrité leur estomac soit par des habitudes de tachyphagie, soit par des excès de boisson, soit par l'abus d'une alimentation indigeste, soit enfin par la consommation excessive de médicaments destinés à combattre leur dyspepsie même. Le fait seul de les soustraire à leurs habitudes, de leur faire boire une eau bicarbonatée chaude suffit souvent pour amener en peu de jours, sinon une guérison radicale du moins une atténuation remarquable des douleurs.

Douleurs tardives (Syndrome pylorique ou dyspepsie hypersthénique).

Auprès de ces phénomènes douloureux du début de la digestion il en est d'autres plus fréquents peut-être, en tous cas plus significatifs. Un malade se présente vers 4 ou 5 heures de l'après-midi et vous expose qu'après avoir mangé au repas précédent d'aussi bon appétit que d'habitude, il vient d'être pris de douleurs d'estomac. C'est une sensation de crampe, de cuisson au creux épigastrique, de chaleur rétro-sternale, qui remonte jusqu'à la gorge, parfois un tiraillement dans le dos et les épaules. Des régurgitations se produisent ; souvent aussi des renvois aigres, plus rarement des vomissements. Mais ceux-ci ont de particulier que leur apparition amène la cessation des douleurs au point que dans

bien des cas le malade les provoque. L'estomac est alors le siège
d'une sensibilité telle que la palpation même légère y est très pénible. Dans les cas de ce genre le tubage à jeun révèle parfois
l'existence de liquide résiduel et le repas d'Ewald, suivi d'examens en série, indique soit de l'hyperchlorhydrie simple, soit de
l'hypersécrétion digestive.

Sans parler des cas où ces douleurs tardives sont symptomatiques d'une affection de voies biliaires, il en est — et ce sont
ceux qui nous occupent actuellement — dont la genèse relève soit
d'un état nerveux pur et simple, soit d'une véritable gastrite
d'origine irritative. Or, ces phénomènes douloureux, quelle qu'en
puisse être la cause, quelle que soit l'affection qu'ils reflè-
tent, sont au plus haut point tributaires du traitement hydro-minéral. Comme Linossier, Soupault et Binet l'ont montré, le
bicarbonate de soude agit en effet avec une efficacité élective sur
les douleurs de la fin de la digestion, quelque soit d'ailleurs le
type chimique de la sécrétion. Le choix s'impose donc des eaux
bicarbonatées sodiques et entre toutes des eaux chaudes de *Vichy*.
Est-ce à dire qu'on puisse utiliser n'importe quelle eau minérale
pourvu qu'elle renferme le sel alcalin en question? — Nullement.
L'expérience montre qu'à *Vichy* même parmi les nombreuses
sources qui jaillissent il en est deux que l'on doit réserver à ces
cas : celles de la Grande-Grille et du Puits-Chomel. Il arrive pour
ainsi dire constamment que, dès le premier verre, les douleurs disparaissent. Tel malade qui commençait à souffrir à 4 heures du
soir ne souffre plus après avoir ingéré 60 à 100 grammes de l'une
ou l'autre de ces sources. Saturation, diront les partisans de la
théorie chimique, pour qui l'éclosion de cette douleur tardive
coïncide avec le moment d'apparition de l'acide chlorhydrique à
l'état libre. Telle n'est cependant pas notre opinion absolue depuis que Binet a fait voir que le tubage pratiqué au moment
où ces phénomènes douloureux étaient à leur apogée ne révélait pas
trace de HCl. Que le bicarbonate de soude de l'eau minérale
puisse saturer des acides organiques (lactique, acétique) nous
l'admettons volontiers, mais HCl faisant défaut, cette explication

ne peut suffire. Nous pensons que le syndrome si bien dénommé par Soupault « syndrome pylorique » correspond avant tout à un spasme de l'orifice de sortie de l'estomac, spasme que calme le contact de l'eau très chaude avec la muqueuse de la région en même temps que l'acide carbonique qu'elle dégage. Toutefois il ne faudrait pas croire qu'il n'y ait aucun inconvénient à prescrire d'emblée une forte dose d'eau de la source Chomel par exemple pour faire disparaître en une fois les phénomènes douloureux gastriques. Il semble préférable au contraire de recourir, comme ce doit être toujours le cas pour des eaux qualitativement actives, à des doses fractionnées et faibles. La raison en est que l'ingestion d'une quantité considérable d'eau gazeuse est susceptible de produire une distention pénible de l'estomac, parfois même de provoquer une véritable crise.

Le résultat du traitement ne semble pas seulement être comme le croit Mathieu dans des cas analogues soulagés par des alcalins, de transformer, quand elle existe, une hyperchlorhydrie douloureuse en une hyperchlorhydrie indolore, car comme Binet en a vu plusieurs exemples, le taux de la chlorhydrie après repas d'Éwald est à la fin de la cure sensiblement au-dessous de ce qu'il était au début de celle-ci. Et si, rattachant comme le veut Hayem, les troubles de sécrétion à une altération anatomique des glandes de la muqueuse, on s'étonne de l'amélioration produite par la cure de *Vichy,* nous répondrons avec Linossier que « sans doute le traitement de *Vichy* agit alors en exaltant les fonctions des glandes restées saines, en améliorant peut-être celles des glandes altérées et en enrayant par l'activité plus grande donnée au fonctionnement cellulaire normal, les progrès de la dégénérescence ». En outre, par l'augmentation de l'activité des sécrétions saturantes hépatique et duodénale qu'elles réalisent, les eaux alcalines trouvent leur légitime application dans le traitement de l'hyperchlorhydrie.

Dans certains cas, où prédomine un élément d'excitation médullaire lequel tient vraisemblablement sous sa dépendance l'hypersécrétion gastrique, on peut avoir recours à la médication sédative de *Plombières* dont Bernard a montré d'ailleurs l'heureuse influence par la diminution du taux de l'hyperchlorhydrie qu'elle réalise.

III. — AFFECTIONS ORGANIQUES

Ulcus chronique. Sténose du pylore.

Il arrive souvent que les douleurs tardives, après s'être calmées pendant plusieurs semaines, voire même pendant plusieurs mois, viennent à l'occasion d'un choc violent, d'un surmenage physique, d'excès répétés de boisson ou de fautes incessantes d'hygiène alimentaire, à revêtir un caractère d'acuité plus forte. Chaque jour le malade souffre d'une manière intense ; l'heure d'apparition du mal est plus précoce et sa durée se prolonge davantage. Des crises apparaissent dont un vomissement seul marque la fin. Toutefois cette exonération loin d'être quotidienne ne se produit que tous les deux ou trois jours et consiste dans le rejet d'un liquide abondant et verdâtre renfermant les résidus de plusieurs repas précédents. L'amaigrissement fait alors des progrès rapides. L'interrogatoire apprend qu'il y a eu une légère hématémèse quelque temps auparavant ou qu'un jour s'est produite une diarrhée un peu noire. A jeun la sonde ramène une quantité variable de liquide vert très acide, renfermant des produits de fermentation ; l'analyse après repas d'Ewald permet de conclure qu'il existe, en même temps que de l'hypersécrétion, une prolongation de la durée de la sécrétion elle-même, de la « gastrochronorrhée » (Hayem). L'examen radioscopique fait voir un estomac de grandes dimensions descendant au-dessous de l'ombilic, dont la portion horizontale se contracte fréquemment et avec violence sans qu'une parcelle du bismuth ingéré passe dans l'intestin. Il s'agit d'une sténose du pylore d'origine ulcéreuse.

En présence d'un cas de ce genre, l'idée peut-elle légitimement venir à l'esprit du médecin d'envoyer son malade aux eaux ? — Une fois passés les accidents suraigus, il est incontestablement des cas d'ulcère gastrique qui sont justiciables d'une cure thermale. Mais ils doivent répondre à trois conditions essentielles : *la première, c'est que toute menace d'hématémèse soit certainement, et depuis longtemps écartée, la seconde que les signes de sténose se soient atténués, la troisième que l'état général soit satisfaisant.* Comme Jaworski et Quincke l'ont montré en effet sur des chiens fistulisés, l'ingestion d'une eau chargée d'acide carbonique provoque de l'hypérémie de la muqueuse. Malgré tout il n'y a que les bicarbonatées sodiques chaudes qui semblent devoir être indiquées en pareil cas, et cela pour la raison que beaucoup de ces sténoses ulcéreuses sont plutôt en réalité des occlusions spasmodiques, par conséquent momentanées, que des occlusions permanentes du pylore et qu'en tous cas le spasme y joue un rôle considérable. Or nous avons vu plus haut ce qu'on était en droit d'attendre en pareille circonstance des eaux du Puits Chomel de *Vichy*. Le tout est de les donner avec modération et d'exercer une surveillance étroite sur le malade. L'ulcus chronique, à forme spasmodique, réalise d'après nous une des meilleures et des plus sûres indications de la thérapeutique hydro-minérale.

Toutefois l'ulcère dont la cicatrisation n'est pas certaine ou qui donne lieu à des phénomènes de sténose permanente et complète ou enfin qui s'accompagne d'un amaigrissement considérable, loin d'être justiciable d'une cure thermale en est au contraire une contre-indication formelle.

Cancer de l'estomac.

Nous en dirons autant du cancer de l'estomac, qu'il se présente sous sa forme la plus ordinaire c'est-à-dire sténosante ou qu'il soit au contraire localisé à une des faces de l'organe. Nous croyons même qu'il n'y a pas intérêt pour le médecin à se servir de la cure hydro-minérale comme moyen de diagnostic

différentiel entre une affection gastrique chronique et le néoplasme. L'activation du processus cancéreux est en effet toujours sensible et parfois d'une intensité effrayante sous l'influence
d'une cure hydro minérale, même légère. Avant le moment où il
lui est permis d'adresser son malade aux eaux, le praticien a le
temps, en général, de se faire une opinion ferme basée sur l'évolution clinique des symptômes gastriques d'une part et de l'autre
sur les résultats de l'analyse du suc gastrique, de la recherche
du sang dans les fèces et enfin sur l'examen radioscopique.

IV. — DYSPEPSIES SECONDAIRES

Le champ déjà si vaste du traitement hydro-minéral des dyspepsies s'élargit encore de la quantité considérable des dyspepsies
secondaires. Auprès des troubles dyspeptiques que nous venons
d'envisager, troubles où l'affection gastrique évolue pour son propre compte et où, en tous cas, les signes digestifs tiennent la première place, il en est d'autres où ils ne sont que l'expression, soit
d'une maladie générale, soit d'une lésion d'un organe particulier.

I. — *Dyspepsie secondaire aux ptoses.*

Dyspepsie des ptoses. — Glénard, à qui revient le grand
mérite d'avoir dégagé la notion des ptoses, a parfaitement décrit
les troubles gastriques sous la dépendance de la chute des
différents organes de l'abdomen. Une femme se met à maigrir
rapidement soit à la suite de grossesses réparties sur un court
laps de temps, soit encore sous l'influence d'accidents nerveux
qui, en raison des troubles d'hyperesthésie d'estomac qu'ils ont
entraîné, rendent l'alimentation pénible et font que celle-ci n'est
plus prise en quantité suffisante. Elle se plaint de flatulence,
d'aigreur, accuse des sensations de pesanteur et de délabrement,

éprouve des tiraillements parfois très pénibles dans le dos, principalement à la fin de l'après-midi, quand elle a marché ou s'est fatiguée outre mesure. Elle n'est bien que couchée et, dès qu'elle met les pieds à terre, elle a l'impression que son ventre l'entraîne en avant ou pend entre ses jambes. L'examen montre un estomac de dimensions anormalement étendues dont la limite inférieure descend bien au-dessous de l'ombilic, facilement palpable sous une paroi très molle, clapotant largement et présentant un point épigastrique très sensible. On sent le pôle inférieur du rein droit ; le rein droit tout entier est mobilisable dans les fortes inspirations ; le foie est abaissé et l'intestin se présente comme une masse molle qui, à certains moments, se contracte et roule sous le doigt. En présence de cette ptose que fera le médecin ? Pourra t-il songer à adresser sa malade aux eaux et entre quelles stations aura-t-il le choix ?

Le traitement doit répondre en pareil cas à l'indication suivante : réalimenter la malade de manière à permettre aux ligaments suspenseurs des organes de remplir leur rôle de soutien, rétablir la tension abdominale normale dont l'importance dans le maintien des viscères est essentiel.

Peut-on demander tant de choses à une station hydro-minérale ? Aucun doute ne semble permis à cet égard. Il faut avant tout se guider sur l'état général d'abord, ensuite sur la prédominance des signes gastriques ou intestinaux. La malade accuse-t-elle plutôt des signes digestifs et se plaint-elle avant tout de son estomac qui ne peut rien supporter, l'examen révèle-t-il une atonie gastrique complète et une hyperesthésie vive de toute la face antérieure de l'organe, le premier devoir semble alors d'indiquer une station dont les eaux excito-sécrétoires, excito-motrices et analgésiantes de la muqueuse pareront aux accidents les plus immédiats. *Pougues* et *Vichy* sont les deux stations de choix et pour les mêmes raisons. La première influence qu'elles manifestent est une reprise de l'appétit souvent très appréciable, une atténuation de la sensibilité de l'estomac permettant une réalimentation parfois très rapide et suivie en l'espace de quelques

jours seulement d'une augmentation de poids. Malgré tout, dans
l'une comme dans l'autre de ces stations, il ne faut nullement négliger les moyens adjuvants ordinaires. On prescrira aux malades
de porter la ceinture abdominale de soutien (sangle de Glénard,
ceinture hypogastrique d'Enriquez ou de Charnaux), de prendre
leurs repas au lit si possible ou tout au moins de s'allonger pendant les premiers temps de la digestion ; on ordonnera enfin des
bains frais et de courte durée, ou bien des douches écossaises
chaudes sur l'abdomen et tempérées sur le reste du corps.

II. — *Dyspepsie secondaire à une altération d'un autre organe de la digestion.*

Dyspepsie des entéritiques. — Cependant, gastroptose, hépa-
toptose et néphroptose coexistants, il peut arriver et il arrive
fréquemment que les signes intestinaux occupent une place prépondérante Il s'agit, dans la plupart des cas, d'une personne encore
jeune qui se plaint de n'aller jamais d'elle-même à la garde-robe
sauf à certains jours où elle a un peu de diarrhée. Elle manque
d'appétit, maigrit, mais dans des limites qui n'ont rien d'inquié-
tant. Soumise depuis des mois à un régime sévère elle digère
difficilement sans doute, bien que chaque jour elle puisse prendre
une ration alimentaire strictement suffisante ; mais ce qui l'inquiète avant tout, c'est son intestin. De fait, si l'estomac est sensible
dans les cas de ce genre, il ne l'est pas plus, peut-être même
l'est-il moins, que certains points pris au hasard sur l'abdomen.
La palpation des fosses iliaques permet de sentir des alternatives
de relâchement et de contraction du côlon. Examinez les selles
non pas le jour même où la malade a pu prendre un laxatif ou
un lavement, mais le lendemain et vous les trouverez composées
soit de petites billes soit d'un long ruban grisâtre nageant dans
un liquide jaune et glaireux. Colopathie et dyspepsie traduisent, à
des degrés différents et sous des formes variables, les effets d'excitation issus d'une même cause. Aussi sont-elles inséparables

l'une de l'autre. Il n'est guère de dyspeptique qui ne souffre de constipation et dans les garde-robes de la plupart d'entre eux, on observe journellement du mucus ou des glaires. C'est pourquoi nous faisons seulement de la *souffrance chronique et prédominante de l'intestin*, manifestée par des douleurs entéralgiques constantes, une indication de s'adresser plutôt au traitement intestinal qu'au traitement gastrique chez une malade présentant à la fois des symptômes gastriques et des symptômes intestinaux. D'ailleurs, si le fonctionnement de l'estomac n'est pas compromis au point d'interdire à la malade toute prise d'aliments, on peut espérer que les troubles de digestion stomacale s'amélioreront de pair avec les troubles intestinaux. *Plombières* et *Châtel-Guyon* conviendront alors parfaitement à ces entéro-colitiques dyspeptiques, comme *Pougues* et *Vichy* s'imposaient tout à l'heure aux dyspeptiques ptosés et souffrant de l'estomac en même temps que de l'intestin. *Châtel-Guyon* avec ses eaux bicarbonatées, chlorurées magnésiennes, s'adresse davantage aux malades dont l'intestin semble plutôt atone qu'en état de spasme, à ces constipés habituels qui se plaignent de ne jamais aller à la garde-robe mais regrettent là le manque d'une mesure d'hygiène plus peut-être qu'ils n'en éprouvent de véritables douleurs. De plus, les malades atteints d'atonie intestinale plutôt que de spasme, bien que l'un et l'autre coexistent, sont souvent des hypochlorhydriques qui trouveront encore dans ces eaux les éléments nécessaires à l'excitation sécrétoire des glandes de leur muqueuse gastrique. A *Plombières* ressortissent les malades atteints d'entéro-colite douloureuse et partant de phénomènes gastriques plus douloureux que les précédents, à ceux dont l'intestin au début de l'examen de l'abdomen se contracte violemment, à ceux enfin dont les matières sont comme passées à la filière.

Auprès de ces cas de constipation, accompagnée d'entéro-colite chronique, provoquant des phénomènes secondaires de dyspepsie, il en est d'autres qui, plus bruyants et plus graves, constituent l'entéro-colite même. Douleur, expulsion glaireuse, constipation, en forment le trépied symptomatique habituel pen-

dant un temps souvent fort long jusqu'à ce que se produise une
crise paroxystique. Quelle que puisse être l'intensité du retentissement gastrique d'un de ces paroxysmes, les mêmes eaux —
Plombières et *Châtel-Guyon* — conviendront et cela pour les
mêmes raisons.

Dyspepsie des appendiculaires. — Reste enfin la dyspepsie
liée à une appendicite chronique. Ici, les mêmes stations seront
indiquées. Le tout est de poser de bonne heure le diagnostic,
chose souvent difficile dans bien des cas et où ne peut conduire
que rarement l'examen des signes gastriques seuls. L'intermit-
tence des douleurs, leur exagération sous l'influence de la fatigue,
de la marche, des secousses, leur caractère angoissant, la facilité
des vomissements, l'intolérance pour la viande. mettront moins
aisément sur la voie que l'examen attentif de la fosse iliaque
droite. Un doute persisterait-il à cet égard et le diagnostic entre
une dyspepsie simple associée à de la colite et une appendicite
chronique compliquée de dyspepsie resterait-il en suspens, nous
pensons qu'il y a intérêt à se servir de la cure hydro-minérale
comme d'un traitement d'épreuve. Si par exemple, après une cure
de *Vichy* prudemment conduite, non seulement les phénomènes
dyspeptiques ne s'atténuent pas mais s'accentuent, les symptômes
intestinaux demeurant identiques, c'est que l'inflammation appendiculaire chronique est l'agent causal des phénomènes gastriques et les tient sous sa dépendance.

Dyspepsie des lithiasiques biliaires. — Auprès des dyspepsies
liées à un état intestinal il en est, ni des moins fréquentes ni des
moins importantes, qu'un lien étroit relie à une affection des
voies biliaires. Nous voulons parler des dyspepsies d'origine
lithiasique. Tous les auteurs qui se sont occupés de l'affection
calculeuse du foie ont été frappés de voir non seulement combien
était fréquente l'apparition de phénomènes dyspeptiques au cours
de la lithiase confirmée mais même combien souvent les symptômes gastriques en masquaient la physionomie ou se substi-

tuaient à ses signes habituels. Aussi ne peut-on logiquement séparer l'étude de cette dyspepsie spéciale de l'histoire clinique de la lithiase et c'est pourquoi nous en reportons la description au chapitre de la calculose du foie.

III. — *Dyspepsie secondaire à une infection ou à une intoxication.*

Dyspepsie des paludéens. — Les paludéens présentent fréquemment aussi des signes gastriques, lesquels ne semblent avoir aucun caractère propre : tantôt on rencontre chez eux de l'hyperchlorhydrie tantôt de l'hypochlorhydrie sans qu'on puisse dire à coup sûr si la première qui semble la plus fréquente (V. Raymond et Salignat) n'est pas plutôt le résultat d'une gastrite irritative provoquée soit par l'alcoolisme dont sont souvent victimes les malades venant des pays chauds soit par la médication quinique dont on connaît bien l'action nocive sur la muqueuse gastrique. Dès lors, si l'anémie n'est pas accusée au point de compromettre immédiatement l'état général, il faudra adresser le malade à une station comme *Vichy* dont les eaux ont une action élective sur la cellule du foie, la sécrétion biliaire et simultanément sur les fonctions de l'estomac.

Dyspepsie des alcooliques. — Ce que nous avons dit plus haut des dyspepsies nous permettra d'être bref sur le traitement hydrominéral de la gastralgie des alcooliques présentant en même temps des altérations du foie. La plupart des éthyliques accusent en effet des phénomènes d'intolérance d'estomac qui se traduisent par des brûlures survenant dès les premières ingestions alimentaires, ou par des crampes et du pyrosis se produisant à la fin de la digestion suivant que prédomine l'élément sensitif ou d'irritation de la muqueuse, ou que le spasme du pylore joint à l'hyperchlohydrie tient la première place. Ici encore, on peut avoir recours avec avantage aux eaux bicarbonatées chaudes de

Vichy ; mais d'autres stations peuvent réclamer à juste titre égament ces malades. Tout dépend semble-t il de l'état de la cellule hépatique. Si l'analyse des urines montre qu'il y a peu ou pas d'hypoazoturie, si le coefficient azoturique reste au voisinage de la normale, s'il n'y a pas traces appréciables d'urobiline, si l'épreuve de la glycosurie alimentaire est négative, si l'état général demeure parfait, si enfin il n'y a pas trace d'ascite, la cure de *Vichy* est seule indiquée alors même que le foie se présente à l'examen volumineux et sensible. Elle l'est encore, à notre avis, même quand l'altération du foie est plus profonde ; mais les eaux d'élimination comme *Vittel,* de diurèse comme *Évian*, purgatives, comme *Brides* peuvent être conseillées suivant l'existence de symptômes concomitants tributaires de l'une ou de l'autre de ces stations. Toutefois la physiothérapie sera appliquée dans tous les cas : exercice, hydrothérapie sédative sous forme de massage, grands bains chauds ou de douches hépatiques chaudes.

IV. — *Dyspepsie secondaire à une maladie de la nutrition.*

Dyspepsie des obèses. — Il en est de même de la dyspepsie des obèses. Elle n'offre aucun caractère spécial et se présente tantôt sous forme de dyspepsie nervo-motrice tantôt, mais plus rarement, de syndrome pylorique. Ce qui surprend le plus en elle, c'est de la voir souvent si légère et d'apparition si tardive chez des individus qui surmènent quotidiennement leur estomac. Toutefois à ce point de vue les travaux les plus récents permettent au médecin de choisir entre deux thérapeutiques complètement opposées.

Quoi d'étonnant, disent les uns, à ce que les obèses soient dyspeptiques ; l'obèse n'est autre chose qu'un dyspeptique et l'obésité a pour cause unique des troubles de la digestion gastrique dans certains cas, il est vrai, plus réels qu'apparents ? C'est alors la thérapeutique gastrique qu'il faut envisager (Leven). En dehors du régime de repos de l'estomac, on est dès lors tout à fait autorisé à s'adresser aux eaux minérales qui modifient le processus de digestion gastrique : *Pougues* et *Vichy*.

L'obésité, disent les autres, engendre la dyspepsie mais ne la crée pas. Si l'obèse est dyspeptique c'est qu'il a surmené son estomac comme tous ses organes de nutrition. La thérapeutique consiste par cela même à épuiser les réserves que représente l'adiposité, réserves en chlorures principalement. L'obésité diminuant sous cette influence, les symptômes gastriques diminueront de même. Dès lors il est logique d'avoir recours soit aux eaux d'élimination comme *Vittel* et *Évian,* soit aux eaux laxatives de *Brides*.

Nous pensons que si l'on peut en effet s'adresser à ces deux catégories de stations minérales, on ne doit le faire qu'après examen du système artériel. A symptômes dyspeptiques égaux chez un obèse ne correspondent pas en effet des pressions artérielles adéquates. Les uns ont une tension normale, les autres sont hypertendus. Cette notion doit servir de guide pour le choix d'une station de l'un ou de l'autre groupe. Aux dyspeptiques obèses hypotendus ou ayant une tension nullement exagérée conviennent les eaux de minéralisation forte, aux hypertendus seront seules données les eaux de minéralisation faible « qui emportent plus qu'elles n'apportent. »

Dyspepsie des diabétiques. — Toutefois il est une autre catégerie de gros mangeurs, souvent obèses et qui présentent fréquemment des signes de dyspepsie, ce sont les diabétiques. Ici encore aucun caractère particulier ne permet de spécifier la douleur d'estomac. D'une manière générale elle est légère et il est tout à fait exceptionnel qu'elle s'accompagne de dilatation d'estomac, ce qui peut étonner chez ces malades qui ingèrent une grande quantité de nourriture et consomment plusieurs litres de liquide dans une journée (Linossier). Dès lors la thérapeutique hydro-minérale se réduit à la thérapeutique même du diabète. En adressant le malade, suivant le type de glycosurie existant, soit à une eau arsenicale (*La Bourboule*), soit à une eau alcaline (*Vichy*) où il suivra en outre la diététique appropriée, la diminution de la polydipsie et de la polyphagie qui sont souvent les premiers effets de la cure réaliseront le régime de repos de l'estomac, seul traitement local à prescrire dans de telles circonstances.

Dyspepsie des goutteux. — Bien que Garrod, Lecorché, Germain Sée aient aussi décrit comme spéciaux certains accidents dyspeptiques qui accompagnent l'accès de goutte, il semble que les sensations pénibles de poids, de gonflement au cours de la digestion, les somnolences qu'ils donnent comme particulières aux goutteux pendant les premières heures du processus digestif, n'aient rien que de tout à fait analogue aux symptômes que nous avons décrits sous le nom de dyspepsie nervo-motrice, lesquels traduisent la plupart du temps une hyperesthésie excessive de la muqueuse surmenée. Or, les goutteux gros mangeurs, grands buveurs, irritant le système glandulaire ou forçant la musculature de leur estomac, ne doivent attendre d'heureux résultats contre ces divers symptômes morbides locaux que d'une thérapeutique générale, s'adressant à la diathèse même et complétée par une diététique sévère. Dès lors la cure alcaline de *Vichy* ou les cures de diurèse de *Vittel, Contrexeville, Martigny, Évian* seront à juste titre indiquées.

Traitement causal de la dyspepsie coexistante, tel doit être et rester en effet le traitement des dyspepsies dont il nous reste à parler, soit qu'elles évoluent au milieu d'autres symptômes d'affection sanguine, cardiaque, rénale, pulmonaire, utérine ou du système nerveux central, soit qu'elles coïncident avec une maladie générale ou bien encore lui succèdent.

V. — *Dyspepsie secondaire à une altération sanguine.*

Dyspepsie des chlorotiques. — Chacun sait que les troubles dyspepliques sont fréquents dans la chlorose, mais ils sont si dissemblables et il paraît si difficile de préciser leur physionomie qu'avec Einhorn, Ewald et Jean-Charles Roux nous croyons que cette diversité même indique leur origine nerveuse. Aussi la décision du médecin en matière de traitement hydro-minéral à appliquer dans ce cas sera-t elle rapidement prise. Sans doute devrait-on toujours, selon le conseil d'Hayem, attendre pour administrer le fer qu'une thérapeutique convenable ait fait disparaître les douleurs gastriques. Mais vraiment n'est-ce pas compromettre, dans l'espoir de la guérison problématique d'ailleurs de phéno- mènes gastriques d'ordre nerveux et par conséquent variables à l'infini, l'amélioration d'un état immédiatement grave ? Il faut bien savoir d'autre part que les eaux minérales indiquées dans les cas de ce genre ne pourraient devenir la cause d'une recrudes- cence des symptômes gastriques existants que si elles étaient prises à une dose excessive, dose que leur activité même permet de ne pas atteindre. Aussi est-ce en toute sécurité que, dans la plupart des cas, on pourra adresser les chlorotiques-dyspepliques soit aux eaux arsenicales de *La Bourboule,* soit aux eaux ferru- gineuses de *Bussang* et de *Forges,* où se trouve réalisée en outre la cure d'air.

VI. — *Dyspepsie secondaire à une affection organique.*

Dyspepsie des cardiaques. — Il est bien évident aussi qu'il serait illusoire et même parfois nuisible d'adresser un cardiaque dyspeptique à une station thermale autre que celle que réclame sa lésion organique. Sans doute aux thermes où l'on soigne de toutes autres affections que les affections du cœur, les cardiaques ne voient pas fatalement leur état s'aggraver. Il ne faudrait cependant pas ériger en principe ce qui n'est peut-être qu'une heu- reuse coïncidence. L'important est de ne pas se laisser égarer par l'intensité souvent considérable des symptômes gastriques

chez les cardiopathes. Au cours des lésions mitrales, les phénomènes d'atonie d'estomac prédominent ; au contraire les lésions
aortiques donnent plutôt naissance soit à des crises de gastralgie
courtes et violentes, soit à des accès d'angine de poitrine, à localisation épigastrique. La conduite du médecin en pareil cas est
de faire la délimitation de ce qui revient à l'affection du cœur
dans l'association des phénomènes cardiaques et gastriques. D'ailleurs les stations qui réclament les cardiaques sont plus des stations de cure externe que des stations de boisson. Que mitral
avec hypotension, votre malade aille à *Bourbon Lancy* ou que
aortique hypertendu vous le dirigiez sur *Royat* ; dans l'une et
l'autre, les eaux même ingérées ne peuvent avoir aucune influence
nocive sur la cardiopathie existante.

Urémie gastrique. — Voici un autre cas dont l'observation est
fréquente et où le traitement hydro-minéral trouve son indication. Un malade, ayant généralement dépassé la cinquantaine,
accuse des vertiges, se plaint de n'avoir aucun appétit et de ne
pas oser manger parce qu'il a sans cesse des nausées. L'expérience l'en a dissuadé d'ailleurs ; car, un jour où il avait voulu se
forcer, il a eu des vomissements, ou bien encore les nuits qui
suivent un repas plus copieux se passent dans l'insomnie quand
elles ne sont pas marquées par des crises de suffocation. Voilà de
véritables phénomènes dyspeptiques et cependant l'examen du
tube digestif ne donne aucun renseignement qui puisse en éclairer
la nature. Par contre, il existe de l'hypertension artérielle ; le
deuxième bruit aortique est clangoreux ; parfois on entend un
bruit de galop ; il y a de l'albumine dans les urines. Il s'agit d'un
de ces faits si nombreux et pourtant si méconnus d'urémie gastrique. Ici encore il faut indiquer une station dont les eaux, sans
aucune action sur le fonctionnement de l'estomac, agissent sur
l'épithélium rénal, et qui, amenant une abondante diurèse, hâte-
ront l'élimination des produits toxiques, cause unique de ces
accidents : *Saint-Nectaire, Vittel, Évian* seront alors les villes
de choix.

Albuminurie dyspeptique. — Loin d'être toujours en rapport avec une lésion rénale, l'albuminurie se rencontre fréquemment chez les dyspeptiques atteints ainsi que Castaigne et Chiray l'ont fait voir, d'un certain degré de débilité du rein. Toutefois, dans les cas de ce genre, il s'agit moins d'une albuminurie vraie que du passage dans le sang d'albumines hétérogènes introduites par l'alimentation, d'une manière spéciale par le régime lacté dont on fait encore un fréquent excès chez les gastropathes. Le traitement devra donc avoir pour but d'activer la digestion chlorhydro-peptique elle-même de façon à permettre la transformation complète de l'albumine alimentaire. Dès lors les eaux alcalines de *Pougues* et *Vichy* données prudemment pourront amener un résultat appréciable.

Dyspepsie des urinaires. — C'est dans d'autres cas un homme déjà âgé qui ne mange plus qu'avec dégoût, se plaint d'avoir constamment la langue sèche et de n'avaler qu'avec peine. Il a des nausées fréquentes, parfois un peu de diarrhée ; il maigrit et c'est ce qui l'effraie. Au premier abord, l'idée vient d'un cancer de l'œsophage ou de l'estomac ; mais l'analyse du suc gastrique ne parle pas dans ce sens et la réaction de Weber est négative : les urines sont par contre albumineuses et purulentes. Pour que votre examen soit complet vous faites un toucher rectal et vous sentez non pas le noyau cancéreux que vous pensiez y trouver mais une prostate hypertrophiée, dure et douloureuse. C'est un type de dyspepsie urinaire. Ici, non seulement il existe des indications thermales absolues, mais aussi des contre-indications formelles. Les seules eaux dont on puisse légitimement faire usage sont celles d'*Évian*, *Vittel*, *Contrexeville* et *Martigny*.

Mais il faut éviter avec soin, quelle que puisse être l'intensité des phénomènes gastriques existants, les eaux chaudes de forte minéralisation comme *Vichy*, pour la double raison qu'elles produisent souvent des accidents congestifs locaux et des phénomènes d'irritation vésicale.

Dyspepsie des utérines. — Il existe aussi chez la femme des faits de congestion utérine, de métrite, de salpingite, de salpingo-ovarite, d'anté et de rétroflexion qui par voie réflexe déterminent des accidents gastriques. Ici encore les réactions de l'estomac n'ont rien de spécial et se présentent avec la diversité d'allures que met l'élément nerveux à tous les symptômes morbides auxquels il se surajoute. *Luxeuil* et *Néris* seront les stations à indiquer à moins que la prédominance des signes d'entérocolite, si souvent associée aux affections génitales chez la femme, n'impose l'indication première de *Plombières* ou de *Châtel-Guyon*.

Dyspepsie des tuberculeux. — Enfin, il est une catégorie importante de dyspeptiques utile à connaître. Un adolescent vous est conduit par ses parents, parce que depuis plusieurs mois il ne se développe pas et souffre de l'estomac. Pour le faire engraisser et le forcer à manger, on s'ingénie à lui donner sous les formes les plus légères les aliments les plus nutritifs. Il n'en prend cependant que très peu, par raison, sinon avec dégoût. Dès les premières bouchées l'estomac se ballonne et se tend douloureusement; parfois une brûlure rétro-sternale et des aigreurs se produisent. L'examen de l'estomac ne révèle rien d'autre qu'une hyperesthésie épigastrique assez vive, parfois un peu d'atonie qu'explique suffisamment l'alimentation insuffisante. L'analyse du suc gastrique montre souvent de l'hyperchlorhydrie (Robin et Dupasquier). C'est un dyspeptique tuberculeux à la première période, chez qui vous trouvez les signes pulmonaires caractéristiques.

A quoi bon dans ce cas un traitement hydro-minéral qui dans l'esprit du médecin, calmant l'hyperesthésie de la muqueuse de l'estomac, permettrait de faire prendre à ce malade le quantum de nourriture suffisant et peut-être même légitimerait un jour la suralimentation? Il ne faut pas oublier en effet que les eaux alcalines chaudes comme celles de *Vichy* sont absolument et unanimement contre-indiquées dans ces cas en raison des accidents d'hyperémie locale qu'elles sont susceptibles de produire et que même les eaux arsenicales ne trouvent pas là d'indication suffisante.

VII. — *Dyspepsie secondaire à une lésion du système nerveux central.*

Crises gastriques du tabes. — Il nous semble inutile d'insister sur ce que peut être le traitement hydro-minéral des accidents gastriques du tabes, lesquels présentent une physionomie si particulière et dont les crises paroxystiques sont si spéciales qu'aucune affection de l'estomac ne peut être confondue avec elle. Dès lors le traitement ne saurait être que causal et dirigé dans une station comme *La Malou*.

On voit donc combien sont variées les indications thermales suivant tel ou tel type de dyspepsie et combien sont nombreuses les stations qui réclament les malades souffrant, en outre de l'estomac, d'autres troubles organiques. De là s'ensuit logiquement que la thérapeutique hydro-minérale en matière de dyspepsie ne saurait être une. S'il n'y a pas de dyspepsie mais des dyspeptiques, il n'existe pas non plus un traitement univoque pour un même type de gastropathe, mais en réalité autant de méthodes thérapeutiques différentes qu'il y a de variétés de gastropathies. Aussi serait-ce plus qu'une exagération de vouloir identifier les cures thermales en leur assignant une égale durée. Quand un dyspeptique arrive dans une station, il est impossible en effet, tant au médecin qui l'y a adressé qu'à celui qui le dirige de savoir d'emblée quelle sera sa tolérance pour les eaux. Tout est affaire de tâtonnement. Aussi devons-nous regarder comme arbitraire et factice ce délai de 21 jours, uniformément imposé aux malades. *La guérison d'un dyspeptique, quel qu'il soit, où qu'il soit, par quelque méthode qu'il soit traité, n'est pas une question de jours que l'on puisse fixer d'avance, d'autant plus que la cure thermale appliquée à un dyspept.que méritant véritablement ce nom, doit être avant tout une cure de boisson, c'est-à-dire progressive.*

En outre, en montrant au cours de ce chapitre le nombre

considérable des gastropathies associées à des troubles d'autres organes, nous avons pu laisser entrevoir combien souvent et combien légitimement aussi se présentait l'indication des cures thermales associées. Voici un malade atteint de dyspepsie compliquée de phénomènes entéritiques, en voici un autre qui présente des symptômes gastriques, alternant ou coïncidant avec des crises de lithiase rénale ou de goutte, voici enfin une femme qui se plaint de son estomac, mais en même temps de métrite. Une seule cure peut certes faire beaucoup et améliorer dans une large mesure tant l'état gastrique que les phénomènes morbides concomitants mais ressortissant d'une autre cause. Cependant il est facile de concevoir de quel précieux secours serait dans le premier cas par exemple l'association d'une cure de *Châtel-Guyon* ou *Plombières* à une cure de *Vichy*, dans le second une cure de *Vichy* ou de *Pougues* succédant à une cure d'*Évian*, *Vittel*, *Contrexeville* ou *Martigny*, dans le troisième une combinaison de *Vichy* avec *Néris* ou *Luxeuil*. Le malade a beaucoup à gagner à ces *cures associées* si chères à nos confrères d'Outre-Rhin et qui permettent, ainsi que nous en avons souvent fait l'expérience, d'obtenir un résultat thérapeutique plus certain et plus durable.

RÉSUMÉ

A. — Indications.

I. — *Dyspepsies primitives.*

1° Dyspepsie nerveuse : **Vichy**, *Pougues*, *Vals*, *Châtel-Guyon*, *Plombières*.

2° Dyspepsie nervo-motrice ou hyposthénique : **Vichy**, *Pougues*, *Vals*.

3° Syndrome pylorique ou dyspepsie hypersthénique : **Vichy**, *Plombières*.

II. — *Maladies organiques.*

1° Ulcère (non en activité) : **Vichy.**

III. — *Dyspepsies secondaires.*

1° Aux ptoses : **Vichy,** *Pougues.*

2° A une altération d'un autre organe de la digestion. — α. Entérite : **Plombières, Châtel-Guyon,** *Vichy* ; ϐ. Entérocolite : *Plombières, Châtel-Guyon* ; γ. Appendicite : *Plombières, Châtel-Guyon* ; δ. Lithiase biliaire : **Vichy.**

3° A une infection ou une intoxication. — α. Paludisme : **Vichy** ; ϐ. Alcoolisme : **Vichy.**

4° A une maladie de la nutrition. — α. Obésité : **Vichy,** *Pougues, Vals,* **Brides,** *Évian, Vittel, Contrexeville, Martigny* ; ϐ. Diabète : **Vichy** ; γ. Goutte : **Vichy, Évian, Vittel,** *Contrexeville, Martigny.*

5° A une altération sanguine. — Chlorose : **Bussang, Forges,** *La Bourboule.*

6° A une affection organique. — α. Cœur : *Royat, Bourbon-Lancy* ; ϐ. Rein : **Saint-Nectaire,** *Vittel,* **Évian,** *Vichy* ; γ. Vessie : **Évian,** *Vittel, Contrexeville, Martigny* ; δ. Utérus : *Luxeuil, Néris.*

B. — Contre-indications.

1° Ulcère (en activité).
2° Cancer.
3° Tuberculose.

CHAPITRE XIV

MALADIES DE L'INTESTIN

I. — *Des eaux minérales employées dans le traitement des affections de l'intestin.*

Les fonctions intestinales, comme les fonctions gastriques et biliaires qui retentissent sur elles, sont de celles sur lesquelles l'action des eaux minérales et thermales est des plus évidentes.

Cependant, si bien des points ont été éclaircis, si quelques modes d'action ont été approfondis et expliqués, il subsiste beaucoup d'incertitudes et nous restons pour un grand nombre de stations dans l'ignorance de leurs effets physiologiques sur l'intestin.

On ne trouve guère de documents assez complets que sur quelques stations, en tête desquelles il convient de signaler *Châtel-Guyon* et *Plombières*.

Et cependant nombreuses sont celles qui exercent, soit directement, soit indirectement, une action sur les affections intestinales.

C'est qu'ici, comme dans nos autres chapitres de thérapeutique hydro-minérale, nous devons tenir compte, non seulement de la forme de l'affection, de ses symptômes principaux, de ses associations morbides, mais aussi de l'état général du malade et de ses aptitudes réactionnelles. On aura donc recours, tantôt à des stations véritablement intestinales, tantôt à d'autres, qui, à leur action plus ou moins directe sur l'intestin, joignent la propriété de modifier les divers facteurs concomitants de l'affection.

Pour bien préciser les indications de la cure, nous devons tout d'abord étudier l'action physiologique et thérapeutique des diverses eaux employées dans le traitement des maladies de l'intestin. Ensuite nous rapprocherons les effets thérapeutiques des eaux des indications fournies par les malades. « En d'autres termes, comme le dit si justement le Pr Albert Robin[1], les médicaments et les indications étant connus, il ne s'agit plus que de les adapter les uns aux autres. »

*
* *

Les eaux *bicarbonatées sodiques*, comme celles de *Vichy* et de *Vals*, les *bicarbonatées calciques*, comme celles de *Pougues* et de *Royat*, ont une action bien connue sur la sécrétion gastrique, mais on connaît moins leur influence sur la fonction intestinale. Cependant, d'après Nothnagel et Rossbach, les *alcalins* auraient la propriété de dissoudre le mucus. D'autre part, les eaux de ce type agissent incontestablement sur la sécrétion biliaire et pancréatique et conséquemment sur l'intestin. Aussi trouvent-elles leurs indications lorsqu'il s'agit de modifier chez les intestinaux les fonctions du foie et de l'estomac, ou même d'influencer certains états diathésiques.

*
* *

D'autres eaux, *bicarbonatées chlorurées* ou *bicarbonatées sulfatées*, ont un effet beaucoup plus direct.

Parmi celles-ci, *Châtel-Guyon* occupe une place des plus importantes dans le traitement des affections de l'intestin.

Les eaux de *Châtel-Guyon* (bicarbonatées chlorurées sodiques et magnésiennes), outre leur action sur les sécrétions gastrique,

---

1. Albert Robin, Du traitement hydro-minéral des maladies de l'estomac. *Congrès d'Hydrologie de Grenoble*, 1902.

pancréatique et biliaire, influenceront particulièrement et directement la motricité et les sécrétions intestinales

Cette stimulation des fonctions intestinales et hépatiques, caractéristiques de l'action de *Châtel-Guyon*, s'exercera toujours et seulement dans le sens de la régularisation. En sorte que cette station doit être considérée comme exerçant sur l'appareil digestif, et spécialement sur l'intestin, une action tonique, à laquelle viennent concourir les effets d'une médication générale réminéralisante et reconstituante.

L'eau de *Brides* (bicarbonatée, sulfatée, chlorurée sodique, thermale) a une action directe sur l'intestin. En petite quantité et à doses fractionnées, l'eau de *Brides* stimule l'appétit et active la nutrition. A la dose de 500 à 1 500 grammes, elle est franchement laxative. Elle a, en outre, la propriété de diminuer les éléments incomplètement élaborés de l'organisme, d'augmenter le taux de l'urée, enfin d'activer les fonctions du foie.

Elle conviendra aux intestinaux obèses et pléthoriques et aussi à certains hépatiques.

Les eaux de *Saint-Gervais* (chlorurées sulfatées, thermales) légèrement laxatives et décongestionnantes, pourront être utilisées chez les malades ayant des manifestations cutanées.

Les eaux d'*Aulus* (sulfatées calciques, sodiques et magnésiennes) sont légèrement laxatives et, en même temps, diurétiques ; elles seront conseillées dans certaines constipations atoniques s'accompagnant de goutte ou de gravelle.

*
* *
* *

Les eaux *sulfatées sodiques et magnésiennes*, nombreuses à l'étranger, ne sont représentées en France que par *Montmirail* et *Miers*. Franchement purgatives, elles ne répondent qu'à des indications passagères et restreintes et ne sont guère employées qu'à distance de la source et comme eaux transportées. Aussi, ne nous étendrons-nous pas sur les nombreuses recherches entreprises autrefois par Poiseuille, Rabuteau, Vulpian, Thiry, Heidenhain,

Laborde, plus récemment, par Achard et Gaillard, Nobécourt et Vitry, Carnot et Amet, puis par Lœper et Esmonet, pour élucider le mode d'action des purgatifs salins[1].

Cette action résulte à la fois de phénomènes osmotiques, de modifications des sécrétions glandulaires et d'excitation du péristaltisme intestinal. Les solutions salines, introduites par la voie buccale, provoquent dans l'estomac un afflux de liquide riche en chlorure de sodium. Transformées ainsi en solutions isotoniques, elles passent dans l'intestin où elles influencent à la fois l'épithélium et la musculeuse, et l'action sur l'épithélium est le plus souvent en raison inverse, l'action sur la musculeuse en raison directe du coefficient de résorption. Résorbées par les vaisseaux portes, elles peuvent, surtout celles qui sont chargées de sels magnésiens, agir sur le muscle intestinal ; mais elles traversent aussi le foie dont elles excitent la fonction biliaire et glycogénique. C'est ici le lieu de rappeler que certains corps, tels que le chlorure de magnésium qui constitue la caractéristique des eaux de *Châtel-Guyon*, ont, — ainsi que l'ont montré Aguilhon de Sarran et Laborde —, une action excito-musculaire directe sur l'intestin, action d'autant plus forte que leur résorption est facile et rapide.

*
* *

Les eaux *indéterminées* sont en général des eaux sédatives et conviennent dans les cas où il s'agira de modérer, soit l'éréthisme local (douleurs, spasmes intestinaux), soit l'excitation générale du système nerveux.

Parmi les eaux de ce type, citons en première ligne *Plombières*, dont l'action sédative s'exerce surtout sur le système nerveux abdominal, d'où une véritable spécialisation dans le traitement des maladies de l'intestin.

Les eaux de *Plombières* (alcalines, silicatées sodiques, arse-

---

1. Lœper, Sur quelques points de l'action des purgatifs salins. *Bull. Méd.* 1905 et *Soc. de Biologie*, 13 juillet 1905.

nicales et riches en émanations radio-actives) jouissent de propriétés sédatives, calment les phénomènes douloureux et éréthiques, et modèrent la désas imilation du système nerveux. Ces
propriétés lénitives et calmantes sont surtout remarquables lorsqu'elles s'exercent sur les affections du tube digestif, intestin et
estomac. En agissant plus ou moins directement sur l'innervation
de ces organes, les bains modifient leurs sécrétions, combattent
les phénomènes inflammatoires dont ils sont le siège et régularisent leurs fonctions.

Parmi les eaux de ce type citons encore :

Néris, dont l'action portera plutôt sur le système nerveux général, d'où son indication dans les névroses diverses ;

Bains-les-Bains, dont les indications se rapprochent de celles
de *Plombières* ;

Luxeuil, qui conviendra particulièrement aux utérines ;

Bagnoles-de-l'Orne, qui sera indiqué lorsqu'il y aura chez les
malades des symptômes de phlébite accentués ;

Bagnères-de-Bigorre, qui pourra être recommandé chez certains
intestinaux herpétiques.

*
* *

Les eaux *sulfatées calciques* de Contrexeville, Vittel, Martigny,
les eaux *faiblement minéralisées* d'Évian, Thonon, Alet, utilisées
en boisson, alors que les précédentes le sont surtout en applications externes, conviennent à une catégorie de malades lithiasiques et uricémiques.

*
* *

Les eaux *chlorurées sodiques* fortes sont en général contre-indiquées. Elles paraisssent augmenter l'excitation nerveuse générale
et l'éréthisme abdominal local. Fréquemment, leur emploi est
suivi de crises entéralgiques. Semblable remarque peut être faite
pour les *bains de mer* ; du reste, même l'air marin et le séjour au

bord de la mer sont souvent préjudiciables à ces malades. Toutefois, il faut faire quelques restrictions à cette loi un peu absolue. Les sujets très cachectisés, les lymphatiques, les strumeux pourront retirer certains avantages d'une cure saline ou d'un séjour au bord de la mer. De même, quelquefois, une indication primordiale se pose. C'est ainsi que chez une femme dont les troubles intestinaux sont liés à la présence d'un fibrome utérin, si les symptômes utérins prennent le pas sur les symptômes intestinaux, une cure à *Biarritz, Salies, Salins,* etc., pourrait être indiquée, dût le médecin conseiller ensuite une seconde cure à une station spécialisée pour le traitement de l'affection intestinale. Donnons aussi ici une mention particulière à *Bourbon-Lancy,* dont les eaux salées, radio-actives, sont sédatives et peuvent être conseillées avec avantage aux intestinaux cardiopathes.

Rappelons ici que ni l'Allemagne, ni l'Autriche, malgré les succès enregistrés à *Carlsbad* et à *Marienbad,* ne possèdent d'eaux aussi spécialisées pour le traitement des maladies de l'intestin que nos stations chlorurées du type de *Châtel-Guyon* et de *Brides.* Aussi les médecins de ces pays utilisent ils beaucoup chez les intestinaux les eaux chlorurées sodiques de *Kissingen, Hombourg, Wiesbaden* ; ces eaux conviendraient à certains malades hypersthéniques et cachectisés.

*
* *

Les eaux *ferrugineuses* pourraient trouver leur emploi dans quelques cas de chlorose et d'anémie, mais elles doivent être prescrites avec beaucoup de précautions. Et même, dans les cas où le fer est indiqué, on s'adressera de préférence aux eaux bicarbonatées chlorurées sodiques et ferrugineuses de *Châtel-Guyon* ou à certaines sources de *Vichy, Vals, Royat,* qui sont en général mieux tolérées par le tube digestif que les *ferrugineuses* pures.

*
* *

Les eaux *sulfureuses*, plutôt excitantes, ne conviennent pas en général à ces malades. Il sera donc bon de ne les prescrire qu'aux sujets qui doivent avant tout soigner quelque état pathologique coexistant : rhumatisme, affections des voies respiratoires, dermatoses, etc.

*
* *

Les eaux *arsenicales*, comme celles de *La Bourboule*, ne sont guère applicables à la thérapeutique des maladies de l'intestin. Il faut réserver leur emploi aux cas où les troubles intestinaux se sont développés sur un terrain lymphatique prédominant.

*
* *

Si nous essayons maintenant, en nous appuyant sur les considérations précédentes, d'esquisser une classification physiologique des diverses eaux employées dans le traitement des maladies de l'intestin, nous reconnaîtrons que certaines stations exercent sur l'intestin, par l'intermédiaire du système nerveux, une action sédative. Mais si, dans la plupart de ces stations, l'action sédative est surtout générale et ne s'exerce qu'indirectement sur l'intestin, nous possédons dans *Plombières* une station dont l'action s'exerce d'une manière élective sur le système nerveux abdominal. C'est cette action qui en fait dans ce sens une station intestinale spécialisée.

D'autre part, *Châtel-Guyon*, à la fois par son action sur l'intestin et par la médication générale qu'elle constitue, nous offre un type de station intestinale tonique.

Plombières et *Châtel-Guyon*, par un mécanisme différent, l'un par l'intermédiaire du système nerveux abdominal, l'autre par une action hépatique et intestinale directe, arrivent à un résultat analogue, c'est-à-dire à une régularisation du fonctionnement de l'intestin.

Nous pourrons donc, en considérant l'action de ces eaux, plus particulièrement intestinales, sur l'état général, les diviser en deux grands groupes : l'un comprendra les eaux *toniques* du type *Châtel-Guyon*, l'autre les eaux *à action sédative* du type *Plombières*.

Si nous envisageons leurs effets locaux, nous voyons qu'il y a :

1° *Des eaux régulatrices des fonctions de l'intestin*, telles Plombières et Châtel-Guyon ;

2° *Des eaux laxatives*, comme *Brides*, *Aulus*, *Saint-Gervais* ;

3° *Des eaux purgatives*, comme *Montmirail* et *Miers*.

II. — *Modes de traitement employés aux eaux minérales dans les affections de l'intestin.*

Ils sont très variables suivant les stations. Dans un premier groupe, l'élément essentiel de la cure est l'eau prise en boisson. C'est ce qui existe à *Châtel-Guyon*, *Brides*, *Vichy*. Dans un second groupe qui comprend, entre autres, *Plombières*, *Néris*, *Bains*, *Luxeuil*, les bains constituent la partie fondamentale du traitement.

Toutefois, la plupart des stations emploient concurremment les deux procédés, c'est-à-dire la boisson et la balnéation. Les bains jouent même un rôle important dans certaines stations du premier groupe, telles que *Châtel-Guyon*, où ils concourent efficacement à l'action de l'eau prise en boisson.

L'eau sera absorbée à doses variables, et ses modes d'administration différeront suivant les stations et suivant les malades, en tenant toujours le plus grand compte des réactions individuelles et en se guidant sur l'état de l'estomac, du foie et des reins.

Dans chaque station, plusieurs sources sont souvent utilisées. On conçoit que nous ne puissions formuler ici de règles générales ; disons seulement que chez les malades qui nous occupent, c'est à-dire chez les gastro-intestinaux, on aura toujours avantage à prescrire des doses faibles et fractionnées et à les faire prendre le matin, de préférence à jeun.

Les bains sont donnés de deux façons différentes : à *eau cou-*

rante ou à *eau dormante*. Généralement, les premiers sont employés lorsqu'on recherche une action tonique, les seconds quand on veut obtenir des effets sédatifs. C'est ainsi qu'à *Châtel Guyon,* le bain à eau courante aura pour effet, tout en décongestionnant les organes internes, de provoquer une dérivation cutanée et de stimuler puissamment la nutrition, tandis qu'à *Plombières,* où l'on prescrit surtout le bain de baignoire, à eau dormante, ce bain procurera aux malades une sédation locale et générale.

A côté des effets habituellement observés, il est nécessaire de reconnaître qu'à *Plombières,* comme à *Châtel-Guyon,* ces deux stations étant prises comme types, on peut, en faisant varier la température et la durée du bain, obtenir des effets différents et en rapport avec les réactions que l'on cherche à provoquer.

L'on aura quelquefois avantage à donner des demi-bains et des bains de siège, qui ont généralement une action calmante sur la sphère abdominale.

Une pratique hydrothérapique spéciale est souvent et utilement associée aux bains : c'est la *douche abdominale* chaude, de 40 à 50°, donnée sur le ventre à travers l'eau du bain, avec une pression des plus modérées. Elle est d'un emploi courant à *Plombières* et à *Châtel-Guyon,* et, dans ces deux stations, on la désigne par l'expression, incorrecte mais expressive, de *douche abdominale sous-marine.* Donnée suivant le trajet du gros intestin, elle agit à la fois par sa température et par une action mécanique analogue à celle d'un massage sous l'eau régulier et très doux. Elle a une action sédative qui convient particulièrement aux intestins spasmés et elle tend en même temps à régulariser le fonctionnement intestinal. Le médecin hydrologue possède en elle un puissant moyen thérapeutique qui rend de grands services aux malades intestinaux, à la condition toutefois de surveiller son administration qui doit être très modérée et de ne pas l'employer chez les sujets dont l'intestin, très douloureux, ne peut supporter les plus légères pressions. Dans ces derniers cas, on doit donner la préférence aux applications chaudes.

En dehors des applications humides banales, d'eau ou d'alcool, qui peuvent être employées partout, nous devons signaler les *applications de boue végéto-minérale* de *Châtel-Guyon* et les *compresses imbibées d'eau minérale de Plombières*. Il s'agit là de pratiques thérapeutiques spéciales qui sont très efficaces chez les douloureux et les appendiculaires.

Les *douches générales* sont fréquemment données, seules ou concurremment avec les bains, et leur mode d'administration varie suivant les effets que l'on veut obtenir. C'est ainsi qu'aux éréthiques, aux nerveux excitables, on conseillera la douche tiède ou chaude, en pluie ou en jet brisé; chez les atones, on utilisera l'action stimulante de la douche écossaise.

En dehors des douches abdominales sous-marines dont nous avons déjà fait mention, notons comme hydrothérapie locale les *douches périnéales chaudes*, qui seront utili-ées dans certains ténesmes. Citons aussi les *étuves* et les *bains de vapeur* qui seront prescrits à certains obèses et à certains arthritiques. A *Plombières*, les étuves naturelles sont parfois conseillées avec succès aux malades atteints de diarrhées chroniques rebelles.

Les *irrigations intestinales* ne doivent constituer qu'un moyen très accessoire de traitement. Elles ont souvent pour effet de provoquer ou d'augmenter la douleur, de favoriser l'apparition de spasmes intestinaux, de fatiguer beaucoup les malades. On a cité nombre de cas où elles entretenaient la constipation qu'elles étaient destinées à combattre, et où leur suppression a eu pour résultat la régularisation des fonctions intestinales.

De même, si certains diarrhéiques bénéficient de leur emploi, il en est d'autres chez qui ce procédé provoque une recrudescence des évacuations et une exacerbation des symptômes douloureux. On surveillera leur emploi, principalement dans les stations où l'on envoie les hypersthéniques et les douloureux, et où l'on cherche à obtenir une action sédative.

Mais, ces réserves faites, on doit reconnaître qu'elles peuvent rendre des services à une catégorie de malades qui les tolèrent bien (ce sont principalement les atones), en exonérant et en désinfectant l'intestin.

On s'abstiendra donc des irrigations chez les sujets qui les supportent mal, ou encore lorsqu'elles occasionnent soit des douleurs, soit une fatigue exagérée.

Dans les autres cas, elles seront soumises à des règles de technique dont il ne faut pas se départir.

Le liquide sera introduit très lentement et avec une pression très modérée. Sa température, sauf indications exceptionnelles, devra rester au voisinage de la température intérieure du corps, c'est-à-dire qu'elle devra osciller entre 37° et 42°.

On se gardera de faire pénétrer plus d'un litre de liquide dans l'intestin, et on ne renouvellera l'irrigation qu'une fois au maximum, si cela est nécessaire. De plus, ces irrigations ne seront pas quotidiennes ; on les espacera le plus possible et on ne les fera prendre, en moyenne, que tous les trois jours, ou tous les deux jours au plus.

Les irrigations, chaudes et limitées à la partie inférieure du gros intestin, ou données sous forme d'irrigation continue, pourront rendre des services aux hémorroïdaires, ou lorsqu'on voudra exercer une action sur l'utérus et les annexes.

Moyens adjuvants. — Les cures thermales comportent un certain nombre de moyens adjuvants qui peuvent être utilisés avec avantage chez les malades souffrant de troubles intestinaux. C'est ainsi que le *massage abdominal* est en grand honneur dans beaucoup de stations. Ce procédé thérapeutique peut être quelquefois d'une réelle efficacité, mais il doit toujours être surveillé par le médecin et employé avec beaucoup de prudence. « Il doit être dosé comme un médicament actif », dit très justement Cautru, qui insiste particulièrement sur ses effets décongestionnants et régulateurs de la circulation abdominale. Chez quelques malades dont les phénomènes douloureux et spasmodiques sont très accentués, il faudra se contenter de manœuvres très douces et le plus souvent d'un simple effleurage. Dans les cas où l'on soupçonne une complication appendiculaire, il doit être absolument proscrit. Par contre, il peut être chez certains atones d'une utilité incontestable.

Le *massage général* reconnaîtra de nombreuses indications basées sur son action tonique et régulatrice de la circulation. Les exercices de *gymnastique abdominale*, la *mécanothérapie* trouveront leur emploi chez certains constipés atones qui n'ont aucune menace du côté de leur appendice.

L'électrothérapie, quelle que soit son importance actuelle dans le traitement des affections intestinales, ne peut constituer qu'un procédé très accessoire de traitement dans une station thermale où la première place doit être accordée aux applications thérapeutiques de l'eau minérale. Elle pourra être utilisée, soit pour renforcer l'action de la cure, soit pour en corriger certains effets.

Régime, hygiène. — Si les moyens précédents ne constituent qu'un accessoire du traitement hydro-minéral, en revanche l'observance stricte des règles diététiques et hygiéniques garde une importance capitale.

Nous ne pouvons entrer dans le détail des divers régimes alimentaires prescrits aux intestinaux : leurs indications varient suivant chaque malade, et chez le même malade suivant les périodes de son affection.

Du reste, le médecin traitant aura déjà généralement prescrit minutieusement le régime alimentaire, et le médecin hydrologue n'aura qu'à surveiller la prescription, quitte à la modifier si des circonstances ou des épiphénomènes réclament quelque changement.

Il importe donc surtout que les malades puissent trouver dans les hôtels pendant leur cure tous les éléments du régime qui leur est nécessaire. De sérieux progrès ont été réalisés dans ce sens depuis quelques années, et on peut dire qu'à l'heure actuelle, grâce aux efforts du corps médical, à l'éducation des maîtres d'hôtel, à la création des cartes et tables de régime, à l'établissement dans quelques stations de véritables maisons de diététique, les malades sont assurés de pouvoir suivre les prescriptions de leur médecin dans la plupart de nos villes d'eaux, et en particulier dans toutes celles qui s'adressent spécialement aux gastro-intestinaux.

Les règles d'hygiène seront scrupuleusement observées, afin que la cure thermale soit heureusement complétée par une cure d'air et de repos.

Les malades éviteront toute fatigue et s'en remettront à leur médecin du soin de fixer l'emploi de leur journée, les heures de leurs repas, la durée de leurs promenades. Ils s'efforceront de laisser de côté toute préoccupation d'affaires, ou même de santé, peut-être même surtout celle-ci, et de vivre dans le plus grand calme.

De son côté, le médecin ne devra pas négliger le côté moral de ses malades qui sont le plus souvent des nerveux, et parfois de véritables psychopathes. Il n'oubliera pas que le principal but de cette psychothérapie doit être la rééducation des habitudes alimentaires et des fonctions digestives.

III. — *Troubles fonctionnels : Constipation. Diarrhée. Entéralgies.*

Constipation. — La constipation est caractérisée par la rareté et l'insuffisance des évacuations alvines.

Pour que le bol fécal progresse régulièrement, plusieurs conditions sont nécessaires. Il faut que les sécrétions intestinales soient suffisantes pour le diluer, lubréfier la muqueuse et assurer cette progression. Il faut que les terminaisons sensitives transmettent des excitations centripètes qui, se répercutant par voie centrifuge sur la musculeuse, assurent ses contractions. Il est nécessaire en outre que le rythme de la fonction dévolue à la musculeuse soit régulier. En effet, si la fibre longitudinale dont le rôle est d'assurer la progression du bol fécal n'est pas arrêtée par la contraction de la circulaire, cette progression est précipitée et il y a *diarrhée*. Si la fibre longitudinale ne répond plus aux excitations du contenu intestinal sur la muqueuse, la stase se produit et il y a constipation *atonique*. Si la fibre circulaire, contractée à l'excès, annihile la contraction de la longitudinale, il y a arrêt et constipation *spasmodique*. Les perturbations du rythme de la motricité intestinale peuvent ainsi aboutir, soit à l'atonie, soit au spasme ; de là la distinction que l'on établit habituellement entre les constipés atones et les constipés spasmodiques. Il ne faut pas cependant attacher une trop grande importance à cette notion, le spasme et l'atonie, qui peuvent coexister ou se succéder chez le même malade, n'étant que le résultat d'une tonicité intestinale défectueuse. Sauf dans les cas extrêmes, la division entre les constipés spasmodiques et les constipés atones ne peut pas être maintenue dans un sens aussi absolu.

En se basant sur ces troubles de la motricité intestinale, il sérait à notre avis préférable de dire : il y a trois classes de constipés, de vrais atones, de vrais spasmodiques, et entre ces deux classes, une autre comprenant un grand nombre de malades qui ne présentent du spasme que d'une façon intermittente ou localisée, se mêlant ou succédant à l'atonie.

La constipation s'observe dans un grand nombre d'états pathologiques. Nous laissons de côté les constipations passagères, comme celles des fébricitants, des sujets atteints de péritonite, d'occlusion intestinale, et ne nous occuperons que de la constipation habituelle. Pour en instituer le traitement hydro-minéral, il est nécessaire d'en étudier les diverses modalités et les diverses causes.

On reconnaîtra facilement la constipation *complète et totale.* Mais on ne se laissera pas abuser par les *fausses diarrhées,* ou débâcles consécutives à des périodes de constipation prolongée, par les formes où les garde-robes semblent normales, mais n'apparaissent que tous les deux ou trois jours (*constipation horaire*), par celles où elles sont peu abondantes (*constipation quantitative*), par celles où la dureté, la fragmentation des matières indiquent un état pathologique de l'intestin qui sécrète trop peu abondamment (*constipation qualitative*).

On s'efforcera de distinguer la *constipation atonique* et la *constipation spasmodique.* C'est ainsi que chez un sujet âgé, à ventre mou, insensible à la palpation, expulsant, — le plus souvent à la suite d'un laxatif ou d'un lavement, — des scybales grosses, marronnées, sèches, dures, on pensera plutôt à de l'atonie de l'intestin. Chez une femme nerveuse, à ventre sensible, à viscères ptosés, à spasmes intestinaux (cordes coliques) perceptibles le long du trajet du côlon, expulsant des matières laminées et comme passées à la filière, souffrant de ténesme rectal ou vésical, on aura affaire à une constipation spasmodique.

Nous rechercherons enfin si la constipation est essentielle ou sous la dépendance d'un état pathologique. Et dans ce dernier cas, nous devrons parfois éloigner l'idée de toute cure hydriatique.

Il est bien évident, en effet, que les constipations provoquées par un obstacle mécanique (bride intestinale ou péritonéale, tumeur abdominale, etc.), pas plus que celle qui est sous la dépendance d'un cancer de l'intestin, ne relèvent aucunement de cette médication.

Il n'en est pas de même lorsque la constipation est due à une affection curable de l'estomac, de l'intestin, du foie, de l'utérus et des annexes, du système nerveux, ou lorsqu'elle est associée à l'obésité, à la goutte, au diabète.

Même dans ces cas, il arrive que la constipation prenne une place prépondérante et qu'on doive la traiter au même titre que l'affection primitive. Cela est vrai surtout lorsqu'on voit apparaître certaines complications (hémorroïdes, fissure anale) ou lorsque la constipation compromet la santé générale, que le teint des malades devient terreux, leur langue saburrale, qu'il y a de l'amaigrissement, bref des signes d'auto-intoxication intestinale.

Nous aurons donc deux groupes de constipés : le premier comprendra les cas où la constipation est primitive et ceux où elle occupe le rang principal dans la série des associations morbides, celles-ci servant quand même de guides pour le choix d'une station ; le second, ceux où elle est secondaire et doit céder le pas à l'affection dont elle dépend. Bien entendu, nous nous occuperons ici surtout des cas du premier groupe.

Envisageons d'abord les caractères fournis par les perturbations de la motricité intestinale ; nous savons que ces perturbations aboutissent soit au *spasme*, soit à l'*atonie*, mais que, le plus souvent il existe un mélange de spasme et d'atonie, et qu'il est bien peu de cas que l'on puisse ranger d'une façon absolue dans la catégorie des spasmodiques ou dans celle des atones. Ce sont les stations régulatrices des fonctions intestinales, comme *Châtel-Guyon* et *Plombières*, qui remédieront le mieux à ces troubles de la motricité. Les formes moyennes et habituelles, qui se présentent avec un mélange d'atonie et de spasme, seront justiciables de l'une ou l'autre cure. On conçoit en effet que ces malades puissent retirer un égal bénéfice de ces deux médications, également régulatrices, mais par des procédés très différents. Néanmoins, dans les cas où le spasme est généralisé et très accentué, *Plombières* est particulièrement indiqué, tandis que lorsque l'atonie prédomine, *Châtel-Guyon* donnera de meilleurs résultats, d'après ce que nous savons de leur mode d'action locale et générale. A côté de *Châtel-Guyon*, nous pourrons citer *Brides* ; à côté de *Plombières*, *Néris*, *Luxeuil*, *Bains*, *Bagnères-de-Bigorre*.

Dans la majorité des cas, nous devrons nous baser plutôt sur l'état général ou les symptômes concomitants pour fixer notre choix. Les déprimés, les torpides, les sujets profondément intoxiqués seront justiciables de *Châtel-Guyon*, les névropathes, les douloureux, les rhumatisants iront plutôt à *Plombières*.

On devra souvent s'occuper de l'état de l'*estomac*. MM. Albert Robin et Mathieu ont montré la fréquence de la constipation chez les hypersthéniques et les hyperchlorhydriques. On aura alors recours, surtout si le malade présente en même temps des phénomènes gastriques douloureux, à *Plombières* ou à *Vichy*, si le malade est déprimé et cachectisé, à *Châtel-Guyon*.

Nous verrons plus loin les indications fournies par la constipation de l'entéro-colite muco-membraneuse et de l'appendicite.

Parfois la constipation sera sous la dépendance d'un mauvais fonctionnement du foie ou d'une affection hépatique : elle relèvera alors de *Châtel-Guyon*, de *Brides* ou de *Vichy*.

La constipation est habituelle dans les *affections utéro-annexiel-les* ; on attribue même à ce fait sa grande fréquence chez la femme.

Les utérines constipées, sans grandes réactions locales ou générales, iront à *Châtel-Guyon*. Au contraire, si les douleurs sont accusées dans la sphère génitale, si l'on a affaire à des névropathes, s'il y a du ténesme rectal ou de la cystalgie concomitants, on accordera la préférence à *Plombières* et *Luxeuil*. Bien entendu, l'on devra souvent s'occuper avant tout de l'affection causale. C'est ainsi, comme nous l'avons déjà fait observer, que parfois il est nécessaire de traiter aux eaux salées de *Biarritz, Salies, Salins*, les malades constipées atteintes de fibrome utérin ou de certaines métrites. Si la constipation nécessite ensuite un traitement spécial, on recourra alors aux cures associées. Signalons ici les avantages que peut offrir *Brides* en raison de son voisinage avec *Salins-Moutiers*.

Nous pouvons faire la même remarque pour la constipation occasionnée par une affection du *système nerveux* : c'est souvent cette affection qui fournit l'indication dominante. S'il y a lieu d'agir directement sur la constipation chez ces malades, on pourra envoyer les névropathes et certains tabétiques à *Plombières, Néris, Luxeuil*.

La constipation des *obèses*, des *pléthoriques abdominaux* sera traitée à *Brides* et à *Châtel-Guyon*, celle des diabétiques à *Brides*. Celle des goutteux pourra être justiciable de *Vichy*, de *Contrexeville* ou de la source salée de *Vittel*.

Dans le traitement de la constipation, il sera bon de mettre en œuvre tous les moyens adjuvants de la thérapeutique thermale. Le *massage*, l'*électricité* rendront souvent de grands services. Bien évidemment, on ne prescrira le massage qu'avec prudence s'il s'agit de constipation spasmodique ou si l'on soupçonne la présence d'une appendicite.

Le régime sera minutieusement réglé. On fera absorber aux malades les aliments qui augmentent le volume du bol fécal et excitent la motricité de la fibre intestinale. On fera une large part à l'alimentation végétarienne, aux légumes verts, aux fruits, en tenant compte, bien entendu, de la tolérance de l'estomac. Il y aura même parfois avantage, s'il y a des signes évidents d'auto-intoxication intestinale, à prescrire le régime végétarien absolu.

Dans les cas de constipation simple, on pourra recourir, à certains moments, dans l'intervalle des saisons, aux eaux transportées de *Châtel-Guyon*, de *Brides*, voire aux eaux réellement purgatives de *Montmirail* et *Miers*.

Hémorroïdes. — Les hémorroïdes sont fréquentes chez les constipés ; nous n'insisterons pas longuement sur leur traitement hydro-minéral qui se confond logiquement avec celui de la constipation.

Souvent elles sont une manifestation de cet état congestif que l'on désigne sous le nom de *pléthore abdominale*. *Châtel-Guyon* et *Brides*, par leur action déplétive, décongestionnante et stimulante des fonctions hépatiques, seront éminemment propres à remédier à ces troubles circulatoires. Notons que la cure de *Châtel-Guyon* s'accompagne souvent d'une poussée hémorroïdaire, avec congestion intense, douleurs et ténesme, mais qu'à la suite de la cure on constate habituellement une rétrocession des symptômes locaux et une amélioration très nette.

Certains malades nerveux et spasmodiques bénéficieront de la balnéation sédative de *Plombières*, complétée par des irrigations locales d'eau minérale à haute température. On connaît, du reste, l'importance de certains procédés hydrothérapiques dans le traitement dés hémorroïdes : bains, demi-bains, bains de siège, irrigations rectales chaudes, douches périnéales, etc.

Diarrhée. — La diarrhée consiste dans la fréquence et l'abondance des évacuations intestinales. Plusieurs facteurs entrent en jeu pour provoquer son apparition : troubles sécrétoires, troubles du péristaltisme, modifications du contenu intestinal, de la perméabilité de la muqueuse, troubles circulatoires, etc., qui aboutissent à la fois à l'augmentation de la sécrétion et à la diminution de la résorption. Nous n'insisterons pas sur les caractères si variables des selles diarrhéiques, leur aspect, leur consistance, leur nombre, leur couleur. Signalons pourtant les cas où les aliments ne font pour ainsi dire que traverser les voies digestives et sont retrouvés en nature dans les garde-robes (lientérie), et ceux où la diarrhée a une apparence périodique, c'est-à-dire où les selles reviennent à des moments fixes de la journée, par exemple, le matin au réveil, après les repas, ou même après tel ou tel repas.

Beaucoup de diarrhées ne sont pas justiciables du traitement hydro-minéral : ce sont celles qui s'observent dans les affections aiguës, celles du cancer, de la lymphadénie, celles de l'urémie, de l'asystolie, les diarrhées des cachexies, etc. Parmi les autres, nous ne nous occuperons que des diarrhées chroniques, soit qu'elles persistent d'une façon constante, soit qu'elles apparaissent à intervalles plus ou moins rapprochés, alternant parfois avec un fonctionnement normal de l'intestin, souvent aussi avec de la constipation.

On peut les diviser en plusieurs classes, suivant leur origine : infectieuse, nerveuse, gastrique, hépatique, toxique, dyscrasique.

Les diarrhées succèdent fréquemment à une *infection* : telles sont les diarrhées consécutives aux entérites aiguës, à l'appendicite, à la fièvre typhoïde, au paludisme, aux entérites des pays chauds. Si l'on soupçonne chez les malades une persistance de l'infection intestinale primitive, *Châtel-Guyon* sera la station de choix. Si, au contraire, malgré l'origine infectieuse, la diarrhée semble entretenue par un état névropathique du sujet, ou s'il y a des symptômes douloureux accusés, les cures de *Plombières, Luxeuil, Néris,* seront conseillées.

On compte aussi un grand nombre de diarrhées d'origine *nerveuse.* Dans le tabes, dont elles peuvent constituer un signe prémonitoire, *Plombières, Lamalou, Néris* rendront parfois des services. Dans la diarrhée du goitre exophtalmique, indiquons *Ussat, Plombières* et *Bourbon-Lancy* ; dans celles des neurasthéniques, des hystériques, dans les diarrhées de cause nettement psychique, comme on en observe chez certains émotifs, *Plombières* et *Néris.*

Dans les diarrhées d'origine nerveuse, on peut voir survenir secondairement des accidents d'infection intestinale ; s'ils se prolongent, on devra s'adresser aux stations qui assurent la désinfection de l'intestin, comme *Châtel-Guyon* et *Brides*.

La diarrhée d'origine *gastrique* est fréquente, ainsi que l'ont démontré plusieurs auteurs, Hayem, Mathieu, Albert Robin, etc. On l'observe surtout chez les hypochlorhydriques. On aura alors recours, suivant les réactions de chaque malade, à *Châtel-Guyon*, *Plombières*, *Vichy*.

Si elle est d'origine *hépatique*, due à une insuffisance biliaire, les cures de *Vichy*, de *Châtel-Guyon*, de *Brides* donneront souvent les meilleurs résultats. M. Linossier a récemment décrit sous le nom de *diarrhée prandiale biliaire*[1] une forme de diarrhée qui ne s'observe qu'après l'ingestion des aliments, et qui est caractérisée par un besoin d'évacuation impérieux, précédé d'une douleur angoissante au creux épigastrique et accompagnée de violentes coliques. Il explique la diarrhée prandiale par l'évacuation brusque de la vésicule biliaire chez des individus dont le tempérament nerveux détermine la vivacité du réflexe gastro-intestinal et dont la diathèse cholémique assure la distension de la vésicule par une grande quantité de bile. Nous croyons que souvent aussi la diarrhée prandiale ou post-prandiale s'explique par le seul nervosisme du malade, par l'impressionnabilité de ses plexus abdominaux, et que le contact des aliments sur la muqueuse gastrique peut suffire à provoquer un brusque réflexe intestinal. Cette diarrhée prandiale serait ainsi analogue à celle qui survient à heure fixe, au moment du lever par exemple. Dans ces cas, *Vichy* ou *Châtel-Gayon*, en favorisant la sécrétion biliaire, *Plombières*, en modérant l'impressionnabilité nerveuse, seront utiles aux malades.

Enfin il existe des diarrhées que l'on peut appeler *toxiques*, et qui sont consécutives à un léger degré d'insuffisance rénale ; elles

1. Linossier, *Archives des Maladies de l'appareil digestif*, 1908, vol. II, n° 3, p. 115.

peuvent disparaître à la suite d'une cure d'*Évian,* dont les eaux n'ont pas d'action irritante sur l'intestin et rétablissent la perméabilité du rein.

D'autres diarrhées paraissent avoir une origine *dyscrasique* ou *diathésique.* Telles sont les diarrhées des goutteux et des diabétiques qui pourront être justiciables de *Plombières,* à moins qu'il n'y ait une indication primordiale de soigner la diathèse dans une station appropriée.

Ceci nous amène à dire un mot de certaines diarrhées que l'on observe chez les *arthritiques.* Ces malades, souvent nerveux, ont parfois une impressionnabilité extrême aux variations de température ; le moindre refroidissement provoque chez eux des flux intestinaux.

On voit aussi des sujets chez qui l'on constate successivement des symptômes articulaires, des accès d'asthme, des poussées eczémateuses, des crises diarrhéiques. Ces manifestations diverses se remplacent les unes les autres. L'apparition d'un eczéma sur quelque partie du corps, ou d'une crise d'asthme, fera parfois disparaître une diarrhée dont le malade souffrait depuis longtemps. Inversement, la diarrhée peut se montrer au moment de la rétrocession de quelque autre manifestation morbide.

Ces diarrhées des arthritiques seront traitées de préférence à *Plombières,* qui modifiera la diathèse au même titre que la manifestation locale. Nous pourrons aussi envoyer certains de ces malades à *Bourbon-Lancy, Néris, Luxeuil.*

Ici, les cures associées rendront de grands services, et tel malade fera avantageusement une cure à *Plombières* suivie d'une cure à *Châtel-Guyon* ; tel autre aura intérêt à faire deux cures successives, à *Vichy* et à *Châtel-Guyon,* par exemple.

Dans l'intervalle des cures thermales, l'eau du *Pestrin* en boisson pourra être recommandée avec avantage aux diarrhéiques.

Entéralgies. — Nous aurons peu de chose à dire sur le traitement des entéralgies, celles-ci étant presque toujours symptomatiques d'une affection intestinale : entérites chroniques, entéro-colite muco-membraneuse, appendicite, etc. ; leur traitement sera donc celui de ces maladies. L'importance qu'elles peuvent prendre chez certains sujets constitue seulement une indication en faveur des eaux à action sédative. Nous insisterons sur la nécessité qu'il y aura parfois à les dépister, en particulier celles qui pourraient être symptomatiques d'une appendicite chronique larvée ou d'un cancer latent.

D'autres fois, les entéralgies peuvent être considérées comme essentielles, sans la moindre relation avec une affection intestinale quelconque. Telles sont celles qui s'observent souvent chez les arthritiques et les névropathes, les premières correspondant à ce que les anciens auteurs désignent sous le nom de « rhumatisme intestinal ».

Les eaux à action sédative doivent alors être recommandées. *Plombières,* en particulier, réclame depuis longtemps et avec raison cette catégorie de malades. Lorsque l'élément nerveux sera très accentué, on aura recours aussi à *Néris*. A défaut de *Plombières* ou de *Néris, Luxeuil, Bains* et *Bagnères-de-Bigorre* pourront aussi être conseillés.

On décrit souvent sous le nom de *dyspepsie intestinale* l'ensemble de ces troubles fonctionnels de l'intestin, plus ou moins associés à des troubles gastriques, hépatiques, nerveux, et à des ptoses viscérales. Les indications que nous avons données pour le traitement de ces symptômes, ainsi que pour celui des entérites, nous dispensera de nous exposer à des redites en revenant sur ces différents points.

IV. — *Entéro-colite muco-membraneuse. Lithiase intestinale.*

L'entéro-colite muco-membraneuse est considérée aujourd'hui par la plupart des auteurs, non comme une entité morbide, mais comme un syndrome morbide. Le terme même d'entéro-colite ne correspond pas du reste exactement à la nature de l'affection

qu'il sert à dénommer, puisqu'il semble préjuger d'un état inflammatoire qui généralement n'existe pas, au moins à l'origine.
Aussi un grand nombre d'autres dénominations ont-elles été proposées : entéro-névrose muco-membraneuse (Lyon), colopathie
mucino-membraneuse (Le Gendre), etc. Nous conserverons cependant le terme d'entéro-colite muco-membraneuse parce qu'il
est le plus généralement admis.

Il existe un tableau clinique correspondant à la majorité des
cas désignés sous le nom d'entéro-colite muco-membraneuse et
dont les traits principaux sont : *l'expulsion prolongée de muco-
membranes* (le seul signe pathognomonique de l'affection), les
douleurs abdominales, les *troubles intestinaux,* constitués le plus
souvent par de la constipation, quelquefois par des alternatives
de constipation et de diarrhée, plus rarement par de la diarrhée
seule. Aux troubles sensitifs et sécrétoires s'ajoutent des troubles
nervo-moteurs et des troubles de nutrition des tissus, et la palpation de l'abdomen permet de constater des ptoses multiples, des
contractures spasmodiques en certains points du gros intestin,
des distensions atoniques en d'autres.

Signalons aussi les associations morbides si nombreuses de l'entéro-colite : troubles gastriques, appendicite, affections hépatiques, rénales, utéro-annexielles, ptoses, troubles réflexes, troubles d'infection et d'auto-intoxication, enfin l'état nerveux spécial
qui plane au-dessus de la série des phénomènes morbides et
donne à la maladie son allure propre.

Suivant la prédominance de tel ou tel de ces symptômes, suivant la marche de l'affection, l'âge des sujets, la fréquence plus
ou moins accentuée des crises aiguës, etc., nous aurons des
formes nombreuses variant à l'infini. Insistons cependant sur la
longueur et la ténacité de l'affection, l'amaigrissement, l'abaissement habituel de la tension artérielle, la déchéance nutritive,
l'asthénie nerveuse qui conduisent parfois les malades à une véritable cachexie.

Bien des théories ont été émises pour expliquer la pathogénie
de l'entéro-colite. Comme nous le savons, le seul signe patho-

gnomonique de l'affection est la présence longtemps constatée des pseudo-membranes dans les garde-robes. Le Pr Roger[1] a minutieusement étudié le mécanisme de la coagulation de la mucine dans l'intestin et a prouvé que cette coagulation était due à un ferment spécial, la mucinase. Il a montré, d'autre part, que la bile, au contraire, possède des propriétés anti-coagulantes, ce qui explique ce fait que le mucus reste liquide dans la partie supérieure de l'intestin grêle et ne se coagule guère que dans le gros intestin.

L'hypersécrétion de mucus peut apparaître, d'après M. Roger, dans les cas les plus disparates, soit qu'on la rencontre au cours d'une infection générale ou locale, d'une intoxication, qu'elle apparaisse au cours d'un trouble fonctionnel du tube digestif, ou qu'elle soit sous la dépendance d'une diathèse ou de la perversion d'une sécrétion glandulaire (hépatique, thyroïdienne, etc.).

C'est ce qui explique le grand nombre de théories pathogéniques de l'entéro-colite : gastrique, hépatique, utéro-ovarienne, thyroïdienne, infectieuse, nerveuse, etc.

Il nous semble toutefois que dans la majorité, sinon dans la totalité des cas d'entéro-colite caractérisée par l'expulsion prolongée de muco-membranes dans les gardes robes, on doive admettre que la cause première de l'affection réside dans un trouble fonctionnel du grand sympathique abdominal. Ce trouble fonctionnel est quelquefois provoqué par une infection, locale ou générale ; mais, le plus souvent, les complications infectieuses sont secondaires.

Le sympathique abdominal peut être troublé dans son fonctionnement par de multiples causes :

Il peut l'être par une cause *centrale* ; le plus souvent il s'agit de troubles fonctionnels : psychopathies diverses, hystérie, neurasthénie, etc. ; parfois d'une affection organique (tabes, paralysie générale, etc.).

Il peut l'être par une cause *locale,* par un réflexe partant d'un

---

1. ROGER, *Alimentation et Digestion*, Masson, 1907.

des organes de la cavité abdominale (estomac, intestin, appendice, foie, rein, utérus et annexes). Le réflexe peut avoir son point de départ dans la muqueuse intestinale : on a pu constater l'entéro-colite dans toutes les affections ou causes d'irritation de l'intestin (réflexe à court-circuit de Mathieu).

Faisons aussi ressortir l'importance du terrain, de la prédisposition. Cette prédisposition dépend d'un trouble de la nutrition générale : on admet habituellement comme facteur indispensable le neuro-arthritisme qui crée l'irritabilité nerveuse et la tendance aux phénomènes congestifs abdominaux.

On aura donc avant tout en vue dans le traitement de l'entéro-colite le traitement de la cause et de l'état général, mais on n'oubliera pas, quelle que soit la pathogénie que l'on adopte, que le syndrome intestinal décrit sous le nom d'entéro-colite prend souvent une importance prépondérante ; que souvent il survit à la cause qui l'a fait naître ; que, de plus, une fois le déclanchement du réflexe produit, une série de troubles surajoutés, tels que congestions, infections secondaires, etc., viennent le compliquer et lui donner une physionomie derrière laquelle peut disparaître l'affection primitive. Il est donc légitime, quelque important que doive être le traitement causal, d'affirmer que l'entéro-colite nécessite et réclame pour elle-même un traitement spécial[1].

*
* *

Nous allons rechercher maintenant quelles sont les stations qui conviennent le plus particulièrement aux malades suivant la forme, la marche, les associations morbides de leur affection et le terrain sur lequel elle se développe.

La *forme commune* de l'entéro-colite est caractérisée surtout par la présence des symptômes locaux (expulsion de muco-membranes, constipation, diarrhée, alternatives de constipation et de diarrhée, douleurs abdominales).

---

1. Fr. Baraduc et Félix Bernard, *L'Entéro-colite observée aux Eaux minérales*, Congrès d'Hydrologie de Venise, octobre 1905.

L'étude de ces symptômes nous inspirera d'abord des considérations variables. Rien à dire au sujet de la production des *muco-membranes* qui ne fournit aucune indication spéciale. Toutes les cures qui exercent une action favorable sur l'entéro-colite ont en effet pour première manifestation la modération et souvent la disparition rapide des troubles sécrétoires.

Les *troubles fonctionnels*, constipation ou diarrhée, contrairement à ce qu'on pourrait penser d'abord sont justement ceux qui mettent le médecin dans le plus grand embarras relativement au choix de la station. C'est que les stations du type *Plombières* ou celles du type *Châtel-Guyon* réclament à la fois les constipés et les diarrhéiques, en raison de l'action favorable et reconnue qu'elles exercent sur ces différents troubles morbides. Force nous est donc d'entrer plus avant dans le vif de la question, et d'étudier les uns après les autres les constipés et les diarrhéiques dans leurs différentes modalités cliniques.

Lorsqu'il s'agira de constipés franchement spasmodiques, on s'adressera aux eaux à action sédative du type *Plombières*, et, par contre, c'est aux stations toniques, du type *Châtel-Guyon*, que devront être envoyés les vrais atones. On doit toutefois reconnaître, ainsi que nous l'avons déjà montré, que la plupart des constipés, même les atones, ont presque toujours un certain degré de spasme, et que spasme et atonie existent bien souvent chez le même malade, soit alternativement, soit concurremment. Le plus fréquemment même, on observera à la fois du spasme du colon descendant et de l'atonie, voire même de la dilatation du colon ascendant.

En dehors des cas extrêmes nettement tranchés, le médecin ne pourra donc se guider d'après les seules réactions intestinales. Cependant ce n'est pas au hasard que la décision sera prise, et si, pour quelques malades, le choix de la station est vraiment difficile, si, dans un certain nombre de cas, on peut et doit recourir à l'association souvent efficace des deux cures, on n'aura dans le plus grand nombre des autres qu'à poursuivre l'examen clinique et à chercher du côté des autres organes, et particulièrement du côté de l'état général, des données qui, cette fois, ne failliront pas et viendront éclairer les indications thérapeutiques.

Les formes diarrhéiques sont rares dans l'entéro-colite, elles sont cependant indiscutables. Elles seront traitées avec succès à *Plombières* si l'hypersécrétion intestinale est plutôt d'origine nerveuse ; *Châtel-Guyon,* au contraire, sera indiqué si la diarrhée est due à une infection gastro-intestinale ou si elle est d'origine hépatique. — En cas d'hésitation, et lorsqu'il sera difficile de déterminer la cause et la nature de la diarrhée, on se guidera sur les autres symptômes et particulièrement sur les réactions de l'état général.

Quant aux formes qui présentent des alternatives de diarrhée et de constipation, elles rentrent cliniquement dans les formes à constipation et sont justiciables des remarques que nous avons faites précédemment et des déductions que nous en avons tirées.

Le troisième grand symptôme intestinal, la *douleur,* nous fournit de précieuses indications. Les formes où elle se manifeste avec intensité et fréquence relèvent des cures sédatives, telles que *Plombières, Néris, Bains, Luxeuil, Bagnères-de-Bigorre.* Chez de tels malades la première indication est de calmer, et même, lorsque chez eux et pour d'autres motifs, une cure de boisson, comme celle de *Châtel-Guyon* ou *Brides,* est indiquée, ils auront un grand avantage à demander d'abord du soulagement à la balnéation sédative.

Les *associations morbides* nous fourniront d'importantes indications.

Les *gastropathies* en particulier accompagnent souvent, sinon toujours, l'entéro-colite muco-membraneuse. On enverra de préférence les hypersthéniques à *Plombières,* les hyposthéniques à *Châtel-Guyon.*

L'*appendicite* liée à l'entéro-colite suivra les indications générales fournies par cette dernière affection : nous étudierons du reste plus loin son traitement hydro-minéral.

Lorsque l'on constatera la présence d'une *affection hépatique,* qu'il y ait relation de cause à effet ou simplement concomitance, on s'adressera de préférence à *Châtel-Guyon*. Si cette affection occupe le premier rang dans la série des phénomènes morbides, on aura le choix entre *Vichy, Châtel-Guyon* et *Brides*.

Les eaux de *Contrexéville, Vittel, Martigny, Évian* seront indiquées dans les cas où domine la *lithiase rénale* ou *l'uricémie*. Ajoutons que les bains de *Plombières* auront une action calmante remarquable sur les symptômes de *cystite* ou de *cystalgie* qui accompagnent parfois l'entéro-colite.

Les affections *utéro-ovariennes* compliquées d'entéro-colite seront traitées avec succès à *Luxeuil*. Dans les formes éréthiques et douloureuses on aura recours à *Plombières, Néris, Saint-Sauveur, Bagnères-de-Bigorre*.

Les eaux de *Châtel-Guyon* et de *Brides* conviennent chez les utérines entéro-colitiques à *métrite congestive*, à gros utérus ou encore chez les malades lymphatiques ou très déprimées.

L'indication dominante sera souvent fournie par l'état du *système nerveux*. Les hypersthéniques iront à *Plombières, Néris*, etc..., les asthéniques à *Châtel-Guyon*. *Néris* trouvera des indications particulières dans les cas de *névrose* caractérisée (épilepsie, chorée, etc.). *La Malou* sera la station de choix des *tabétiques*.

Enfin l'*état général* nous fournira des renseignements de la plus haute valeur. Ce sont surtout les réactions de cet ordre, beaucoup plus que les réactions locales, qui guideront le médecin vers le choix d'une station tonique ou vers celui d'une station sédative.

Aux stations toniques, telles que *Châtel-Guyon*, on enverra plutôt les malades très déprimés, les cachectiques, les torpides, les lymphatiques, alors que doivent être dirigés de préférence sur *Plombières*, les sujets à système nerveux très excitable, en état d'éréthisme général.

Châtel-Guyon, Brides, etc... réclament aussi les intoxiqués, *Plombières* et *Néris*, les véritables arthritiques, les rhumatisants, les douloureux.

Les indications données par l'état général sont si importantes qu'elles peuvent aller à l'encontre de celles que fournira l'examen

de l'intestin. C'est que les réactions locales et générales peuvent
être d'un sens différent. A un système nerveux excitable peut cor-
respondre une insuffisance intestinale. D'autres fois, à un état
général déprimé peut s'associer de l'éréthisme local.

Ceci nous montre que, sauf dans les cas nettement tranchés,
ce ne sont pas les seuls symptômes intestinaux qui peuvent décider de la question ; qu'il faut avant tout se guider sur l'ensemble
des réactions locales et générales. C'est de l'étude de toutes ces
réactions que se dégagera la véritable indication. C'est en regardant plus loin que le symptôme, en voyant le malade, tout le
malade, que le médecin reconnaîtra parmi les différentes stations
celle qui doit le mieux convenir au cas qui lui est soumis.

Quelques exemples cliniques nous serviront à mieux préciser
encore les indications des stations qui sont plus spécialement appropriées au traitement de l'entéro-colite et qui se rattachent
soit au type de *Plombières,* soit au type de *Châtel-Guyon.*

Un malade constipé, à langue sale, dont le foie fonctionne mal
et dont l'intestin est surtout atone, à douleurs intestinales modérées, trouvera à *Châtel-Guyon* la médication qui lui convient.

Voici, au contraire, un autre constipé, mais nerveux, dor-
mant mal, souffrant de douleurs abdominales vives, parfois aussi
de manifestations articulaires, avec spasmes intestinaux accentués. Chez lui, *Plombières* donnera les meilleurs résultats.

Soit deux malades présentant des symptômes intestinaux communs, un mélange de spasme et d'atonie, un état d'intoxication moyen, de la constipation ou des alternatives de constipation et de diarrhée. *Plombières* conviendra à celui qui sera un
nerveux excitable ou un rhumatisant, alors que l'autre, déprimé,
anémié, à échanges amoindris trouvera plus de bénéfice à une
cure de *Châtel-Guyon.*

Une femme obèse, pléthorique, à l'âge de la ménopause, avec
quelques accidents d'obstruction intestinale, avec des irrégularités
menstruelles, sera plutôt envoyée à *Châtel-Guyon* ou à une station similaire, *Brides,* par exemple.

Une femme maigre, nerveuse, souffrant de douleurs intestinales et utéro-annexielles, avec des symptômes d'aménorrhée ou de dysménorrhée sera justiciable de *Plombières*.

Prenons une malade nerveuse diarrhéique, psychopathe, nous l'enverrons à *Plombières*. Par contre, c'est *Châtel-Guyon* qui conviendra à un sujet diarrhéique, cholémique, avec symptômes d'infection gastro-intestinale.

Un enfant lymphatique, mou, constipé, ou présentant des alternatives de diarrhée et de constipation, profondément intoxiqué, sur le chemin du rachitisme, sera souvent transformé par une cure de *Châtel-Guyon*.

Un autre enfant nerveux, maigre, excitable, de souche neuro-arthritique, avec les mêmes désordres intestinaux, sera envoyé à *Plombières*.

Dans nombre de cas cependant, les types ne seront pas aussi tranchés et l'indication sera moins précise ; dans d'autres, on se trouvera en présence de malades particulièrement complexes, chez lesquels une seule cure, même bien choisie, ne pourra répondre aux différentes indications : c'est alors qu'on devra recourir aux *cures associées*.

Celles-ci, qui sont d'une pratique courante en Allemagne, trouveront ici de multiples indications. C'est ainsi qu'on pourra soigner les symptômes intestinaux de l'entéro-colite dans une station appropriée et les associations morbides dans une autre. Le graveleux fera avec avantage une cure à *Châtel-Guyon* ou à *Plombières*, suivie d'une cure de diurèse à *Vittel*, *Contrexeville*, *Martigny* ou *Évian*.

De même, un hépatique ayant des accidents d'entéro-colite, associera une cure de *Vichy* à celle de *Châtel-Guyon* ou de *Plombières*.

Enfin *Châtel-Guyon* et *Plombières*, comme nous l'avons déjà fait pressentir, pourront dans beaucoup de cas se prêter un mutuel appui

Le malade nerveux, souffrant de douleurs abdominales, mais ayant en même temps des troubles d'infection intestinale et d'insuffisance hépatique, se trouvera bien d'une cure de bains à *Plombières*, suivie d'une cure de boisson à *Châtel-Guyon*. .

Le malade constipé, atone, pléthorique, et en même temps rhumatisant avéré fera, avec succès, deux cures successives, l'une à *Châtel-Guyon,* l'autre à *Plombières.* On pourrait multiplier les exemples.

Lithiase intestinale. — La lithiase intestinale, caractérisée par l'élimination de sable et de graviers dans les matières fécales, est presque toujours fonction d'entéro-colite muco-membraneuse. Le traitement hydro-minéral de l'entéro-colite lui sera donc de tout point applicable. Toutefois, nous devons signaler l'opinion des auteurs, Dieulafoy et Bouloumié, entre autres, qui en font une manifestation de la diathèse goutteuse au même titre que les manifestations articulaires ou lithiasiques, rénale ou biliaire. Si donc, chez ces malades, on pensait devoir traiter, en même temps que le symptôme local, l'état général diathésique, on pourrait les envoyer aux eaux appropriées de *Vichy,* de *Vittel,* ou encore recourir ici aux cures associées et, par exemple, prescrire, lorsqu'il y aurait lieu de modifier la constitution arthritique et goutteuse *Vittel, Vichy, Contrexeville, Évian,* après *Châtel-Guyon, Brides* ou *Plombières.*

V. — *Entérites chroniques.*

En dehors de l'entéro-colite muco-membraneuse, sur laquelle nous nous sommes longuement étendus, et en exceptant la tuberculose intestinale, les entérites chroniques sont assez mal différenciées.

Ce que nous avons dit d'ailleurs de l'entéro-colite muco-membraneuse, nous dispensera d'entrer dans de longs détails de thérapeutique hydro-minérale. Cependant, les entérites chroniques doivent en être séparées. Elles ne sont plus, comme l'entéro-colite muco-membraneuse, un trouble fonctionnel intestinal, elles reconnaissent au contraire une origine inflammatoire, de cause infectieuse ou toxique, et ne sont le plus souvent que des conséquences des entérites aiguës. Et c'est justement et seulement lorsqu'elles passent de l'état aigu à l'état chonique que ces affections sont justiciables de la thérapeutique hydro-minérale.

Si elles peuvent alors revêtir le même type clinique que l'entéro-colite muco-membraneuse, qui n'en serait que le reliquat, si elles évoluent sur le même terrain neuro-arthritique, toutefois elles s'en distinguent par leur cause qui les rend sujettes à des retours aigus de même nature, et aussi par leur caractère inflammatoire qui imprime aux tuniques intestinales des modifications plus ou moins profondes.

Nous ne pouvons entrer dans les détails bactériologiques et anatomo-pathologiques dont nous ne pourrions d'ailleurs tirer, dans l'état actuel de la question, aucune déduction intéressant la clinique thermale. Il est seulement évident que la thérapeutique spéciale que nous avons en vue aura d'autant plus de chances de réussir que les lésions anatomiques de la muqueuse seront moins accentuées.

L'entérite chronique, maladie inflammatoire, se caractérise par des douleurs intestinales habituelles ou paroxystiques, par des troubles fonctionnels qui sont le plus souvent de la diarrhée, quelquefois des alternatives de diarrhée ou de constipation, et enfin, par un état d'intoxication et de dénutrition plus ou moins avancé.

Cliniquement et pratiquement nous pouvons reconnaître trois types d'entérite chronique :

1° *L'entérite chronique des enfants* ;

2° *L'entérite chronique des adultes* ;

3° *L'entérite chronique des coloniaux.*

*
* *

Entérite chronique infantile. — Il s'agit habituellement d'un enfant qui a souffert d'une entérite aiguë. L'alimentation est toujours très difficile, l'intolérance pour le lait et les œufs est plus ou moins complète, les troubles reparaissent dès qu'on s'écarte d'un régime sévère. Ces troubles sont le plus souvent de la diarrhée accompagnée de coliques. Les selles ne sont pas très fréquentes, 2 à 3 par jour, bilieuses, mousseuses ou muqueuses, parfois san guinolentes. La température est presque constamment élevée, et reste le soir entre 37°,8 et 38°,5. L'enfant est pâle, chétif, nerveux, amaigri, avec les chairs molles ; il marche difficilement et péniblement. Le ventre est gros et tympanisé, la langue est dépouillée, sèche, avec un piqueté rouge sur un fond blanchâtre. L'haleine est caractéristique de la présence de l'acétone, et par fois même on assiste à de véritables crises de vomissements cycliques ; les éruptions sont fréquentes et très variées. Enfin les symptômes d'intoxication sont complétés et aggravés par l'apparition des premiers signes du rachitisme, ou par les manifestations de l'atrophie infantile.

Très fréquemment, sur cet état chronique viennent se greffer des poussées aiguës extrêmemement violentes, avec fièvre élevée, diarrhée très abondante, le plus souvent précédée d'une période de constipation.

Chez un tel enfant, les régimes les plus sévères ont habituellement échoué, l'état chronique persiste, les crises aiguës reviennent avec une fréquence désespérante, l'intoxication s'aggrave. C'est alors que les cures thermales, entreprises à temps, vont produire une véritable transformation.

Si les troubles d'intoxication et de déminéralisation dominent, c'est *Châtel-Guyon* qui sera indiqué. Ces eaux n'agiront pas seulement sur les phénomènes intestinaux et hépatiques, elles auront en outre une action générale modificatrice de la nutrition, reminéralisante et tonique.

Plombières conviendra plutôt aux enfants nerveux, à douleurs vives, à spasmes prédominants, à ceux qui sont de souche nettement arthritique.

Brides-Salins-Moutiers sera la station de choix pour les lymphatiques, les adénoïdiens, pour ceux chez qui les troubles rachitiques sont trop accentués pour guérir parallèlement à l'entérite.

Enfin *Néris* peut être indiqué chez les entéritiques qui présen-

tent de véritables névroses (chorée, épilepsie, hystérie), et chez
ceux dont l'hérédité nerveuse est particulièrement chargée.

Les enfants supportent admirablement les cures thermales.
Elles donnent chez eux les résultats les meilleurs et les plus complets, à la condition d'être précoces, pouvant être entreprises à
tout âge. Chez eux il faut, croyons-nous, user beaucoup des bains,
bains toniques de *Châtel-Guyon* ou de *Brides-Salins*, bains sédatifs de *Plombières* ou de *Néris*. — Les irrigations convenablement
données, et bien supportées, donnent aussi chez eux de très
bons résultats, et préviennent souvent à temps les crises d'infection aiguë.

Entérites chroniques de l'adulte. — L'entérite chronique de
l'adulte reconnaît des origines très diverses. Nous devons d'abord
mettre à part les entérites des brightiques, des cardiaques, des diabétiques, des saturnins, des alcooliques, qui reconnaissent une
étiologie bien spéciale, et relèvent d'un traitement particulier
s'adressant d'abord à la cause elle-même. Parfois cependant, chez
les diabétiques, les saturnins, les alcooliques, lorsque la maladie
générale est en voie d'amélioration, que la cause d'intoxication a
été supprimée, si les phénomènes intestinaux persistent, souvent
parce qu'ils se sont développés sur un terrain préparé, les cures
convenablement et opportunément employées peuvent rendre
des services.

Nous n'insisterons pas non plus sur ces inflammations intestinales, légères d'ailleurs, des gastropathes, sur lesquelles le
Pr Hayem[1] a si justement appelé l'attention, et que Lyon[2]
décrit sous le nom d' « *Entérites des dyspeptiques* ». Les malades,
qui sont atteints de cette forme de diarrhée, sont surtout justiciables d'un traitement gastrique. Cependant si les troubles
intestinaux prédominent, ils auront avantage à s'adresser aux
stations intestinales, à celles surtout qui pourront exercer une

---

1. *Société de thérapeutique* (Mars 1902).
2. *Clinique thérapeutique*. MASSON (1908).

action parallèle sur l'état de leur estomac. C'est ainsi que les hyposthéniques iront à *Châtel-Guyon,* et les hypersthéniques à *Plombières.*

Mais les entérites de l'adulte qui doivent surtout attirer notre attention sont celles qui s'installent après une entérite aiguë, que celle-ci soit d'origine infectieuse, coli-bacillaire, éberthienne, grippale surtout, ou qu'elle succède à une intoxication passagère, hydrargyrique ou arsenicale par exemple, ou qu'elle soit chronique d'emblée, comme cela se voit parfois chez les neuro-arthritiques prédisposés, ou surtout chez les anciens constipés, qui ont abusé des laxatifs irritants, dont l'usage est malheureusement trop répandu aujourd'hui.

S'il y a eu des accidents aigus, ceux-ci, après un temps variable, se sont calmés, mais le malade reste un intestinal. Il a de la diarrhée fréquente, parfois de la lienterie, des coliques, le ventre est gros, tympanisé, ou présente l'aspect d'un ballon dégonflé avec des veines apparentes. L'intestin, particulièrement le cœcum, est atone, dilaté, et donne la sensation de gargouillements. Dans d'autres cas existe nettement la corde colique. Le foie est plus ou moins touché, surtout lorsque l'affection a déjà quelque durée. Le teint est plombé, la langue sèche, le subictère n'est pas rare, les éruptions, furonculeuses ou autres, fréquentes. L'amaigrissement est considérable, d'autant plus que le malade a de lui-même restreint son alimentation par crainte de la diarrhée. Ces malades sont des neuro-arthritiques, et chez eux les phénomènes nerveux existent toujours à un degré marqué. Ils arrivent souvent à être de véritables psychopathes, entretenant et cultivant leur maladie, par une alimentation défectueuse et insuffisante, et par l'abus des opiacés.

Lorsque les altérations de la muqueuse ne sont pas encore trop prononcées, lorsque celle-ci est encore capable de se reformer, les entéritiques chroniques retirent d'excellents résultats des traitements thermaux.

L'affaiblissement, l'état avancé de dénutrition, font que ces malades retirent bien souvent un réel bénéfice de la médication générale tonique. Max Durand-Fardel signalait déjà l'amélioration qu'ils trouvent dans l'emploi des eaux ferrugineuses lorsqu'ils peuvent les supporter. A ce titre donc les eaux du type *Châtel-Guyon* leur conviendront particulièrement, tant à cause de leur action générale que de leur effet local de régulation et de désinfection intestinale, et de décongestion hépatique.

Lorsque leur système nerveux est en état d'hypersthénie, que l'intestin spasmé est très douloureux, ou encore lorsque leur muqueuse digestive, enflammée et très excitable ne supporte aucune eau minérale en boisson, les bains sédatifs du type *Plombières* leur rendront de très grands services, et leur procureront d'abord le soulagement cherché. Ils auront particulièrement une action manifeste sur ces intestins épaissis, parcheminés, des vieux entéritiques ; et les étuves naturelles de cette même station pourront avoir raison de diarrhées, rebelles à toute autre thérapeutique.

Les eaux légèrement sulfatées sodiques, et en même temps toniques de *Brides*, administrées à très petites doses fractionnées, pourront être aussi indiquées, particulièrement lorsqu'il y aura de l'infection intestinale et de la congestion hépatique.

Entérites des coloniaux. — Le colonial est bien souvent atteint dans son fonctionnement intestinal. On peut dire qu'il est presque toujours soit un constipé, soit un diarrhéique. Même s'il n'apporte pas d'Europe la prédisposition à ces troubles fonctionnels, les modifications climatériques et une mauvaise hygiène suffisent à les développer. A ce titre déjà, le colonial est donc justiciable de cures intestinales où il devra venir se refaire le bon intestin qui lui est indispensable pour supporter ses nouvelles conditions d'existence, et lutter contre les infections diverses qui le plus souvent retentissent sur son tube digestif, et vont faire de lui un entéritique chronique. Trois grandes infections se retrouvent à l'origine des entérites des coloniaux, la *diarrhée de Cochinchine, les dysenteries, le paludisme.* — Ces infections laissent à leur suite des troubles intestinaux qui peuvent revêtir le type clinique du syndrome de l'entérite muco-membraneuse. Il en est ainsi particulièrement pour l'entérite paludéenne et l'entérite non différenciée que les Hollandais nomment « le sprue ».

Mais bien souvent aussi, s'installe une entérite chronique, conséquence de l'inflammation primitive, et qui se différencie de l'entéro-colite même. On assiste alors à l'évolution de ces affections si spéciales, mais en même temps si peu différenciables entre elles, que certains auteurs ont créé pour elles le nom général de « *colonialites* ».

Le type clinique est en général caractéristique. Le malade, très amaigri, a le teint terreux, parfois subictérique, les pommettes saillantes, les yeux brillants ; le ventre est gros et ballonné, et si, dans les suites de *dysenteries,* on sent habituellement l'S iliaque induré et douloureux, le plus souvent dans les *cochinchinites,* l'intestin est dilaté et présente par place des gargouillements. Habituellement, il existe de la diarrhée avec selles parfois très fréquentes, jaunes bilieuses, striées de sang, ou ayant quelquefois l'apparence d'une purée claire et grisâtre.

Le foie est à peu près toujours touché, petit et rétracté dans les suites de diarrhées, congestionné, souvent très gros dans les suites de dysenterie ; la dénutrition est très prononcée, et le malade marche souvent vers une cachexie prochaine.

Ce qu'il y a surtout de particulier dans ce tableau clinique, ce qui imprime avant tout à ces malades un aspect spécial, ce sont, d'une part, les troubles hépatiques qui prennent là une importance beaucoup plus grande que dans les entérites chroniques de nos pays, et, d'autre part, la profonde anémie dont ils sont atteints, anémie essentielle ou anémie paludéenne.

Les cures hydro-minérales seront donc indiquées chez les entéritiques coloniaux à plusieurs points de vue. Elles seront d'abord nécessaires en leur procurant le changement de climat indispensable à leur rétablissement, le séjour dans un pays sain, où ils pourront se reposer dans de bonnes conditions hygiéniques et s'astreindre à la diététique qui leur est nécessaire.

Par son climat de moyenne altitude, comme par ses eaux toniques, *Châtel-Guyon* convient particulièrement à ces malades anémiés et déprimés, et sera plus spécialement indiqué dans les suites de cochinchinites avec intestin atone et foie torpide.

Si les coloniaux ont souvent besoin d'un traitement tonique, il en existe aussi parmi eux qui sont des nerveux, rendus plus excitables par le climat où ils ont séjourné et les conditions où ils ont vécu. Ces malades-là dorment mal, s'énervent facilement, souffrent de leur intestin, et chez eux ce sont les bains sédatifs de *Plombières* qui répondent le mieux à leur état. On y traitera surtout avec succès les dysentériques chroniques dont le côlon descendant est induré et forme dans la fosse illiaque une vraie corde souvent très douloureuse.

Brides sera indiqué dans les cas de congestion hépatique et splénique marquée. *Vichy* réclamera à juste titre ces mêmes malades, et plus particulièrement encore les paludéens. Enfin, *Amélie-les-Bains,* grâce à son climat et aux eaux alcalines voisines *du Boulou,* leur rendra également de très grands services. La différence d'altitude et de climat de ces trois stations constituera le meilleur élément qui puisse guider le choix du médecin lorsqu'il s'agit des coloniaux. *Le Boulou* sera spécialement indiqué en hiver, et lorsqu'il s'agit de procéder d'abord à un réacclimatement.

Mais quelle que soit la station choisie, si on veut en obtenir de bons résultats, il faut exiger des coloniaux des cures prolongées, interrompues au besoin par une période de repos. Il faut songer qu'habituellement ces malades ne peuvent revenir en France que tous les trois, quatre ou cinq ans, et que d'autre part ils sont profondément touchés. Les cures longues de 30 à 50 jours seront donc nécessaires. Souvent même, ces malades feront utilement deux cures dans la même année, et iront passer avec avantage la période intermédiaire dans la station d'altitude qui leur conviendra.

VI. — *Typhlites et Sigmoïdites.*

L'inflammation peut se cantonner dans quelques points parti-

culiers du gros intestin. Ces colites localisées, le plus souvent
dues à la coprostase, se rencontrent au niveau du cœcum ou de
l'anse sigmoïde et donnent naissance à deux affections, rares d'ailleurs, la *typhlite* et la *sigmoïdite*. Elles ne sont qu'exceptionnellement chroniques d'emblée, alors que les formes aiguës, parfois
très graves peuvent être observées. Nous ne nous occuperons
bien entendu ni de la *typhlite* aiguë, ni de la *sigmoïdite* aiguë.
Mais ces deux affections peuvent passer à l'état chronique, ou
laisser des reliquats qu'il est important de traiter. Même lorsqu'il
y a eu suppuration, que l'abcès a été ouvert chirurgicalement
ou spontanément, on peut voir persister au niveau de ces por-
tions limitées du côlon une inflammation chronique, caractérisée
par la présence d'un boudin induré et douloureux et accompa
gnée de troubles fonctionnels, le plus souvent de constipation.
Les traitements thermaux nous fournissent alors de précieuses
ressources, soit que nous cherchions par la cure de *Châtel-Guyon*
à modifier la motricité et les sécrétions de l'intestin et à le désinfecter, soit que nous ayons recours à la balnéation de *Plombières*
pour calmer les phénomènes douloureux et agir sur les adhérences et les exsudats, séquelle de la phase aiguë.

Faisons observer que la cure thermale ne doit être entreprise
que lorsqu'on a la certitude que tout phénomène aigu est éteint.

L'entéro-colite muco-membraneuse accompagne souvent ces
entérites localisées, comme elle accompagne l'appendicite, et
nous n'avons alors qu'à nous reporter au traitement hydro-minéral de cette affection.

VII. — *Appendicites*.

L'étude que nous allons faire des ressources que la thérapeutique hydro-minérale offre aux appendiculaires doit être pleine
de réserves, sinon il paraîtrait avec raison présomptueux de vouloir les traiter aux eaux minérales, alors que médecins et chirurgiens sont d'accord pour déclarer que l'intervention chirur-

gicale est le seul traitement à opposer aux inflammations aiguës ou chroniques de l'appendice.

Nous devons donc d'abord déclarer que dans nombre de cas le traitement hydro-minéral sera contre-indiqué, que dans beaucoup d'autres il ne jouera qu'un rôle secondaire, et ne sera le plus souvent, comme le traitement médical lui-même dont il fait partie, qu'un traitement d'attente.

Mais, ces réserves faites, on ne peut nier qu'une cure thermale ne puisse rendre les plus grands services dans nombre de cas, soit qu'associée à un traitement médical rigoureux elle évite aux malades l'opération, soit qu'elle prépare l'intervention en améliorant les fonctions digestives et l'état général, soit que, l'opération effectuée, elle en consolide les résultats. Il est donc légitime d'essayer d'indiquer quels bénéfices les appendiculaires peuvent retirer des eaux minérales. N'oubliant pas les résultats qu'on est en droit d'en attendre chez ceux qui n'étant pas encore des appendiculaires sont souvent appelés à le devenir, nous étudierons d'abord le *traitement prophylactique,* puis nous passerons successivement aux *appendicites refroidies,* aux *appendicites chroniques* et aux *appendicites opérées.*

Prophylaxie. — Si l'appendicite n'est qu'une infection, si elle apparaît souvent en dehors de tout état pathologique qui puisse avoir de près ou de loin des rapports avec elle, il n'est pas douteux cependant que certaines affections y prédisposent, et que ces affections sont justement de celles qui peuvent le plus bénéficier de la thérapeutique hydro-minérale. Associée aux prescriptions hygiéniques, à une diététique convenable, la cure thermale appropriée peut jouer dans la prophylaxie de certaines appendicites un rôle primordial.

Nous n'envisagerons, bien entendu, parmi les causes prédisposantes de l'appendicite, que celles qui peuvent être justiciables d'un traitement thermal. Au premier rang, nous trouvons la *constipation* et les *entérites chroniques.* L'influence de la constipation habituelle, de la stase stercorale qu'elle entraîne, ne nous paraît pas douleuse ; celle des entérites chroniques a été, et est encore, plus discutée.

Cependant, la plupart des auteurs, contrairement à l'opinion du Pr Dieulafoy, admettent maintenant les relations fréquentes entre les troubles intestinaux et l'appendicite. Dès 1891, Jules Simon les signalait comme précurseurs de l'appendicite infantile. Depuis, Laveran, Lucas-Championnière, Poncet, Reclus à l'Académie de médecine, Walther, Brun, Jalaguier, Broca, Reclus à la Société de Chirurgie, Mathieu, Talamon, Le Gendre à la Société médicale des hôpitaux, ont signalé des cas où l'appendicite était la conséquence des troubles intestinaux. Pour nous, nous pensons que les entérites inflammatoires se compliquent parfois d'appendicite par propagation de lésions ulcéreuses ou catarrhales, et que l'entérite muco-membraneuse, parce que se rencontrent chez elle tous les éléments nécessaires à l'inflammation de l'appendice, s'accompagne, au bout d'un temps plus ou moins long, et dans 6 à 7 pour 100 des cas, de manifestations appendiculaires. Nous reviendrons sur ce sujet à propos de l'appendicite chronique, mais retenons seulement dès à présent l'importance des troubles intestinaux dans la genèse de l'appendicite et la nécessité qu'il y a à s'adresser aux cures thermales appropriées pour prévenir cette complication dans la mesure du possible.

Ces cures seront aussi indiquées à titre prophylactique, lorsqu'après une maladie infectieuse aiguë, grippe, fièvre typhoïde, rougeole, dont on connaît l'importance dans l'étiologie de l'entérite et de l'appendicite, on constatera la persistance des troubles intestinaux.

Les troubles gastriques sont fréquemment notés à l'origine de l'appendicite ; signalons en particulier l'influence qu'exerce, d'après le Pr Albert Robin, l'*hypersthénie gastrique*. On ne négligera donc pas de les traiter, non plus que les *états cholémiques*, la *lithiase biliaire*, l'*angio-cholécystite*, qui entraînant une infection permanente des voies digestives, créent une prédisposition à l'appendicite.

Tous ces malades, constipés, entéritiques, dyspeptiques, hépatiques, exposés à l'infection appendiculaire, seront donc envoyés aux cures appropriées, et nous n'avons pas à ce sujet à revenir sur les indications que nous avons données dans les chapitres relatifs à ces affections.

Notons seulement que cette prophylaxie aura d'autant plus d'importance, qu'il s'agira de sujets jeunes, c'est-à-dire plus directement et plus gravement menacés.

Appendicites refroidies. — Si nous passons maintenant aux appendicites déclarées, nous devrons envisager séparément *les appendicites refroidies* et *les appendicites chroniques.*

Pour l'appendicite refroidie, la doctrine actuelle, aussi bien des médecins que des chirurgiens, est formelle : tout appendice, dont l'inflammation a été dûment constatée, même alors qu'il ne reste plus de trace de cette inflammation, doit être enlevé. Cependant il y a loin de cette doctrine absolue à la pratique véritable ; toutes les appendicites refroidies ne sont pas forcément vouées à l'opération chirurgicale ; que ce soit par la volonté du médecin, ou par celle du malade, un certain nombre y échappe, et guérit soit spontanément, soit avec l'aide d'un traitement médical, dont le traitement hydro-minéral constitue la partie la plus importante.

Puisque, dans la pratique, toute appendicite refroidie n'est pas forcément un jour ou l'autre opérée, et puisqu'il existe de fait un traitement hydro-minéral de cette affection, nous sommes autorisés à chercher dans quels cas celui-ci peut être tenté. Nous serons obligés, pour cela, d'envisager les malades plutôt que la maladie elle-même, puisque aussi bien, il n'existe pas de criterium clinique qui permette de juger dans tous les cas de l'évolution ultérieure d'une appendicite refroidie.

Les cures thermales ne nous paraissent franchement indiquées que dans un seul cas : celui où, *après une crise unique, toute trace apparente d'inflammation a disparu et où il existe seulement de la douleur provoquée au point de Mac-Burney et des troubles fonctionnels, constipation ou diarrhée.*

C'est justement dans ce cas qu'il est le plus difficile de faire accepter l'intervention chirurgicale au malade, et souvent aussi au médecin. N'est-il pas logique de tenter alors de demander la guérison au traitement hydro-minéral? Et de fait, celui-ci appliqué, concurremment avec une diététique convenable, compte, dans des cas semblables, de très nombreux succès, soit à *Plombières*, soit à *Châtel-Guyon.*

En dehors de ces cas, le traitement hydro-minéral, lorsqu'il est appliqué, ne peut-être qu'un *traitement d'attente,* et on ne doit y avoir recours que lorsque le traitement chirurgical a été différé ou lorsqu'il ne peut être appliqué immédiatement, soit par suite de complications, soit à cause du mauvais état général du malade.

Les cures thermales seront seulement formellement contre-indiquées, lorsqu'une crise, même unique, mais grave, aura laissé dans la fosse iliaque des reliquats mal éteints, lorsqu'on se trouvera en présence de ces formes où le plastron persiste, où l'appendice baigne dans un magma, qui ne demande qu'à se réenflammer. Chez de tels malades, on ne saurait s'entourer de trop de précautions, pour arriver à opérer dans la période de plus grand refroidissement. La cure sera aussi contre-indiquée lorsque les crises, même d'intensité moyenne, se répètent, se rapprochent, souvent en s'aggravant.

Mais, ces cas mis à part, il ne peut y avoir aucun inconvénient, à faire dans les autres, comme dans celui de crise unique sans reliquats postérieurs, un traitement thermal, à la condition que ce traitement soit très prudent, très surveillé, et à la condition qu'il ne soit considéré que comme un traitement d'attente.

S'il s'agit de relever l'état général, de désinfecter l'intestin, de remédier à l'insuffisance hépatique, on s'adressera de préférence à *Châtel-Guyon.* S'il faut combattre des phénomènes douloureux, chercher à atténuer l'inflammation locale, *Plombières* sera le traitement de choix. *Vichy* sera indiqué dans les cas d'infection biliaire, de lithiase ; et *Luxeuil,* lorsqu'il existera des troubles utéro-annexiels concomitants. Le traitement thermal peut, même

Clinique hydrologique..   27

dans ces cas, constituer une excellente préparation à l'acte opératoire, en améliorant les fonctions digestives ou hépatiques, en relevant l'état général, en diminuant les phénomènes inflammatoires.

Il peut donc ainsi être indiqué d'envoyer aux eaux minérales les malades en imminence d'intervention. Quelquefois même on aura l'heureuse surprise de la trouver inutile après une cure thermale, qui en principe n'était destinée qu'à mieux préparer le sujet à l'acte opératoire.

Mais quoi qu'il en soit, que le traitement hydro-minéral soit indiqué, qu'il ne soit considéré que comme un traitement d'attente ou de préparation, il doit toujours être prudemment conduit. Il faut se garder chez les appendiculaires de toute manœuvre qui risquerait d'être intempestive, proscrire les massages, les grandes irrigations, ne pas laisser s'installer la constipation, si fréquente pendant la cure thermale, surveiller et régler de très près l'hygiène et le régime. C'est à ces conditions seulement que la cure ne provoquera pas de retours à l'état aigu, et qu'elle donnera la guérison dans les cas, plus nombreux qu'on ne croit, où elle peut être obtenue.

Enfin, que la cure soit indiquée ou seulement tentée, on doit renoncer à la renouveler, si les résultats n'ont pas été entièrement satisfaisants. Si, après une première cure, les douleurs ont persisté, ou ont reparu, si surtout une crise nouvelle est survenue, on doit insister auprès du malade pour lui montrer la nécessité de l'intervention chirurgicale et les dangers que lui feraient courir de plus longs atermoiements.

Nous venons d'envisager des cas nets d'appendicite, où le diagnostic ne peut faire de doutes, et nous avons montré combien là sont restreintes les indications thermales, et avec quelle modération les cures doivent être appliquées ou poursuivies. Mais à côté de ces cas, il y en a d'autres, où le diagnostic reste incertain, et où il est bien difficile de savoir si on a eu affaire à une crise d'appendicite véritable ou à une crise de typhlo-colite. L'existence antérieure de troubles entéro-colitiques, la présence de

points douloureux ailleurs que dans la région cœco-appendicu-
laire, la constatation de glaires dans les selles, tout cela peut
faire douter de la réalité d'une véritable infection appendiculaire
surajoutée, lorsque les symptômes qui lui sont propres ont été
eux-mêmes très atténués. Ces cas sont éminemment justiciables
de la thérapeutique hydro-minérale, et la cure sera celle de l'entéro-colite. Celle-ci sera renouvelée au besoin, si le diagnostic
s'affirme dans le sens de la typhlo-colite ; si au contraire, une
nouvelle crise, la persistance des symptômes appendiculaires
viennent la trancher dans un autre sens, on n'hésitera pas plus
longtemps à conseiller l'intervention chirurgicale.

Appendicites chroniques. — Les malades que nous allons
maintenant étudier ne sont pas ceux chez lesquels existe un reliquat, même ancien, d'une crise aiguë. Ils n'ont pas eu de crise
aiguë, ils n'en auront peut-être jamais, mais ils souffrent de toute
une série de maux dont l'origine doit être rapportée à une inflammation chronique de l'appendice.

Ce sont des dyspeptiques, des constipés ou des diarrhéiques
chroniques, des entéro-colitiques, des cholémiques, des lithiasiques, des neurasthéniques. Enfants, ils ont des crises de vomissements cycliques, se développent mal, et présentent souvent des
accidents nerveux graves. Il est habituellement très difficile de
dépister une appendicite chronique, plus ou moins larvée, sous
des troubles si divers. Mais le médecin averti devra y penser,
lorsque aucun traitement ni régime n'est venu à bout de ces
troubles ; lorsqu'il existe une douleur au point de Mac-Burney,
douleur provoquée ou spontanée, constante ou paroxystique, exagérée après un repas, une fatigue, au moment des règles ;
lorsque l'apparition de cette douleur est accompagnée de nausées
caractéristiques, et que l'on constate fréquemment des élévations
de température légères et sans cause apparente.

L'histoire de ces malades est relativement récente, et cependant elle est déjà longue. Il n'entre pas dans notre sujet, quelque
importance qu'elle ait, de la reproduire ici ; nous renvoyons pour

cela aux traités de pathologie, où l'on trouvera résumés tous les mémoires auxquels elle a donné lieu, toutes les remarquables observations versées au débat par Walther, Siredey, Brun, Jalaguier, Guinard, Comby, Reclus, Soupault et Jouaust, Longuet, Lyon, Foucaud et Salignat, etc... Nous chercherons seulement à préciser quelles sont les indications thermales chez les appendiculaires chroniques.

Les appendicites chroniques relèvent de lésions variables qui vont de la simple folliculite hypertrophique jusqu'à la sclérose, et même à l'ulcération. Souvent des adhérences, des brides épiploïques viennent expliquer les phénomènes douloureux qui se produisent à distance ; fréquemment enfin, on se trouve en présence d'anomalies du vermium, excès de longueur, coudure, irrégularités de calibre.

Il est bien certain que, lorsqu'il s'agit de ces appendices sérieusement atteints, entourés d'adhérences ou de ces malformations anatomiques, seule l'intervention chirurgicale guérira ces malades, et c'est en effet à elle qu'il ne faut pas hésiter le plus souvent à avoir recours. Si, en effet, la cure thermale présente dans ces cas moins de contre-indications que dans l'appendicite refroidie, si en cas de diagnostic hésitant, elle peut être tentée sans inconvénient, on doit reconnaître qu'elle donnera moins de guérisons complètes que dans certaines formes d'appendicite aiguë à crise unique, que nous avons envisagées plus haut.

Bien souvent il est impossible de préjuger d'avance de l'état de l'appendice, et de savoir si on se trouve sûrement en présence de ces lésions, ou de ces malformations, qui ne sont évidemment justiciables que de l'intervention. Cependant, dans deux catégories de malades, il y a tout lieu de supposer qu'il ne s'agit que de folliculite légère, parfaitement curable par la médication thermale appropriée.

Dans la première, nous aurons affaire à des constipés habituels, le plus souvent à des jeunes filles ou à des femmes présentant un état plus ou moins congestif du petit bassin, et chez lesquelles la constipation et une mauvaise circulation abdominale entretiennent un état congestif de l'appendice. A vrai dire, il s'agit plutôt chez de tels malades de réactions appendiculaires que d'appendicite chronique véritable. Habituellement le traitement thermal donne d'excellents résultats dans ces cas, qui ne sont guère justiciables de l'intervention. La régularisation de l'intestin, la décongestion de l'abdomen suffisent pour amener du côté de l'appendice une amélioration parallèle. Ces malades sont extrêmement nombreux, et ce sont ceux qui donnent de brillants succès à *Plombières* ou à *Châtel-Guyon* : à *Plombières,* lorsque la constipation est plutôt spasmodique et évolue sur un terrain nettement arthritique, à *Châtel-Guyon* dans tous les cas d'atonie vraie ou mélangée de spasme, lorsqu'il y a des phénomènes d'intoxication et de la congestion des organes du petit bassin. — Si les troubles utéro-ovariens sont plus accentués, *Luxeuil* ou *Néris* donneront d'excellents résultats.

La seconde catégorie, très importante, surtout relativement aux nombreuses discussions dont elle a été l'objet, comprend les appendicites qui viennent compliquer l'entéro-colite. A propos de la prophylaxie, nous avons déjà signalé ces appendicites qui surviennent dans 6 à 7 pour 100 des cas chez les entéro-colitiques[1]. Nous devons faire remarquer qu'il ne s'agit le plus souvent, comme Beurnier[2] l'avait montré le premier, que d'appendicite à symptômes atténués, ne présentant habituellement que des lésions de folliculite chronique, et ne marchant pour ainsi dire jamais vers la perforation. Ces altérations doivent-elles être considérées comme de l'appendicite véritable, ou doivent-elles en être différenciées comme le veut le Pr Dieulafoy? On comprend qu'il s'agit là surtout d'une question de mots. Cependant si les symptômes d'entéro-colite dominent la scène, ces malades se plaignent souvent et particulièrement du côté droit. En les

---

1. F. BERNARD, Colite m.-m. et appendicite. *Journal des Praticiens* (10 mai 1902) et Congrès de Madrid (avril 1903).

F. BARADUC, *L'entéro-colite m.-m. et son traitement à Châtel-Guyon* (Masson, 1905).

2. BEURNIER, *Journal des Praticiens* (18 février 1900).

examinant on détermine de la douleur au point de Mac Burney, ou dans son voisinage, douleur persistant après l'examen, comme l'a fait remarquer Walther, et presque toujours il existe un état nauséeux particulier qui révèle la part que prend l'appendice dans un état morbide souvent très complexe.

D'autre part, si on a le plus souvent affaire à une appendicite fruste, et si les malades qui présentent cette complication doivent être considérés avant tout comme des entéro-colitiques et traités comme tels, dans quelques cas, la lésion appendiculaire crée une véritable épine irritative, qui contribue à entretenir l'affection causale, et dans quelques autres même, dont tous les auteurs ont cité des exemples et dont nous avons été parfois témoins, l'inflammation évolue vers une forme grave, masquant les symptômes d'entéro-colite, prenant la première place dans le cortège symptomatique, finissant par faire de ces malades des appendiculaires plus que des entéro-colitiques.

Ces réserves faites, il est certain que les phénomènes appendiculaires qui compliquent à un moment donné, et dans certains cas, l'entéro-colite, sont justiciables du même traitement qu'elle et guérissent parallèlement. Nous n'avons donc qu'à renvoyer au traitement hydro-minéral de l'entéro-colite dont ces accidents suivront les indications. — Ce n'est que dans les cas, beaucoup plus rares, où l'on constaterait l'influence néfaste de cette épine irritative, et dans ceux où les phénomènes appendiculaires deviendraient plus redoutables, qu'on n'hésiterait pas à demander à l'intervention chirurgicale ce que la cure thermale seule serait impuissante à donner.

En dehors des deux catégories de malades que nous venons d'envisager, chaque fois qu'on est amené à reconnaître l'existence d'une appendicite chronique, c'est au chirurgien qu'il convient de s'adresser. La cure thermale ne se justifie que lorsqu'on se trouve en présence de ces malades que des régimes sévères prolongés et inutiles ont plongés dans un tel état de dénutrition que l'opération ne peut être tentée avant de les avoir remontés et tonifiés, ou encore, dans les cas nombreux où le diagnostic ne peut être posé d'une façon ferme. On s'adressera naturellement dans ces cas au traitement symptomatique. Intestinaux, dyspeptiques, hépatiques, nerveux, utérines suivront les indications données aux chapitres qui traitent de ces malades.

Mais là encore, le médecin doit bien se pénétrer de l'idée que ces cures ne peuvent être que des cures d'attente, qu'elles ne doivent pas être répétées inutilement, et, que dès qu'apparaît leur inutilité, dès que le diagnostic d'appendicite chronique s'affirme, il serait nuisible de continuer plus longtemps d'énerver et de fatiguer le malade en lui imposant une vie particulière, une diététique sévère, et de risquer même parfois de l'exposer à un accident grave en retardant davantage l'intervention chirurgicale. Insistons encore sur ce qu'une temporisation trop prolongée serait particulièrement néfaste aux sujets jeunes.

Nous ne pouvons terminer ces considérations sans dire un mot des *fausses appendicites chroniques*. Certains malades névropathes, entéralgiques, sont hantés par l'idée de l'appendicite chronique; ils en simulent les symptômes, au point parfois d'en imposer au médecin et de forcer la main au chirurgien. Ce sont ceux que l'on voit alors dans les stations thermales, souffrant autant qu'avant l'intervention, et n'ayant plus du moins l'espoir de pouvoir se faire enlever l'appendice. On ne saurait trop se mettre en garde contre de tels cas, assez fréquents. Lorsqu'on est parvenu à les dépister, ce qui ne peut être fait que par une étude suivie et prolongée, au lieu d'une intervention tout au moins inutile, on conseillera les cures de *Plombières* ou de *Néris* dont ces malades retirent habituellement d'excellents résultats.

Appendicites opérées. — En dehors des cas que nous avons essayé de préciser, l'intervention chirurgicale est, comme nous l'avons vu, le véritable traitement des appendicites refroidies, comme des appendicites chroniques. Lorsque le diagnostic a été nettement posé, et qu'on ne se trouve pas en présence d'une de ces formes qui sont plutôt justiciables du traitement médical et hydro-minéral, l'ablation de l'appendice suffit en général à guérir les malades. Cependant il n'en est pas toujours ainsi, et nous devons maintenant envisager dans quels cas la cure thermale sera nécessaire pour compléter les résultats de l'intervention chirurgicale.

Lorsque l'appendicite est apparue comme la complication d'une affection antérieure, celle-ci ne disparaît pas après l'opération et doit être traitée par une cure appropriée, qu'il s'agisse d'hépatiques, de dyspeptiques, d'utérines. Particulièrement quand l'appendicite est survenue dans le cours d'une entéro-colite, et que, pour les raisons que nous avons exposées, l'ablation est devenue nécessaire, les troubles intestinaux n'en persistent pas moins et réclament le traitement hydro-minéral qui leur convient.

Par contre, si les différents troubles morbides qui accompagnent l'appendicite sont créés ou entretenus par elle, on les voit le plus souvent disparaître après l'opération. Celle-ci suffit en général à guérir ces manifestations infectieuses ou réflexes, qui accompagnent plus particulièrement l'appendicite chronique.

Mais parfois ces troubles persistent, soit que l'infection ait été profonde, soit que le réflexe une fois déclanché, les troubles qu'il a produits évoluent pour leur propre compte. C'est ainsi que l'entéro-colite, qui se complique parfois d'appendicite, peut aussi être déterminée par elle. En ce cas, si l'irritation réflexe du sympathique abdominal est de longue date, il est rare que l'ablation de l'appendice suffise à la faire disparaître. Le plus souvent la cure thermale est nécessaire, mais en général elle agit beaucoup plus rapidement et plus complètement dans ces entéro-colites secondaires. Nous n'avons pas à entrer dans le détail des indications thermales déjà données, car, une fois l'appendice enlevé, les complications qui subsistent évoluent pour leur propre compte, et doivent être envisagées en elles-mêmes, qu'il s'agisse de complications hépatiques, intestinales, gastriques, cardiaques, vasculaires, rénales, utéro-salpingiennes, nerveuses.

Enfin, dans d'autres cas, les troubles qui persistent après l'opération sont en rapport direct avec l'affection appendiculaire, et les cures thermales n'apparaissent nécessaires que pour faciliter la convalescence des opérés. C'est ainsi que *Plombières, Luxeuil, Néris* seront indiqués lorsqu'il persiste des adhérences douloureuses ; *Châtel-Guyon* ou *Brides-Salins,* lorsque les malades présentent encore de l'infection intestinale ou quelques troubles fonctionnels.

Si la dépression a été profonde, qu'il soit nécessaire de tonifier énergiquement le malade, il pourra être utile de l'envoyer au bord de la mer, ou aux stations fortement chlorurées de *Bourbonne, Biarritz, Salies, Salins*

D'autres fois, l'infection appendiculaire a été sérieuse, et le malade a été profondément intoxiqué ; les cures de lavage sont alors nécessaires. *Évian, Contrexeville, Vittel, Martigny* répondent à cette indication.

VIII. — *Contre-indications.*

C'est un fait d'observation générale et banale que la thérapeutique hydro-minérale doit être tout d'abord proscrite chez les cachectiques, et dans tous les états aigus. Ainsi que nous y avons insisté dans chacun des chapitres précédents, il faut de toute nécessité attendre le passage à l'état chronique d'une entérite, le refroidissement complet d'une appendicite, d'une typhlite ou d'une sigmoïdite avant d'appliquer le traitement thermal.

En dehors de ces cas, il y a chez les intestinaux, comme chez les autres malades, des contre-indications absolues au traitement thermal et des contre-indications relatives. Les unes et les autres peuvent provenir soit du malade, soit de la maladie.

Il est évident que toutes les affections intestinales dont il n'a pas été question dans les chapitres précédents, et qui par conséquent n'offrent pas d'indications au traitement thermal, sont en principe contre-indiquées. Parmi elles deux surtout doivent retenir notre attention : le *cancer* et *la tuberculose.*

Le cancer intestinal offre une contre-indication absolue. Tout traitement thermal, quel qu'il soit, par la stimulation qu'il exerce, ne peut qu'avoir une influence néfaste sur l'évolution du cancer, hâter cette évolution, et parfois même déterminer des accidents rapides et mortels, tels que perforation, hémorragie, occlusion intestinale. Il est donc de toute nécessité de dépister le cancer intestinal à son début, afin de ne pas faire courir ces risques aux malades. Souvent la chose n'est pas facile, mais pour peu qu'on ait des doutes, lorsqu'on se trouve en présence d'un malade d'âge moyen, ou plus avancé, commençant à maigrir, présentant de la diarrhée un peu sanglante, ou une constipation opiniâtre entrecoupée de quelques selles uniquement glaireuses et sanguinolentes, lorsque chez un tel sujet existent des douleurs dont on ne peut préciser la cause, on doit s'entourer de tous les moyens que la clinique et le laboratoire mettent à notre disposition pour faire le diagnostic. Le toucher rectal, répété à différentes reprises, suffit habituellement ; mais si le néoplasme est moins accessible on emploiera la rectoscopie, l'exploration avec la sonde ; on aura recours à l'examen des selles, du sang et des urines. Enfin, si le cas reste suspect, il sera préférable, avant de décider la cure, d'observer le malade pendant quelques semaines, qui d'habitude suffiront à éclairer le diagnostic.

La tuberculose intestinale chronique est souvent plus difficile à dépister encore, et pourra en imposer pour une colite, une dysenterie chronique, malgré l'examen des fèces et l'étude de l'état général. L'erreur ne sera d'ailleurs commise que dans les cas douteux, où les symptômes de la tuberculose sont très atténués, et dans lesquels il ne peut y avoir, contrairement au cancer, un réel dommage à appliquer un traitement thermal. Si celui-ci est contre-indiqué, lorsque les symptômes sont assez nets pour permettre le diagnostic, il faut toutefois reconnaître que certaines tuberculoses à évolution très lente, s'accompagnant de phénomènes douloureux, à forme plutôt péritonéale que muqueuse, et alors qu'il n'y a pas d'infection générale, pourront retirer un bénéfice momentané des bains sédatifs de *Plombières*.

Dans un autre ordre d'idées la contre-indication vient, non de la maladie, mais du malade lui-même.

L'âge, quel qu'il soit, n'est pas une contre-indication. Les enfants les plus jeunes, les nourrissons, de même que les vieillards, peuvent bénéficier d'un traitement thermal approprié. Tout dépend dans ce cas de la résistance du sujet, qui ne peut être appréciée que d'un façon individuelle. Tout ce que nous pouvons dire, c'est que la cure doit être particulièrement surveillée chez les enfants très jeunes, et que, chez les personnes très âgées, on doit s'abstenir de toutes les médications adjuvantes qui pourraient les fatiguer, contrarier leurs habitudes, toucher à un genre de vie qui les maintient dans un équilibre que la cure thermale ne doit pas tout au moins venir troubler. L'eau en boisson ne leur sera ordonnée qu'à doses espacées ; les bains ne leur seront administrés qu'avec la plus grande modération.

Les cardiopathies non compensées, les néphrites chroniques, les néoplasmes, l'artério-sclérose confirmée, particulièrement lorsque la perméabilité rénale est compromise, la tuberculose pulmonaire à un degré avancé, sont des contre-indications absolues à la cure thermale. Mais, par contre, les cardiaques dont la lésion est bien compensée pourront avec un réel bénéfice s'adresser aux cures thermales pour améliorer l'état de leur intestin. Les bains seront souvent contre-indiqués chez eux, et dans ce cas ils devront être envoyés de préférence aux stations où l'on boit.

De même les tuberculeux aux premières périodes, ou à lésions localisées, seront sans crainte adressés aux stations thermales. Ils en retireront particulièrement de bons résultats lorsqu'une suralimentation excessive aura amené chez eux des désordres intestinaux. Les cures thermales seront cependant en général contre-indiquées dans les formes éréthiques avec hémoptysies fréquentes. Dans ces cas on évitera surtout de les envoyer aux eaux ferrugineuses et aux eaux alcalines chaudes.

Les affections du système nerveux, telles que l'hystérie, l'épilepsie, le tabes, la paralysie générale ne sont pas des contre-indications. Par contre, l'hémorragie et le ramollissement cérébral le sont fréquemment. Le ramollissement cérébral est une contre-indication presque absolue. Mais, en dehors de ces cas, il faut

distinguer, comme l'a fait remarquer A. Baraduc[1], entre les congestionnés et les hémiplégiques. Les congestionnés, alors qu'aucun accident ne s'est encore produit, bénéficient souvent d'un
traitement décongestif et régulateur des fonctions intestinales,
tel que celui de *Châtel-Guyon* ou de *Brides*. Lorsqu'il y a eu
hémiplégie, il faut être beaucoup plus circonspect et ne recourir à un traitement thermal contre la constipation habituelle
chez ces malades que lorsque plusieurs mois se sont écoulés
depuis l'accident, et qu'il ne semble pas y avoir de menace
nouvelle. Encore faut-il s'abstenir de toute hydrothérapie,
en dehors des pédiluves, qui rendent souvent des services, et
surveiller de très près l'administration de l'eau en boisson, en ne
manquant pas de combattre la constipation si souvent exagérée
pendant la cure.

La grossesse est une contre-indication relative. Il est incontestablement beaucoup plus prudent de s'abstenir pendant cette
période d'un traitement thermal, autant à cause de l'action perturbatrice que celui-ci ne manquera pas d'apporter, que des inconvénients résultant d'un déplacement forcé et souvent fatigant.
Les eaux toniques plus excitantes nous paraissent surtout contre-
indiquées, alors que l'emploi modéré des eaux à action sédative
pourra dans certains cas être justifiée.

Enfin il y a des contre-indications particulières à chaque station ou mieux à chaque groupe de stations. Les détails dans
lesquels nous sommes entrés relativement aux indications respectives de chaque cure, d'où découlent naturellement les contre-
indications parallèles, nous dispensent d'insister. Disons seulement qu'on n'ordonnera pas les eaux toniques aux malades en
état d'éréthisme général et surtout intestinal trop prononcé, de
même qu'on évitera d'envoyer aux eaux à action sédative les
malades très déprimés.

1. A. Baraduc, Châtel-Guyon (Traitement et indications thérapeutiques,
1900).

RÉSUMÉ

Maladies de l'intestin.

Constipation.

Forme habituelle (mélange de spasme et d'atonie) : **Châtel-Guyon, Plombières,** *Brides* ;
A spasmes prédominants : **Plombières** ;
A atonie prédominante : **Châtel-Guyon.**

Diarrhée.

Origine infectieuse : **Châtel-Guyon,** *Brides* ;
Origine nerveuse : **Plombières,** *Néris, Luxeuil, Bourbon-Lancy.*

Entéralgies.

Plombières, Néris, *Luxeuil, Bains, Bagnères-de-Bigorre.*

Entéro-colite muco-membraneuse.

Torpides, intoxiqués, déprimés : **Châtel-Guyon** ;
Nerveux, douloureux, rhumatisants : **Plombières.**

Entérites chroniques.

Infectés, anémiés : **Châtel-Guyon** ;
Nerveux : **Plombières** ;
Lymphatiques, adénoïdiens, rachitiques : **Brides-Salins** ;
Paludéens : **Vichy,** *Le Boulou.*

Appendicites.

Apendicite refroidie ; crise unique sans reliquats : **Châtel-Guyon, Plombières** ;
Appendicite chronique ; congestion appendiculaire : **Châtel-Guyon, Plombières,** *Luxeuil, Néris* ;

Appendicites atténuées de l'entéro-colite (voir entéro-colite);
Appendicites opérées; *a.* asthéniques, infectés : **Châtel-Guyon,**
Brides ; *b.* adhérences, douleurs : **Plombières,** *Néris, Luxeuil.*

Troubles intestinaux secondaires.

Origine gastrique : **Châtel-Guyon, Plombières, Vichy,** *Royal* ;
 —   hépatique : **Brides, Vichy, Châtel-Guyon** ;
 —   nerveuse : **Plombières, Néris,** *Bains, Bagnères-de-Bigorre* :
 —   rénale : *Contrexeville, Vittel, Martigny, Évian* ;
 —   utéro-annexielle : **Luxeuil, Plombières,** *Saint-Sauveur,*
          Néris, **Châtel-Guyon,** *Brides-Salins* ;
 —   arthritique : **Plombières,** *Néris, Bourbon-Lancy, Bains.*

CHAPITRE XV

MALADIES DU FOIE

I. — LITHIASE BILIAIRE

I. — GÉNÉRALITÉS

La formation des calculs biliaires reconnaît pour cause deux facteurs principaux : l'un, local et hépatique, est l'infection des voies biliaires, l'angio-cholécystite dont le rôle lithogène est bien établi depuis les recherches de Gilbert, Dominici, Fournier, Dupré, Mignot ; l'autre, général et diathésique, est l'arthritisme, c'est-à-dire ce terrain morbide sur lequel, quelle que soit l'opinion doctrinale qu'on s'en forme, se développent la gravelle, la goutte, l'obésité, le diabète et la migraine, · dont l'association avec la cholélithiase a depuis longtemps frappé les observateurs.

Si l'on envisage le foie au point de vue de ses fonctions, il nous apparaît en même temps comme un organe d'assimilation et comme un organe d'élimination. Déversant dans ce carrefour digestif qu'est le duodénum par un orifice qui lui est commun avec le pancréas, le produit de sa sécrétion, la bile, et recevant par la veine porte la majeure partie des produits de l'absorption intestinale, le foie remplit dans les phénomènes de la digestion et de l'assimilation un rôle dont l'importance nous explique la communauté de destins morbides qui l'unit au tractus gastro-intestinal. D'autre part, tant par sa sécrétion biliaire que par son pouvoir de fixation et de transformation des substances toxiques, le foie assure avec les reins l'émonction et la désintoxication de l'économie, ce qui nous fait comprendre quelle part lui revient dans le diathèse arthritique et quelle impressionnabilité il offre à toutes les influences toxiques aussi bien endogènes qu'exogènes.

Ce double caractère local et général qui se révèle dans la pathogénie aussi bien que dans la physiologie pathologique de la lithiase biliaire et qui se reflète dans son expression clinique, imprime à la thérapeutique sa double orientation.

Agir sur l'appareil biliaire lui-même, modifier les troubles digestifs à la fois cause et conséquence de l'état hépatique, favoriser la désintoxication de l'organisme par tous les moyens et notamment en stimulant l'activité de l'autre émonctoire, le rein, dont nous connaissons les relations intimes de synergie fonctionnelle avec le foie, telles sont les grandes indications dont aura à s'inspirer le thérapeute, tant au point de vue du traitement général que de la médication hydro-minérale.

L'empirisme, confirmé par l'observation clinique, a établi la valeur de trois types de médication hydro-minérale : la cure alcaline genre *Vichy,* la cure alcaline sulfatée genre *Carlsbald,* représentée chez nous par *Brides* et *Châtel-Guyon,* la cure de lavage ou de diurèse pratiquée à *Vittel, Évian.* Les deux premières, l'une par le bicarbonate de soude, l'autre par la combinaison de ce sel au sulfate de soude ou au chlorure de sodium, ont une action excito-sécrétoire, portant à la fois sur le tube digestif et sur la cellule hépatique elle-même. La dernière semble n'agir qu'indirectement sur le foie qui bénéficie de la désintoxication générale réalisée par la voie rénale et peut-être aussi de l'action désinfectante et décongestionnante que détermine dans la glande hépatique le passage du flot lixiviant.

Dans quel cas les médications trouvent leurs indications respectives, et dans quelle mesure elles peuvent se compléter et s'associer, c'est ce qui ne peut être établi qu'en tenant compte de l'évolution de l'affection et des modalités cliniques qu'elle offre suivant les individus.

I. — *États prélithiasiques.*

Si l'histoire clinique de la cholélithiase commence, à proprement parler, avec la migration ou les essais de migration des calculs biliaires hors de la vésicule où ils se sont formés, il n'en existe pas moins auparavant une phase de préparation latente, une période prélithiasique pendant laquelle un traitement approprié peut, dans une certaine mesure, empêcher l'éclosion d'accidents ultérieurs. Il en est ainsi dans la gravelle, alors qu'en présence de douleurs lombaires plus ou moins vagues, que l'aspect des urines nous permet de ramener à leur vraie cause, nous instituons une médication opportune. Malheureusement nous n'avons généralement pas pour nous renseigner sur le processus lithogène biliaire des signes prémonitoires aussi nets que ceux que l'urine nous fournit chez les graveleux. Force nous est donc de faire état surtout des indices généraux dont l'ensemble constitue ce qu'on appelle le tempérament biliaire.

Cholémie. — Voici un jeune homme ou jeune fille issus de parents arthritiques dont l'enfance, peut-être exempte de maladies graves, s'est passée dans un état spécial de malaise. Quelques signes de dyspepsie fugace mais se répétant souvent, quelques phénomènes entéro-colitiques, une tendance marquée à la neurasthénie, n'auraient guère cependant attiré l'attention si la teinte du visage n'était un peu jaune et la conjonctive légèrement ictérique. Il s'agit de cholémie simple familiale, dont l'examen du sang permet de mesurer l'intensité. Le terrain est désormais établi sur lequel se développera plus facilement que sur un autre, suivant un processus discret et insaisissable, soit à la suite d'une maladie microbienne : pneumonie, grippe, fièvre typhoïde, l'infection biliaire.

Dans d'autres cas, c'est un adolescent chez qui se produisent à intervalles assez réguliers, des crises douloureuses mal localisées, simulant parfois l'appendicite, parfois le simple embarras gastrique, mais qui sont suivies d'un léger subictère et retentissent profondément sur l'état général. Ce sont là encore des manifestations d'un état hépatique larvé, mais qu'une cause ou une autre transformera peut-être un jour en une affection calculeuse vraie. La prédisposition est donc un fait accompli. Or c'est cet état particulier que vise la cure hydro-minérale et voilà pourquoi la cholémie, cause prédisposante à la lithiase, est au plus haut point justiciable des eaux qui excitent la cellule hépatique et sont cholagogues, c'est-à-dire des eaux alcalines de *Vichy*. De même, si recherchant un autre mécanisme de traitement, on désire provoquer un lavage de l'économie en faisant fonctionner le filtre rénal, on pourra s'adresser aux cures de diurèse, moins actives sur le foie, et avoir recours à *Évian* et *Vittel*.

Dyspepsie prélithiasique. — Mais il faut bien savoir aussi que, chez un cholémique prédisposé de même que chez un autre malade, la lithiase biliaire ne semble pas dans la majorité des cas une maladie à début brusque, en présence de laquelle le médecin se trouve d'un jour à l'autre. Avant l'apparition de la première crise de colique hépatique, il se manifeste en général des symptômes gastralgiques dont l'ensemble revêt une physionomie assez particulière. Il existe en effet une dyspepsie lithiasique ou à mieux dire une dyspepsie prélithiasique ; or sa connaissance, permettant de dépister de bonne heure l'affection calculeuse, commande de diriger le traitement contre elle. Quelques malades se plaignent de douleurs légères de l'hypocondre droit (Dufourt) sans caractère bien précis et sans régularité apparente. D'autres se présentent ne se plaignant que de leur estomac. Une femme vient vous dire que de temps à autre elle a des « indigestions » qui la prennent sans raison apparente, tantôt à la fin de l'après-midi, tantôt au milieu de la nuit. Elle ne s'en inquiète d'ailleurs que parce qu'elle les voit se renouveler de plus en plus souvent. Après un repas pris de bon appétit, les premières douleurs ont commencé, consistant en brûlures épigastriques, tiraillement dans le dos et l'épaule droite, pyrosis, régurgitations acides, sensations de plénitude thoracique, tous symptômes auxquels le vomissement a mis fin. C'est le syndrome pylorique de Soupault, dont lui-même, Salignat et Foucaud ont montré l'importance au point de vue qui nous occupe. Interrogez ces malades et vous arrivez vite à leur faire préciser que ces phénomènes gastriques ont apparu soit à la suite d'une journée de voyage, soit après une secousse nerveuse, soit encore, ce qui est le plus fréquent, quelques jours avant une époque menstruelle (Binet). Au lendemain d'une de ces indigestions, il est facile de sentir que le foie est un peu gros, sensible surtout au niveau de la vésicule; mais il est des cas aussi où pareille constatation est impossible à faire et où seule persiste la sensibilité de l'épigastre. De suite, après ces petites crises, les urines sont pigmentées. Deux jours après, elles sont redevenues normales. Tout rentre dans l'ordre, mais à l'époque suivante ou seulement à deux ou trois époques de distance, le même tableau morbide se dessine. On pense qu'il s'agit d'une poussée congestive à laquelle la malade est sujette de par sa cholémie, parfois encore on attribue ces phénomènes douloureux à l'hyperpepsie, diagnostic que confirme souvent d'ailleurs l'examen du suc gastrique. Et il peut en être ainsi pendant des mois, parfois même pendant des années jusqu'au jour où se déclare une colique hépatique franche.

Ainsi donc, d'après nous, la répétition à intervalles réguliers, principalement au moment des règles, de douleurs d'estomac, affectant le type du syndrome pylorique doit toujours faire penser à la lithiase biliaire. Dès lors, le traitement médical et par là même hydro-minéral, doit être celui de la lithiase elle-même. Ici il ne semble pas que l'hésitation puisse être de longue durée. Au chapitre des maladies d'estomac, parlant de ces douleurs tardives, nous avons fait voir que les eaux bicarbonatées sodiques devaient leur être appliquées entre toutes, et que les sources de la Grande Grille et du Puits Chomel à *Vichy* leur convenaient en tous points. La thérapeutique pathogénique confirme le choix qu'impose une thérapeutique purement symptomatique. Le foie étant en cause, la sécrétion biliaire elle-même devant être visée par le traitement, *Vichy* avec ses eaux, cholagogues d'une part, de l'autre excitantes de la cellule hépatique, sera de ce fait encore la station de choix. Au titre de dyspeptique comme au titre de lithiasique, la malade présentant les douleurs d'estomac que nous venons de décrire, devra y être adressé.

Cependant ces mêmes douleurs peuvent se rencontrer et se rencontrent fréquemment chez une autre catégorie de malades : les obèses. Ceux-ci, souvent avant d'avoir des accidents calculeux paroystiques, présentent des poussées congestives du côté du foie, lesquelles se traduisent tantôt par de la sensibilité hépatique, tantôt par des crises d'hypersthénie gastrique. Dans ce cas les eaux de *Vichy* peuvent être encore conseillées, bien que l'indication des eaux de *Brides* trouve sa place.

Ces divers types de malades que nous venons de décrire rapidement, prédisposés à la lithiase ou en manifestant les signes d'une manière discrète sont susceptibles, s'ils ne sont traités rapidement et soumis à des cures hydro-minérales appropriées de présenter ultérieurement le tableau clinique complet de l'affection calculeuse du foie.

II. — *Lithiase confirmée.*

Il nous semble bien difficile, sinon impossible, d'envisager d'ensemble le traitement hydro-minéral de la lithiase biliaire. Les diverses étapes auxquelles le médecin est appelé à l'examiner, commandent chacune en effet un traitement différent en imposant un pronostic variable. Il y a des malades qui ne semblent avoir que de la lithiase des voies biliaires, tandis que d'autres présentent en même temps de la gravelle urinaire ; les uns, malgré de fréquentes récidives de coliques hépatiques, conservent un état général longtemps satisfaisant et ne font pas d'accidents canaliculaires fébriles ; les autres, presque d'emblée ou seulement après quelques paroxysmes douloureux, ont des signes d'angio-cholécystite ; ceux-ci deviennent ictériques presque à chaque crise, ceux-là n'ont d'ictère qu'exceptionnellement ; on en rencontre enfin chez qui, en dehors même de toute phase aiguë, se manifestent presque sans discontinuer des signes de dyspepsie ; d'autres, au contraire, dont les périodes de migration calculeuse marquent les seuls jours de maladie. Aussi, sortant un peu des limites étroites qu'impose une étude didactique, croyons-nous mieux faire d'envisager différents types de lithiasiques, afin de dégager du complexus symptomatique qu'ils présentent le ou les traits particuliers qui fournissent un élément d'indication de cure thermale, ou même de différenciation entre plusieurs stations.

Plusieurs hypothèses sont à envisager : ou bien le malade n'a jamais présenté d'accidents septiques, ou bien il en a eu, mais à une époque déjà très lointaine et il n'en subsiste aucune trace, ou bien ceux-ci, totalement disparus aujourd'hui, sont de date assez récente pour qu'on puisse en craindre la récidive. Dans les deux premiers cas, la cure hydro-minérale est indiquée d'une façon absolue et l'hésitation du médecin ne saurait porter que sur le choix de la station ; dans le dernier, le problème se pose de savoir s'il y a vraiment une indication thermale.

Lithiases biliaire et rénale associées. — Voici un malade, âgé d'une cinquantaine d'années, robuste, de belle apparence, légèrement obèse, dont vous connaissez le genre de vie, bon vivant, amateur de bonne chère, et qui vient vous trouver parce qu'il ressent des douleurs au foie. Il vous raconte qu'une nuit ou deux auparavant il a été pris d'une forte indigestion et que depuis lors il lui est resté cette gêne hépatique. Graveleux, il a cru un moment qu'une colique néphrétique, comme il en a déjà eu plusieurs, allait se déclarer. Mais non. Après un malaise qui a duré quelques heures il a rendu son dîner, et dès ce moment s'est senti soulagé. Vous ne trouvez pas de sable dans les urines, mais elles

sont brunâtres comme du bouillon et la réaction de Gmelin y
est positive. En y regardant de près, vous y découvrez un léger
ictère conjonctival dont il ne s'apercevait pas lui-même, et le foie
se présente à peine plus volumineux qu'il est d'habitude chez ce
gros mangeur, mais nettement plus douloureux surtout au niveau
de la vésicule. Ce malade, déjà atteint de lithiase rénale, commence
de la lithiase biliaire.

L'apyrexie persistante, la disparition progressive de la sensibilité hépatique d'une part, ce que vous savez du passé graveleux
d'autre part, le type d'arthritique que représente votre malade ;
tout vous fournit les indications d'une cure thermale. Laquelle
choisirez-vous ?

A n'envisager que les accidents hépatiques actuels, la cure de
Vichy s'impose à première vue. Elle se justifie encore pleinement
si, faisant fond sur la diathèse du sujet, on pense attaquer la cause
dont le syndrome d'aujourd'hui n'est que l'effet. Dès lors l'excitation de la cellule hépatique et de la nutrition toute entière
réalisée par la cure alcaline est parfaitement légitime et doit
être tentée. Malgré cette préférence que l'on accordera aux eaux
bicarbonatées sodiques, nous pensons que dans certains cas il
peut être permis d'interpréter différemment les faits, et s'appuyant
sur d'autres arguments, de prendre une autre détermination. Les
phénomènes hépatiques et rénaux ne sont à tout prendre que
deux façons d'être dissemblables du même processus lithogène :
gravelle urinaire et gravelle biliaire apparaissent ainsi comme les
chaînons d'une même chaîne. Il semble donc logique de ne pas
les séparer l'une de l'autre et de commencer à traiter la première
parce qu'elle dure depuis plus longtemps et parce que ses rapports avec la seconde sautent aux yeux. Par cette seule considération, on voit que la cure de diurèse faite à *Vittel, Contrexeville,
Martigny, Évian,* se trouve être indiquée. Il semble que, dans le
cas de ce genre, elle ait l'avantage de ne pouvoir déterminer aucune excitation de la cellule hépatique et il faut bien savoir que
les malades de cette catégorie présentent souvent un foie volumineux et sensible, indice du surmenage incessant auquel il est sou-

mis par l'alimentation excessive. En troisième lieu, le choix de la cure d'élimination et de diurèse est commandé plus particulièrement encore par la coexistence soit d'hypertension artérielle, soit d'athérome si fréquents chez les uricémiques. La perméabilité rénale une fois reconnue certaine par l'épreuve du bleu ou de la polyurie expérimentale, on est alors tout à fait autorisé à provoquer une forte émonction urinaire. Enfin l'analyse des urines rend légitime chez ces malades la cure diurétique, du fait que celles-ci sont rares, denses et concentrées. — Toutefois certaines conditions spéciales peuvent imposer le choix d'une autre station. Si la constipation est un phénomène constant ou même habituel, entretenu ou non par des hémorroïdes, si le malade est un obèse, il aura tout intérêt à faire un séjour à *Brides* dont les eaux, par les sulfates de soude qu'elles contiennent, contribueront en excitant la sécrétion biliaire, à amener un flux de bile abondant dans l'intestin. C'est cet effet thérapeutique que *Carlsbad* réalise, mais que l'association de *Brides* et de *Vichy* ou encore de *Châtel-Guyon* et de *Vichy* semble susceptible de pouvoir égaler.

Auprès de ce type de malade pléthorique, uricémique, atteint de lithiase double rénale et biliaire, s'en place un autre plus fréquent peut-être et non moins justiciable du traitement hydrominéral. Là, la détermination hépatique semblait être seulement une des nombreuses manifestations d'une même diathèse; ici, les symptômes morbides accusent d'une manière si prépondérante et parfois si exclusive l'affection des voies biliaires que celle-ci prenant la première place, semble tout absorber.

Lithiase vésiculaire. — Une femme, à la suite d'un ou plusieurs accouchements ou après une fausse-couche, une autre à l'approche de la ménopause, une dernière à la suite d'une opération abdominale, a eu des crises paroxystiques suivies d'ictère, sur la nature desquelles le diagnostic n'a pu rester hésitant. Celles-ci passées, le foie demeure encore volumineux, sensible surtout au niveau du point vésiculaire; la pression de l'épigastre est pénible et même douloureuse, l'intestin est contracturé dans diverses parties et la malade allant difficilement à la selle rend fréquemment du mucus et des glaires. De temps à autre, parfois à intervalles réguliers, une crampe d'estomac se fait sentir, un élancement douloureux se produit dans le flanc droit et dans l'épaule du même côté, très léger et fugace. Mais cet ensemble de signes est néanmoins suffisant pour faire craindre le retour des accidents aigus.

Cependant, si d'une part il ne s'est jamais fait la plus légère élévation thermique, si aucun frisson n'est survenu, si d'autre part l'analyse des urines indique que la cellule hépatique remplit encore suffisamment sa fonction; si en un mot ce type de lithiase vésiculaire reste simple, apyrétique, il est au plus haut point justiciable d'une cure thermale. Tout en est une indication, aucun élément ne la contre-indique.

Dès lors que devra-t-elle être?...

Autant la cure de diurèse était légitime dans le cas précédent en raison de la coexistence de la gravelle urinaire, autant ici, elle semble discutable. Les malades qui présentent de la calculose des voies biliaires et rien que de celle-là semblent en effet, d'après les travaux les plus récents, appartenir à une catégorie toute autre. Chez ceux-ci, à la suite d'une intoxication ou d'une septicémie, éberthienne le plus souvent, il y a eu passage et cheminement dans le courant sanguin des microbes pathogènes qui après avoir passé à travers le foie sont venus se développer dans les voies biliaires, y déterminant des lésions épithéliales inflammatoires (infection biliaire descendante, Widal, Lemierre, etc.).

Si cependant la notion de l'infection sanguine lithogène a la valeur qu'on lui attribue actuellement, il est bien difficile en s'appuyant sur la clinique, de ne pas la considérer comme trouvant dans l'arthritisme un milieu favorable à son développement. Dès lors, la lithiase biliaire, infection localisée, reliquat d'un processus d'infection générale, semble devoir prendre rang de maladie individuelle évoluant sur un terrain prédisposé et représenter la diathèse d'auto-infection de Gilbert et Lereboullet.

La combinaison de ces deux facteurs infectieux et diathésique paraît à elle seule imposer le choix des stations hydro-minérales dont les eaux excitantes de la nutrition ont en outre une action spécifique sur la sécrétion biliaire. Aussi les bicarbonatées sodiques dont *Vichy* représente le type sont-elles parfaitement indiquées. Sans doute, on ne peut que parler d'une manière imprécise de l'effet cholagogue des sels alcalins, car toutes les expériences entreprises pour déterminer les substances excito-sécrétoires de la bile ont fait voir que le bicarbonate de soude, de même que le sulfate de soude et le chlorure de sodium, ne déterminaient qu'une augmentation inconstante, légère et même douteuse. Et cependant force est bien d'admettre que c'est bien dans le sens d'une action excitante de la sécrétion biliaire qu'agissent les eaux alcalines, puisque, dès les premiers jours d'une cure à ces eaux, les selles à peine colorées auparavant prennent une coloration normale et deviennent parfois polycholiques, sans compter qu'il se produit assez souvent de véritables chasses de bile. L'explication peut être difficile à fournir; mais le fait n'en est pas moins réel. Est-il besoin d'ajouter que ne saurait venir à l'esprit la pensée d'attribuer aux eaux alcalines une action dissolvante des calculs? Toutes les recherches sur ce sujet sont restées négatives. D'ailleurs il est assez rare qu'à *Vichy* même on assiste à l'expulsion de calculs par l'intestin. Pour inexplicable que puisse être l'efficacité des eaux bicarbonatées sodiques sur le foie, leur indication n'en reste pas moins absolue dans le cas que nous envisageons, si l'on considère seule l'heureuse influence qu'elles exercent sur les phénomènes gastriques coexistants. Ceux-ci se trouvent placés le plus souvent sous la dépendance d'un état nerveux particulier, entretenu et perpétué par les ptoses si fréquentes d'une part chez les femmes qui ont eu même une seule grossesse, de l'autre chez tous les malades quels qu'ils soient, qui, par suite de la désalimentation progressive, ont maigri rapidement dans des proportions notables. Dès lors un nouveau motif de l'utilité de l'eau de *Vichy* réside dans ce que étant une eau de boisson, elle est donnée à doses fractionnées avec lesquelles on ne court par là même aucun risque de provoquer de l'intolérance d'estomac. Enfin, à cette époque apyrétique et non obstruante de la cholélithiase, elle peut par l'excitation de la cellule hépatique qu'elle provoque, s'opposer à l'éclosion ultérieure du processus de cirrhose, aboutissant fréquent et parfois inévitable des lithiases biliaires insuffisamment ou trop tardivement soignées.

Toutefois, d'autres stations peuvent aussi réclamer les malades atteints de lithiase vésiculaire simple et, parmi celles-ci, il est nécessaire de citer *Brides* et *Châtel-Guyon*; la première si l'état général restant encore satisfaisant, la constipation demeure rebelle à tout traitement sans s'accompagner de phénomènes entéritiques douloureux, la seconde si l'expulsion constante de mucus et de glaires en quantité considérable détermine de temps à autre des crises paroxystiques d'entéralgie.

Coliques à répétition. — Il est encore des malades dont les accès très rapprochés constituent ce que l'on décrit sous le nom de coliques hépatiques à répétition. Celles-ci restent-elles constamment apyrétiques, on est parfaitement autorisé à agir comme précédemment, c'est-à-dire à avoir recours à la cure thermale. Ici cependant une prompte détermination doit être prise car les lithiasiques qui présentent ces crises incessantes, « ne pouvant plus et parfois n'osant plus se nourrir, maigrissent, perdent leur forces et voient toute vie sociale leur devenir impossible » (Chauffard). Nous ne pensons pas que chez ces malades en véritable « état de mal lithiasique[1] » (Mongour) on doive, et pour les mêmes raisons que celles développées plus haut, avoir recours aux cures de diurèse et d'élimination. Les eaux alcalines de *Vichy* sont encore parfaitement indiquées, sans compter que leur influence sur la sécrétion gastrique elle-même aura pour effet, en calmant l'hyperesthésie de l'estomac d'une part, de l'autre en excitant l'appétit de permettre souvent d'emblée une alimentation quantitativement suffisante. C'est là un point dont l'intérêt

____

1. MONGOUR, *Congrès de médecine*, Genève, 1908.

capital ne peut échapper à personne et Enriquez a montré avec Binet les accidents d'inanition auxquels pouvaient conduire les paroxysmes douloureux hépatiques sans cesse renouvelés.

Dans ces cas, qui correspondent au type de la colique vésiculaire, les lithiasiques guéris de leur crise par disparition complète des concrétions biliaires sont rares ; par contre, nombreux sont ceux qui cliniquement arrivés à la guérison, c'est-à-dire n'ayant plus de crises paroxystiques, gardent la totalité ou une partie de leurs calculs. Tout semble donc se ramener à transformer une lithiase vésiculaire douloureuse en une lithiase vésiculaire indolore, a assurer comme le veut Gilbert[1] la « tolérance de la vésicule ». Il faut par cela même agir avec prudence, graduer avec un soin minutieux les doses d'eau de l'Hôpital et de la Grande-Grille, en se guidant pour en augmenter les proportions sur l'état de sensibilité du foie.

Est-il nécessaire d'insister sur l'utilité absolue de prescrire concomitamment une diététique sévère, dont le principe fondamental sera le fractionnement des repas, cela dans le but d'assurer l'écoulement continu de la bile, de faire cesser les alternatives de réplétion et de vacuité de la vésicule, d'amener ainsi son immobilisation et par là même celle des calculs qu'elle contient?

Cependant il faut bien répéter que si la cure hydro-minérale est dans les cas de lithiase vésiculaire d'une indication formelle et même parfois urgente, elle ne doit pas l'être toujours. Aussi sera-t-il nécessaire de la rejeter, elle et la thérapeutique médicale toute entière, dès que, comme le dit Mongour, par la répétition ou l'intensité des coliques hépatiques ou en raison de certaines conditions sociales, le malade se trouve dans l'impossibilité de suivre un traitement suffisamment prolongé pour être efficace. Repoussez davantage encore l'idée d'adresser votre malade aux eaux s'il existe quelque signe qui puisse faire soupçonner l'éclosion à bref délai d'une cholécystite infectée, ou des symptômes d'une infection générale à point de départ vésiculaire.

1. GILBERT, CARNOT ET JOMIER, *Congrès de médecine*, Genève, 1908.

ACCIDENTS DE MIGRATION.

α. ASEPTIQUES.

Voici un autre malade qui, à la suite de plusieurs crises récidivantes, présente de l'ictère et dont l'état général commence à subir une atteinte assez marquée. Par la palpation vous arrivez à reconnaître dans l'hypocondre droit, sous le bord inférieur du foie, une tumeur régulière, arrondie, élastique, mobile dans les mouvements respiratoires, mobilisable parfois latéralement et qui dans certains cas bombe sous la peau. Il s'agit d'un de ces faits d'hydropisie vésiculaire réalisé lorsqu'un calcul est placé au niveau du col de la vésicule de telle sorte que, faisant soupape, il permet à la bile d'entrer dans la poche de fiel, mais s'oppose à sa sortie. Aucune élévation thermique, jamais de frissons : bref, aucune suspicion de septicité. — Êtes-vous en droit de faire faire à votre malade une cure hydro-minérale ? — Bien que le calcul vésiculaire ait ici tendance à la mobilisation et commence à pénétrer dans les voies biliaires extra-hépatiques, nous pensons qu'une cure thermale est parfaitement légitime au même titre que pour les cas de lithiase vésiculaire sans migration. Les eaux alcalines de *Vichy*, prudemment et parcimonieusement données, ne risquant pas par cela même d'accentuer la disposition du calcul à s'engager dans le cholédoque, trouvent leur emploi exactement comme pour les malades de la précédente catégorie. Ici comme là en effet, il faut chercher à créer avant tout un état de tolérance vésiculaire en agissant en outre sur la sécrétion de la bile. Le principal est de ne pas trop attendre et de tenter la cure avant que, sous l'influence du travail de sclérose dû à une cholecystite chronique, les parois de la vésicule s'épaississent, réduisant celle-ci à l'atrophie.

Obstruction du cholédoque. — Une de vos malades atteinte depuis longtemps de crises de coliques hépatiques légères, et se passant régulièrement sans donner naissance à de l'ictère, devient ictérique à la suite d'une crise ni plus forte ni moins accentuée que les précédentes. L'ictère persiste généralisé, mais il vous semble un jour plus intense, un autre jour moins foncé. De fait les urines sont plus ou moins brunes et les matières peuvent être aujourd'hui presque normalement colorées pour être demain complètement blanches. De jour en jour aussi la peau du malade se couvre de longues traînées rougeâtres ou croûteuses, plus particulièrement sur les jambes, les flancs, les bras et le dos de la main. Ce sont des lésions de grattage et vous apprenez d'elle que jour et nuit elle est dévorée de démangeaisons intenables. Le foie ne subit que peu de modifications : il a grossi assez rapidement au lendemain de la dernière crise et depuis lors ses limites demeurent invariables. Débordant de un ou deux travers de doigt le rebord costal, il est dur, uni, sensible tout le long de son bord inférieur, douloureux en un point qui répond anatomiquement à la vésicule ; mais une palpation minutieuse et prolongée ne vous permet pas de reconnaître celle-ci. Vous cherchez s'il existe encore d'autres zones d'hyperesthésie et facilement vous trouvez, en traçant à partir de l'ombilic une verticale et une horizontale formant angle droit, que la bissectrice de cet angle limite avec une verticale une bande de sensibilité très vive. C'est la zone pancréaticocholédocienne de Chauffard. — Quelle conduite tenir et sur quels symptômes s'appuyer pour prendre une détermination? Sera-ce sur l'ictère lui-même, sur son intensité ou sur sa durée? — Cette question de l'âge de l'ictère est une de celles qui a suscité et suscite encore le plus de controverses au point de vue du traitement de la lithiase canaliculaire aseptique, interventionnistes et non interventionnistes apportant tour à tour leurs arguments en faveur de l'opération immédiate ou au contraire pour l'expectative. L'ictère persiste-t-il depuis trois mois, six mois, un an ; pour les uns le premier délai indiquerait déjà le terme de l'attente préopératoire. En réalité il est impossible de généraliser, arbitraire de vouloir fixer la date d'une intervention, « la résistance personnelle » du malade devant fournir le premier élément pour prendre une dé-cision immédiate ou au contraire atermoyer. Aussi le devoir sem-ble-t-il d'attendre « aussi longtemps que le foie et les tissus tolè-rent l'inversion du courant sanguin » (Mongour). Tant que la ration alimentaire suffisante est tolérée, tant qu'il n'existe pas de signes urinaires indiquant une altération profonde de la cellule hépatique, le traitement peut logiquement rester médical. Dès lors la cure hydro-minérale trouve son indication. Elle doit répondre à un triple but : calmer le gonflement inflammatoire de la muqueuse canaliculaire qui contribue par lui-même à l'encla-vement du calcul, activer la sécrétion de la bile ; cela, sans surme-ner la cellule du foie. — Il est parfaitement légitime de conseiller dans ces cas les cures de lavages faites à *Vittel* et *Évian*, de façon à entraîner au dehors les produits toxiques dont peut être chargé l'organisme, tout en ménageant les fonctions hépatiques. Toute-fois il s'agit moins en réalité de provoquer rapidement et à tout prix l'issue du calcul oblitérant que de calmer l'irritation des canaux extra-hépatiques, de produire lentement et progressive-ment une diminution de la stase biliaire en amont du calcul. Cette double action, à la fois calmante et cholagogue, se trouve réa-lisée au plus haut point par les eaux alcalines. Il faut bien répé-ter cependant que dans les cas de ce genre, la cure devra être très modérée, de façon à ne pas déterminer même une ébauche de crise, modérée encore pour ménager la cellule du foie qu'elle excite fatalement, modérée enfin pour éviter de porter atteinte à l'état général. C'est pourquoi les eaux trop minéralisées, trop fortes comme on dit vulgairement, ne nous semblent adaptées en aucune façon aux cas de ce genre, et nous pensons que chez de tels malades les eaux de *Carlsbad* sont contre-indiquées.

Est-il besoin d'ajouter qu'il est de toute nécessité de compléter le traitement hydro-minéral par une diététique appropriée ?

Ces cas de lithiase canaliculaire aseptique amenant un ictère même foncé, quand bien même ils entraînent des accidents d'ina-nition, sont parmi ceux traités à *Vichy* les plus rapidement amé-liorés. Une malade de Binet, présentant à son arrivée dans cette station les signes les plus intenses de la lithiase du cholédoque, était d'un jaune verdâtre et avait maigri au point de ne peser que 53^{kgr}, 200. — Vingt-six jours après, débarrassée entièrement de son ictère sans avoir eu de crise nouvelle, elle avait engraissé de 5^{kgr},350. — Depuis deux ans, pas une seule colique hépatique ne s'est produite et elle a repris 17 kilogrammes.

β. Septiques.

Angio-cholécystite. — Mais la lithiase cholédocienne peut ne pas rester apyrétique et il n'est pas rare de voir le calcul enclavé devenir un jour ou l'autre le point de départ d'une affection des voies biliaires, d'une angio-cholécystite suppurée. Le malade, chez qui vous n'aviez constaté jusqu'ici aucune élévation thermique, est pris de frissons extrêmement violents accompagnés d'une sensation de froid intense. Presque aussitôt le facies devient vultueux, le thermomètre marque 40°-41° et alors commencent des sueurs profuses qui peuvent durer 10, 12 et même 14 heures. L'accès se passe mais il peut se renouveler et se renouvelle en effet fréquemment avec son cortège fébrile. La région hépatique, auparavant peu sensible et facile à palper, devient empâtée et douloureuse. Au niveau du point vésiculaire enfin, il est assez aisé de reconnaître une tumeur arrondie, mate, peu mobilisable mais rarement fluctuante, qui n'est autre que la vésicule elle-même. Et le malade jaunit, maigrit, tombe dans l'asthénie la plus complète.

Les chirurgiens en présence d'un cas de ce genre ne sont certes pas en peine de trouver des arguments pour intervenir, arguments tirés tant de l'état général que de l'état local et sur lesquels nous ne voulons pas insister ici. Mais supposons que, pour une raison ou pour une autre, on n'ait pas opéré de suite cette angio-cholécystite, que sera alors le traitement médical ? Et semble-t-il possible de songer qu'un jour ou l'autre une cure hydro-minérale pourra être tentée ? — Il est bien certain que tant que d'un côté persiste de la fièvre, que de l'autre les signes d'infection générale et locale n'ont aucune tendance à s'atténuer, il n'y a même pas à envisager l'hypothèse d'un traitement aux eaux. Nous pensons que seule cette notion de septicité, continue ou en voie de disparition, peut indiquer la conduite à tenir. « Si les lithiasiques de cette catégorie sont à coup sûr fortement menacés, cependant beaucoup d'entre eux, dit Mongour, guérissent encore par les seules ressources de la thérapeutique médicale. » Il faut donc attendre que le processus infectieux, à détermination hépatique, s'atténue ou disparaisse complètement, que l'état général s'améliore et que le bilan urinaire marque un arrêt dans l'insuffisance fonctionnelle du foie. Si en un mot la phase septique passée, le malade rentre dans le type que nous avons vu précédemment de lithiase simple du cholédoque, alors on est autorisé à tenter la médication hydro-minérale au même titre que toute autre médication cholagogue. Mais on peut dire que dans ces cas, la cure thermale sera une *cure de tâtonnement*, conduite avec plus de prudence que jamais, où l'on n'avancera que pas à pas, prêt à revenir en arrière, une cure enfin dont à première vue on ne peut rien attendre de certain.

Ici où l'on doit ménager la cellule hépatique, la cure douce d'*Évian* et celle de *Vittel* peuvent trouver leur indication ; mais ici aussi, comme d'ailleurs chaque fois qu'il s'agit de lithiase biliaire, c'est encore aux eaux alcalines de *Vichy* qu'il faut de préférence avoir recours, en raison de leur action excitante de la sécrétion biliaire et de leurs propriétés sédatives, enfin de leur efficacité réelle même à très faibles doses.

Le tout est de prescrire la cure alors qu'il en est temps encore, de ne pas attendre que l'état général s'altère d'une manière trop accusée, que l'amaigrissement ait fait des progrès trop considérables, que soit créée une véritable « phtisie biliaire » (Gilbert) à laquelle la pancréatite chronique, fréquemment concomitante, ne semble pas étrangère.

Cirrhose calculeuse. — De plus il est nécessaire de ne pas oublier que quand elle se prolonge longtemps, l'obstruction du canal cholédoque provoque le développement d'une cirrhose calculeuse. Il est facile de suivre son évolution par la persistance de l'ictère, par les modifications de volume et de consistance du foie d'une part, de l'autre par l'augmentation progressive des signes d'insuffisance hépatique et d'auto-intoxication. Dès lors toute une cure hydro-minérale devient inutile parce que trop tardive.

Est-ce à dire que cirrhose calculeuse soit synonyme de contre-indication thermale et qu'il faille systématiquement renoncer au traitement hydro-minéral chez les lithiasiques dont le foie s'achemine vers la sclérose et tend à devenir insuffisant dans sa fonction? Il nous semble qu'entre les états précirrhotiques et la cirrhose vraie, qu'entre les manifestations premières d'un processus de sclérose du foie et les indices certains d'une insuffisance dûment établie, il y ait lieu de distinguer. La cirrhose calculeuse définitivement constituée n'est certainement pas tributaire des eaux; la cirrhose commençante, la précirrhose nous paraît au contraire en relever pleinement. Tenter une excitation de la cellule hépatique ou au contraire se proposer de soulager la fonction du foie en faisant une dérivation sur le rein, essayer en un mot la cure médicamenteuse de *Vichy* ou la cure diurétique de *Vittel* ou d'*Évian* semblent deux façons de faire également légitimes, bien que partant de deux points de vue dissemblables. Malgré tout, dans les unes et les autres stations, les résultats sont de ceux que l'on ne peut prévoir et que le médecin ne doit que faiblement escompter. D'ailleurs les cures, dans les cas de ce genre, seront d'autant plus modérées qu'elles s'adressent à un organe en état d'instabilité fonctionnelle et de fragilité organique et visent un processus sinon immédiatement grave, tout au moins dont le pronostic doit être réservé.

On voit, par tout ce que nous venons de dire, combien sont nombreuses les indications hydro-minérales dans la lithiase biliaire, et il n'est pas exagéré de prétendre que la calculose du foie est justiciable du traitement aux eaux à toutes ses étapes. Aussi serait-il imprudent et illogique de renoncer de bonne heure au traitement médical dans la cholélithiase. Kehr ne conseille-t-il pas d'autre part la cure hygiénique et hydro-minérale même après les interventions ; « celles-ci n'agissant en rien sur la prédisposition des malades à faire des calculs ». Or, c'est cette prédisposition que combat si efficacement le traitement hydro-minéral, suivant un mécanisme, scientifiquement peut-être peu précis, mais dont les résultats cliniques permettent chaque jour de mesurer la puissance.

N'est-ce pas d'ailleurs méconnaître la nature même de la lithiase biliaire que de vouloir à la première alerte, dès la première crise, dès les premiers accidents de migration rejeter le traitement médical comme ne devant donner que des déceptions et conduire à des échecs? Les statistiques d'Arnozan, et celles de Dufourt, semblent suffisamment montrer que l'affection calculeuse du foie est dans la majorité des cas d'une bénignité indiscutable. De son côté Sérégé compte quatre cas seulement sur 226 dans lesquels une intervention chirurgicale pouvait être légitime ; Binet, sur 79 lithiasiques n'en a trouvé qu'une seule chez qui l'opération était plausible. De ces seules considérations ressort avec évidence que la thérapeutique médicale et par là même le traitement hydro-minéral est loin d'avoir fait faillite dans la lithiase biliaire, et que celui-ci s'est montré d'autant plus efficace qu'il s'adressait à une affection peu grave.

Ainsi donc, *traitement thermal dans les états cholémiques prélithiasiques, traitement thermal encore dans la lithiase confirmée, tant que l'intervention chirurgicale ne s'impose pas d'une manière absolue ou urgente, traitement thermal enfin, une fois pratiquée l'opération,* telle nous semble devoir être la règle de conduite du médecin.

RÉSUMÉ

I. — États prélithiasiques.

1° CHOLÉMIE.
Vichy, Évian, Vittel.
2° DYSPEPSIE PRÉLITHIASIQUE.
Vichy, Châtel-Guyon.

II. — Lithiase confirmée.

1° LITHIASE BILIAIRE ET RÉNALE ASSOCIÉES.
Vichy, Évian, Vittel, *Contrexeville, Martigny, Brides.*
2° LITHIASE BILIAIRE SIMPLE.
a. Sans migration.
Lithiase vésiculaire : **Vichy.** *Brides, Châtel-Guyon.*
b. Avec migration.
Aseptique : lithiase canaliculaire : **Vichy** ; lithiase cholédocienne : *Vichy, Évian, Vittel, Châtel-Guyon.*
Septique : angio-cholécystite : **Vichy,** *Vittel, Évian.*
3° CIRRHOSE CALCULEUSE.
Vichy, Évian, Vittel.

II. — ICTÈRES, ANGIOCHOLITES, CONGESTIONS ET CIRRHOSES DU FOIE

Bien que ces quatre termes se rapportent à des faits, qui, étant les uns des symptômes et les autres des lésions, ne sont pas comparables entre eux, ils sont, dans la réalité, si étroitement associés pour constituer des syndromes cliniques que nous croyons devoir les rapprocher dans un même chapitre pour en envisager le traitement hydro-minéral.

L'ictère consiste dans l'imprégnation de la peau et des muqueuses par les pigments biliaires.

Ce symptôme est lié à des affections diverses. Les récentes recherches de MM. Chauffard, Widal, Vaquez et de leurs élèves, ont remis en honneur l'ancienne conception de l'ictère hématogène, en créant le groupe des *ictères hémolytiques*. Ceux-ci, comme on sait, sont caractérisés par des altérations sanguines remarquables, mais nous sommes encore mal fixés sur la part qui revient au foie dans leur pathogénie. En faisant abstraction de ces faits, dont l'interprétation est encore très réservée, on peut dire qu'en général l'ictère témoigne d'un trouble de sécrétion ou d'excrétion biliaire.

Cliniquement, il s'agit alors soit d'oblitération mécanique des voies biliaires (calcul biliaire, cancer de la tête du pancréas, bride péritonéale, tumeur abdominale), soit d'un processus hépatique, tel qu'angiocholite, congestion ou cirrhose hépatique.

Les ictères par obstruction mécanique relèvent du chirurgien. Nous n'avons pas à revenir ici sur ce qui a été dit au chapitre précédent, à propos des indications respectives du traitement hydro-minéral et de l'intervention opératoire dans les ictères par obstruction calculeuse du canal cholédoque.

L'infection des voies biliaires peut, suivant sa virulence, suivant son extension et, surtout, suivant l'atteinte portée à la cellule hépatique, réaliser toutes les modalités cliniques d'ictère, depuis les plus bénins, comme l'ictère catarrhal, jusqu'aux plus sévères, comme l'ictère grave. Par contre, ce serait une erreur de croire que toute angiocholite s'accompagne forcément d'ictère. Ce symptôme peut être, sinon absent, au moins à peine apparent dans nombre de cas d'infection biliaire. C'est ainsi que, malgré son nom, l'ictère grave ne donne habituellement lieu qu'à un ictère à peine visible.

La congestion hépatique ne constitue pas une entité morbide : elle représente une manière banale de réagir du foie sous l'influence de causes d'ordre toxique, infectieux ou mécanique. Cliniquement, il n'est pas toujours aisé de la distinguer soit de l'angiocholite dont elle traduit objectivement le processus inflammatoire, soit de la cirrhose, à laquelle la relient une série de formes de transitions et dont bien souvent elle marque la période de début.

Dans la congestion hépatique, l'ictère présente des modalités très variables, étant tantôt très net, tantôt à peine existant. Il en est d'ailleurs de même dans les cirrhoses. Si un ictère très foncé fait partie de la symptomatologie de la cirrhose de Hanot, on sait combien il est léger dans d'autres formes de cirrhose, et notamment dans la cirrhose de Laënnec, dans laquelle il manque habituellement.

En dehors de la jaunisse et des modifications objectives du foie et de la rate, les malades, atteints d'angiocholite ou de cirrhose, offrent habituellement deux catégories de symptômes. Les uns, sont d'ordre digestif (inappétence, dyspepsie, ballonnement, constipation, hémorroïdes), et s'expliquent tant par l'insuffisance de la sécrétion biliaire que par les troubles de la circulation portale. Les autres témoignent de l'auto-intoxication, résultant, à la fois, de l'imprégnation biliaire de l'économie et de la défaillance de l'émonction hépatique.

Dans l'impossibilité où nous sommes, abstraction faite de l'opothérapie et du drainage chirurgical des voies biliaires, d'agir sur le processus hépatique, c'est contre ces deux ordres de symptômes que le médecin doit diriger son effort thérapeutique. Une diététique sévère sous forme de régime lacté ou de régime lacto-végétarien, jointe à l'emploi de quelques purgatifs cholagogues et d'antiseptiques biliaires, dont la valeur est très relative, forme la base du traitement médical.

Dans beaucoup de cas, ce traitement trouvera un heureux complément dans les cures hydro-minérales. Le choix de celles-ci s'inspire, d'une façon générale, de la double indication symptomatique, que nous avons dite. A *Vichy, Pougues, Brides, Châtel-Guyon*, nous demanderons de corriger les déviations fonctionnelles digestives. Aux eaux diurétiques d'*Évian*, de *Vittel*, de *Contrexeville*, de *Martigny*, nous demanderons un lavage du sang et des tissus, qui ne puisse exercer aucune action irritante sur le foie lui-même.

Cliniquement, la question de l'opportunité du traitement hydro-minéral doit être envisagée dans les cas suivants :

1° **Ictère simple.** — Il s'agit d'un ictère banal, ictère catarrhal, qui se prolonge ou bien qui, s'étant effacé, laisse le malade sans appétit, digérant mal, constipé, déprimé, hypocondriaque. Dans ce cas, suivant que prédomine la paresse digestive ou l'état cholémique avec dépression générale, on conseillera *Vichy, Pougues, Brides. Châtel-Guyon,* ou bien l'une des *cures diurétiques.* Il sera bon, dans ces stations, d'associer à la cure de boisson l'hydrothérapie sous forme de douches tièdes ou écossaises, particulièrement appliquées sur la région hépatique.

2° **Angiocholites.** — Un sujet a fait une poussée d'angiocholite ; il ne présente plus de manifestations aiguës, mais il a de légères poussées thermiques, qui attestent l'évolution persistante du processus infectieux biliaire ; il garde le teint terreux, subictérique ; il reste amaigri, déprimé ; les fonctions digestives se font mal, les selles sont peu colorées, il y a de la constipation avec ou sans phénomènes d'entéro-colite muco-membraneuse ; les urines sont peu abondantes, foncées, et contiennent un taux élevé d'urobiline.

Dans ces conditions, *Vichy* est encore indiqué, mais devra être manié avec d'autant plus de prudence que les accidents aigus sont plus récents. Dans le cas où on aurait lieu de craindre le réveil de ceux-ci et où prédomineraient les signes d'insuffisance urinaire, on préférerait la *cure de diurèse* dans une des stations habituelles.

3° **Congestion hépatique.** — Nous n'avons rien de spécial à dire au sujet du traitement hydro-minéral de la congestion hépatique : il se confond avec celui de l'affection causale, qui est exposé, avec les considérations nécessaires, aux chapitres des paludéens, des dysentériques, des dyspeptiques, des obèses, des goutteux, des diabétiques et des cardiaques.

4° **Cirrhoses.** — Dans le cas de cirrhose, il faut envisager trois éventualités.

Supposons d'abord un individu, chez qui de l'anorexie, du ballonnement abdominal, de la constipation, joints à des modifications encore légères du foie et de la rate et à une ébauche de circulation veineuse sous-cutanée, font craindre un début de cirrhose sans qu'on en puisse prévoir la modalité. On pourra envoyer le malade soit à *Vichy*, soit aux *eaux diurétiques*, suivant que l'on veut agir spécialement sur le foie ou bien activer l'élimination urinaire, surtout si ce malade est en même temps un uricémique avec oligurie habituelle. S'agit-il d'un obèse constipé hémorroïdaire, on conseillera de préférence *Brides*.

Dans une deuxième éventualité, nous nous trouvons en présence non plus d'un soupçon de cirrhose, mais d'une cirrhose confirmée. On sait combien peu nous sommes armés en pareille occurrence. Cependant, ici encore, le traitement médical pourra être utilement complété par une des cures indiquées, en se guidant pour le choix de la station sur le même ordre de considérations. Chez de tels malades, la cure devra être tout particulièrement surveillée, tant en raison de la nécessité de ménager la cellule hépatique qu'en raison de l'imperméabilité du foie, dont il faudra tenir grand compte dans la cure de diurèse et sur le degré de laquelle nous renseignera l'étude de « l'opsiurie » de cure.

Enfin toute cure est contre-indiquée chez les cirrhotiques, qui sont arrivés à la phase ascitique ou bien chez qui la dénutrition et l'intoxication progressives ont créé un état cachectique.

Sans entrer dans le détail des adjuvances de la cure chez les hépatiques, nous rappelons à quel point il importe que leur diétstique soit strictement surveillée. Dans la balnéation chaude et dans l'hydrothérapie sous forme de douches tièdes et écossaises, on trouvera des moyens précieux de calmer les troubles nerveux et notamment le prurit, si fréquents chez ces malades. Enfin le massage abdominal sera souvent utile pour combattre les phénomènes de stase portale ; mais il devra être pratiqué avec circonspection chez les malades dont le foie est douloureux et irritable.

RÉSUMÉ

1° Ictère catarrhal prolongé.

2° Troubles digestifs ou neurasthéniques a la suite d'un ictère catarrhal.

3° Angiocholites chroniques en dehors des poussées aiguës.

4° Cirrhoses sans ascite et non parvenue a la période cachectique.

Ces affections, dans la mesure où elles relèvent de la thérapeutique hydro-minérale, sont justiciables, soit de la médication gastro-intestinale avec *Vichy*, *Vals*, *Pougues*, *Brides*, *Châtel-Guyon*, soit de la médication de dépuration urinaire avec *Evian*, *Vittel*, *Contrexeville*, *Martigny*.

Pour le choix de l'une ou l'autre de ces médications, on se guidera d'après l'état du tube digestif, d'après la susceptibilité du foie et d'après les manifestations d'insuffisance urinaire.

CHAPITRE XVI

AFFECTIONS
DE L'APPAREIL URINAIRE

——

LES AFFECTIONS RÉNALES

GÉNÉRALITÉS

Les affections rénales peuvent à des titres divers relever de la médication hydro-minérale, qui variera suivant qu'on envisage la néphropathie, ses causes ou ses conséquences. Tantôt, en effet, on se propose d'agir sur l'état général, sur le terrain ou sur les perturbations fonctionnelles, qui commandent l'altération rénale ; tantôt, au contraire, on s'efforce de traiter cette dernière ou bien de parer aux inconvénients, qui résultent pour l'économie d'une dépuration urinaire défaillante.

De là, deux ordres d'indications : les unes, en quelque sorte extra-rénales, seront remplies par des cures diverses, que nous désignerons au fur et à mesure que l'occasion s'en présentera ; les autres, rénales, correspondent à une cure, visant électivement la fonction urinaire, *la cure de diurèse,* que nous allons exposer tout d'abord en raison de l'importance qu'elle présente ici.

La cure de diurèse.

Par ce terme, Cottet[1] a proposé de désigner cette médication hydro-minérale, dont un certain nombre de stations se sont fait, depuis longtemps, une spécialisation et qui consiste essentiellement à stimuler physiologiquement la fonction urinaire par l'ingestion méthodique d'eaux appropriées, et à faire ainsi traverser l'organisme par un flot lixiviant, dont puissent bénéficier soit l'économie tout entière, soit tel ou tel appareil plus spécialement visé.

D'une façon générale, la cure se pratique de la manière suivante: le malade absorbe, en dehors des périodes de digestion gastrique, et surtout le matin à jeun, l'eau minérale suivant une posologie, qui trouve ses règles à la fois dans les lois de la diurèse et dans les réactions propres à chaque individu. A l'état normal, cette ingestion d'eau est suivie d'une polyurie *telle que, dans les deux heures consécutives, le sujet élimine une urine, décolorée et peu dense (1005 environ), dont le volume dépasse habituellement d'une façon notable celui de l'eau ingérée.* Cette élimination urinaire a pour caractères d'être rapide et momentanée et de cesser brusquement. Aussitôt après, en effet, l'urine redevient colorée et dense. On remarque même que, dans le reste des 24 heures et surtout pendant la nuit, les urines sont moins abondantes, plus foncées et plus chargées de dépôts cristallins, qu'elles n'avaient coutume d'être auparavant, et cela surtout dans les premiers jours de la cure, comme s'il se produisait une sorte de dissociation entre la diurèse aqueuse et la diurèse solide.

Si la diurèse de cure (nous désignons ainsi la polyurie provo-

---

1. J. Cottet, La cure de diurèse dans les infections biliaires chroniques. *Presse médicale* (n° 52, 28 juin 1902).

Considérations cliniques sur la cure de diurèse à Évian. *Revue de médecine* (n° 7, 10 juillet 1906).

quée par l'eau) présente, à l'état normal, les caractères que nous avons dits, il n'en va pas toujours de même. Tout d'abord, la diurèse normale ne se produit chez beaucoup de sujets que s'ils restent étendus pendant le temps d'ingestion de l'eau et pendant les deux heures consécutives. Cela n'a d'ailleurs pas lieu de nous surprendre, si nous nous rappelons l'influence diurétique bien connue du décubitus horizontal, influence sur laquelle MM. Linossier et Lemoine [1] ont appelé l'attention. Bien entendu, quand on fait boire le matin, couchés, les malades, on ne considérera pas comme une diurèse de cure de bon aloi une diurèse, qui ne serait que la continuation matinale de la polyurie nocturne, qui est, comme on sait, un phénomène fréquent dans les affections cardio-rénales. Il y a là une cause d'erreur facile à éviter : il suffit de voir comment le malade urine dans les mêmes conditions de temps et de décubitus, sans avoir bu et après avoir bu.

En tenant compte de cette considération et en faisant placer les sujets dans les conditions les plus favorables de décubitus, la diurèse de cure peut être très défectueuse et donner lieu à des types urinaires, qu'en schématisant on peut ramener à trois :

1° Ou bien la polyurie momentanée n'est que retardée et tranche encore sur le fond de la diurèse des 24 heures ; 2° ou bien elle manque complètement et le rythme urinaire du nycthémère ne semble pas modifié par l'ingestion de l'eau ; 3° enfin, dans un troisième type, la polyurie est nocturne, et la cure ne fait qu'exagérer la nycturie qui existait auparavant.

La diversité des modalités de la diurèse de cure nous paraît dépendre de deux ordres de facteurs, les uns extra-rénaux et les autres rénaux. Les facteurs extra-rénaux sont les perturbations, qui existent du côté des voies d'absorption et du côté de l'appareil circulatoire. On connaît, en effet, l'influence retardante que peut avoir sur l'absorption des liquides et, par conséquent, sur leur élimination, surtout dans la position debout, une dilatation atone

---

1. Linossier et Lemoine, *Soc. de biol.*, 4 avril 1903 et 9 mai 1903.

de l'estomac. Le Pr Gilbert[1] et ses élèves, Lereboullet et Villa-
ret, ont montré toute l'importance de « l'opsiurie » ou urines re-
tardées comme signe précoce d'une hypertension portable, liée à
des altérations hépatiques. Enfin on sait à quel point, chez les
cardiaques, le simple decubitus horizontal accélère la diurèse.

Mais quelque compte que l'on doive tenir de ces facteurs, ils
n'ont pas, croyons-nous, l'importance de ceux qui dépendent de
l'état des reins eux-mêmes. Ce point de vue nous amène à exposer les remarquables recherches, que le Pr Albarran[2] a consacrées
à la *polyurie expérimentale* et qui vont nous permettre de mieux
comprendre la physiologie normale et pathologique de la cure de
diurèse.

Polyurie expérimentale. — Sous le nom de polyurie expérimentale, le Pr Albarran a décrit un procédé d'exploration de la
fonction rénale, imaginé par lui, qui consiste à faire boire de
l'eau dans le but d'étudier les modifications, que subit la sécrétion
urinaire. Sa technique est la suivante: grâce au cathétérisme
urétéral, on recueille, pendant 6 demi-heures consécutives, les
urines séparées des deux reins, chez un sujet étendu, à qui on a
fait boire à la fin de la première demi-heure 600 centimètres cubes
d'eau d'Évian. Les urines séparées des deux reins sont étudiées
par fractions, de demi-heure en demi-heure, au point de vue de
la quantité, du point cryoscopique Δ, du nombre de molécules
éliminées ΔV, de l'élimination de l'urée et des chlorures rapportés au litre et en quantité absolue, exprimée en centigrammes. Il
est ainsi possible d'apprécier, par des courbes d'élimination, le
travail qu'a fourni chaque rein sous l'influence de l'eau ingérée.
On voit que, par ce procédé, non seulement on observe le rein,
mais encore on l'interroge.

1. A. Gilbert et P. Lereboullet, *Soc. de biol.*, 9 mai 1901. Villa-
ret, *Thèse*, Paris, 1906.
2. J. Albarran, Polyurie expérimentale, *Ann. des mal. des org. génito-urinaires,* août 1903, et *Assoc. franç. d'urologie,* oct. 1903. — Exploration des
Fonctions Rénales, Masson 1905.

Les résultats obtenus diffèrent suivant l'état du rein. Quand le rein est sain, l'ingestion d'eau est suivie d'une polyurie, rapide et momentanée, qui atteint son maximum dans la deuxième ou troisième demi-heure après l'ingestion et à laquelle correspond un abaissement du point cryoscopique (et par conséquent de la densité) et du taux de l'urée et des chlorures, rapportés au litre, *mais une augmentation absolue de ces substances éliminées dans l'unité de temps.*

Il est à noter que l'augmentation de la diurèse solide au cours de la polyurie expérimentale n'est proportionnelle à l'intensité de cette polyurie que jusqu'à une certaine limite. « Il est, en effet, digne de remarque, dit le Pr Albarran, que le ΔV aussi bien que l'urée en centigrammes peuvent ne pas augmenter ou même diminuer, lorsque la quantité d'eau absorbée est trop grande et la polyurie considérable. »

Au contraire, quand le rein est malade, la polyurie expérimentale est très diminuée ou même manque complètement dans le cas de lésions rénales très profondes.

Les faits sont particulièrement frappants dans le cas où un rein est sain et l'autre très altéré. Du côté sain, se produit la polyurie normale et même un peu exagérée, tandis que le rein malade ne modifie sa sécrétion ni au point de vue de la diurèse aqueuse, ni au point de vue de la diurèse solide.

Ce sont ces faits que le Pr Albarran traduit dans la loi suivante : *le rein malade a un fonctionnement beaucoup plus constant que le rein sain et sa fonction varie d'autant moins d'un moment à l'autre que son parenchyme est plus détruit.*

On le voit, — la similitude des circonstances nous permet d'interpréter les faits de la diurèse de cure à la lumière des données de la polyurie expérimentale, mais sous certaines réserves. D'une part, en effet, la diurèse de cure nous renseigne sur le travail global des deux reins, et non sur celui de chacun d'eux : ainsi, par exemple, la diurèse provoquée pourra être la même soit que les deux reins soient sains, soit que l'un d'eux soit sain et l'autre fonctionnellement supprimé. D'autre part, l'impossibilité de comparer un rein avec l'autre nous oblige à tenir compte, dans l'appréciation des modifications pathologiques de la diurèse de cure, de l'intervention des facteurs extra-rénaux, au sujet desquels nous renseignera l'examen clinique du malade et de ses différents appareils. Mais ces réserves ne diminuent en rien la portée des déductions que nous allons tirer de la polyurie expérimentale.

Démonstration du lavage réalisé par la cure de diurèse. — Nous y trouvons d'abord la démonstration du lavage, que prétend réaliser la cure de diurèse. Nous ne voulons pas parler ici du lavage de l'appareil urinaire, dont l'action mécanique ne saurait être mise en doute, mais du lavage de l'économie, c'est-à-dire des tissus et des humeurs. Cette notion, si séduisante qu'elle soit par sa simplicité, quelque crédit qu'elle ait trouvé dans le public médical aussi bien que mondain, n'en a pas moins besoin d'être démontrée. Or cette démonstration se déduit tout naturellement des recherches du Pr Albarran, d'après lesquelles on sait qu'à la polyurie provoquée correspond, malgré l'abaissement du point cryoscopique et de la densité, *une augmentation absolue de l'élimination de l'urée et des chlorures dans l'unité de temps*, fait qui prouve qu'il y a stimulation physiologique de la fonction totale du rein, considéré comme glande et comme filtre. Cliniquement, d'ailleurs, cette action éliminatrice a été mise en lumière par les auteurs qui se sont occupés de la question, et notamment par Chiaïs[1] et par Bergouignan[2] dans leurs recherches sur

---

1. Chiaïs a, l'un des premiers, appelé l'attention sur la suractivité de la fonction rénale et l'augmentation de l'élimination des solides urinaires, notamment des chlorures, produites par la cure d'*Évian*. Il a bien vu également que la polyurie provoquée est la condition du succès de la cure. « Rapide absorption par les voies digestives ; rapide diffusion dans l'organisme ; rapide élimination par les reins : tels sont (à l'état normal) les trois effets réalisés immédiatement par les eaux d'*Évian*, méthodiquement administrées. Sur l'homme malade, il faut pouvoir produire ce triple résultat pour que le traitement par les eaux d'*Évian* manifeste tous ses effets thérapeutiques » (cf. F. CHIAÏS, Eaux d'*Évian* et arthritisme ; leur mode d'action. 1890. Paris, G. Masson, éditeur).

2. P. BERGOUIGNAN, *Les cardiopathies artérielles et la cure d'Évian*. Paris, Steinheil, 1905.

l'action de l'eau d'*Évian*. Nous en voyons également une manifestation clinique dans la perte de poids de un à trois kilo-grammes, qu'éprouvent habituellement, toutes choses égales d'ailleurs, les sujets, qui sont soumis à la cure de diurèse et chez qui cette cure produit des effets diurétiques marqués, perte de poids à laquelle, d'après tout ce que nous savons, correspond un processus de déchloruration.

Indications et contre-indications de la cure. — Les données de la polyurie expérimentale nous montrent ensuite clairement que ce lavage n'est réel qu'autant que l'état des reins leur permet de répondre à la sollicitation hydrique par une polyurie provoquée, qui devient ici une polyurie thérapeutique. *Donc seuls sont justiciables de cette cure les sujets, dont la capacité fonctionnelle rénale peut s'adapter aux conditions de la polyurie provoquée.* Dans le cas contraire, dans le cas d'imperméabilité rénale accentuée, la mise en œuvre de la cure de diurèse nous semble être inutile et dangereuse : inutile, puisqu'elle n'atteint pas son objet ; dangereuse, par le surmenage qu'elle impose, sans profit aux reins et aussi par les phénomènes de pléthore vasculaire, d'hy-pertension artérielle, qui peuvent résulter de la non-élimination de l'eau.

Utilité du décubitus horizontal. — De ce qui précède, résulte la nécessité de se placer dans les meilleures conditions pour obtenir de la cure le maximum de rendement urinaire. C'est ainsi que, comme on le fait systématiquement dans cer-taines stations, on devra laisser étendus, pendant le temps d'in-gestion de l'eau et pendant les deux heures consécutives, les sujets, dont la diurèse de cure est défectueuse dans la station verticale. Ce point de pratique a, à notre sens, une grande impor-tance : il est souvent la raison d'être du succès ou de l'insuccès de la cure ; car les différences entre les résultats diurétiques obtenus peuvent être considérables. Maintes fois, en effet, nous avons vu des sujets, qui, après une ingestion de 800 grammes d'eau, par exemple, urinaient dans les deux heures consécutives, 200 ou 1200 grammes suivant qu'ils gardaient la position verticale ou le décubitus horizontal.

Règles générales pour la direction de la cure. — On doit régler l'administration de l'eau, suivant le but à atteindre. Veut-on laver les reins et les voies urinaires, encombrées de gravier ou de pus ? On a évidemment intérêt à provoquer une « chasse » d'urine aqueuse aussi abondante et précipitée, que le comportent la perméabilité rénale, la tolérance des voies digestives, l'état de l'appareil cardio-vasculaire du malade. S'agit-il au au contraire, d'une action éliminatrice et désintoxicante générale ? Alors on se souviendra que, d'après les données de la polyurie expérimentale, on ne doit pas dépasser une certaine polyurie, au delà de laquelle la diurèse solide peut diminuer. Il y aurait alors indication à modérer et au besoin à multiplier les prises d'eau, en faisant boire, par exemple, le matin à jeun, dans la seconde partie de l'après-midi et dans la soirée.

La diurèse de cure, épreuve de la perméabilité rénale. — Enfin on étudiera les modalités de la diurèse de cure, non seulement au point de vue de la pratique du traitement, mais encore au point de vue des indications séméiologiques qu'elle donne sur la fonction rénale. En effet, la valeur, que le Pr Albarran attribue à la polyurie expérimentale comme procédé d'exploration de la fonction rénale, justifie pleinement l'impression clinique que Cottet [1] exprimait en écrivant : « *L'étude du mode de la diurèse, provoquée par la cure, constitue une méthode aussi simple que clinique d'exploration de la perméabilité rénale.* » Il y a là un moyen d'analyse délicate de la fonction rénale, qui peut donner des renseignements très utiles pour le diagnostic et le pronostic de certains syndromes complexes, comme nous l'avons vu à propos des cardio-rénaux.

1. J. Cottet, *loco citato*.

Ces considérations, pour un peu longues qu'elles soient, n'en étaient pas moins nécessaires pour justifier, au nom des données de la polyurie expérimentale, confirmées par l'observation clinique, la valeur thérapeutique de la cure de diurèse, pour en établir sur des bases précises les indications et pour substituer, dans sa mise en œuvre, un déterminisme rationnel à la routine de l'empirisme.

Cette cure, comme on sait, se pratique dans un certain nombre de stations, dont les plus connues sont *Vittel, Contrexeville, Martigny, Capvern, Évian*[1]. Les eaux des trois premières stations, stations des Vosges, sont des eaux froides (11 à 12°), caractérisées chimiquement par la présence du sulfate de chaux (1^{gr},50 par litre environ) et de faibles quantités de lithine. Les eaux de *Capvern* sont d'une minéralisation très voisine, mais offrent une thermalité qui atteint 24°,2. L'eau d'*Évian* (source Cachat), froide (11°,6) se distingue par la faiblesse de sa minéralisation : 50 centigrammes de principes solides par litre, dont plus de la moitié constituée par des carbonates alcalins. A ces différences de minéralisation, correspondent, sans doute, des différences dans le mode d'action physiologique. Mais ce qui définit avant tout le groupe de ces eaux, c'est leur remarquable pouvoir diurétique. Elles sont les notes d'une même gamme, la gamme diurétique, dont le médecin jouera pour la cure de diurèse, en tenant compte des particularités, propres à chaque station et à chaque cas clinique.

Mais, si nous pouvons dire de ces eaux ce qu'on a dit de l'eau d'*Évian*, à savoir « qu'elles agissent par ce qu'elles emportent plus que par ce qu'elles apportent », nous devons toutefois réserver la possibilité d'un rôle plus complexe, qu'elles auraient en intervenant dans les phénomènes intimes de la nutrition et en modifiant les conditions physico-chimiques du milieu humoral où se font

1. Si une longue expérience a consacré la valeur thérapeutique de ces stations, il en est d'autres qui, moins connues ou plus récemment connues, pourraient, sans doute, du fait de leurs ressources hydro-minérales, remplir les indications de la cure de diurèse. Parmi ces dernières, on peut citer *Alet. Thonon, Aulus.*

les échanges cellulaires. Les notions si suggestives, que nous devons aux acquisitions nouvelles de l'ionisation, de la radio-activité, du pouvoir catalytique de certaines substances, qui, comme les ferments métalliques, peuvent agir à des doses infinitésimales, nous commandent cette réserve. Mais ces conceptions, pour séduisantes qu'elles soient, s'adressent encore trop à l'imagination ; elles restent mystérieuses et hypothétiques, et il nous a semblé plus rationnel et plus clinique de faire surtout état de l'action physiologique, tangible et certaine, qu'ont sur la diurèse les eaux, qui, comme nous allons le voir, ont à remplir la plus grande partie des indications hydro-minérales en pathologie urinaire.

LES ALBUMINURIES

L'albuminurie n'est qu'un symptôme, mais un symptôme si important dans la pratique journalière et dans les préoccupations des malades que nous croyons conforme à l'esprit clinique de notre ouvrage de grouper les sujets, d'ailleurs fort disparates, qui présentent le caractère commun d'être des albuminuriques.

Rien n'est plus délicat que l'interprétation séméiologique de l'albuminurie. Si, au point de vue anatomique, le pathologiste hésite à concevoir l'albuminurie sans néphrite, le clinicien est amené à envisager la question sous un autre angle et à considérer non pas tant la lésion que la fonction rénale. Le temps n'est plus où albuminurie était synonyme de mal de Bright. L'observation clinique nous apprend, en effet, que l'albuminurie est à cet égard un témoin, souvent infidèle et trompeur : ne la voyons-nous pas coexister avec une santé générale parfaite et, au contraire, manquer dans certains cas d'insuffisance rénale grave ? Aussi adopterons-nous la division, admise par la majorité des auteurs et notamment par le Pr Dieulafoy et par le Pr Teissier, de Lyon et distinguerons-nous *les albuminuries indéterminées, non brightiques, et les albuminuries brightiques.*

Albuminuries non brightiques. — L'albuminurie, nc s'accompagnant pas de signes de néphrite en évolution ou de manifestation d'insuffisance rénale, est un syndrome clinique, qui se rencontre fréquemment. Il est très difficile de classer ces faits, qui sont souvent l'ébauche d'un état morbide plutôt qu'un état morbide défini. Le Pr Teissier[1] les répartit de la façon suivante : 1° albuminuries intermittentes, irrégulières, dites des sujets en apparence bien portants ; 2° albuminuries des adolescents à type généralement intermittent et cyclique ; 3° albuminuries d'ordre digestif et hépatique ; 4° albuminuries d'ordre névropathique, parmi lesquelles l'albuminurie orthostatique.

Cette classification embrasse des cas, certes très disparates, mais offrant néanmoins certains traits généraux communs. En lisant l'étude si consciencieuse que le Pr Teissier leur a consacrée, on voit que ces malades, le plus souvent des adolescents, ont habituellement une hérédité mauvaise, dans laquelle on relève des manifestations neuro-arthritiques, goutteuses et parfois tuberculeuses. Dans nombre de cas, la détermination rénale des tendances morbides ancestrales s'explique par cette fragilité héréditaire et familiale du rein, que Castaigne et Rathery ont si heureusement dénommée *la débilité rénale congénitale.*

Cliniquement, ces malades se présentent sous des aspects variés, qu'on peut, cependant, en schématisant, ramener à deux types. Tantôt il s'agit d'enfants, d'adolescents, pâles, délicats, un peu amaigris, plus ou moins marqués des stigmates du lymphatisme, ayant des muqueuses sensibles, sujets aux angines, ayant ou ayant eu des végétations adénoïdes ; ils ont, à la suite d'écarts de régime ou de surmenage cérébral, des troubles gastro-intestinaux, à l'occasion desquels apparaît ou augmente leur albuminurie ; les vomissements cycliques ne sont pas rares chez eux ; ce sont des nerveux, dont le sommeil est agité, qui supportent mal toute espèce de fatigue ; facilement essoufflés, ils se plaignent de palpitations et leur tension artérielle est habituelle-

1. Teissier, *Les albuminuries curables*, Baillière et Fils.

ment abaissée : ce sont, en un mot, des méiopragiques, chez qui le moindre effort provoque des troubles divers, parmi lesquels l'albuminurie. De ce type, se rapproche, au point qu'il est souvent très difficile de l'en distinguer, l'albuminurie pré-tuberculeuse de Teissier. Tantôt, au contraire, ces jeunes albuminuriques se présentent avec le masque floride qu'ont souvent les fils d'arthritiques ou de goutteux ; leur teint est coloré, leur embonpoint excessif, leur caractère vif, emporté même ; ils sont sujets à des migraines, à des algies diverses, à des douleurs articulaires et même parfois à des poussées de goutte ; ils craignent le froid ; leur peau est très susceptible ; ils ont facilement de l'urticaire. Tandis que les premiers étaient des chétifs, ceux-ci sont plutôt des pléthoriques précoces. Rien ne définit mieux leur apparence que ce vieux mot, si expressif, « l'excès de santé. » De cet excès de santé, les parents sont fiers et il est souvent très difficile de leur faire comprendre qu'il n'est pas autre chose que l'épanouissement de leurs propres tendances morbides, cultivées par une hygiène défectueuse, notamment au point de vue de l'alimentation.

Dans cette esquisse clinique, nous avons eu en vue des adolescents ; mais il est évident que, si rien ne vient en rectifier l'évolution, ces états ne font que s'accentuer avec l'âge et ces jeunes sujets deviendront, les premiers, des déprimés neurasthéniques, gastropathes et cholémiques, et les seconds, des goutteux, des lithiasiques, des obèses, des diabétiques et des artério-scléreux, sans que, bien entendu, il n'y ait rien d'absolu, pas plus dans cette division que dans cet horoscope.

Dans cet ordre de faits, trouve sa place naturelle le type clinique très fréquent, représenté par les albuminuriques goutteux. Hanté que l'on est par le mot de petit rein goutteux, on est tenté de croire toujours chez eux à l'existence d'une néphrite interstitielle. Mais il suffit de les examiner, pour voir que bien souvent il n'en est pas ainsi : de la néphrite interstitielle il n'y a ni les petits signes du Brightisme, ni les altérations cardio-vasculaires ; c'est qu'en effet, à côté de la sclérose rénale d'origine goutteuse, existe fréquemment l'albuminurie goutteuse, qui peut durer des années sans aboutir au mal de Bright et qui, cliniquement, doit en être séparée.

Si, ne se contentant pas de la simple notion de l'albuminurie, on étudie l'urine *quantitativement, qualitativement* et en faisant l'examen microscopique du sédiment obtenu par centrifugation, on constate habituellement, chez les albuminuriques non brightiques, un syndrome urinaire des plus intéressants. Tout d'abord on remarque que la quantité de l'urine des 24 heures est très inférieure à la normale. Cette oligurie habituelle, qui peut s'observer chez des sujets parfaitement normaux, a été décrite par Cottet[1] sous le nom de physiologique, pour marquer qu'elle est liée, non pas à un trouble de la fonction rénale, mais à une insuffisance de boisson. Sans aller jusqu'à dire avec Sénator que toute urine suffisamment concentrée contient de l'albumine, on peut penser que cette oligurie joue un rôle dans la génèse de l'albuminurie. En effet, ces urines rares ont une densité élevée, dépassant 1025, et contiennent en abondance des cristaux formés soit par des urates, soit par des oxalates, soit par des phosphates, à telle enseigne qu'en se basant sur ce caractère on pourrait décrire des albuminuries oxaluriques et des albuminuries phosphatiques. La précipitation de ces éléments cristallins en quantité anormale, favorisée par la trop faible dilution aqueuse de l'urine, atteste souvent un trouble de la nutrition ou tout au moins une perturbation dans les fonctions digestives et hépatiques. En outre, il nous permet de comprendre comment, par un mécanisme, qui a été invoqué par M. Labadie-Lagrade pour expliquer l'albuminurie goutteuse, l'albumine puisse passer dans l'urine, sans qu'il y ait inflammation véritable du rein, mais à la faveur de l'irritation, entretenue dans cet organe par le passage incessant de ces cristaux. Cette façon de voir, pour hypothétique qu'elle soit, trouve sa confirmation, d'une part, dans l'absence habituelle de cylindres et,

---

1. J. Cottet, L'oligurie habituelle physiologique. *Revue de médecine,* avril 1905.

d'autre part, dans la présence fréquente d'hématies et de leuco-cytes, témoins des traumatismes microscopiques du parenchyme rénal. A ce point de vue, on pourrait, dans bien des cas, considé-rer cette sorte d'albuminurie comme une manifestation atténuée, comme une forme larvée de gravelle, confinant à ces *fausses albu-minuries,* par pyurie ou hématurie microscopiques, qui sont bien souvent fonctions de la lithiase rénale, à l'occasion de laquelle nous reviendrons sur ces faits.

On conçoit que le traitement hydro-minéral des albuminuries sera différent suivant qu'on se propose d'agir sur le terrain dia-thésique ou les perturbations digestives et hépatiques ou bien suivant qu'on vise surtout les troubles de la sécrétion urinaire.

Dans le premier cas, l'indication hydro-minérale peut être remplie, dans des stations très diverses, parmi lesquelles c'est affaire de tact clinique de discerner la mieux appropriée au sujet considéré. Nous ne pouvons, bien entendu, donner à cet égard que des règles très générales. On enverra les dystrophiques héréditaires affaiblis aux eaux arsenicales de *La Bourboule,* surtout s'il y a suspicion de tuberculose, aux stations de bal-néation chlorurées sodiques de *Salies-de-Béarn, Biarritz-Bris-cous, Salins-du-Jura, la Mouillère-Besançon, Salins-Moutiers.* Cette dernière station, par son voisinage de *Brides,* conviendra tout particulièrement aux albuminuriques goutteux et obèses. La cure de balnéation carbo-gazeuse de *Royat* sera utile dans les cas d'al-buminurie orthostatique avec hypotension artérielle marquée. Si prédominent les troubles digestifs et hépatiques, on conseillera la cure alcaline de *Vichy.* A *Châtel-Guyon* et à *Plombières,* se ren-dront les albuminuriques, dont la fonction intestinale a besoin d'être régularisée.

Veut-on, au contraire, agir sur l'élément rénal lui-même ? Alors on peut hésiter entre deux médications : la cure de *Saint-Nectaire* et les *cures de diurèse.* Les eaux chlorurées sodiques, bicarbona-tées mixtes de *Saint-Nectaire* semblent, à priori, devoir à leur minéralisation une action générale plutôt qu'une action rénale, pour laquelle les ferait proscrire leur teneur en chlorure de sodium. Cependant, sous l'influence des résultats thérapeuthiques obtenus, cette station s'est fait une spécialisation du traitement de l'albuminurie, sans qu'il soit possible de rendre compte du mode d'action de ces eaux. Quant aux cures de diurèse de *Contrexeville, de Vittel, de Martigny, de Capvern, d'Évian,* elles trouvent une indication toute naturelle pour modifier le syndrome urinaire, sur lequel nous avons appelé l'attention : elles corrigeront les effets de l'oligurie habituelle et laveront les reins des produits uratiques, oxalatiques et phosphatiques, qui les encombrent et paraissent, comme nous l'avons dit, être un facteur d'albuminurie. C'est donc sur l'examen de l'urine qu'on se fondera sutout pour faire le départ entre *Saint-Nectaire et la cure de diurèse.*

Saint-Nectaire nous paraît revendiquer surtout les sujets, débilités, chez qui on veut, tout en agissant sur l'état général et sur les fonctions digestives, exercer une action rénale élective plus qu'une action de lavage. L'expérience a montré également les bons résultats de *Saint-Nectaire* dans les albuminuries, suites de maladies infectieuses fébriles. Cependant, ce que nous savons depuis les travaux de Widal sur le rôle du chlorure de sodium, devra rendre très prudent dans l'indication de *Saint-Nectaire* chez les albuminuriques, qui auraient une tendance à faire de la rétention chlorurée. On conçoit combien difficile est le choix de la station appropriée en matière d'albuminurie : bien souvent, il faut le reconnaître, c'est surtout affaire de tâtonnement.

Pour terminer, remarquons que les albuminuries indéterminées résistent souvent aux cures les mieux conduites, dont on devra attendre une amélioration de l'état général bien plus que la disparition du symptôme lui-même, après tout secondaire.

Les albuminuries brightiques. — A première vue, ce chapitre ne semble pas devoir comporter de grands développements. Car, en général, dans les traités ou monographies hydrologiques, les néphrites figurent à la rubrique des contre-indications.

Il ne saurait évidemment être ici question de la néphrite parenchymateuse, qui avec son albuminurie massive, ses œdèmes considérables, ses hydropisies diverses et son évolution rapide, aboutissant à la mort par cachexie progressive, n'a rien à faire avec la médication hydro-minérale.

Il n'en est pas de même dans la néphrite interstitielle[1], caractérisée, comme on sait, par une albuminurie minime et intermittente, par de la polyurie, par des œdèmes fugaces et peu marqués, par la perméabilité rénale progressivement diminuée, par des troubles cardio-vasculaires précoces et importants, par une évolution ordinairement fort longue et se terminant par des accidents, qui, suivant la période de leur apparition, sont d'ordre hypertensif, toxique ou asystolique. Ces malades, qui meurent d'hémorragie cérébrale, d'angine de poitrine, d'œdème pulmonaire ou d'urémie, combinée à l'asystolie, ont été justement désignés, dans le langage courant, sous le nom *cardio-rénaux*. Car, chez eux, les troubles cardio-vasculaires et les troubles rénaux sont si intimement mêlés que l'analyse clinique a souvent beaucoup de peine à les dissocier.

Il importe cependant que cette dissociation soit faite : d'elle dépend l'adaptation judicieuse du traitement au malade. Différente, en effet, sera la conduite à tenir, suivant que le traitement vise le facteur cardio-vasculaire ou le facteur rénal. Pour rester sur le terrain hydro-minéral, dans le premier cas, il y aura lieu de recourir à la médication cardio-vasculaire, qui, depuis quelques années, est réalisée d'une façon systématique par la balnéation carbo-gazeuse dans certaines stations, parmi lesquelles *Royat* semble se spécialiser dans ce sens. Dans le second cas, au contraire, c'est à la *cure de diurèse* qu'on demandera de stimuler la dépuration urinaire de ces malades.

Ainsi schématisée, cette double indication paraît très simple et

---

1. Il est bien entendu que nous attribuons une signification purement clinique à ces expressions, néphrite parenchymateuse et néphrite interstitielle, sachant bien que la néphrite chronique réalise le plus souvent, comme l'enseigne le Pr Dieulafoy, le type anatomique de la néphrite mixte diffuse

très nette : en réalité, il n'en est pas plus délicate, et cela d'autant plus qu'il s'agit de malades, dont l'équilibre, très instable, les met pour des causes minimes à la merci des plus redoutables. accidents. Il ne faudrait pas croire d'ailleurs que ces deux indications cardio-vasculaire et rénale s'opposent l'une à l'autre : elles nous paraissent, au contraire, appelées à se compléter par des cures associées ou alternées. Nous ne nous occuperons pas ici de la médication carbo-gazeuse : elle est exposée au chapitre des cardiopathies, auquel le lecteur n'a qu'à se reporter.

Mais nous devons étudier l'indication de la cure de diurèse en lui donnant tout le développement, que comporte, à notre avis, l'importance pratique de cette question. A cet égard, nous ne croyons pouvoir faire mieux que de reproduire, dans les pages. suivantes, les commentaires que Cottet[1] a consacrés à ce sujet.

« Léon Bernard[2] a montré, en prenant pour criterium l'étude de la perméabilité rénale, que sous la désignation, par trop générale, de cardio-rénaux, on réunit artificiellement des faits, en apparence très voisins, mais en réalité fort disparates. En particulier, en ce qui concerne le groupe des cardio-rénaux, devenus tels par l'évolution d'un processus artério-scléreux, il a mis en lumière la différence qui existe entre un cardio-rénal, qui présente des phénomènes de sclérose cardiaque avec perméabilité rénale conservée, et un cardio-rénal qui offre une perméabilité rénale diminuée par un processus de sclérose rénale avec troubles. cardiaques, développés sous l'influence du même processus scléreux ou secondaires à la détermination rénale de ce processus : l'un est un cardiaque, à proprement parler, l'autre est un rénal. Comme le dit Léon Bernard, « lorsqu'on applique à ces malades. les méthodes d'exploration rénale, on peut se trouver pour une symptomatologie identique en présence de deux cas contraires : ou la perméabilité rénale est conservée ou la perméabilité rénale

<hr>

1. J. COTTET, *loco citato.*
2. Léon BERNARD, Les Cardio-Rénaux, *Presse Médicale,* 8 oct. 1904

est diminuée ». Or ce que nous avons observé, en étudiant le rythme de l'élimination urinaire pendant la cure de diurèse, cadre absolument avec cette conception, à telle enseigne que *l'étude du mode de la diurèse provoquée par la cure nous semble constituer par elle-même une méthode aussi simple que clinique d'exploration de la perméabilité rénale*. Quelques faits préciseront bien notre pensée.

« Voici d'abord un malade qui nous fut adressé, en 1903, comme atteint de gravelle avec albuminurie. Il s'agissait d'un homme, âgé de 55 ans, qui avait joui d'une bonne santé jusqu'à l'âge de 51 ans. A cette époque, se déclara une colique néphrétique, suivie d'hématurie. Depuis, il ne présenta pas d'autre phénomène néphrétique qu'une hématurie sans douleur. Mais, depuis quelque temps, le malade offrait les petits signes du brightisme : céphalée, bourdonnements d'oreilles, troubles légers de la vue, épistaxis répétées et peu abondantes, polyurie et pollakyurie nocturnes. Il avait, en outre, de la dyspnée d'effort et de la dyspnée nocturne. L'urine, abondante, contenait de faibles quantités d'albumine. A l'examen du cœur, on constatait une hypertrophie considérable du ventricule gauche avec bruit de galop et, au niveau de l'orifice aortique, un prolongement du premier bruit avec claquement clangoreux du deuxième bruit. Il y avait au niveau du cou des battements artériels. La tension artérielle, mesurée avec sphygmomanomètre de Potain, s'élevait à 27 centimètres. Rien à signaler du côté des autres organes.

« Nous prescrivîmes la cure de boisson avec toute la circonspection, que commandait un tel tableau clinique. La quantité d'eau, ingérée le matin à jeun, varia entre 1 et 3 verres de 200 grammes. Or, quelle que fût l'attitude et même en faisant suivre l'ingestion d'eau du massage, dont on a vanté, en pareil cas, l'influence hypotensive et diurétique, nous n'obtînmes jamais chez ce malade la diurèse matinale, que doit provoquer la cure. Par contre, la nycturie augmenta et la tension artérielle continua à osciller de 27 à 28 centimètres. Au point de vue thérapeutique, le résultat de la cure fut nul. Il aurait pu être très mauvais, si le malade avait bu des quantités moins limitées d'eau. Nous savons d'ailleurs que ce malade a succombé quelques mois plus tard.

« Nous avons observé d'autres cas semblables. Ils sont trop calqués sur le précédent pour qu'il soit utile d'en donner le détail, et, chose à retenir au point de vue du pronostic, dans ces cas, les malades ne tardèrent pas à succomber.

« En opposition avec ces faits et situés à l'autre extrémité de la chaîne, formée par les cas intermédiaires, nous trouvons dans nos notes les observations suivantes :

L'une concerne un malade, âgé de 63 ans, dont la santé était depuis quelques années atteinte, mais pas assez pour l'arrêter dans sa vie active et très occupée. Le malade nous fut adressé, en 1904, quelque temps après avoir présenté des accidents graves du côté de l'appareil respiratoire, accompagnés de céphalée et d'œdèmes périphériques. Le traitement habituel, le régime lacté avaient amené une amélioration très prompte. Quand nous vîmes ce malade, il ne se plaignait guère que d'essouflement et, sauf la polyurie nocturne, il n'offrait pas les petits signes du brightisme. Le cœur était augmenté de volume et présentait de l'arythmie sans souffle ni bruit de galop. La tension artérielle, que la privation momentanée d'un sphygmomanomètre fonctionnant bien nous empêcha de mesurer, ne paraissait pas exagérée. L'urine contenait de l'albumine en petite quantité. Il y avait quelques râles de congestion au niveau des bases pulmonaires. Rien autre à signaler du côté des divers appareils. Or voici comment la cure passa : pendant les quatre premiers jours le malade but son eau (trois verres de 200 grammes) *debout* à la source ; il urina *d'une façon insignifiante dans la matinée*, un peu plus dans l'après-midi, *beaucoup dans la nuit*. Les jours suivants, le malade, sur notre conseil, prit l'eau *étant couché et restant étendu encore pendant deux heures après*. Dans cet espace de temps — contraste saisissant avec les jours précédents — la diurèse provoquée fut parfaite, puisque, pour 800 grammes d'eau ingérée, le malade rendait 900 à 950 grammes d'une urine à peine teintée. En même temps *disparaissait la nycturie* qui avait été d'abord exagérée par la cure faite debout. Le résultat thérapeutique, tant immédiat qu'ultérieur, fut excellent. Notons que, encore un peu œdématié à son arrivée, le malade avait perdu 1 800 grammes de son poids, pendant les trois semaines que dura sa cure.

« Nous eûmes l'occasion d'observer les mêmes faits pour une malade, âgée de 48 ans, qui offrait les signes d'une myocardite chronique avec phénomènes d'hyposystolie, caractérisés par du gonflement du foie, de la congestion des bases pulmonaires et de l'œdème des membres inférieurs. L'état de cette malade était des plus sérieux, puisqu'elle avait auparavant présenté une série de crises d'asystolie avec œdèmes périphériques considérables et début d'ascite. L'urine n'avait contenu que des quantités minimes d'albumine. Pratiquée dans la position couchée, la cure de boisson provoqua la diurèse matinale voulue avec les meilleurs effets thérapeutiques, comme nous pûmes le constater l'année suivante.

A ces faits, nous tenons à en ajouter un plus récemment observé, tant il nous paraît suggestif. Il s'agit d'une malade âgée d'environ 45 ans, qui nous fut adressée à *Évian* en 1907 après des accidents graves d'urémie avec œdème pulmonaire et amaurose transitoire. Quand nous vîmes cette malade, elle offrait cet aspect de la cachexie cardio-rénale ou artérielle, qui, par la pâleur cireuse et la couleur jaune paille du visage, la bouffissure légère des traits, fait penser à la cachexie cancéreuse. La tension artérielle était élevée (23 à 24 centimètres au sphygmomanomètre de Potain); l'auscultation du cœur révélait un bruit de galop avec exagération du deuxième bruit aortique; la malade était en proie à un dyspnée, qu'augmentait le moindre effort et qui l'empêchait de dormir. Son sommeil était encore troublé par la polyurie et la pollakyurie nocturnes. L'urine contenait une quantité faible d'albumine (environ 0^{gr},50 par litre). Ce bilan était vraiment peu engageant au point de vue de la cure, dont nous avouons que nous n'attendions rien de bon. Néanmoins nous la mîmes très prudemment en train pour tâter la perméabilité des reins. Or nous eûmes l'agréable surprise de trouver ceux-ci fonctionnellement beaucoup meilleurs que l'on pouvait s'y attendre

L'étude du rythme urinaire après absorption d'eau nous montra, en effet, ceci : la malade, buvant, le matin, à jeun et couchée, d'abord 400 grammes, puis, les jours suivants, 600 grammes d'eau et restant couchée encore pendant 2 heures, éliminait dans ce laps de temps une quantité d'urine, égale ou supérieure à la quantité d'eau ingérée. Cette diurèse de cure ne pouvait pas être considérée, comme la continuation de la polyurie nocturne, puisque celle-ci, très marquée auparavant, avait considérablement diminué dès le début du traitement. Le résultat thérapeutique fut d'ailleurs tel que permettait de le prévoir cette diurèse provoquée, voisine du type normal. La malade éprouva, en effet, un soulagement immédiat très marqué au point de vue de la dyspnée, son état général s'améliora et nous eûmes l'occasion de savoir qu'elle passa, après cette cure, une année bien meilleure que ne permettaient de le prévoir les accidents si graves, dont elle avait souffert.

« Ces deux groupes de malades, si différents par *leur rythme urinaire* de cure, par le résultat thérapeutique obtenu et par le pronostic de leur état, étaient tous *des cardio-rénaux, mais très dissemblables au point de vue de leur perméabilité rénale.*

« Nous conclurons en disant que la médication diurétique trouve chez les cardio-rénaux un emploi légitime, mais à une condition, c'est que *la cure de boisson soit bien une cure de diurèse,* dont les effets ne peuvent qu'être excellents tant par son action déchlorurante et désintoxicante que par son action hypotensive. La cure de diurèse n'est donc possible et salutaire que si la perméabilité rénale permet à l'effet diurétique de se produire. Dans le cas contraire, viser, par la cure de boisson, à augmenter la diurèse précisément parce que la diminution de perméabilité rénale compromet irrémédiablement le jeu normal de la diurèse, nous semble être le renversement de l'ordre naturel des termes de ce problème de clinique thérapeutique. De tels cas nous paraissent plutôt justiciables d'un régime de restriction des liquides avec alimentation lacto-végétarienne déchlorurée.

« Ainsi la cure de diurèse, chez les cardio-rénaux, a pour objectif, non pas d'ouvrir un rein, fermé par un processus scléreux (une telle tentative serait illusoire et dangereuse du fait de l'hyper-tension artérielle), mais de faire bénéficier de l'augmentation de la diurèse les cardio-rénaux dans la mesure où leur perméabilité rénale est conservée. Nous devons reconnaître qu'il est d'ailleurs souvent impossible de préjuger cliniquement ce dernier point, *sur lequel nous ne pouvons guère être mieux renseignés que par l'épreuve de la diurèse provoquée.* »

Les cardio-rénaux, justiciables de la cure, seront envoyés dans l'une des stations, déjà nommées : *Evian, Contrexeville, Vittel, Martigny, Capvern,* dont les eaux diurétiques peu minéralisées réalisent cette condition, dans l'espèce essentielle, *d'être exempte de chlorure de sodium.* Pour le choix de l'une ou de l'autre sta-tion, on se réglera surtout sur les conditions de climat et d'altitude et sur les pratiques de clinique hydro-minérale, propres à chacune de ces stations. On sera très réservé dans l'emploi des médica-tions physiothérapiques adjuvantes, bien que le massage et la douche tiède puissent avoir dans certains cas une action favorable.

Pour terminer, nous dirons qu'on ne saurait être trop pru-dent, quand il s'agit d'instituer un traitement hydriatique sympto-matique des troubles digestifs, hépatiques, respiratoires ou arti-culaires, que peuvent présenter ces malades et qui, souvent, sont conditionnés par le processus scléreux général et par l'insuffisante dépuration urinaire. Dans les cas où on croira devoir recourir au traitement hydro-minéral local de ces troubles, on n'oubliera pas qu'on a affaire à des malades si fragiles, que toute médication intempestive ou trop remuante peut avoir pour eux les consé-quences les plus graves.

LITHIASE RÉNALE

Autant les indications de la thérapeutique hydro-minérale sont délicates et incertaines dans les albuminuries ; autant elles s'im-

posent avec force et évidence dans la lithiase rénale. Là elle
n'était que le complément du traitement général, ici elle en forme
la partie principale.

Les idées médicales ont évolué sur la manière d'envisager la
question. Si l'on ouvre le traité d'hydrologie de Max Durand-
Fardel au chapitre de la lithiase rénale, on y voit figurer en première ligne la cure alcaline de *Vichy*, en dehors de laquelle il
n'est guère fait mention que de *Contrexeville*. C'est que, à
l'époque où parut ce traité, on se préoccupait surtout d'exercer
sur les concrétions d'acide urique une action dissolvante, que
l'on demandait aux alcalins et à laquelle maintenant l'on ne croit
plus guère.

Mais la médication alcaline garde sa valeur pour rectifier les
déviations nutritives qui sont conditionnées par des perturbations
fonctionnelles d'ordre digestif et hépatique et auxquelles paraît
liée dans une certaine mesure la surproduction de l'acide urique.
C'est ainsi que pourront être soignés avec profit à *Vichy*, *Vals*,
Pougues, non pas les graveleux invétérés, mais les uricémiques,
candidats à la gravelle, surtout quand il y a, comme c'est souvent le cas, des manifestations de lithiase biliaire concomitante.

Quand il y a lithiase rénale confirmée, c'est à la cure de diurèse
que l'on s'adresse pour produire « ce violent courant d'eau claire,
qui passant en un temps très court à travers tout l'organisme, va
laver le sang et les tissus et va entraîner les dépôts de sables qui
encombrent les tubes du rein, les concrétions déposées dans le bassinet (mucus, pus, gravelle, graviers) et même les petites pierres
de la vessie pour les expulser par les voies naturelles[1] ».

On peut dire, en effet, que dans la lithiase rénale, la *cure de
diurèse* est indiquée d'une façon si élective qu'elle ne saurait être
remplacée par aucune autre, ce qui n'empêche pas, d'ailleurs,
qu'elle puisse être très heureusement complétée par d'autres cures
associées ou alternées chez beaucoup de lithiasiques, pour lesquels il y aura lieu de modifier le terrain diathésique.

---

1. *Index médical des stations thermales*, art. Contrexeville, p. 146.

« On dit qu'il y a lithiase rénale, quand un ou plusieurs des éléments tenus normalement en dissolution dans l'urine, se précipitent, s'agglomèrent, forment des corps étrangers, conduisant peu à peu à la production de véritables calculs[1] ».

D'après la composition chimique des concrétions, on distingue trois formes de lithiase : lithiase urique, oxalique et phosphatique. Cette division importe peu au point de vue clinique. A cet égard, il est plus intéressant de savoir si la lithiase est aseptique ou si elle est infectée. La lithiase infectée, dont nous nous réservons de parler à propos des suppurations rénales, comprend deux ordres de faits, suivant que l'infection s'est ajoutée à une lithiase primitivement aseptique ou suivant que la lithiase, qui est alors phosphatique, est secondaire à un processus d'infection lithogène. Dans le premier cas, la constitution des calculs enregistre bien l'évolution en deux temps de la lithiase ; au centre, un noyau urique ou oxalique est contemporain de la phase aseptique ; à la périphérie, une couche phosphatique, « une chemise phosphatique », témoigne de la période d'infection.

Cliniquement la lithiase rénale se présente sous trois formes principales.

La forme la plus atténuée est représentée par la lithiase sablonneuse : il s'agit de sujets neuro-arthritiques, ordinairement gros mangeurs, qui se plaignent dans la région lombaire de douleurs sourdes, simulant parfois un lumbago et irradiant souvent vers l'aine ou les cuisses. En même temps, il n'est pas rare de constater de la cystalgie, des mictions fréquentes et peu abondantes avec sensations de brûlures urétrales. Les urines, plutôt rares, sont foncées et contiennent des dépôts uratiques, qui tantôt forment une couche adhérente aux parois du vase et tantôt se présentent comme de la brique finement pilée, mobile dans le fond de ce récipient. L'examen des urines y révèle de nombreux cristaux d'urates et d'oxalates, des cellules épithéliales diverses

---

1. CHAUFFARD et LŒDERICH, *Maladies des reins. Traité Gilbert et Thoinot,* p. 415.

et, fréquemment, des hématies et des leucocytes. Si ces derniers éléments sont assez abondants, on trouve des traces d'albumine, qui sont, en réalité, fonctions de ces hématuries et pyuries microscopiques et qui donnent souvent, aux esprits non avertis, le change pour une albuminurie vraie. Dans cette phase, on peut même voir de vraies hématuries, surtout quand la gravelle est oxalique[1].

A un degré plus avancé, la lithiase est symptomatiquement caractérisée par l'expulsion de petits calculs, dont le volume est variable, par des coliques néphrétiques et par des hématuries. Ces symptômes sont trop classiques pour que nous nous y arrêtions ici. Nous voulons simplement rappeler qu'il y a des coliques néphrétiques à forme anormale, qu'il faut savoir dépister. Il faut se méfier d'autre part de mettre sur le compte de la lithiase rénale une hématurie prémonitoire de la tuberculose rénale. Dans ce dernier cas, l'erreur serait d'autant plus fâcheuse, qu'en engageant la thérapeutique dans une fausse direction, elle ferait perdre, sous prétexte de médication anti-lithiasique, un temps précieux au point de vue du traitement chirurgical.

Enfin, dans une troisième forme, le calcul ou les calculs, formés dans le rein, sont trop gros pour être expulsés par les voies naturelles. C'est, pourrait-on dire, la phase chirurgicale de la lithiase. La symptomatologie est à peu près la même que dans la forme précédente, sauf que les coliques néphrétiques ne sont pas suivies d'expulsion de gravier et que la douleur et l'hématurie se reproduisent plus fréquemment dans des circonstances caractéristiques, que le Pr Guyon a si remarquablement mises en lumière dans son enseignement.

Tous les lithiasiques sont justiciables de la cure de diurèse : à la phase des sables, pour empêcher la formation des calculs et sauvegarder les reins en les soustrayant à l'irritation, produite par le passage d'une urine trop dense ; à la phase des graviers, pour provoquer leur expulsion ; à la phase dite chirurgicale, soit

1. A. Boursier, *Assoc. Franç. d'Urologie,* 1899.

pour préparer l'opération dans le cas d'infection surajoutée, soit, après l'opération, pour laver le rein et prévenir la formation de nouveaux calculs. D'ailleurs, dans la pratique, à moins qu'un examen radiographique ait fixé le médecin sur le volume d'un calcul rénal, il est difficile de dire s'il est trop gros pour être expulsé par les voies naturelles. Aussi, à moins que des circonstances, telles que douleurs ou hématuries, ne forcent la main au chirurgien, sera-t-il sage, avant de décider une intervention, d'essayer le traitement hydro-minéral. Il arrive, en effet, que des malades ne rendent un gros calcul qu'après de nombreuses coliques néphrétiques et des cures répétées. Si pour une raison quelconque la néphrolithotomie est impossible chez un sujet porteur d'un gros calcul, la cure de diurèse trouve encore son indication pour empêcher l'accroissement du calcul, combattre l'infection et même calmer la douleur, quoique, à ce dernier point de vue, les lithiasiques se comportent différemment, les uns éprouvant, de la cure, du soulagement et les autres, au contraire, une exacerbation de la douleur. Dans cette dernière éventualité, la cure serait, bien entendu, contre-indiquée. Après une colique néphrétique aiguë et récente, on hésite parfois, quand il n'y a pas eu expulsion de graviers, à prescrire immédiatement une cure de diurèse. C'est à tort, selon nous, la cure ne pouvant que favoriser la progression et l'élimination du calcul.

Il nous reste à envisager les questions relatives au mode d'action de la cure, à sa pratique dans les diverses occurences cliniques et enfin au choix de la station parmi celles, qui se sont spécialisées dans la médication diurétique.

La cure de diurèse agit-elle par d'autres facteurs que cette action lixiviante, qui explique très bien son efficacité ? Depuis longtemps, on ne croit plus au pouvoir litholytique que Mamelet [1] avait jadis attribué aux eaux de *Contrexeville*. Mais on a

---

1. Mamflet, *Notice sur les propriétés des eaux de Contrexeville*, 1840, p. 23.

invoqué, pour expliquer la vertu de certaines eaux diurétiques, d'autres facteurs, qu'il importe de passer en revue. « L'eau de *Contrexeville*, dit Boursier [1], en passant dans les voies urinaires, agit sur les fibres lisses de ces conduits, provoque leur contraction et par suite favorise l'acheminement des sables et des graviers, qui les encombrent, ce qui explique son action expulsive. » Monsseaux [2] écrit d'autre part : « L'action de la Grande Source de *Vittel* ne se borne pas à un rôle purement mécanique ; elle provoque aussi, dans les calices et les bassinets, des modifications épithéliales importantes, du moins quand il existe des lésions même minimes de pyélite catarrhale. Cette action consiste dans une desquamation intensive des couches cellulaires superficielles plus ou moins altérées et consécutivement dans la rénovation de l'épithélium selon un type plus normal. »

Pour hypothétiques qu'elles soient, nous ne ferons pas difficulté d'admettre la possibilité de ces actions intimes. Mais elles nous paraissent, sans qu'il soit nécessaire d'invoquer des propriétés plus ou moins occultes de l'eau, se déduire tout naturellement du fait de la polyurie provoquée. On conçoit très bien qu'un hyperfonctionnement passager détermine une hyperhémie passagère, à laquelle les éléments cellulaires, épithéliaux ou autres, peuvent ne pas rester indifférents. D'autre part, on comprend très bien que les fibres musculaires lisses des conduits urinaires se contractent d'autant plus fortement que plus marquée est l'excitation mécanique, produite par la veine liquide qui les parcourt.

Il est piquant, dans cet ordre d'idées, de rappeler combien jalousement certaines stations revendiquent la suprématie de la lithine, pour une teneur qui ne dépasse pas, d'ailleurs, 35 milligrammes par litre, alors que les récentes recherches de Haig et de Fauvel ont établi que cette substance contrarie la dissolution des concrétions uratiques.

---

1. *Traité pratique d'Hydrologie médicale*, par Jardet, Nivière, Lavergne, Doit-Lambon, Houlz et Boursier, Doin, 1886, p. 385.

2. A. MONSSEAUX, *La Grande source de Vittel*, Georges Chassel, Mirecourt, p. 93.

Aussi, en nous basant sur l'observation clinique et contrairement à l'opinion de beaucoup de médecins, qui classent encore les eaux employées contre la lithiase suivant qu'elles sont « plus ou moins fortes », nous pensons que le secret de leur action réside avant tout dans le pouvoir diurétique, qu'elles doivent à l'heureux ensemble de leurs propriétés physico-chimiques.

Il est évident que, dans la pratique de la cure chez les graveleux, il y a intérêt à provoquer la plus abondante et la plus rapide polyurie possible dans les conditions de moindre fatigue possible pour tous les appareils, intéressés dans la diurèse. On tiendra donc compte dans la posologie de l'eau, d'une part, de cette indication générale et, d'autre part, de l'âge du sujet, de l'état de ses voies digestives, de son foie, de sa perméabilité rénale et de sa pression artérielle. S'il se produit des accidents congestifs du côté des reins, se traduisant par des douleurs, de l'oligurie ou des hématuries, on modérera, on interrompra et, au besoin, on cessera la cure. Dans le cas de la présence confirmée d'un gros calcul rénal, on dirigera la cure avec d'autaut plus de modération qu'on ne peut pas en attendre l'expulsion et que le rein est plus altéré.

Autrefois, l'habitude générale était de faire la cure en marchant pendant et après l'ingestion de l'eau. Cette pratique, que la physiologie de la diurèse ne justifie pas, a souvent des inconvénients. Dira-t-on qu'elle facilite le digestion de l'eau ? Nous ne le pensons pas ; l'expérience prouve, au contraire, que les sujets, susceptibles du côté des voies digestives, digèrent l'eau d'autant plus facilement qu'ils la prennent dans le décubitus horizontal et, à notre sens, cette position permettra aux atones de l'estomac de boire assez abondamment sans courir de risques de dilatation. D'autre part, on ne peut pas raisonnablement espérer que le mouvement de la marche favorisera la mobilisation des graviers pendant le passage de l'eau, selon le mécanisme qu'avait invoqué Liebe[1] en préconisant le traitement de la lithiase par la danse,

1. Liebe, *Munchener Med. Wochenschrift*, 1894.

l'équitation, la voiture (de nos jours il aurait ajouté l'automobile !)
Par contre, dans les temps chauds de l'été, la marche provoque
la sudation aux dépens de la diurèse. Mais, en dehors de cette
considération, qui commande le repos, nous avons dit dans
quelles proportions le décubitus[1] horizontal accélère la sécrétion
urinaire chez beaucoup de sujets, à qui par conséquent on devra le
prescrire, quand on aura reconnu que, chez eux, la diurèse provoquée est insuffisante dans l'orthostatisme. Dans cette mesure,
en apparence peu importante, gît parfois la condition du succès.

Qu'on nous permette de citer, à ce propos, un fait très signifi-
catif. Il s'agit d'un lithiasique banal, qui avait fait sans profit un
grand nombre de cures dans une station des Vosges, alors qu'il
éprouva une grande amélioration après une seule cure à *Évian*.
Dirons-nous que la différence de résultat fut due à la différence
d'eaux ? Nous ne le pensons pas. Car ce graveleux, étant de ceux
qui n'éliminent bien l'eau que dans la position horizontale, obtint
à *Évian* en *buvant couché* l'effet diurétique voulu, alors que
dans ses cures antérieures, en *buvant debout*, il n'obtenait pas la
polyurie nécessaire.

Bien que les différences de minéralisation des eaux diurétiques
ne paraissent pas jouer un rôle appréciable dans leur action chez
les lithiasiques, le choix de la station pour un cas donné n'est pas
cependant chose absolument indifférente ; on se règlera d'une
part, sur les particularités climatiques, propres à chaque station,
et sur les considérations suivantes. *Contrexeville, Vittel et Martigny* ont sur les voies urinaires une action, parfois un peu excitante, qu'il vaut mieux éviter chez les sujets irritables, congestifs

---

1. Il est intéressant de noter que, du temps de Montaigne, les deux écoles
existaient déjà pour faire boire debout ou couché. Voici, en effet, ce qu'il écrit
d'après ses observations faites dans les stations qu'il a fréquentées pour sa gravelle : « On nous ordonne icy, de nous promener pour la (l'eau) digérer ; là,
on les arrête au lict où ils l'ont prinse, iusque à ce qu'ils l'ayent vuidée, leur
eschauffant continuellement l'estomach et les pieds. » (cf. Montaigne, *Essais*,
livre II, chap. XXXVII).

et spasmodiques, qui se trouveront bien, au contraire, de l'action sédative d'*Évian*. On doit tenir également grand compte de l'état des voies digestives : à cet égard, on conseillera de préférence, *Contrexeville, Vittel et Martigny*, aux lithiasiques constipés avec pléthore abdominale, qui bénéficieront dans ces stations de l'effet légèrement laxatif du traitement. S'agit-il, au contraire, de lithiasiques présentant une grande susceptibilité du tube digestif (atonie gastro-intestinale avec tendance à la dilatation stomacale, entérocolite muco-membraneuse, diarrhée facile) ? Il nous semble qu'alors *Évian* doit plutôt être conseillé. Mais, encore une fois, ce sont là des indications secondaires, qui n'ont rien d'absolu et dont il faudra tenir compte pour la direction de la cure plus encore que pour le choix de la station.

On sait quels précieux adjuvants du traitement on trouvera dans la balnéothérapie et l'hydrothérapie. Les bains chauds, qui sont un des meilleurs moyens de calmer les douleurs néphrétiques, devront être largement associés à la cure interne chez les lithiasiques qui souffrent. Par l'hydrothérapie, sous forme de douches tièdes ou de douches écossaises, on pourra également modifier favorablement l'état nerveux de ces malades. Il faut cependant être très réservé dans l'emploi des bains et des douches chez les lithiasiques, sujets à avoir des accès de goutte, qui peuvent être provoqués par un traitement hydriatique externe intempestif.

Enfin l'effet des cures de diurèse sera complété et entretenu par une surveillance attentive de la fonction urinaire dans la vie ordinaire du malade. On combattra l'oligurie habituelle, dont nous savons le rôle fâcheux, en veillant à ce que les lithiasiques maintiennent, par une boisson suffisante, leur diurèse à un taux, un peu au-dessus de la normale. A cet égard, ce nous semble être une bonne pratique de prescrire à ces malades, matin et soir, au réveil et en se couchant, l'absorption d'un grand verre d'une des eaux diurétiques déjà nommées. Dans bien des cas, aussi, il sera bon de conseiller de petites cures de 10 à 15 jours, faites de temps à autre à domicile, en buvant le matin à jeun, 3 à 4 verres d'une de ces eaux. Mais ce sont là des indications, de l'opportunité desquelles le médecin traitant sera le meilleur juge d'après l'état de son malade et qui font partie de son hygiène générale, dans laquelle le régime alimentaire tient, comme on sait, une si grande place.

PYÉLITES ET PYÉLO-NÉPHRITES

L'infection du rein, des calices et du bassinet se fait, soit par voie descendante ou sanguine, soit par voie ascendante ou urétérale. Elle est préparée par des conditions, qui interviennent les unes en créant dans le rein un « locus minoris resistentiæ » et les autres en mettant obstacle à la libre évacuation de l'urine. La première éventualité est réalisée surtout par la lithiase ; la seconde se produit dans des circonstances diverses : rein mobile, grossesse, fibrome utérin, cancer du col utérin et, avant tout, rétention chronique vésicale en rapport soit avec une myélopathie soit avec une lésion locale, hypertrophie de la prostate et rétrécissement de l'urètre. La pyélo-néphrite est, au point de vue urinaire, caractérisée par la présence du pus dans l'urine : ce criterium la distingue de la *bactériurie,* qui consiste en une pullulation microbienne urinaire, sans réaction leucocytaire appréciable.

Nous laissons de côté la pyélo-néphrite tuberculeuse, dont le traitement relève soit de l'intervention chirurgicale, soit du traitement général de la tuberculose, si l'opération est contre-indiquée.

Comme dans la lithiase, la médication hydro-minérale par *la cure de diurèse* constitue dans les suppurations rénales le traitement de choix. Et cela se conçoit aisément si l'on songe que, en dehors du cathétérisme urétéral, dont nous savons combien est délicate la pratique, la cure de diurèse nous offre le seul moyen de laver le bassinet, et cela dans des conditions d'autant plus favorables que le lavage s'exerce dans le sens du courant physiologique des liquides et sans intervention d'instruments.

Mais avant d'aborder leur traitement hydro-minéral, nous devons passer en revue les diverses formes de suppurations rénales qu'on observe en clinique.

Pyélo-néphrites par voie sanguine. — Les pyélo-néphrites peuvent être rangées dans trois catégories.

A. — Pyélo-néphrites consécutives à une maladie infectieuse aiguë (pneumonie, fièvre typhoïde, etc.) : consécutives aux décharges microbiennes, qui se font par la voie rénale, elles se caractérisent généralement par une suppuration légère et par une évolution bénigne.

B. — Pyélo-néphrites suppurées des femmes enceintes : cette forme est plus fréquente qu'on ne le pensait autrefois. Elle apparaît ordinairement dans la seconde moitié de la grossesse. Quelles que soient ses manifestations symptomatiques, on la reconnaîtra et on évitera de la confondre avec l'albuminurie proprement dite en recherchant le pus dans l'urine.

C. — Pyélo-néphrites des lithiasiques : c'est la variété la plus fréquente, soit que l'infection se soit ajoutée à la lithiase, ce qui est le cas habituel, soit que la suppuration rénale précède la lithiase, qui est alors secondaire et phosphatique. Si ces deux processus sont très différents au point de vue pathogénique, l'aspect clinique et les indications thérapeutiques sont les mêmes dans les deux cas.

Pyélo-néphrite par voie ascendante. — L'infection du rein et du bassinet se présente dans des conditions cliniques différentes, suivant que la vessie se vide normalement ou bien qu'il y a rétention vésicale chronique. Dans ce dernier cas, qui est le plus fréquent, la rétention vésicale a pour cause soit une myélopathie, soit un obstacle matériel à l'écoulement de l'urine : hypertrophie de la prostate ou rétrécissement de l'urètre. Ce sont les pyélo-néphrites des prostatiques et des rétrécis, qui constituent essentiellement le groupe des affections, désignées dans le langage courant sous le nom de *Pyélo-néphrites des urinaires*.

Toutes ces formes de suppurations rénales sont justiciables de la *cure de diurèse*. Elle est indiquée, sans réserve, dans les pyélites ouvertes qu'elles soient descendantes ou ascendantes, dans lesquelles il n'y a de phénomènes de rétention, ni réno-urétérale, ni vésico-urétrale. Dans ce cas, comme dans la lithiase simple, la cure sera conduite de façon à réaliser un lavage aussi intense que le comportent la perméabilité rénale, — habituellement bien conservée, — et la tolérance des divers appareils du sujet. Ici on peut dire que la cure de diurèse, jointe à la diététique et à l'usage de quelques désinfectants urinaires (salol, urotropine, helmitol) fait tous les frais du traitement.

Lorsqu'on soupçonne l'existence d'un gros calcul, la cure peut encore être indiquée, mais seulement dans le but de préparer l'opération, qui sera nécessaire tant pour parer à l'infection que pour préserver le rein d'une altération progressive. En pareille occurrence, la cure sera faite avec une extrême prudence et prolongée au besoin, si elle donne de bons résultats.

Lorsque la pyélo-néphrite est fermée, lorsqu'il y a pyo-néphrose ou mieux uro-pyo-néphrose, l'intervention chirurgicale s'impose pour vider la collection purulente et rétablir le cours des urines par l'uretère. Ici la cure ne peut intervenir que comme traitement post-opératoire.

Chez les rétentionnistes vésicaux, qu'ils soient tels du fait d'une myélopathie, d'une hypertrophie de la prostate ou d'un rétrécissement urétral, l'indication de laver le rein ne doit pas faire perdre de vue la vessie. Augmenter la diurèse d'un urinaire rétentionniste serait un non-sens, si, en même temps, on n'assurait l'évacuation de la vessie, soit qu'avant la cure on ait, par un traitement chirurgical approprié, rétabli la perméabilité de l'urètre, soit qu'à la cure on associe le cathétérisme vésical, qui tout en vidant la vessie permettra aux reins de bénéficier du lavage diurétique.

Pour le choix de la station (*Évian, Contrexeville, Vittel, Martigny, Capvern*), nous n'avons rien à dire de spécial : les considérations, que nous avons faites à propos des lithiasiques, trouvent ici leur application.

Que doit-on attendre chez ces malades de la cure de diurèse ? La réponse à cette question dépend de la forme de la pyélonéphrite et du moment de son évolution. Dans les pyélites légères, suites d'infection générale ou liées à la grossesse, on obtient souvent la guérison, mais habituellement après un traitement prolongé. Dans les suppurations rénales des lithiasiques et des urinaires, qui sont anciennes, il ne faut guère s'attendre à ce que l'urine reprenne son aspect normal, les malades restent le plus souvent des « pisseurs de pus » et, tout ce qu'on peut demander à la cure, c'est d'enrayer les progrès de l'infection et d'empêcher les formations calculeuses secondaires.

Le traitement hydro-minéral devra, chez ces malades, être prolongé : ici, comme dans bien d'autres cas, les *vingt et un jours* traditionnels sont insuffisants. Il faudra, en outre, comme dans la lithiase, veiller à ce que ces malades, dans l'intervalle de leurs cures, irriguent suffisamment leurs reins.

AFFECTIONS DE LA VESSIE, DE LA PROSTATE ET DE L'URÈTRE

Dans la mesure où elles relèvent de la médication hydro-minérale, ces affections sont justiciables de la *cure de diurèse* par les eaux de *Contrexeville, Vittel, Martigny, Capvern, Évian.*

Mais cette cure n'offre pas ici le même caractère de nécessité que dans les affections rénales, en raison de la facilité et des avantages que présente le traitement local du département inférieur de l'appareil urinaire. Néanmoins, cette région ne peut que bénéficier du lavage réalisé par le passage du flot diurétique.

C'est ainsi que la cure de diurèse rendra souvent service dans les cystites chroniques : on voit alors, sous l'influence du traitement hydro-minéral, les urines s'éclaicir, les mictions devenir moins fréquentes et la douleur se calmer. Cependant il faudra agir avec prudence chez les sujets, dont la prostate a tendance à se congestionner ou dont la vessie, très irritable, craint la mise en tension, comme dans les formes de cystite douloureuse. Dans ces cas, une cure, intempestive ou exagérée, peut provoquer une recrudescence des symptômes ou même la rétention d'urine. Nous avons vu de ce fait un exemple remarquable chez un prostatique, atteint d'infection urinaire, qui, dès son arrivée à *Évian*, but d'emblée, le premier matin, sans avoir pris l'avis d'un médecin, environ 2 litres d'eau. Il s'ensuivit une rétention aiguë d'urine avec congestion prostatique telle que, le cathétérisme étant impossible, une cystostomie dut être pratiquée. Il importe que, quand les malades se rendent dans une station diurétique, ils soient mis en garde contre de tels accidents d'ordre congestif auxquels les expose leur désir de laver énergiquement leurs reins et leur vessie.

Dans les cas de lithiase vésicale, les fortes mictions provoquées par la cure peuvent aider à l'expulsion de petits graviers. La présence d'une grosse pierre est une contre-indication du traitement hydro-minéral, qui provoque alors des accidents douloureux, qu'on utilisait jadis pour le diagnostic de cette pierre. Par contre, la cure est utile pour faire un rinçage des voies urinaires après la lithotritie et prévenir les récidives en combattant le catarrhe lithogène.

Nous ne reviendrons pas sur ce que nous avons dit à propos des rétentionnistes vésicaux. Il ne saurait être question de traitement hydro-minéral diurétique si la rétention est aseptique. La cure peut être indiquée seulement pour combattre l'infection ascendante des reins, mais à condition que l'évacuation artificielle de la vessie soit assurée dans la mesure où la diurèse est accrue.

Il en est de même dans les cystites, liées aux rétrécissements de l'urètre. La cure ne sera conseillée qu'après qu'un traitement approprié aura rendu à l'urètre son calibre normal. Cependant, d'après certains faits que nous avons observés, nous pensons que, lorsque cette dilatation provoque des accidents douloureux, des phénomènes de spasme ou des poussées fébriles, il peut être très utile, dans certains cas d'ailleurs exceptionnels d'associer à la dilatation urétrale la cure de diurèse et les bains chauds prolongés. Nous avons vu, dans ces conditions, se poursuivre très facilement des dilatations, que rendaient très pénibles de tels accidents.

Nous n'avons rien de particulier à dire des troubles nerveux, si fréquents, dans la région vésico-urétrale, et caractérisés surtout par la cystalgie avec pollakyurie et par le spasme du sphincter urétral. Ces accidents relèvent surtout du traitement de l'état névropathique. Mais, dans les cas où ils sont favorisés par l'irritation que produit l'urine trop concentrée de l'oligurie habituelle, ils seront améliorés par l'usage des cures diurétiques.

Les affections de la prostate sont surtout justiciables du traitement local. Bien que les inflammations de la prostate puissent bénéficier dans une certaine mesure du lavage diurétique, cet organe doit plutôt être surveillé comme susceptible de mettre obstacle à la cure soit par ses poussées congestives, soit par son hypertrophie. Il est un élément de contre-indication, absolue ou relative, plutôt que d'indication de la cure.

Si logique que soit la cure de diurèse dans les urétrites chroniques, nous n'en avons guère observé que de médiocres résultats dans ces affections. La raison en est peut-être que, depuis que les lavages antiseptiques de l'urètre sont passés dans la pratique courante, on n'envoie guère aux eaux, en désespoir de cause, que les cas, dont la résistance à ce traitement local a démontré le caractère particulièrement tenace.

RÉSUMÉ

Albuminuries.

1° ALBUMINURIES NON BRIGHTIQUES.

A. *Indications tirées de l'état général.*

Dystrophiques héréditaires lymphatiques et anémiques : Cure ar senicale : *La Bourboule.* Cure chlorurée sodique : *Salies-de-Béarn, Biarritz-Briscous, Salins-du-Jura, La Mouillère-Besançon, Salins-Moutiers.*

Dyspeptiques : *Vichy, Vals, Pougues.*

Constipés avec ou sans entéro-colite muco-membraneuse : *Châtel-Guyon, Plombières.*

Obèses : *Brides.*

Albuminuriques orthostatiques avec phénomènes accentués d'hypotension artérielle : *Royat.*

B. *Indications tirées du syndrome urinaire.*

Si l'on veut agir sur l'état général en même temps que sur la fonction rénale et *s'il n'y a pas de rétention chlorurée : Saint-Nectaire.*

Si prédominent les troubles d'ordre urinaire : oligurie habituelle, densité excessive de l'urine, urates, oxalates et phosphates en excès ; *cures de diurèse : Évian, Vittel, Contrexeville, Martigny, Capvern.*

2° ALBUMINURIES BRIGHTIQUES.

A. *Albumninuriques présentant le syndrome clinique de la néphrite parenchymateuse.*

Le traitement hydro-minéral n'est pas indiqué.

B. *Albuminuriques présentant le syndrome clinique de la néphrite interstitielle avec troubles cardio-vasculaires associés (cardio-rénaux).*

S'il y a prédominance des troubles cardio-vasculaires : *Royat.*

Si l'état de perméabilité rénale permet la cure de diurèse sans danger de pléthore vasculaire : *Évian, Vittel, Contrexeville, Martigny.*

Lithiase rénale.

1° PÉRIODE PRÉLITHIASIQUE ; URICÉMIQUES CANDIDATS A LA GRAVELLE.

Modifier le terrain diathésique, corriger les troubles hépato-digestifs, combattre l'oligurie habituelle : Cure alcaline, *Vichy,* associée ou alternant avec les *cures de diurèse.*

2° LITHIASE CONFIRMÉE SANS CALCUL RÉNAL.

Justiciable d'un traitement hydro-minéral univoque par *les cures de diurèse* à *Contrexeville, Vittel, Martigny, Évian, Capvern.*

Lithiasiques excitables, spasmodiques, congestifs, avec tendance à diarrhée et système digestif susceptible : *Évian.*

Lithiasiques constipés : *Contrexeville, Vittel, Martigny.*

(Ces indications différentielles n'ont d'ailleurs qu'une valeur toute relative).

3° LITHIASE CONFIRMÉE AVEC CALCUL RÉNAL.

Dans le cas de néphrolithotomie, *cure de diurèse,* soit pour préparer l'opération dans le cas de lithiase infectée, soit après l'opération pour prévenir la formation de nouveaux calculs.

Si on ne recourt pas au traitement chirurgical, *cure de diurèse douce,* soit pour empêcher l'accroissement du calcul, soit pour combattre la pyélite calculeuse. Toute cure est contre-indiquée, si elle provoque des *douleurs* ou des *hématuries* sans effet expulsif.

Suppurations des urinaires (Pyélo-néphrites, cystites).

Réaliser le lavage interne de l'appareil urinaire, du glomérule de Malpighi au méat, par les *cures de diurèse : Évian, Vittel, Contrexeville, Martigny, Capvern.*

S'il y a des phénomènes de rétention rénale (uro-pyo-néphrose), la cure de diurèse n'est indiquée qu'après qu'une opération a rétabli la perméabilité réno-urétérale.

S'il y a rétention vésicale par myélopathie, hypertrophie de la prostate ou rétrécissement urétral, la cure de diurèse est contre-indiquée, sauf dans les cas où elle est utile pour combattre l'infection ascendante des reins et *à condition que l'évacuation vésicale soit assurée par des moyens appropriés et au prorata de l'augmentation de la diurèse.*

CHAPITRE XVII

AFFECTIONS UTÉRO-ANNEXIELLES

I. — CONSIDÉRATIONS GÉNÉRALES

Les anciens maîtres réservaient une grande place aux eaux minérales dans le traitement des affections de l'appareil génital de la femme. C'est ainsi que Bernutz, Aran, Courty, Martineau, Gallard, Gubler nous ont laissé des chapitres fort étudiés de thérapeutique hydrologique appliquée à ces maladies : pareil exemple a été suivi par Labadie-Lagrave et Legueu dans leur traité de gynécologie. Le Pr Albert Robin [1], dans son ouvrage écrit en collaboration avec P. Dalché, a tracé de main de maître les indications du traitement hydro-minéral des affections gynécologiques. Toutefois la vulgarisation des nouvelles doctrines médicales, la place réservée à l'infection dans la pathogénie de ces maladies, d'une part, de l'autre, les immenses progrès accomplis dans le domaine de la gynécologie opératoire continuent à détourner l'attention des médecins qui tendent à négliger les importantes ressources fournies par les stations thermales.

La notion d'infection n'a pourtant rien d'incompatible avec un traitement hydriatique. Sans vouloir mettre en relief les avan-

---

[1]. Albert Robin et Dalché, *Traitement médical des maladies des femmes.* Rueff, 1900.

tages des lavages faits avec des eaux stériles, comme le sont à la source la plupart des eaux thermales, on ne peut nier l'heureux effet des cures sur les lésions secondaires provoquées par l'infection (troubles circulatoires, congestions, empâtements, exsudats). Signalons aussi les modifications apportées aux simples troubles fonctionnels (aménorrhée, dysménorrhée, etc.) ainsi que l'amélioration procurée à l'état général, au terrain, qui influence toujours si profondément l'état local. De plus, quand la nature des lésions a nécessité l'emploi du bistouri, il persiste souvent divers désordres qui peuvent disparaître à la suite d'une saison thermale. Il est inutile d'insister longuement sur les avantages de cette médication ; mais, lorsqu'il s'agit de spécialiser les indications, de désigner d'une façon précise aux malades la ville d'eau qui leur convient, les difficultés deviennent très grandes.

Ces difficultés résultent :

1° De la multiplicité des éléments morbides, à indications parfois contradictoires, qu'il s'agit de modifier ;

2° De l'immense variété de sources et de médications que l'on peut leur opposer.

Les désordres et troubles locaux sont en effet des plus nombreux. En outre, ils évoluent d'une façon toute différente sur les divers terrains. Quelle ressemblance existe-t-il, par exemple, entre la métrite d'une scrofuleuse et celle d'une arthritique ? De plus, on sait quelle est la fréquence des retentissements des lésions utéro-annexielles sur les autres appareils de l'économie et sur l'état général. Point n'est besoin d'insister sur les manifestations névropathiques, gastriques, cardiaques, etc., des utérines. La plupart des auteurs admettent même que l'action bienfaisante des cures thermales s'exerce plutôt sur ces éléments surajoutés, état général diathésique, retentissements éloignés, que sur la lésion locale.

D'autre part, presque toutes les stations revendiquent la clientèle de ces malades et apportent des témoignages de leur efficacité. Le nombre des symptômes à modifier est si grand qu'il est bien peu de cures qui ne puissent avoir d'heureux résultats sur quelques-uns d'entre eux. Mais cet immense choix d'eaux plus ou moins appropriées est pour le médecin plutôt un embarras qu'un secours, d'autant plus que souvent les effets obtenus dans diverses stations semblent contradictoires et ne cadrent pas toujours avec ce que l'on sait de l'action d'eaux similaires[1]. C'est ainsi qu'à *Biarritz*, on peut obtenir de la sédation avec les bains d'eaux-mères et de l'excitation avec les bains salés ordinaires. Les eaux d'*Évaux*, que leur qualité d'eaux indéterminées peut faire ranger parmi les eaux à action sédative, ont une action excitante bien nette sur l'utérus. Les eaux sulfureuses de *Saint-Sauveur* ont une action sédative générale et une action excitante sur le système génital. A *Plombières* et à *Néris*, dont les eaux sont particulièrement sédatives, on peut obtenir des effets excitants, en faisant intervenir certains procédées balnéologiques, en faisant varier la thermalité. On pourrait citer beaucoup d'autres exemples.

On voit par là combien est délicate la détermination exacte d'une station appropriée à tel ou tel trouble morbide. Max Durand-Fardel en avait bien signalé les difficultés. « On voit, dit-il, quel est l'écueil de la médication thermale dans le traitement des affections de la matrice. Ce doit être une médication active, parce qu'il s'agit de combattre des diathèses, de remonter un organisme affaibli et des digestions languissantes, de modifier des surfaces, de résoudre des engorgements ; ce doit être un traitement doux et tempéré parce qu'il s'adresse à un système où l'élément fluxionnaire et l'élément névropathique sont d'autant plus disposés au désordre et à l'exagération que l'économie, troublée dans son harmonie, ne possède plus elle-même les moyens de les régler ou de les dominer. »

Le médecin devra donc, pour essayer de résoudre ce problème ardu, rechercher soigneusement toutes les sources d'indications différentielles. Il s'assurera, par un examen attentif, *de l'état anatomique local* de l'utérus et des annexes. Y a-t-il lésion ou simple

1. Félix BERNARD, Traitement hydro-minéral des maladies des femmes. *Gazette des Eaux*, 1899.

trouble fonctionnel (troubles de la menstruation, de la puberté, de la ménopause, etc.)? La lésion, quand elle existe, est-elle localisée à l'utérus? Y a-t-il propagation aux annexes? Existe-t-il des exsudats, des adhérences? Quel est l'état du col (granulations, érosions, déchirures)? L'utérus est-il déplacé ou dans sa situation normale?

Une fois tous ces renseignements obtenus, on s'informera de la *cause*, de *la période d'évolution* de la maladie? Est-elle aiguë ou chronique, récente ou ancienne?

L'*allure* des phénomènes morbides doit aussi entrer en ligne de compte. Présentent-ils les caractères de la *torpidité*, de l'*irritabilité*? Y a-t-il un *symptôme prédominant* (douleur, écoulement, métrorrhagies, etc.)? Quelle est l'importance des *complications*, si fréquentes et qui égarent si souvent le diagnostic, troubles dyspeptiques et intestinaux, symptômes de cystite, névralgies réflexes, palpitations, nervosisme, anémie?

Sur quel *terrain* évolue l'affection utérine? La malade est-elle une chlorotique, une nerveuse, une scrofuleuse, une arthritique? Les états diathésiques jouent ici un rôle prépondérant. D'abord, ils impriment à la maladie un cachet spécial ; ensuite ce sont eux surtout qui sont susceptibles d'être modifiés par les eaux thermales.

On ne manquera pas non plus de s'enquérir de l'état de la *nutrition* des malades. Nous savons en effet que certaines eaux activent les phénomènes de nutrition élémentaire, tandis que d'autres les modèrent.

Tous ces éléments d'appréciation, le diagnostic exact de la lésion, sa marche, et en *première ligne*, le terrain sur lequel elle se développe bien établis, nous rechercherons quelle médication hydro-minérale est la mieux indiquée. Ceci nous amène à passer rapidement en revue les diverses eaux minérales employées dans le traitement de ces affections.

II. — EAUX MINÉRALES EMPLOYÉES DANS LE TRAI-TEMENT DES AFFECTIONS UTÉRO-ANNEXIELLES

Eaux sulfureuses.

Les eaux sulfureuses paraissent avoir une action élective spé-ciale sur l'appareil utéro-ovarien. C'est ainsi que, d'après Caulet et Macrez[1], les eaux de *Saint-Sauveur* sont excito-motrices, em-ménagogues, hémostatiques. Leur usage provoque des sensations douloureuses dans la région pelvienne, et souvent, vers le dixième jour de la cure, l'émission par la vulve d'un liquide clair, aqueux, ne laissant pas de traces sur le linge et s'écoulant à intervalles et par jets (*hydrorrhée thermale*). C. Robert a fait la même remar-que à *Cauterets*[2]. Pour lui, les eaux de *Cauterets* sont emména-gogues à la façon du seigle ergoté, du sulfate de quinine et de l'électricité. Elles sont aussi hémostatiques par action excito-mo-trice sur la fibre utérine et probablement aussi sur les fibres lisses des artérioles utérines. Les expériences de Felz, de Nancy[3], sem-blent donner l'explication de ces faits. L'injection, avec la serin-gue de Pravaz, d'eau sulfureuse de La Raillière sous la peau de la grenouille est suivie assez rapidement d'une diminution sen-sible du calibre des artérioles. Ce resserrement persiste pendant plusieurs heures et l'action ne se produit plus après la section de la moelle. Cette action semble ne pas s'exercer directement sur la fibre musculaire des parois des artérioles, mais elle paraît être en

1. CAULET, De l'action utérine des eaux de *Saint-Sauveur. Ann. de la Soc. d'Hydrologie,* t. XXIV.

MACREZ, Du mode d'action des eaux de *Saint-Sauveur* sur les métrorrha-gies. *Ann. de la Soc. d'Hydrologie,* 1901.

2. C. ROBERT, *Des maladies utérines et de leur traitement par les eaux de Cauterets.* Masson, 1882.

3. C. ROBERT, *loc. cit.*

effet de l'impression du système nerveux central par les principes
contenus dans cette eau.

Outre cette action locale sur l'appareil utérin, les eaux sulfureuses ont une action générale. Elles remontent l'organisme et
stimulent puissamment la nutrition. Elles conviennent plus particulièrement aux affections torpides, avec catarrhe abondant,
évoluant chez des herpétiques, des scrofuleuses, des syphilitiques.
Leur action excitante les fera proscrire dans les formes éréthiques.
Elles seront aussi en général contre-indiquées chez les cardiaques,
les femmes dont les voies digestives ne sont pas en bon état
(dyspepsies, entérites), les hépatiques, les nerveuses. Toutefois
en raison de la riche gamme d'eaux sulfureuses que nous possédons, on peut restreindre ces contre-indications. Nous avons déjà
signalé l'action sédative générale de *Saint-Sauveur*, que l'on
peut opposer à son action excitante locale. Certaines sources
d'*Ax*, de *Luchon*, de *Cauterets*, les *Eaux-Chaudes*, *Saint-Honoré*,
Amélie-les-Bains, *Molitg*, *La Preste* ont aussi une action générale assez douce. A *Bagnères-de-Bigorre*, existent outre la source
sulfureuse de *Labassère*, des sources sulfatées calciques, sédatives. *Bagnols* (*Lozère*) peut être conseillé dans certaines cardiopathies. Dans d'autres cas, on recommandera des eaux à action
plus caractérisée : *Uriage,* sulfureuse et chlorurée sodique, *Aix-
les-Bains, Aulus, Barèges, Enghien, les Eaux-Bonnes, Gréoulx,*
etc., etc.

Eaux chlorurées sodiques.

Les bains salés provoquent, du côté des organes pelviens, un
mouvement fluxionnaire remarquable. Ils sont emménagogues
et prédisposent aux congestions. Au bout de quelques jours de
traitement, les douleurs se réveillent ; les écoulements deviennent
plus abondants et plus épais, et la cure doit être très surveillée.
Les eaux salées ont aussi une *action résolutive* particulière qui a
été signalée par tous les observateurs. D'où leur emploi lorsqu'il

s'agit d'amener la résolution d'exsudats pelviens. André Claisse[1] a montré que leur action peut être rapprochée de celle des injections sous-cutanées et veineuses de solutions salines, en provoquant un afflux leucocytaire au niveau des foyers d'infection. Dans les affections pelviennes, on voit, après quelques bains, apparaître une légère poussée douloureuse, indice de cet afflux leucocytaire, qui peut expliquer en partie l'action résolutive.

Les eaux chlorurées sodiques stimulent, en outre, puissamment la nutrition en activant les échanges et les oxydations organiques, ainsi qu'il résulte des recherches du Pr Albert Robin et de Keller.

Les eaux-mères sont fréquemment utilisées dans les stations chlorurées sodiques. Elles ont, dans certains cas, une action sédative, ainsi que l'ont démontré Lavergne[2] et F. Gallard[3] ; leur emploi permet à *Salies-de-Béarn* et à *Biarritz* de corriger parfois l'action excitante des bains salés, et cette action sédative devrait être rapportée à la présence de chlorure de magnésium en notable proportion dans les eaux-mères de ces deux stations.

Les eaux chlorurées sodiques seront recommandées aux malades lymphatiques ou scrofuleuses, aux anémiques, et lorsqu'il s'agira d'obtenir une action résolutive sans que l'on ait à craindre un mouvement fluxionnaire trop prononcé du côté des organes génitaux.

Elles sont contre-indiquées lorsque l'inflammation locale n'est pas complètement éteinte, chez les nerveuses, les dyspeptiques, les entéritiques.

On utilisera, suivant les cas, les eaux faiblement minéralisées de *Bourbonne, Bourbon-l'Archambault, Balaruc, La Motte*, etc. ; les eaux à minéralisation moyenne, comme celles de *Salins-Moutiers, Salins-du-Jura, La Mouillère* ; les eaux à forte minéralisation, comme celles de *Salies-de-Béarn* et de *Briscous-Biarritz*.

1. André CLAISSE, *Recherches sur l'influence des bains chlorurés sodiques sur la leucocytose*. Steinheil, 1902.

2. *Annales d'Hydrologie*, 1891.

3. *Annales d'Hydrologie*, 1898.

Eaux indéterminées et eaux faiblement minéralisées.

Ces eaux, thermales pour la plupart, exercent une action sédative, locale et générale, qu'elles doivent vraisemblablement à leur radio-activité; elles peuvent être utilisées dans les états congestifs et névropathiques, si fréquents chez les utérines, et qui contre-indiqueraient l'emploi des chlorurées sodiques et des sulfureuses.

Parmi ces eaux, citons *Luxeuil, Néris, Plombières, Bourbon-Lancy, Bains, Dax, Bagnères-de-Bigorre, Bagnoles-de-l'Orne, Ussat.* Certaines d'entre elles ont des actions bien particulières. C'est ainsi que *Bagnoles-de-l'Orne* a une spécialisation reconnue dans le traitement des phlébites, *Bourbon-Lancy* dans celui des cardiopathies, *Plombières* dans celui des affections intestinales. *Évaux* a une action excito-motrice remarquable sur l'utérus et les aménorrhées.

Les eaux salines et ferrugineuses de *Luxeuil* ont des propriétés toniques et légèrement excitantes que ne possèdent pas celles de la station voisine, *Plombières*, tout particulièrement sédative.

Dans ce groupe on peut ranger les eaux faiblement minéralisées d'*Évian* et les sulfatées calciques froides de *Vittel, Contrexeville, Martigny, Capvern.* Ces eaux conviendront aux graveleuses, aux goutteuses et aux malades qui présentent des troubles vésicaux.

Eaux bicarbonatées sodiques, bicarbonatées calciques, bicarbonatées chlorurées.

Les eaux bicarbonatées sodiques sont conseillées par plusieurs auteurs, Martineau entre autres, dans les métrites arthritiques. Max Durand-Fardel, tout en croyant que *Royat* et *Ems* sont mieux indiqués dans ces cas, insiste sur l'action résolutive des eaux de *Vichy.*

On réservera l'emploi des bicarbonatées sodiques aux utérines présentant des symptômes hépatiques ou gastro-intestinaux, ou aux malades dont les troubles utérins paraissent être sous la dépendance d'une affection susceptible d'être traitée dans ces stations (lithiase biliaire par exemple), et on utilisera alors les eaux de *Vichy*, de *Vals*, du *Boulou*.

Parmi les bicarbonatées mixtes et les bicarbonatées chlorurées, citons *Royat, Châtel-Guyon, Brides, Saint-Nectaire*.

Royat conviendra à certains cas moyens, à certains états anémiques et arthritiques peu accusés, à des malades modérément nerveuses et souffrant de troubles dyspeptiques. A *Châtel-Guyon* et à *Brides* iront certaines utérines congestives, les constipées, les pléthoriques ; à *Saint-Nectaire*, les albuminuriques.

Eaux ferrugineuses.

Les eaux ferrugineuses (*Forges, Bussang, Orezza, Renlaigue,* etc.) seront utiles à deux catégories de malades.

Elles amélioreront d'abord les anémies qui sont sous la dépendance d'une lésion utérine. Ensuite, elles seront indiquées pour combattre les troubles variés (aménorrhée, dysménorrhée) qui relèvent de la chlorose.

Les eaux ferrugineuses sont, en général, contre-indiquées chez les malades nerveuses et éréthiques, chez celles qui ont des troubles gastro-intestinaux.

Aussi, pouvons-nous ajouter que, dans nombre de cas, il y aura avantage à recourir à certaines sources ferrugineuses de *Vichy* (*Lardy, Mesdames*) ou de *Vals* (*la Dominique*), ou aux eaux de *Châtel-Guyon* plutôt qu'aux ferrugineuses pures.

Eaux arsenicales.

La seule station véritablement arsenicale est *La Bourboule*. On y traitera certaines utérines anémiques ou lymphatiques, les prétuberculeuses, ou encore les malades entachées de paludisme ou de diabète.

Pratiques balnéologiques.

La médication externe joue le principale rôle. Les bains, plus ou moins chauds, plus ou moins prolongés, les bains de siège, les douches générales, les irrigations vaginales ou rectales sont utilisés d'une façon variable suivant les stations.

Les irrigations vaginales sont données généralement chaudes, à une température de 40° à 50°, pendant le bain, ou en dehors du bain. La pression sera très modérée, l'écoulement du liquide lent et continu. On s'abstiendra des injections dans certains cas exceptionnels de béance du col.

Les irrigations rectales chaudes, d'après la méthode de Reclus, l'emploi du spéculum grillagé pendant les bains sont aussi d'un usage courant dans les stations où l'on traite les utérines.

Comme procédés particuliers, signalons les bains de boue de *Dax, Préchacq, Saint-Amand, Barbotan,* qui ont une action résolutive manifeste, les illutations partielles de boue pratiquées dans ces mêmes stations, les applications locales d'eaux-mères, les bains d'acide carbonique de *Royat* et de *Saint-Nectaire.*

Nous voyons par tous ces documents que nous sommes suffisamment armés pour entreprendre la lutte. Nous avons à notre disposition une médication sédative et une médication tonique pour agir sur l'état général et modifier la diathèse. D'autre part nous avons de nombreux moyens d'impressionner l'état local, sur lequel nous pouvons obtenir des effets calmants, modificateurs et résolutifs. Il nous reste à voir comment nous allons employer ces agents thérapeutiques, comment nous allons appliquer le remède à la maladie.

Régime, hygiène pendant la cure. — Nous n'insisterons pas sur les règles hygiéniques et diététiques à conseiller aux malades pendant leur cure.

Le régime alimentaire sera essentiellement variable suivant chaque malade et ce sera au médecin à en fixer les règles. Bien évidemment, l'on s'abstiendra d'aliments épicés ou excitants, de boissons alcooliques, de vin, de café et de thé à l'excès.

Les exercices, la marche, seront l'objet de prescriptions minutieuses. Il importe que les malades évitent toute fatigue, toute excitation, les excursions fatigantes, les veilles, les émotions du jeu.

Il sera bon également de proscrire les rapports sexuels pendant la cure.

Traitement thermal pendant les règles, pendant la grossesse. — Si, dans quelques cas, la continuation d'un traitement thermal pendant la période menstruelle peut être autorisée, nous croyons que, chez les *utérines*, il sera toujours prudent d'interrompre la cure et de faire garder le repos à la malade. Le médecin devra parfois résister aux instances de cette dernière, qui, venue entre deux époques menstruelles, et voyant ses règles avancer, ainsi que cela s'observe habituellement sous l'influence du traitement, craint de prolonger son séjour au delà de la limite qu'elle s'était fixée. L'abstention n'offre que des avantages, sans présenter le moindre inconvénient. Tout ceci s'applique, bien entendu, au traitement externe. L'usage de la boisson dans quelques stations, *Vittel, Évian, Châtel-Guyon*, par exemple, peut être continué, dans les conditions fixées par le médecin.

De même, pendant la *grossesse*, la plupart des médecins s'accordent à proscrire les cures thermales. Indépendamment de toute médication, la fatigue d'un voyage, un séjour à l'hôtel ne sont jamais des conditions très favorables pour une femme enceinte. Toutefois, dans quelques circonstances spéciales, une cure d'eau de boisson prudemment administrée ne présenterait pas d'inconvénients. On pourrait même, si elles étaient indiquées pour une affection quelconque, faire usage, avec beaucoup de

précautions, des bains d'eaux indéterminées sédatives employées
à une température indifférente.

Signalons cependant l'opinion de Lejard, pour qui les eaux de
Salies-de-Béarn ne seraient pas contre-indiquées pendant la grossesse. Caulet va plus loin : pour lui, il y aurait peut-être lieu
d'employer le traitement thermal pendant la grossesse, soit pour
combattre une affection concomitante, soit pour remédier à certains troubles de la grossesse (malaises nerveux, vomissements, etc.).

Il faut avouer toutefois que jusqu'à présent les faits nous man-
quent pour apprécier l'opportunité du traitement thermal chez
les femmes enceintes, et sauf en des cas exceptionnels, il sera
prudent de s'abstenir.

III. — TROUBLES FONCTIONNELS.

Aménorrhée.

L'aménorrhée est caractérisée par la suppression accidentelle ou
l'absence de la menstruation pendant la vie sexuelle de la femme.

Pour que les règles soient normales, le concours et l'intégrité
de trois appareils de l'économie sont nécessaires : « l'appareil
génital qui comprend le point de départ du réflexe, c'est-à-dire
l'ovaire et l'organe qui est le siège de l'hémorragie, l'utérus ; le
système nerveux qui forme l'arc réflexe, et l'appareil circulatoire[1]. » Les lésions ou les troubles de l'un de ces appareils, ou
les maladies générales qui retentissent sur eux, peuvent amener
des désordres dans la menstruation, et en particulier provoquer
l'aménorrhée.

1. LABADIE-LAGRAVE et LEGUEU. *Traité médico-chirurgical de gynécologie.*
Alcan, 1898.

On évitera de confondre l'aménorrhée avec la suppression normale des règles pendant la grossesse ou l'allaitement, ou avec une ménopause précoce.

Quand le diagnostic sera bien établi, on s'occupera de l'état général qui tient ici la première place dans la série des indications. Avant tout, il est bien évident que l'on devra éviter de traiter les aménorrhées qui sont sous la dépendance d'une cachexie, de la tuberculose, du cancer, etc. D'abord, dans ces cas, une cure thermale aurait les effets les plus désastreux ; en outre, d'une manière générale, il est inutile de provoquer chez ces malades une perte de sang et d'apporter ainsi à l'organisme une nouvelle cause d'affaiblissement.

L'aménorrhée est quelquefois *primitive*. Chez certaines jeunes filles, à nutrition languissante, soumises à l'influence d'une mauvaise hygiène, de la sédentarité, la menstruation ne s'est pas établie. Dans ces cas, la torpeur utérine peut être réveillée, et les malades retireront des bénéfices des eaux excitantes et toniques ; on les enverra alors, surtout si elles sont suspectes de lymphatisme, aux eaux chlorurées sodiques de *Salies, Biarritz, Salins-du-Jura, Salins-Moutiers, Bourbonne, Bourbon-l'Archambault, Balaruc*, etc.

On pourra utiliser aussi les eaux sulfureuses de *Luchon, Cauterets, Uriage*, etc.

Si elles sont *anémiques*, on conseillera *Forges, Bussang,* ou encore les eaux toniques et ferrugineuses de *Châtel-Guyon*.

Si les malades présentent un certain degré de *nervosisme*, il sera préférable d'employer les eaux à action générale sédative, telles que celles d'*Evaux*, de *Saint-Sauveur*, de *Luxeuil*.

Le plus souvent, l'aménorrhée est *secondaire* et dépend, ou d'une cause locale (troubles de l'appareil génital), ou d'une cause générale (troubles du système nerveux, chlorose, lymphatisme, obésité, etc.).

Si l'aménorrhée dépend d'une *cause locale*, d'une affection utérine ou ovarienne (métrites, déviations de l'utérus, fibromes, tumeurs de l'utérus ou de l'ovaire), il faudra, bien entendu, s'occuper avant tout de la lésion causale, et le traitement hydro-minéral n'aura ainsi qu'une influence indirecte sur le trouble menstruel. Il agira alors le plus souvent sur l'état général, quelquefois aussi cependant sur la maladie primitive. C'est ainsi que les eaux salées seront employées avec succès dans les cas de fibrome, cause exceptionnelle d'aménorrhée, que les eaux sulfureuses, les bains de boue seront recommandés dans les cas de subinvolution utérine.

Parmi les aménorrhées de *cause générale*, citons tout d'abord l'aménorrhée de *cause nerveuse*, l'aménorrhée réflexe, qui s'observe à la suite d'un refroidissement brusque, d'un bain de pieds pris à l'époque des règles, d'un traumatisme, d'une émotion vive, ou celle qui accompagne certaines névroses. Cette aménorrhée sera traitée avantageusement aux eaux à action sédative d'*Evaux, Luxeuil, Néris, Ussat, Plombières, Bourbon-Lancy, Bagnères-de-Bigorre*.

La *chlorose* et l'*anémie* sont fréquemment compliquées d'aménorrhée. Les eaux ferrugineuses de *Forges, Bussang* sont alors indiquées. Les chlorotiques aménorrhéiques se trouveront bien aussi d'une cure aux stations chlorurées sodiques ou encore à *La Bourboule*.

Si les symptômes *dyspeptiques* sont prépondérants et paraissent en relation avec le trouble de la menstruation, on conseillera *Vichy, Royat, Pougues*, etc.

Si l'aménorrhée est liée à une entéro-colite muco-membraneuse, *Châtel-Guyon* et *Plombières* seront les stations de choix.

L'aménorrhée des *syphilitiques* réclamera les eaux sulfureuses d'*Aulus, Ax, Luchon, Barèges, Uriage*, etc.

Chez les *obèses* aménorrhéiques, ce sont les cures de *Brides* et de *Châtel-Guyon* qui donneront les meilleurs résultats.

Dysménorrhée.

La dysménorrhée se caractérise par une menstruation irrégu-lière, difficile et douloureuse. Quelquefois immédiatement avant les règles, le plus souvent un ou deux jours auparavant, les malades commencent à souffrir de pesanteurs hypogastriques, de douleurs lombaires, puis les coliques apparaissent, sourdes d'abord, puis aiguës, quelquefois véritablement expultrices avec irradiations vers la vulve et les cuisses. Le ventre est ballonné ; il peut y avoir du ténesme rectal ou vésical. Dans quelques cas, le facies tiré, les vomissements donnent l'impression de symptômes péritonéaux. Tantôt les douleurs se calment quand le flux sanguin s'établit ; tantôt elles commencent seulement à ce moment-là. Le sang s'écoule par gouttes, ou en nappe, ou par intermittences sous forme de caillots.

Dans la *dysménorrhée membraneuse,* qui est le plus souvent symptomatique d'une métrite chronique, l'écoulement sanguin s'accompagne de l'expulsion de produits membraneux de volume variable, reproduisant parfois la forme de la cavité utérine. Le plus souvent, il s'agit de pseudo-membranes muco-fibrineuses (dysménorrhée exsudative) ; quelquefois, c'est la muqueuse utérine qui est expulsée en bloc ou par fragments (dysménorrhée exfoliatrice).

Les dysménorrhées peuvent se diviser en deux grandes classes :

I. Celles qui proviennent d'une lésion de l'appareil utéro-ovarien.

II. Celles où l'on ne peut incriminer une cause locale.

I. — Certaines dysménorrhées de la première classe ne relèvent que de la chirurgie (atrésie du col, néoplasmes, etc.). D'autres fois, un traitement thermal sera utile, lorsque le trouble fonctionnel dépendra d'une lésion (métrite, périmétrite, atrophie congénitale de l'utérus, etc.) susceptible d'être améliorée par ce traitement.

Dans ce cas, si les phénomènes douloureux sont prédominants, si l'état névropathique est accusé, s'il y a des symptômes congestifs, on enverra les malades aux eaux à action sédative de *Néris, Plombières, Luxeuil, Bagnères-de-Bigorre, La Malou, Bourbon-Lancy, Evaux, Ussat, Saint-Sauveur.*

Les lymphatiques seront adressées aux eaux salées chaudes et faiblement minéralisées de *Bourbonne* ou de *Balaruc*.

Aux anémiques conviendront les eaux de *Luxeuil* et de *Forges*.

II. — Souvent la dysménorrhée ne se rapporte à aucune lésion appréciable de l'appareil génital. Ces dysménorrhées, *idiopathiques*, s'observent dans l'hystérie, la chloro-anémie, le rhumatisme, la goutte.

Chez les *hystériques*, on conseillera les eaux à action sédative de *Néris, Ussat, Plombières*, etc.

Chez les *chloro-anémiques*, la dysménorrhée avec prédominance de symptômes douloureux est très fréquente. Il conviendra donc de les envoyer à des eaux dont l'emploi est suivi d'une action tonique, mais nullement excitante, comme celles de *Saint-Sauveur, Bourbon-Lancy, Luxeuil, Forges, Royat*.

Les *rhumatisantes* et les *goutteuses* ont parfois des crises dysménorrhéiques. Comme le fait observer le Pr Pozzi, il ne s'agit pas là d'une manifestation spécifique de la diathèse ; mais ces malades, en tant qu'arthritiques, sont exposées particulièrement aux névralgies. C'est aussi pour mettre ce point en relief que Jaccoud et Labadie-Lagrave ont appelé les dysménorrhées des goutteuses des « migraines utérines ». Chez ces malades, la dysménorrhée a le plus souvent des allures congestives. On conseillera alors *Vichy, Vals, Royat,* ou les cures de diurèse d'*Evian, Vittel, Contrexeville*, etc.

Si des symptômes nerveux s'ajoutent aux troubles congestifs, on aura recours à *Plombières, Néris, Luxeuil, Ussat*. S'il y a pléthore abdominale, manifestation fréquente chez les goutteuses, *Châtel-Guyon* et *Brides* seront conseillés.

La *dysménorrhée membraneuse*, qui comme nous l'avons vu, relève le plus souvent d'une métrite chronique, est une affection excessivement difficile à traiter et l'on ne devra compter que sur peu de succès. On essaiera encore ici les eaux indéterminées ou faiblement minéralisées. Si l'on a affaire à des arthritiques, on pourra aussi conseiller *Vichy* ou *Royat*. Souvent cette dysménorrhée se montre chez des arthritiques constipées. M. Bouloumié[1] en a vu qui ont été heureusement modifiées par une double saison à *Vittel* et à *Plombières*.

Ménorrhagies et métrorrhagies.

On désigne sous le nom de ménorrhagies les hémorragies qui ne sont que l'exagération de la perte sanguine menstruelle et sous celui de métrorrhagies celles qui sont indépendantes des règles. Cette division, un peu théorique, n'a pas d'importance au point de vue pratique, la cause et le traitement étant semblables dans les deux cas.

Nous laisserons de côté les hémorragies qui sont dues à une lésion des organes génitaux (métrite, salpingo-ovarite, fibrome, cancer, etc.), ainsi que celles qui sont sous la dépendance d'une cardiopathie, de la néphrite interstitielle, d'une infection générale, et nous ne nous occuperons ici que des métrorrhagies qui sont, pour ainsi dire, fonctionnelles.

Et d'abord, y a-t-il un traitement hydro-minéral de la métrorrhagie considérée en elle-même ? En faisant usage d'applications chaudes, d'injections vaginales à 48° ou 5o°, pratiquées surtout avec des eaux faiblement minéralisées, on peut arrêter une métrorrhagie, mais sans qu'il soit permis d'attribuer à l'eau employée la moindre action spécifique. D'autre part, ainsi que nous l'avons vu plus haut, certaines eaux, celles de *Cauterets*, d'après C. Robert, celles de *Saint-Sauveur*, d'après Caulet et Macrez, auraient des propriétés hémostatiques spéciales. Néanmoins le plus souvent c'est en exerçant une action sur l'état général qu'on pourra modifier la tendance hémorragique.

Nous considérerons les métrorrhagies : *a*. à la puberté ; *b*. pendant la période d'activité de la vie génitale ; *c*. à la ménopause.

a. — A la *puberté,* on peut observer des métrorrhagies chez les jeunes filles chlorotiques, quoique celles-ci soient plutôt des amé-

---

1. Boulomié. Maladies des femmes. *Ann. de la Soc. d'Hydrologie,* 1894.

Clinique hydrologique.   33

norrhéiques. On aura, du reste, soin de ne pas confondre ces hémorragies de la chlorose qui sont rares, avec celles qui seraient symptomatiques d'une maladie du cœur, d'un rétrécissement mitral pur par exemple, ou d'une infection tuberculeuse au début. Si la malade est bien manifestement une chlorotique, on pourra utiliser les eaux ferrugineuses prudemment administrées de *Forges* ou de *Bussang*, ou les eaux chlorurées sodiques, ou l'eau arsenicale de *La Bourboule*.

Quelquefois, au moment où la menstruation s'établit, on voit apparaître chez les jeunes filles des ménorrhagies ou des métrorrhagies, dont il est difficile de saisir la cause exacte. Ces jeunes filles, comme Richelot l'a démontré, sont presque toujours des neuro-arthritiques, et dans leurs antécédents héréditaires on retrouve la goutte, la gravelle, l'obésité, etc.; ce sont souvent des nerveuses, des dyspeptiques, des constipées. On les soumettra à une hygiène sévère; on soignera leur tube digestif, on s'efforcera de régulariser leurs fonctions intestinales. Puis on leur prescrira une cure thermale, de préférence aux eaux faiblement minéralisées de *Luxeuil, Néris, Plombières, Saint-Sauveur*, quitte à prescrire plus tard une cure reconstituante à une station chlorurée sodique, pour remédier à l'anémie occasionnée par les hémorragies.

b. — Chez la *femme adulte*, quand la menstruation est établie, on peut voir survenir des métrorrhagies de causes diverses. Citons seulement pour mémoire celles qui se montrent à l'occasion des premiers rapports sexuels, celles qui sont d'origine nerveuse et qui s'observent chez les hystériques, ou à l'occasion d'une fatigue exagérée, d'une émotion, comme aussi celles qui dépendent d'une affection utéro-ovarienne et dont nous n'avons pas à nous occuper ici. Mais en dehors de toutes ces conditions étiologiques, certaines arthritiques sont sujettes à des poussées congestives du côté des organes génitaux et du petit bassin, se traduisant par des métrorrhagies plus ou moins abondantes et plus ou moins répétées. On les enverra aux eaux à action sédative de *Luxeuil, Plombières, Néris, Saint-Sauveur, Bourbon-Lancy*, etc.

c. — Mais c'est surtout à la *ménopause* que les métrorrhagies sont fréquentes. Quand elles deviennent très abondantes, qu'un examen minutieux n'a pas permis de leur reconnaître une cause locale (métrite, fibrome, cancer, etc.), on peut leur opposer avec avantage une cure hydro-minérale.

Les femmes qui présentent une exagération des troubles morbides de la ménopause sont souvent des congestives, des pléthoriques abdominales, des constipées, des obèses.

La cure de *Brides-Salins-Moutiers* sera indiquée chez elles en raison de son action déplétive sur l'intestin et sur la circulation abdominale.

Si, ce qui est fréquent au moment de la ménopause, il y a des troubles névropathiques accentués, on recherchera de préférence l'action sédative des eaux indéterminées.

Si les malades sont des goutteuses, des graveleuses, on leur prescrira une cure de diurèse à *Évian*, *Vittel*, *Contrexeville*, *Martigny*, *Capvern*.

Congestion utérine.

Nous venons de voir l'importance des poussées congestives sur les troubles de la menstruation. Ceci nous amène à dire quelques mots de la congestion utérine, qui, après avoir occupé une place prépondérante en gynécologie, en avait été absolument bannie, et que A. Siredey vient de réhabiliter.

A la puberté, pendant la vie menstruelle, et surtout aux approches de la ménopause, beaucoup de femmes ont des troubles congestifs des organes génitaux et du petit bassin. Tantôt il n'y a qu'une augmentation des douleurs et des malaises habituels de la menstruation. D'autres fois, les symptômes pénibles sont plus accentués. Les douleurs lombaires et abdominales sont très violentes ; les malades ont des troubles digestifs, des migraines, des bouffées de chaleur. Dans l'intervalle des époques, les sensations de pesanteur dans le bas-ventre et dans les reins persistent ; les douleurs prennent souvent le caractère névralgique ; des écoulements muqueux ou muco-purulents apparaissent. Parfois les malaises subissent une exacerbation au milieu de la période intermenstruelle, et à ce moment le col de la matrice laisse échapper soit un petit suintement sanguin, soit quelques mucosités.

L'examen au spéculum permet de constater que le col est gros, turgescent, de coloration violacée ou rouge foncé. Les malades ont souvent des varices des membres inférieurs.

Quant à l'abondance du flux menstruel, elle est très variable. Il peut n'être pas modifié ou l'être très peu (congestion sèche de A. Siredey) ; on peut même observer de l'aménorrhée ou de la dysménorrhée. Le plus souvent, les poussées congestives coïncident avec des métrorrhagies ou des ménorrhagies (congestion hémorragique). Des modifications du caractère, des troubles nerveux, des symptômes dyspeptiques, des palpitations accompagnent cet état.

Les poussées congestives répétées peuvent aboutir à une véritable sclérose de l'utérus qui est gros, dur, et prend l'apparence de certains utérus fibromateux.

Ces malades sont des arthritiques ; les manifestations goutteuses, les eczémas, la gravelle ne sont pas rares chez elles.

Si elles sont constipées, obèses, on les adressera à *Châtel-Guyon* ou à *Brides*.

Si les troubles nerveux prédominent, on les enverra plutôt aux eaux faiblement minéralisées sédatives.

Bagnoles-de-l'Orne sera indiqué chez les malades qui ont des varices accentuées aux membres inférieurs.

Enfin les goutteuses, les lithiasiques, les préscléreuses relèveront, suivant les cas, de *Vichy, Royat, Évian, Vittel, Contrexeville*, etc.

Leucorrhée.

La plupart des écoulements leucorrhéiques sont symptomatiques d'une affection de l'appareil génital. Mais lorsqu'ils ont une tendance à s'éterniser, il faut incriminer le plus souvent une cause générale. De plus, un certain nombre de malades ont des écoulements dont l'origine première doit être cherchée dans l'état général (anémie, chlorose, lymphatisme, arthritisme, herpétisme, etc.). Les sécrétions, d'abord normales, ne tardent pas à s'altérer, car elles constituent un excellent milieu de culture pour les divers microorganismes. Quoi qu'il en soit, c'est avant tout l'état général qu'il faut améliorer par des cures appropriées.

Les eaux sulfureuses d'*Ax, Luchon, Cauterets, Uriage, Saint-Honoré*, etc., parviendront souvent à tarir ces écoulements tenaces.

D'autres fois, surtout chez les lymphatiques, on pourra utiliser aussi les chlorurées sodiques. Enfin, on adressera les chlorotiques aux eaux ferrugineuses, les arthritiques à *Vichy* ou *Royat*, les nerveuses aux eaux faiblement minéralisées.

Douleurs.

La douleur, qu'elle soit spontanée ou provoquée par l'exploration et par divers mouvements, qu'elle soit localisée à l'utérus et aux annexes, ou qu'elle soit pénible surtout par ses irradiations, est quelquefois remarquable par son intensité dans les affections qui nous occupent. Le plus souvent, la douleur est symptomatique d'une affection utéro-ovarienne. Mais parfois l'examen physique ne décèle aucune lésion, et pourtant tous les organes du petit bassin sont le siège de douleurs permanentes et rebelles : les malades sont le plus souvent des névropathes. Ce sont ces cas que Richelot désigne sous le nom de *grandes névralgies pelviennes*. La plupart des chirurgiens estiment qu'une cause locale, une épine, est nécessaire pour déterminer ces phénomènes douloureux ; mais souvent on doit les rapporter à une lésion insignifiante et difficile à diagnostiquer.

Quelle que soit la cause de ces douleurs apparaissant dans la sphère génitale, lorsqu'elles sont très violentes, on traitera les malades aux eaux à action sédative de *Néris, Plombières, Ussat, Bagnères-de-Bigorre*, etc.

Certaines eaux, moins sédatives que les précédentes, ont sur elles l'avantage d'être plus toniques et peuvent quelquefois leur être préférées : telles sont les eaux de *Luxeuil, Forges, Saint-Sauveur*, etc.

Stérilité.

Un grand nombre de villes d'eaux, à l'étranger et en France, se vantent de posséder une source qui aurait la propriété de rendre fécondes les femmes stériles. C'est ainsi qu'à *Plombières*, la douche locale de vapeur du *Capucin* jouit à ce point de vue d'une réputation légendaire. L'on ne peut s'empêcher d'être frappé de certains faits observés par les médecins qui exercent dans les différentes stations. Il est bien évident qu'on devra toujours rapporter les succès obtenus à la guérison d'affections de l'appareil utéro-ovarien (métrites, salpingites, etc.), ou à des modifications apportées à l'état général. Nous ne passerons en revue que quelques-unes de ces affections, le traitement des autres étant exposé ailleurs.

Parfois la stérilité est due à un arrêt de développement, à une *atrophie évolutive* de l'utérus (utérus pubescent, utérus infantile). L'arrêt de développement, qui s'accompagne de troubles menstruels, aménorrhée, dysménorrhée, persiste souvent pendant quelques années après le mariage. Et l'on conçoit qu'un traitement hydro-minéral qui excite l'appareil génital, qui tonifie en même temps l'état général, puisse être suivi d'un bon résultat. C'est, croyons-nous, surtout dans cet ordre de faits qu'il faut chercher la raison des cures merveilleuses parfois observées. On s'adressera le plus souvent, dans ces cas, aux eaux stimulantes, sulfureuses ou chlorurées sodiques, aux eaux ferrugineuses, aux eaux chlorurées bicarbonatées (*Royat, Saint-Nectaire, Châtel-Guyon*). Quelques eaux faiblement minéralisées, comme celles de *Luxeuil, Plombières* (source du *Capucin*), d'*Évaux*, dont certaines pratiques peuvent être stimulantes, seront aussi indiquées.

On pourra utiliser aussi ces eaux dans les cas d'*atrophie* qui s'observent parfois à la suite de couches et qui paraissent être sous la dépendance d'une infection.

Le *vaginisme*, cause fréquente de stérilité, sera traité à *Néris, Plombières, Évaux, Ussat, Bagnères-de-Bigorre, Bourbon-Lancy.*

Lorsque la stérilité est la conséquence d'un mauvais état général, les indications sont des plus nombreuses.

Les chlorotiques seront traitées à *Forges, Bussang, Luxeuil,* etc., etc. ; les scrofuleuses aux eaux salées, *Salies, Salins-du-Jura, Salins-Moutiers, Biarritz,* etc. ; les obèses à *Brides, Châtel-Guyon,* etc. ; les *syphilitiques* à *Aulus, Ax, Luchon, Uriage,* etc.

Puberté. Ménopause.

Les troubles de la menstruation qui s'observent à l'époque de la *puberté* sont le plus souvent sous la dépendance de la chlorose et du lymphatisme. D'une manière générale, les jeunes filles chlorotiques seront envoyées aux eaux ferrugineuses. Si elles présentent les stigmates du lymphatisme ou de la scrofule, on fera usage des eaux salées ou des eaux sulfureuses. Si les phénomènes nerveux sont prépondérants, on s'adressera aux stations sédatives.

A la *ménopause*, nous avons vu que deux ordres de troubles sont surtout fréquents : les troubles congestifs et les troubles nerveux ; ils se développent le plus souvent sur un terrain neuro-arthritique. Les eaux les plus appropriées sont les eaux faiblement minéralisées, sédatives.

On pourra aussi, lorsque les symptômes nerveux ne seront pas trop accentués, utiliser les eaux de *Châtel-Guyon*, de *Brides*, de *Saint-Gervais* ; elles auront pour avantage de provoquer une dérivation sur l'intestin, de combattre la pléthore abdominale et de lutter contre l'obésité qui menace les femmes à cette période critique.

Les cures de diurèse, seules ou associées à l'une des cures précédentes, pourront aussi être conseillées avec avantage aux arthritiques.

IV. — LÉSIONS DE L'UTÉRUS ET DES ANNEXES.

Métrites chroniques.

Le traitement hydro-minéral de la métrite chronique est des plus délicats à instituer, en raison de la diversité des aspects sous lesquels le médecin peut l'observer, ce qui a permis de dire à MM. Albert Robin et Dalché[1] : « Il n'y a pas une métrite chronique, mais des métrites chroniques. » La variété des lésions locales, les modifications imprimées à l'affection par l'état général, les retentissements qu'elle peut à son tour avoir sur les au tres appareils de l'économie, le grand nombre de ses formes, des causes qui la provoquent, constituent autant d'indications dont il est parfois très difficile d'apprécier la valeur relative. Cette même complexité empêche d'en tracer un tableau clinique précis. Aussi ne nous étendrons-nous pas sur la description des symptômes de la métrite chronique, sur les douleurs plus ou moins vives, à siège et à irradiations variables, les écoulements muco-purulents, les hémorragies ou les troubles de la menstruation, sur les complications locales du côté de la vessie ou du rectum (cystites, ténesme rectal, hémorroïdes), sur les complications à distance (troubles gastriques, intestinaux, névralgies, palpitations, etc.), sur les modifications de l'état général qui relèvent surtout de l'anémie et du nervosisme, non plus que sur les résultats fournis par l'examen direct (augmentation de volume, cicatrices, ulcérations du col, etc.).

1. Albert Robin et Dalché, *Loc. cit.*

Mais tous ces éléments nous aideront à résoudre le problème. Nous tirerons ainsi nos indications de quatre sources principales :

1° *De la marche et des allures de la maladie* ;

2° *De ses formes*, basées sur la prédominance de tel ou tel symptôme ;

3° *De l'état général* de la malade ;

4° *Des complications.*

1° — La *marche et les allures* de l'affection nous fourniront de précieux renseignements. Tout d'abord, on attendra que les phénomènes aigus soient calmés èt on ne conseillera le traitement que lorsque la maladie sera entrée dans la phase de chronicité. Si l'on craint de ne pas être éloigné suffisamment du début des accidents, on évitera les eaux très actives et on se contentera des eaux à action sédative, c'est-à-dire des eaux indéterminées et faiblement minéralisées (*Luxeuil, Néris, Plombières, Dax, Évaux, Ussat, Saint-Sauveur, Bagnères-de-Bigorre, Bourbon-Lancy*).

Lorsque les symptômes aigus sont éteints depuis longtemps, on peut se baser sur le caractère de torpidité ou d'irritabilité de la lésion. Aux utérus *torpides*, gros, avec tendance à la sclérose, conviennent les eaux chlorurées sodiques de *Salies, Biarritz, Salins-du-Jura, Salins-Moutiers*, et les eaux, de minéralisation moindre, mais thermales, de *Balaruc, Bourbonne, Bourbon-l'Archambault*. Aux utérus *irritables*, douloureux, saignant facilement, les eaux indéterminées sédatives.

2° — A l'exemple du Pr Pozzi, nous reconnaîtrons à la métrite chronique quatre *formes* : la forme inflammatoire aiguë, la forme hémorragique, la forme catarrhale, la forme douloureuse chronique.

Dans la *métrite à poussées aiguës ou subaiguës*, on n'administrera les eaux que dans l'intervalle des poussées. Le traitement sera conduit avec une prudence extrême, et l'on n'usera que des eaux faiblement minéralisées, à action douce.

Dans la *forme hémorragique*, on s'abstiendra des eaux actives, salées, ferrugineuses, sulfureuses. On pourra faire appel à la haute thermalité de certaines sources de *Plombières, Néris, Luxeuil,* qu'on utilisera en applications locales (irrigations vaginales très chaudes), ou aux propriétés hémostatiques des eaux de *Saint-Sauveur.*

Notons que beaucoup de ces malades ne peuvent supporter le moindre traitement thermal, et que souvent il sera sage de s'abstenir. Bien entendu, lorsque après un traitement médical ou chirurgical, suivi de succès, il n'y aura plus qu'à combattre l'anémie consécutive aux métrorrhagies, la cure thermale reprendra ses droits et l'on obtiendra alors souvent de merveilleux effets des eaux toniques, sulfureuses, ou chlorurées sodiques.

Dans la *forme catarrhale,* les eaux sulfureuses sont particulièrement indiquées. On enverra les malades à *Ax, Luchon, Barèges, Cauterets,* aux *Eaux-Chaudes, Saint-Honoré, Uriage,* etc.

Dans la *métrite douloureuse chronique,* on recherchera la sédation procurée par les eaux indéterminées radio-actives.

3° — L'indication dominante sera fournie souvent par l'*état général* de la malade, que cet état soit la cause ou l'effet de l'affection utérine. C'est ainsi que les *anémiques* seront envoyées aux eaux ferrugineuses de *Forges* ou de *Bussang.*

Aux *scrofuleuses* sera réservée la riche gamme des eaux chlorurées sodiques, depuis *Bourbonne,* aux eaux chaudes et faiblement minéralisées, jusqu'à *Salies* et *Biarritz,* aux eaux froides et à concentration énorme. Les bains de mer ne sont pas recommandés dans les métrites, malgré l'analogie qui paraît exister entre l'hydrothérapie marine et la balnéation chlorurée sodique. L'excitation qu'ils provoquent est en général trop forte.

Les *herpétiques,* les malades qui ont des manifestations du côté de la peau et des muqueuses, se trouveront bien d'une saison aux eaux sulfureuses de *Saint-Sauveur, Ax, Luchon, Uriage, Saint-Honoré,* etc., ou encore à *La Bourboule.*

Les *arthritiques* seront adressées à *Royat* ou à *Vichy,* ou si les phénomènes congestifs sont très accusés, aux eaux indéterminées.

Aux *névropathes*, on conseillera ces mêmes eaux indéterminées ou les eaux sulfureuses à action générale très douce, comme celles de *Saint-Sauveur*.

Si la malade est *syphilitique*, *Aulus*, *Ax*, *Luchon*, *Uriage*, seront conseillés.

Un grand nombre d'autres états morbides peuvent aussi modifier les indications. C'est ainsi que les *obèses* seront traitées avec avantage à *Brides* ; les *hépatiques* à *Vichy*, *Royat*, *Brides* ; les *graveleuses*, les *goutteuses*, à *Évian*, *Vittel*, *Contrexeville*, *Martigny*, *Capvern* ; les *albuminuriques* à *Évian* ou *Saint-Nectaire*, les *cardiaques* à *Bourbon-Lancy* ou à *Royat*.

4° — Souvent il faudra tenir compte des *complications*. En cas d'ulcérations du col, on utilisera les propriétés cicatrisantes des sulfurées et des chlorurées sodiques. S'il y a du *ténesme vésical*, de la cystalgie, les malades pourront être traitées par les bains tièdes sédatifs de *Néris*, *Bains*, *Plombières*, *Luxeuil*, etc. ; s'il y a de l'infection vésicale, de la cystite vraie, on pourra recourir aussi aux eaux d'*Évian*, *Vittel*, *Contrexeville*, *Capvern*.

Une complication fréquente des affections de l'appareil génital est la colite muco-membraneuse. *Plombières* et *Châtel-Guyon* sont alors conseillés. *Plombières* conviendra aux femmes nerveuses, éréthiques, chez qui il faut obtenir de la sédation : *Châtel-Guyon* aux torpides, qui ont besoin d'être stimulées et tonifiées.

Les *dyspepsies* tenaces, si fréquentes chez les utérines, seront soignées à *Vichy*, *Pougues*, *Royat*, *Plombières*, etc.

Les *troubles nerveux* sont justiciables des eaux indéterminées. *Bagnoles-de-l'Orne* réclamera les phlébites, les états variqueux, si fréquents chez les utérines.

Fibromes utérins.

Malgré les progrès réalisés au cours de ces dernières années dans le traitement chirurgical des fibromes, la thérapeutique hydro-minérale est toujours ici d'un emploi courant et compte de nombreux succès à son actif. Tous les cas cependant ne sont pas justiciables de la cure thermale et il est nécessaire d'en bien préciser les indications.

Une femme jeune, atteinte d'un fibrome à développement rapide, avec des symptômes de compression, des douleurs violentes, des hémorragies abondantes, ne relèvera évidemment que d'une intervention opératoire.

Voici, au contraire, une femme déjà âgée, aux approches de la ménopause. Son fibrome est petit ou de volume moyen, évoluant sans réactions inflammatoires, ni hémorragies ; parfois même il n'a été découvert que par hasard. On prescrira avec confiance à cette malade une cure à des eaux appropriées, qui favoriseront le travail régressif naturel de la ménopause.

Entre ces deux cas extrêmes, peuvent se rencontrer beaucoup de cas intermédiaires et il sera parfois plus difficile de prendre une décision.

Ajoutons que, dans les cas douteux, on sera toujours autorisé à conseiller une cure d'attente, qui aura l'avantage de tonifier la malade et qui, dans quelques circonstances heureuses, rendra inutile l'intervention. De même, après une opération reconnue indispensable, une cure tonique sera souvent prescrite pour remédier à l'anémie consécutive aux hémorragies provoquées par le fibrome.

Les stations chlorurées sodiques fortes jouissent dans le traitement des fibromes d'une réputation justifiée. On enverra donc la malade aux eaux de *Salies, Briscous-Biarritz, Salins-du-Jura, Salins-Moutiers*. Ce n'est pas qu'on puisse espérer par leur emploi une régression complète de la tumeur. Toutefois, dans nombre d'observations, l'on a constaté une diminution de son volume, appréciable à l'hystéromètre, et en même temps une diminution des phénomènes de compression. Cette évolution fibreuse se continue généralement pendant un mois ou deux après la saison. Il sera utile de répéter les cures et de renvoyer la malade aux eaux, tant qu'elle paraît en retirer du bénéfice.

Le traitement se composera de bains à concentration progressivement croissante, d'irrigations vaginales, d'applications de compresses d'eaux-mères sur la tumeur.

L'addition aux bains d'eaux-mères à action sédative, comme le sont celles de *Salies* et de *Biarritz*, permet d'en corriger les effets parfois trop excitants.

Comment agissent les eaux chlorurées sodiques sur les fibromes utérins ? Desnos explique ainsi leur mode d'action : « On sait que sous l'influence d'un processus irritatif, le tissu du corps fibreux peut subir une dégénérescence granulo-graisseuse et qu'arrivé à cet état, il peut être résorbé[1] ». Il se passe ici quelque chose d'analogue à ce que l'on observe pendant la gestation, où l'on peut voir quelques fibromes subir, après l'accouchement, un travail d'absortion progressive qui les fait disparaître ou diminuer considérablement de volume.

Pour A. Claisse, de *Biarritz*[2], les fibromes ont une origine nflammatoire péri-vasculaire : le bain salé, en exaltant la phagocytose au niveau de la tumeur, arrête le processus fibromateux et atténue les phénomènes inflammatoires.

La balnéation chlorurée sodique a, en outre, pour effet, de faire disparaître les exsudats péri-utérins, de combattre l'adipose abdominale, si fréquente chez ces malades. Les symptômes fonctionnels, métrorrhagies, leucorrhée, douleurs, sont atténués ; les forces reviennent.

Lavergne et de Lostalot-Bachoué ont précisé les indications des eaux de *Biarritz* dans les fibromes. D'après ce dernier[3], les eaux chlorurées sodiques fortes sont indiquées :

1° Dans les fibro-myomes à évolution lente, non accompagnés d'hémorragies pouvant devenir rapidement menaçantes ;

2° Dans les fibro-myomes développés à l'époque de la ménopause ;

---

1. DESNOS, Traitement des maladies des femmes par les eaux minérales. *Annales de Gynécologie*, 1874.

2. A. CLAISSE, *loc. cit.*

3. DE LOSTALOT-BACHOUÉ, *Indications et contre-indications des eaux chlorurées sodiques bromo-iodurées de Biarritz*. Biarritz, 1895.

3° Dans les fibro-myomes très volumineux, enclavés et pouvant rendre une intervention radicale trop dangereuse.

Quelques contre-indications des bains salés résultent de symptômes de congestion avec métrorrhagies abondantes, comme on en observe chez les arthritiques. Certaines malades souffrent aussi de douleurs névralgiques qui sont exaspérées par les bains salés. On se trouva mieux dans ces cas d'une cure plus douce à *Néris, Évaux, Ussat*, etc. ; mais il est bien évident qu'on n'agira alors que sur un symptôme et non sur la lésion.

Les eaux chlorurées sodiques fortes constituent donc la médication hydro-minérale spécifique des fibromes.

Citons cependant l'opinion de Max Durand-Fardel qui place à côté d'elles les eaux de *Vichy*. D'après cet auteur, les eaux de *Vichy* auraient sur les fibromes une action résolutive remarquable. Elles auraient de plus une action spéciale sur les métrorrhagies et les ménorrhagies qu'elles combattraient avantageusement. Nous ne pensons pas cependant que les avantages de *Vichy*, dans le traitement des fibromes, puissent entrer en parallèle avec ceux que l'on obtient aux eaux salées fortes.

S'il y avait des phénomènes de congestion du bassin, avec constipation, pléthore abdominale, on pourrait recourir aux eaux dérivatives de *Brides*, que le voisinage de *Salins-Moutiers* rend éminemment propres au traitement de cette catégorie de malades.

Les contre-indications du traitement thermal ressortent de ce que nous venons d'exposer. On n'enverra pas aux eaux les malades qui ont des hémorragies abondantes, des symptômes de compression accentués, celles qui sont trop anémiées, celles qui ont de la surcharge graisseuse du cœur.

Oophoro-salpingites ; périmétrites ; pelvi-péritonites.

Ce que l'on aura surtout pour but, dans le traitement hydro-minéral de ces affections, c'est d'agir sur les lésions de voisinage, empâtements, exsudats, adhérences qui entretiennent et immobilisent l'utérus et les annexes. Les eaux minérales appropriées ont souvent pour effet de résoudre ces exsudats, de mobiliser les organes ; elles peuvent aussi calmer les douleurs provoquées par les lésions, ou avoir une action dérivative et décongestionnante. Après l'intervention chirurgicale, il subsiste parfois des adhérences, soit préexistantes, soit consécutives aux manœuvres opératoires, et dans ce cas encore, on peut obtenir des succès. Inutile d'ajouter que la cure hydro-minérale aura souvent pour unique résultat de remonter l'organisme affaibli par la maladie ou de combattre certains troubles concomitants.

Le plus souvent, il y a relation de cause à effet entre les métrites et les salpingites. Nous ne reviendrons donc pas sur les nombreuses considérations que nous avons exposées au chapitre des métrites et qui ont trait aux diverses indications qui peuvent résulter de l'état général de la malade (anémie, arthritisme, nervosisme, etc.). Ces considérations retrouvent leur place ici.

Autant que possible, on s'abstiendra de tout traitement thermal dans les phases aiguës de la maladie et on attendra que la chronicité soit bien établie. S'il y a des collections purulentes enkystées dans les annexes ou dans le petit bassin, il est à peine besoin de dire que l'abstention sera aussi de rigueur. Toujours le traitement sera surveillé de très près, les eaux minérales, même les plus inoffensives en apparence, pouvant parfois provoquer des poussées aiguës sur le péritoine pelvien.

Le plus souvent on recherchera les effets résolutifs produits par les chlorurées sodiques de *Bourbonne, Balaruc, Bourbon-l'Archambault, Salins, Salies, Biarritz.* Les eaux-mères, dont on connaît l'action sédative et résolutive trouveront ici d'utiles applications. Souvent, dans les formes torpides, on pourra employer aussi les boues de *Dax, Saint-Amand, Barbotan, Préchacq.*

Quelquefois il sera utile de provoquer une dérivation sur l'intestin ou de lutter contre la coprostase ; on s'adressera alors à *Châtel-Guyon* ou à *Brides-Salins-Moutiers.*

Si les douleurs sont très violentes ou si l'on redoute l'action excitante et congestionnante des bains salés, on pourra recourir aux propriétés sédatives de *Luxeuil, Néris, Plombières, Bourbon-Lancy, Saint-Sauveur, Ussat,* etc. Ces mêmes eaux auront aussi l'avantage de modifier les troubles nerveux, si fréquents chez les femmes qui ont subi la castration.

Déviations utérines.

Il est bien évident qu'on ne peut avoir la prétention de rétablir, par un traitement thermal, dans sa situation normale un organe déplacé. Cependant, si l'on réfléchit que nombre de déviations utérines tiennent à une laxité spéciale des tissus, que dans d'autres cas, l'utérus est maintenu dans une situation vicieuse par suite d'adhérences, reliquats d'inflammations anciennes, on se rendra compte qu'une cure hydro-minérale pourra agir parfois avantageusement sur ces divers facteurs. En tout cas, on pourra corroborer et maintenir une guérison obtenue par d'autres moyens médicaux ou chirurgicaux. On utilisera chez ces malades les propriétés toniques des sulfureuses, ou bien on fera intervenir les qualités résolutives des chlorurées sodiques ou des bains de boue, à moins qu'un état névropathique général ou douloureux local ne nécessite l'action sédative des indéterminées.

Affections des organes génitaux externes.

Les *vulvites*, quel que soit l'agent infectieux pathogène (gono coque, saprophyte, staphylocoque, etc.), ont souvent une tendance fâcheuse à la chronicité, surtout chez les sujets affaiblis. C'est ce que l'on observe chez les petites filles convalescentes de maladies graves et atteintes de vulvo-vaginite. Le traitement thermal agira donc surtout comme tonique général. Toutefois, certaines eaux, comme les sulfureuses, paraissent avoir une action topique bien nette. Si l'opportunité du traitement thermal est admise, on adressera donc ces malades aux eaux sulfurées de *Luchon, Ax, Uriage, Cauterets, Saint-Honoré, Saint-Sauveur*, etc.

On pourra aussi, en cas de lymphatisme, utiliser les eaux chlorurées sodiques ou les eaux arsenicales de *La Bourboule*[1].

Les *dermatoses de la vulve* sont traitées aux eaux sulfureuses ou aux eaux arsenicales, à moins qu'elles n'offrent les caractères d'une irritabilité extrême ; en ce cas, on devrait user seulement d'un traitement sédatif aux eaux indéterminées.

Le *prurit vulvaire* est aussi justiciable surtout des eaux à action sédative de *Néris, Dax, Ussat, Plombières*, etc. Mais le prurit vulvaire essentiel est des plus rares, si même il existe. Parfois le prurit est provoqué par une cause locale que l'on devra déterminer et traiter tout d'abord. Mais, presque toujours, l'affection est entretenue par un état constitutionnel ou une affection d'un autre organe (goutte, diabète, mal de Bright, maladies du foie ou de l'estomac, etc.). De là l'indication des eaux alcalines de *Vichy, Vals, Pougues, Royat, Saint-Nectaire*, etc., ou des cures de diurèse à *Évian, Vittel, Contrexeville, Martigny, Capvern*.

Il y aurait intérêt à connaître un traitement hydro-minéral efficace de la *leucoplasie vulvo-vaginale*, cette graine de cancer. On sera en droit d'essayer les eaux de *Saint-Christau*, dont Bénard a fait connaître l'heureuse influence sur la leucoplasie buccale.

Cures associées.

Les utérines retireront souvent de sérieux bénéfices des cures associées ou successives.

Tantôt l'on emploiera deux médications agissant dans le même sens. C'est ainsi qu'il y aura parfois avantage, dans certaines lésions torpides, à rechercher les procédés résolutifs, à prescrire,

---

1. Ces mêmes eaux, sulfureuses, chlorurées sodiques, arsenicales, conviendront au traitement des *vaginites*, que nous n'étudions pas dans un chapitre spécial ; ce que nous avons dit du traitement de la leucorrhée leur est applicable.

par exemple, après une cure chlorurée sodique, suivie de la période de repos nécessaire, une cure de bains de boue.

Tantôt on cherchera à répondre à deux indications différentes. Une femme obèse, constipée, ayant en même temps un fibrome utérin, pourra retirer un réel profit d'un traitement combiné à *Brides* et *Salins-Moutiers*.

Nous avons déjà montré l'utilité qu'il y a chez quelques malades à faire suivre une cure de bains d'une cure de diurèse.

D'autres fois, la seconde cure servira de correctif à la première. Lorsqu'une saison à des eaux toniques, sulfureuses ou chlorurées sodiques, aura réveillé quelques douleurs ou provoqué des réactions nerveuses, on pourra conseiller une seconde saison à des eaux à action sédative.

Toutefois, il faut que ces cures associées ne soient pas une cause de trop grande fatigue; c'est au médecin habituel de la malade à juger de leur opportunité.

Contre-indications.

Les contre-indications du traitement hydrominéral découlent : 1" de l'état général de la malade ; 2° de la lésion locale.

Il est bien évident qu'une malade atteinte de certaines affections ne devra jamais être envoyée aux eaux. Le cancer, la tuberculose avancée, les maladies du cœur mal compensées, les cachexies de toutes sortes sont des contre-indications formelles. C'est là une notion courante en hydrologie ; mais on ne saurait trop y revenir, les traitements hydro-minéraux *les plus doux* ayant toujours dans ces cas des conséquences désastreuses et donnant un coup de fouet à la maladie.

Les contre-indications qui résultent de la lésion de l'appareil génital sont fort nombreuses. Souvent l'intervention opératoire peut seule être suivie de succès. Est-il besoin de dire que les déchirures du périnée, les fistules recto ou vésico-vaginales, les collections suppurées avec fièvre, les kystes de l'ovaire ou du ligament large, etc., ne relèvent que de la chirurgie ? Le traitement thermal pourra, seulement dans certains cas déterminés, préparer l'intervention ou en consolider les résultats.

Nous avons déjà énuméré, au cours de cet article, les contre-indications qui résultent, dans les affections susceptibles d'être traitées aux eaux, de certaines circonstances particulières.

Les hémorragies trop abondantes, les poussées aiguës avec fièvre trop rapprochées, l'âge avancé de la malade, un état d'anémie accentué feront proscrire toute cure thermale.

Il est inutile d'insister longuement sur ce point : le médecin appréciera facilement les inconvénients qui peuvent résulter d'un traitement hydro-minéral intempestif chez une femme souffrant d'une affection utéro-annexielle.

RÉSUMÉ

Affections utéro-annexielles.

Troubles fonctionnels.

Aménorrhée. — Eaux chlorurées sodiques : **Salies, Briscous-Biarritz, Salins-Moutiers,** *Salins-du-Jura,* **Balaruc,** *Bourbonne, Bourbon-l'Archambault;* Eaux sulfureuses : *Ax, Luchon, Cauterets, Uriage, Barèges, Aulus, Saint-Honoré,* **Saint-Sauveur,** *Amélie-les-Bains,* etc.

Dysménorrhée. — Eaux indéterminées sédatives : **Néris, Plombières, Luxeuil, Ussat,** *Evaux, Bourbon-Lancy, Bagnères-de-Bigorre.*

Ménorrhagies et métrorrhagies. — **Saint-Sauveur,** eaux indéterminées thermales de *Néris, Luxeuil, Plombières, Ussat.*

Leucorrhée. — Eaux sulfureuses : *Ax,* **Cauterets, Luchon, Uriage, Saint-Honoré,** *Enghien, Aulus, Aix, Eaux-Chaudes,* **Barèges, Saint-Sauveur.**

Douleurs. — Eaux indéterminées sédatives : **Néris, Plombières, Ussat,** *Luxeuil, Bourbon-Lancy, Évaux, Bagnères-de-Bigorre.*

Congestion utérine. — Eaux indéterminées sédatives de *Néris, Plombières, Luxeuil,* etc., *Saint-Sauveur;* Eaux déplétives : **Brides, Châtel-Guyon.**

États morbides associés aux troubles fonctionnels.

Chlorose, anémie. — Eaux ferrugineuses de **Forges, Bussang;** eau arsenicale de **La Bourboule.**

LYMPHATISME, SCROFULE. — Eaux chlorurées sodiques de **Salies, Biarritz, Salins-Moutiers**, *Bourbonne, Balaruc,* etc.

NERVOSISME, NÉVROSES, HYSTÉRIE. — *Néris, Plombières, Ussat,* etc.

OBÉSITÉ. — **Brides, Châtel-Guyon.**

ARTHRITISME, GOUTTE, GRAVELLE, PRÉSCLÉROSE. — Cures de diurèse : **Évian, Vittel, Contrexeville,** *Martigny, Capvern.*

SYPHILIS. — Eaux sulfureuses : **Aulus, Uriage,** *Ax, Luchon, Barèges,* etc.

DYSPEPSIES. — *Vichy, Vals, Royal, Pougues, Plombières.*

ENTÉRITES. — **Châtel-Guyon, Plombières.**

PHLÉBITES. — **Bagnoles-de-l'Orne.**

Métrites chroniques.

D'APRÈS LA RÉACTION LOCALE :

Utérus irritables. — Eaux indéterminées de **Luxeuil, Néris, Plombières,** *Dax, Évaux, Ussat, Bourbon-Lancy ;* eaux sulfureuses de **Saint-Sauveur.**

Utérus torpides. — Eaux chlorurées sodiques de **Salies, Biarritz, Salins-Moutiers, Balaruc,** *Bourbonne, Bourbon-l'Archambault.*

D'APRÈS LA FORME DE LA MÉTRITE :

Métrite à poussées aiguës ou subaiguës. — **Eaux indéterminées.**

Métrite hémorragique. — **Saint-Sauveur** et **eaux indéterminées.**

Métrite catarrhale. — **Eaux sulfureuses.**

Métrite douloureuse chronique. — Eaux indéterminées.

D'APRÈS L'ÉTAT GÉNÉRAL ET LES COMPLICATIONS :

Voir le résumé des troubles fonctionnels.

Fibromes.

Eaux chlorurées sodiques fortes : **Salies, Briscous-Biarritz.**

Oophoro-salpingites.

Avec exsudats abondants. — **Eaux chlorurées sodiques** et bains de boue de **Dax, Saint-Amand,** *Préchacq, Barbotan.*

Formes douloureuses : **Eaux indéterminées.**

Affections des organes génitaux externes.

Vulvites. — Eaux sulfureuses.

Dermatoses. — Eaux sulfureuses ; eaux indéterminées et *La Bourboule.*

Prurit vulvaire. — Eaux indéterminées : **Néris, Plombières, Luxeuil,** *Dax, Ussat,* etc.

CHAPITRE XVIII

MALADIES DU SYSTÈME NERVEUX

LES NEURASTHÉNIQUES

Il n'est pas de terme dont on ait en médecine autant abusé que de celui de neurasthénie. Le domaine de la maladie de Beard est devenu si vaste et les limites si incertaines qu'il est difficile de trouver dans une classification des états neurasthéniques la base d'une thérapeutique rationnelle. « Je dirais volontiers, écrit le Pr Raymond[1], qu'il y a des *neurasthénies* comme il y a des *dyspepsies,* sans attacher au premier de ces mots une signification doctrinale plus grande qu'au second. »

« Nous sommes conduits, ajoute le Pr Raymond, à dissocier les symptômes nombreux et disparates, que l'on a eu le tort de confondre sous la rubrique « neurasthénie », et à les répartir en deux groupes, dont l'existence est pleinement justifiée par la clinique et par l'étiologie. »

« Le premier groupe comprend surtout les signes physiques de la « faiblesse irritable » et de la dépression générale du système nerveux. Du côté psychique, on n'y rencontre guère que des symptômes simples, généraux, élémentaires, qui traduisent cette même dépression nerveuse, considérée dans les fonctions cérébrales, et qui peuvent être résumés ainsi : instabilité, fatigue rapide, inquiétude, émotivité, préoccupations pénibles. Ce groupe correspond aux formes simples, acquises, le plus souvent curables de la neurasthénie, telle que la décrivait Charcot, et

---

1. Pr RAYMOND, *Névroses et psycho-névroses* Delarue. Paris, 1907, p. 20.

c'est à lui que l'on devrait réserver la dénomination de neurasthénie pour désigner, non plus une maladie autonome, mais un *syndrôme*, lié tantôt à un état fonctionnel et tantôt à une maladie organique bien définie. »

« Dans le second groupe, les signes physiques n'ont plus qu'une importance secondaire, et, au premier plan, apparaissent les troubles et les anomalies psychiques à physionomie spéciale, nettement caractérisée : aboulie, obsessions, phobies durables, idées fixes, tics systématisés, etc... Ces symptômes, dont la signification est considérable, ont une pathogénie commune, laquelle est différente de la pathogénie des symptômes, appartenant au premier groupe. C'est pourquoi nous les en séparons en les désignant avec M. P. Janet sous le nom de « symptômes psychasthéniques ». Leur ensemble constitue la psychasthénie, grande psycho-névrose, « construite, suivant l'expression de mon éminent collaborateur, sur le modèle de l'hystérie ».

Nous apercevons donc, parmi les neurasthéniques, deux groupes de malades, qui n'ont, en réalité, de commun que leur étiquette nosologique. Les uns, les *psychasthéniques*, sont les nerveux héréditaires, marqués, dès leur naissance, du sceau de cette neurasthénie constitutionnelle, selon l'expression de Charcot, dont la symptomatologie psychique s'accentuera au fur et à mesure qu'ils avanceront dans la vie. Les autres, *les neurasthéniques secondaires*, sont ces sujets si nombreux, chez qui la faillite du système nerveux, favorisée par le neuro-arthritisme, est accidentelle et souvent passagère et reconnaît pour cause soit un surmenage, soit une altération fonctionnelle ou organique d'un des appareils de l'économie.

A ces deux faces de la neurasthénie correspondent deux façons d'envisager son traitement. La psychasthénie, maladie psychique, réclame, avant tout, un traitement psychique, dont l'éducation, l'hygiène intellectuelle et morale, la psychothérapie forment la base et qui sera d'autant plus efficace qu'il sera plus tôt mis en œuvre. A la neurasthénie-syndrome, à la neurasthénie somatique, pourrions-nous dire, s'opposera un traitement, qui, tout en tenant compte de la nécessité d'agir sur le moral, variera avec la nature de l'affection causale.

Psychasthéniques. — La psychasthénie n'a évidemment que des rapports éloignés avec la médication hydro-minérale. Cependant, nous n'avons pas lieu d'être surpris de voir les malades de cette catégorie fréquenter les villes d'eaux, si l'on songe que celles-ci réalisent la plupart des conditions, qui doivent entourer un traitement psychothérapique : changement de milieu, repos, vie hygiénique, isolement relatif, hydrothérapie. Bien souvent, en effet, avant de recourir à la cure d'isolement dans une maison de santé, dont s'effarouchent le malade et son entourage, le médecin est amené à conseiller, sous couleur de cure hydriatique, une saison dans toute station, qui réunit les conditions voulues de climat et d'installation. Nous rappelons d'ailleurs, que certaines stations hydrothérapiques, dont la plus connue est *Divonne,* se sont spécialisées dans ce sens. Mais ici, comme on voit, la médication hydro-minérale intervient, en dehors de l'hydrothérapie, surtout à titre de prétexte ; et s'il était bon d'en signaler l'intérêt indirect, il n'y a pas lieu d'y insister.

Neurasthéniques secondaires. — Dans beaucoup de formes de neurasthénie-syndrome, au contraire, la médication hydro-minérale trouve des indications directes, tant par l'agent hydro-minéral lui-même que par les adjuvances hygiéniques et physiothérapiques que possède la station.

S'agit-il d'un sujet, que la convalescence d'une maladie fébrile, d'une grippe, par exemple, a laissé dans un état de dépression nerveuse, ou bien d'un jeune homme, neuro-arthritique par tempérament, qui, à la suite d'un concours, présente les signes de ce que Charcot appelait la « neurasthénie des candidats » ? En pareille occurence, très opportune sera une saison dans une des nombreuses stations, qui offrent des avantages climatiques et hydrothérapiques, joints à une médication hydro-minérale appropriée. *La Bourboule* mérite, à cet égard, une mention spéciale par son climat d'altitude et ses eaux arsenicales reconstituantes.

Il est un type très répandu de malades, qui hantent les cabinets de consultation et les stations les plus diverses, et dont on est fort en peine de dire s'ils sont des neurasthéniques, des gastropathes ou des entéropathes, parce qu'en fait ils sont tout cela et souvent bien d'autres choses encore. Tel est ce dyspeptique atone avec entéro-colite muco-membraneuse, dont le teint jaune atteste un mauvais fonctionnement hépatique, et dont le nervosisme s'accroît du fait de l'inanition, à laquelle le conduit sa crainte des digestions douloureuses. Il tourne dans un cercle vicieux, dont, après tant de discussions retentissantes, il ne nous appartient pas de dire si le « primun movens » est le système nerveux ou l'appareil digestif, mais que pratiquement il importe de rompre. Une cure hydro-minérale aidera souvent à obtenir ce résultat, tant par son action elle-même que par les modifications de l'état psychique, dont elle est l'occasion. De tels malades seront dirigés sur *Vichy, Pougues, Châtel-Guyon, Plombières* ou bien sur *Vittel, Évian,* suivant qu'on se propose d'agir particulièrement sur les troubles digestifs ou bien suivant qu'on veut stimuler la dépuration urinaire de ces auto-intoxiqués. Enfin, ce syndrome nerveux et digestif est souvent, chez les femmes, en rapport avec une affection de l'appareil génital, dont on ne doit pas négliger le rôle pathogène : dans ce cas, les cures de *Plombières, Luxeuil, Saint-Sauveur,* d'une part, et, d'autre part, les eaux salines de *Salies-de-Béarn, Salins-Moutiers, Biarritz-Briscous, Balaruc, La Moullère-Besançon, Salins-du-Jura,* pourront utilement compléter le traitement gynécologique. Bien entendu, on devra s'occuper de la rééducation alimentaire de tous ces malades et les faire bénéficier dans une large mesure de l'hydrothérapie sous des formes diverses, en se rappelant que généralement l'eau froide ne leur convient pas.

À ce type d'asthéniques par déficit, par insuffisance, à ces hypotendus, s'opposent tout naturellement, comme le fait remarquer Maurice de Fleury [1], les pseudo-neurasthéniques à hyper-

1. MAURICE DE FLEURY. *Les grands symptômes neurasthéniques*, Félix Alcan. Paris.

tension vasculaire. Il s'agit, en général, d'hommes arrivés à la cinquantaine ou bien encore de femmes dans la période de ménopause. Le sujet, d'aspect florissant, au teint coloré, souvent obèse, avec des antécédents de goutte ou de gravelle, est étonné de se sentir, depuis quelques temps, las sans cause apparente, il ne peut plus fournir la même somme de travail intellectuel, il dort mal, il se lève plus fatigué qu'il ne s'est couché, et un vague sentiment de déchéance le porte à voir toutes choses en noir. Ajoutons à cela un peu de tendance à l'essoufflement, une céphalée à siège occipital et parfois une frigidité insolite. Qu'on examine ce malade : on constate que sa pression artérielle est élevée, l'auscultation du cœur révèle un bruit de galop ou tout au moins l'exagération du second bruit aortique, et l'urine, peu dense, contient une faible quantité d'albumine. Ce pseudo-neurasthénique est en réalité un neuro-arthritique suralimenté, qui fait de l'artério-sclérose avec insuffisance rénale. Il est avant tout justiciable de la médication désintoxicante et hypotensive, qui sera réalisée, en matière hydro-minérale, soit par les *cures de diurèse*, si la perméabilité rénale le permet, soit par la balnéation carbo-gazeuse de *Royat* ou les eaux sédatives de *Bourbon-Lancy*. *Brides* sera conseillé avec profit, si l'obésité est très marquée, s'il y a de la pléthore abdominale avec gonflement du foie, poussées hémorroïdaires et teinte subictérique des conjonctives. Il n'est pas rare enfin de voir ces pseudo-neurasthénies liées au diabète, et, bien entendu, ici encore, c'est au traitement diététique et hydro-minéral de l'affection causale, qu'on devra recourir.

On le voit, l'étude de la neurasthénie-syndrome nous a amenés, parmi la grande variété de ses modalités symptomatiques, à individualiser quelques types cliniques, particulièrement fréquents, Ces types, nous les retrouvons, trait pour trait, au chapitre des dyspeptiques, des obèses, des goutteux, des diabétiques ; mais ils se présentent si souvent au praticien avec le masque de la neurasthénie, sous lequel il est si important, pour la conduite à tenir, de dépister l'état causal réel, que nous croyons avoir fait œuvre utile en les faisant figurer dans ce chapitre, consacré aux neurasthéniques.

RÉSUMÉ

A. Neurasthéniques psychasthéniques.

Relèvent, avant tout, du traitement moral, de la *psychothérapie*, dans les conditions voulues d'isolement plus ou moins complet, d'hygiène et d'hydrothérapie. Un certain nombre de stations réalisent bien ces conditions, parmi lesquelles, au premier rang, *Divonne*.

B. Neurasthéniques secondaires.

1° Neurasthénie des convalescents et des surmenés.

Cure de repos au grand air dans toute station, jouissant d'un bon climat et d'une installation hydrothérapique. S'il y a débilitation marquée avec état anémique, médication arsenicale : *La Bourboule, Royat.*

2° Neurasthéniques, présentant des phénomènes de dyspepsie atone gastro-intestinale avec entéro-colite muco-membraneuse et état cholémique.

Si les troubles d'ordre digestif dominent : *Vichy, Vals, Pougues, Châtel-Guyon, Plombières.*

S'il y a lieu de combattre surtout l'état cholémique et l'auto-intoxication, *cures de diurèse à Évian, Vittel.*

Utilité d'associer ces deux sortes de cures et de recourir largement à l'hydrothérapie.

3° Femmes neurasthéniques, présentant une affection de l'appareil génital.

Plombières, Luxeuil, Saint-Sauveur, Salies-de-Béarn, Biarritz-Briscous, Salins-Moutiers, Salins-du-Jura, La Mouillère-Besançon.

4° Neurasthéniques goutteux, hypertendus avec insuffisance rénale.

Indications tirées de l'état cardio-vasculaire : *Royat, Bourbon-Lancy.*

Indications tirées de l'insuffisance de la dépuration urinaire et des manifestations goutteuses ou lithiasiques : *cures de diurèses à Évian, Vittel, Contrexeville, Martigny, Capvern.*

LES CHORÉIQUES

La chorée, dite essentielle pour la différencier des chorées symptomatiques, post-hémiplégiques ou hystériques, est une maladie du jeune âge et du sexe féminin, souvent héréditaire ; elle présente des rapports très étroits avec le rhumatisme et les cardiopathies (G. Sée, Hughes, Mayer). Pour Henri Roger notamment, la nature rhumatismale de la chorée est prouvée par les faits de coïncidence avec le rhumatisme et les maladies du cœur.

Mais si l'association de ces maladies est assez fréquente, il n'en existe pas moins un nombre notable de cas où la névrose évolue sans aucune attaque rhumatismale (Comby, Ch. Leroux).

On s'est demandé également si la chorée n'était pas une manifestation de nature hystérique.

Depuis quelques années, plusieurs médecins, Triboulet entre autres, défendent la théorie de l'infection ; cet auteur a rencontré la chorée au cours des maladies générales fébriles, la scarlatine, la rougeole, l'érysipèle, la coqueluche, etc.

Quelle que soit la pathogénie adoptée, rhumatismale, nerveuse ou infectieuse, on conçoit tout le profit que les malades peuvent retirer des cures thermales. Des cliniciens de haute valeur, G. Sée, Rilliet et Barthez, Cadet de Gassicourt, Jules Simon et Descroizilles admettent que pour faire la chorée, le rhumatisme frappe le système cérébro-spinal ou ses enveloppes, comme il atteint les séreuses ; la chorée serait pour eux un rhumatisme nerveux dont la localisation est déterminée par la prédisposition névropathique.

Pour Charcot, la coexistence très fréquente, mais nullement nécessaire, de la chorée et du rhumatisme est un exemple très frappant de l'association des deux diathèses, nerveuse et arthritique. Joffroy, par contre, la considère comme une maladie d'évolution liée à la croissance, comme une névrose cérébro-spinale. Cette affection, exclusivement caractérisée par des symptômes moteurs, consiste, selon lui, en un trouble fonctionnel des différents systèmes de l'appareil moteur anormalement développé, sorte de dégénérescence, sous l'influence d'une cause banale, rhumatisme, infections, intoxications, etc. Mais de toutes façons, elle a d'étroites relations avec l'hystérie (P. Marie, Comby).

Dans la chorée vulgaire de moyenne intensité, au bout de deux ou trois mois, s'il persiste de l'épuisement nerveux, des arthropathies, un léger degré d'apathie intellectuelle, à plus forte raison s'il reste une séquelle du côté du cœur, endocardite, endopéricardite pouvant laisser une lésion d'orifice, la cure thermale, associée à la rééducation motrice, est indiquée, d'abord pour faire disparaître les troubles fonctionnels et remonter l'état général, pour le plus souvent aussi mettre à l'abri des récidives ; enfin elle réussira à améliorer les diverses névroses, cause où association de la chorée, hystérie, goître exophthalmique par exemple.

Les eaux thermales faiblement minéralisées seront indiquées : *Néris* ou *Plombières*, si les phénomènes névropathiques prédominent ; *Luxeuil*, si les malades sont anémiques ; *Bourbon-Lancy*, en cas de coexistence de troubles fonctionnels ou de lésions cardiaques.

TABES

Bien que la clinique courante ne s'accommode pas toujours très bien de divisions schématiques, nous pouvons répartir en deux séries les cas de tabes justiciables de la cure hydro-minérale.

1° Tabétiques présentant un minimum de symptômes : des troubles douloureux, oculaires, vésicaux ont appelé l'attention et le diagnostic a été fait à l'aide du signe d'Argyll, de la ponction lombaire, etc. ; c'est le tabes incipiens, le tabes fruste ;

2° Tabétiques sur lesquels le diagnostic n'hésite pas car ils ont les symptômes au grand complet ; mais la thérapeutique ne saurait se désintéresser d'eux, car ils ont des complications telles que troubles urinaires graves, arthropathies, ataxie surtout ; c'est le tabes compliqué.

§ I. — *Tabes fruste.*

C'est à lui surtout qu'on réserve, à l'heure actuelle, le traitement intensif ; un grand nombre de neurologistes, et parmi eux Babinski, Pierre Marie soumettent les cas de cet ordre à des injections mercurielles à hautes doses. Les résultats obtenus sont encourageants ; sans doute, on observe dans le tabes non traité des rémissions fort longues, des arrêts d'évolution qui équivalent presque à des améliorations ; mais tout cela semble bien plus fréquent dans les tabes traités. Dans ces cas l'arrêt de l'évolution est si fréquent, si prolongé, qu'on ne peut guère nier l'influence du traitement. Si bien qu'au point de vue hydro-minéral les

tabes frustes sont justiciables des eaux qui favorisent le traite-
ment mercuriel intensif, c'est-à-dire les eaux sulfureuses : *Luchon,
Uriage, Ax-les-Thermes, Amélie-les-Bains* (l'hiver), *Cauterets,
Challes, Aix-les-Bains, Saint-Gervais, Gréoulx*...

§ II. — *Tabes compliqué*.

De la nature même des complications peuvent surgir des indications spéciales, au point de vue hydro-minéral. C'est ainsi que
certaines infections urinaires pourront bénéficier d'un séjour à
une station de lavage comme *Évian, Vittel*...

Mais en règle générale, ou les complications seront au-dessus
des ressources de l'art, comme c'est le cas pour l'atrophie papil-
laire, la paralysie générale associée au tabes, et en général les déterminations encéphaliques, ou bien le traitement se ramènera aux
deux modes suivants : rééducation motrice, traitement thermal.

En effet, il ne s'agit plus maintenant de traitement intensif :
celui-ci est utile à la période où le maintien du *statu quo* laissera
le malade dans une situation très tolérable ; il est inutile sinon
nuisible chez les grands tabétiques, et doit être écarté *a priori*.

La rééducation motrice a d'abord été employée seule ; elle
donne ainsi de très bons résultats et l'on sait les succès qu'a obtenus Frenkel opérant loin de tout centre thermal. Néanmoins ces
succès semblent incomplets, et même passagers, si la rééducation
n'est pas associée à une cure thermale méthodiquement pratiquée.

Longtemps avant que la rééducation des tabétiques eût été
tentée, on avait expérimenté, d'une façon purement empirique,
les heureux résultats de certaines cures thermales ; des stations
comme *Néris, Bourbon-l'Archambault, Bourbonne*, s'étaient fait
en ce sens une grande réputation, justement méritée du reste. En
associant à ces heureux effets ceux de la rééducation, on a tota-
lisé les résultats et obtenu des améliorations considérables. C'est
l'intelligente combinaison de ces procédés, sous l'impulsion de
Charcot, du Pr Grasset, qui donne les succès de *La Malou*.

HÉMIPLÉGIE

Le traitement hydro-minéral de l'hémiplégie, suivant la période ou la forme à laquelle on a affaire, doit porter sur la cause ou sur les symptômes.

Dans quelles conditions doit-on s'adresser à la cause ? Pour prendre des exemples concrets, supposons :

1° Un malade âgé ayant eu de petits ictus sans suite très importante, mais permettant de conclure à la présence de lacunes de désintégration cérébrale (Pierre Marie). Ce malade est d'autre part un hypertendu, à perméabilité rénale amoindrie ; il présente en somme toutes les indications de la cure de lavage (*Évian, Vittel, Contrexeville, Martigny*, etc.) ou de la cure hypotensive (*Bourbon-Lancy, Royat*, etc.). Si au contraire, il s'agit d'un pléthorique avec inertie abdominale, il est très important de régulariser ses fonctions intestinales et ses tendances congestives par une cure à *Brides* ou à *Châtel-Guyon* ;

2° Ces petits ictus sont survenus chez une malade jeune, présentant tous les signes d'un rétrécissement mitral. Cette malade est justiciable d'une station à *Bourbon-Lancy*, à *Royat* ;

3° Voici un syphilitique qui fait une très légère hémiplégie, chez lequel il est permis de supposer l'existence d'une artérite d'importance minime ; dans ce cas, il faut avant tout s'occuper de prévenir des lésions plus graves et par conséquent instituer un traitement mercuriel intensif. Au point de vue thermal, ce sont les *eaux sulfureuses* qui sont indiquées (voir Syphilis).

Dans l'hémiplégie confirmée, on a beaucoup moins à attendre du traitement de la cause et c'est surtout au symptôme hémiplégie qu'il convient de s'adresser. L'expérience a démontré qu'il y avait avantage à envoyer les hémiplégiques aux stations suivantes : *Bourbon-l'Archambault, La Malou, Néris, Plombières, Saint-Amand-les-Eaux, Chaudes-Aigues, Cauterets, Bourbonne, Balaruc, Ax-les-Thermes, Ussat, Évaux-les-Bains, La Motte-les-Bains*.

Le traitement varie suivant l'état dans lequel est pris l'hémiplégique. S'il s'agit d'une hémiplégie légère, d'une hémiplégie sans contracture on ne perdra pas de vue l'extrême irritabilité du foyer primitif vis-à-vis de toute manœuvre thérapeutique trop active exercée sur les membres ou segments de membre paralysés. Il sera même prudent de n'agir que longtemps après l'ictus et sous le contrôle d'une surveillance médicale journalière.

Si l'on s'adresse au contraire à une contracture prononcée et ancienne, on pourra faire un traitement plus actif et s'occuper, en outre, des complications possibles : arthrites, par exemple. Ces malades se trouveront bien de la thérapeutique thermale usitée en cas de raideurs articulaires chroniques : douches, massages, mobilisation, séjour aux stations de boues minérales (*Barbotan, Saint-Amand, Balaruc*) ou aux stations chlorurées fortes et chaudes (*Balaruc, Bourbon-L'Archambault, Bourbonne, La Motte, Salins-Moutiers*). La rééducation motrice est très indiquée en cas d'hémiplégie confirmée. Elle peut s'effectuer en tous lieux, mais comme elle doit être faite avec grand soin, et surveillée par des médecins expérimentés et spécialisés, il est bon de recourir à certaines stations très bien organisées à cet égard et dont les eaux jouissent en outre d'une très vieille réputation : *La Malou* est le type de ces stations.

NÉVRALGIES ET NÉVRITES

I. — *Considérations générales.*

Tous les nerfs sensitifs peuvent, de leur origine à leur terminaison, être le siège de douleurs. La prédisposition personnelle qui expose aux névralgies réside dans l'exiguïté des trous crâniens ou rachidiens qui donnent passage aux nerfs ; c'est le plus souvent une compression par un épaississement périosté, une congestion névrique ou périnévrique, de l'œdème, qui font éclater la douleur.

Cette douleur a tantôt un caractère purement subjectif, comme dans les topoalgies des neurasthéniques ; tantôt, elle correspond à un simple trouble fonctionnel continu avec paroxysmes sur le trajet du nerf, avec exacerbations aux émergences et aux lieux de passage ; tantôt, sans rapport avec le trajet des nerfs périphériques, elle indique un trouble du plexus ou des racines et elle est dite pseudo-névralgique ; tantôt enfin, elle s'accompagne de réactions vaso-motrices, de tremblements fibrillaires, de crampes, d'atrophie et elle est le signe d'une névrite.

La notion causale est importante sans doute ; nous avons déjà trouvé des névralgies ou des névrites au cours du rhumatisme, de la goutte, des anémies, du diabète, de la syphilis ; toutes les infections, toutes les intoxications, toutes les compressions, certains traumatismes ou irritations périphériques peuvent les provoquer ; elles peuvent être enfin d'origine réflexe comme dans les affections génito-urinaires ou intestinales et coïncider avec certains troubles des dents, de l'œil, de l'oreille, du nez et du larynx. Mais ces causes les plus diverses et d'autres encore : syphilis, tuberculose, impaludisme, lèpre ; intoxications par le plomb, l'arsenic, le mercure, l'oxyde de carbone, le tabac, l'alcool, même quand elles sont bien caractérisées, peuvent aboutir à la même lésion locale. « Et en aucun cas, le traitement causal ne saurait suffire, il y a lieu de lui adjoindre un certain nombre de moyens thérapeutiques » (Raymond). Or, parmi les agents thérapeutiques destinés à combattre les douleurs, les paralysies, les troubles trophiques, le traitement thermal est au premier rang. D'autant que le plus souvent, le nervosisme du malade doit être invoqué à côté de l'irritation locale et qu'il contribue dans une large mesure à augmenter les réactions douloureuses.

Toutefois, il n'est pas question de traiter aux eaux minérales les névralgies ou névrites incurables par compression, par méningo-myélite, exostoses ou périostoses syphilitiques, mal de Pott, tumeur de la moelle, cancer du poumon, anévrysmes de l'aorte, néoplasmes de l'utérus ou du rectum, etc.

II. — *Pratiques hydro-minérales employées comme moyens thérapeutiques.*

Ce sont les mêmes que nous avons déjà étudiées à propos du rhumatisme chronique ; toutes les eaux thermales, quelles que soient leur minéralisation et leur caractéristique chimique, peuvent trouver leurs indications suivant les réactions de chaque malade : ainsi les eaux sulfureuses thermales d'*Aix-en-Savoie, Bagnols-de-Lozère, Ax-les-Thermes, Barèges, Cauterets, Luchon, Vernet-les-Bains*; les eaux chlorurées sodiques thermales de *Balaruc, Bourbonne-les-Bains, La Motte, Bourbon-l'Archambault*; les boues végéto-minérales de *Dax, Saint-Amand, Barbotan* ; enfin les eaux thermales peu minéralisées de *Néris, Plombières, Luxeuil, Bourbon-Lancy, Évaux-les-Bains, Chaudes-Aigues, La Malou, Ussat, Châteauneuf, Bagnères-de-Bigorre*, etc.

Dans certaines névralgies goutteuses, des cures associées des eaux précédentes avec une cure de boisson à *Contrexeville, Vittel, Martigny, Évian, Capvern* pourront rendre des services, malgré la prépondérance dans ces cas du traitement externe, sous forme de bains de baignoire, bains de piscines, douches dans le bain, étuves générales ou locales, douches directes percutantes très chaudes de la périphérie vers le centre.

Le massage est un adjuvant précieux, car il agit à la fois sur la peau, les muscles et les filets nerveux sous forme d'effleurage, de massage profond, de vibrations.

L'effleurage réussit chez les sujets sensibles ; le massage profond et les pincements de tout le nerf, de la périphérie vers le centre, dans les névrites tenaces ; le massage vibratoire est le plus efficace contre la douleur ; le pétrissage des muscles est très utile en cas de névrites et d'atrophie et contre les difformités par rétractions musculaires.

La mécanothérapie permet, d'après Lagrange, de faire des mouvements passifs, de l'élongation des nerfs par allongement lent et progressif ; mais il faut agir de bonne heure, combattre les rétractions musculaires quand elles ne sont qu'à l'état de spasmes réflexes, pour empêcher les troubles dans la nutrition des muscles qui aboutissent si fréquemment aux rétractions aponévrotiques ou tendineuses ; « après les polynévrites graves, les exercices réguliers, la rééducation patiente des mouvements donnent des résultats aussi satisfaisants et même plus nets que dans le tabes » (Plicque)[1]. Joignons à cela une bonne hygiène physique et morale que le malade trouve dans les stations thermales.

III. — *Thérapeutique hydro-minérale.*

En pratique, il est assez difficile de différencier un rhumatisme

[1] PLICQUE, Le traitement des névralgies et des névrites. *Actualités médicales,* J.-B. Baillière, p. 27 et 28.

musculaire d'une névralgie ; « les muscles, dit Lagrange, souffrent secondairement de contractures douloureuses, soit par effet réflexe quand la névrite atteint les filets sensitifs, soit par effet direct quand elle touche les filets nerveux qui commandent la contraction. La contraction des muscles est une cause de compression, de torsion, de tiraillements des filets nerveux qui traversent les muscles. Elle devient l'occasion de troubles paroxystiques, de douleurs quand elle se produit sous forme de crampes ». « De plus, il est difficile de faire la preuve de la nature rhumatismale d'une névralgie, les affections douloureuses des nerfs présentant dans leurs caractères symptomatiques des analogies extrêmement étroites, quelles que soit d'ailleurs leurs conditions pathogéniques. »

De toutes les névralgies traitées aux eaux minérales, les plus fréquentes sont : les sciatiques, les tics douloureux de la face, les névralgies du nerf fémoro-cutané, du crural, et les névralgies cervico-brachiales. Les unes sont de simples névralgies, caractérisées par la douleur, revêtant d'emblée toute son acuité, avec alternative de calme et d'exaspération ; les autres sont des névrites avec douleurs à début lent, insidieux, avec gêne et engourdissement, plutôt moins intenses, plus sourdes, plus continues et d'une ténacité désespérante, avec atrophie musculaire, parésie et troubles trophiques. Les bains, les douches locales, les massages sont favorables.

Si la douleur est modérée et le sujet torpide, on songera aux thermes sulfureux, *Luchon* et *Aix-en-Savoie,* quoique souvent les accès soient rappelés par les bains sulfureux ; aux boues de *Dax* et de *Saint-Amand* ou aux eaux chlorurées sodiques de *Bourbonne-les-Bains* et de *Bourbon-l'Archambault.*

Mais, si la névralgie est récente, le malade excitable, on l'enverra à *Néris, Plombières, Luxeuil, Bagnères-de-Bigorre* ou *Bourbon-Lancy.* De même, si la névralgie coïncide avec le nervosisme ou l'hystérie. Dans ces formes douloureuses, le traitement même à *Néris,* avec ses eaux peu stimulantes et de composition indifférente, amène une exacerbation des douleurs.

D'autres fois, on est en présence d'une névralgie, sciatique par exemple, avec exagération des réflexes rotuliens, trépidation épileptoïde du pied et état spasmodique; c'est encore aux stations thermales sédatives qu'on enverra les malades.

Enfin une dernière forme clinique est la sciatique variqueuse, névrite par altération des vaso-vasorum des nerfs, comme l'a bien montré le Pr Quenu. Elle sera justiciable de *Bagnoles-de-l'Orne*.

A côté des névrites localisées comme les précédentes, on en rencontre de plus diffuses, aux membres inférieurs, à la suite d'infection (dothiénentérie, diphtérie) ou d'une intoxication (arsenic, oxyde de carbone, essences, alcool) ou de la toxi-infection gravidique (Tuilant et Puyo). D'autres fois, ce sont des névrites occasionnées au moment de l'accouchement, en cas de tête fœtale volumineuse ou d'application de forceps. Piatot[1] a communiqué récemment une observation intéressante de névrite sensitivo-sensorielle survenue après une grossesse normale, chez une femme de 22 ans, à la suite d'un accouchement laborieux par application de forceps ayant entraîné une diastasis de la symphyse. Cette malade n'a présenté aucun stigmate d'hystérie, ni infection, ni intoxication, ni fièvre au moment de l'accouchement; sa névrite puerpérale fut très douloureuse avec paraplégie complète. En l'absence de toute toxi-infection apparente, ces lésions ont été attribuées à un traumatisme, à une compression des nerfs sacrés. Le traitement suivi à *Bourbon-Lancy* a consisté en bains avec douches sous-marines, irrigations vaginales, massage, puis rééducation motrice. Les douleurs ont rapidement disparu et, en trois ou quatre mois, la malade a pu marcher seule et guérir complétement sans rétraction ni atrophie musculaire. Nul doute que le même succès ait été obtenu à *Plombières, Néris, Luxeuil, Bagnères-de-Bigorre*; mais l'état aigu et les douleurs contre-indiquent des eaux plus minéralisées trop excitantes, sulfureuses ou chlorurées sodiques. « Dans ces cas, le massage, les exercices gymnastiques ont une grande valeur pour

1. A. PIATOT, *Société d'Hydrologie*, 1er mars 1909.

prévenir les difformités par rétractions. La rééducation des mouvements contribue beaucoup à rétablir la sûreté de la marche dont la difficulté persistante est due aux troubles de sensibilité plantaire, plus encore qu'à la faiblesse des muscles » (Plicque).

Les névrites cervico-brachiales font suite à une compression (ganglions, exostoses, cals vicieux), à une distension nerveuse (luxations de l'épaule, accouchements laborieux), à une névrite ascendante, suite de plaie des doigts s'accompagnant de douleurs souvent très vives. « Fait curieux, dit Plicque, les névralgies les plus douloureuses sont celles qui donnent le moins d'accidents moteurs et le moins de troubles trophiques. Par contre, les paralysies radiculaires du type de Erb, affectant simultanément le deltoïde, le biceps, le brachial antérieur, le long supinateur, sont peu ou pas douloureuses. »

Dans le premier cas, on enverra le malade à *Néris*, *Plombières* ou *Bourbon-Lancy*; dans le second, aux eaux sulfureuses de *Luchon* ou d'*Aix-en-Savoie*, si remarquable avec sa douche-massage; aux boues de *Dax* ou *Saint-Amand*; aux chlorurées sodiques de *Bourbonne-les-Bains* ou *Bourbon-l'Archambault*. Le massage sera un adjuvant précieux du traitement.

En envisageant la cause des névralgies ou névrites, on enverra les hystériques et les nerveux à *Néris*, *Bagnères-de-Bigorre*, *Saint Sauveur*, *Saint-Gervais*; les neurasthéniques avec excitabilité nerveuse à *Néris*, *Plombières*, *Bourbon-Lancy*; les chloro-anémiques à *Luxeuil*; les rhumatisants torpides ou sans grande réaction à *Eaux-Chaudes*, *Ax*, *Bourbon-l'Archambault*, *Dax*, *Aix-en-Savoie*; les goutteux avec névrites invétérées à *Aix-en-Savoie*, en sachant que ces formes sont plus rebelles que les névralgies rhumatismales; les syphilitiques à *Luchon*, *Eaux-Chaudes* et *Aix-en-Savoie*; les traumatisés à *Bourbonne-les-Bains*, *Bourbon-l'Archambault* ou *Barèges*; la névrite des moignons avec irradiations névralgiques et spasmes à *Néris*; les tabétiques ou pseudo-tabétiques à *La Malou*; les paludéens à *Plombières*; les saturnins à *Eaux-Chaudes*, à *Aix-en-Savoie*; les névrites rebelles, avec contractions et rétractions musculaires, à

Dax ; les névralgies viscérales : gastralgie, entéralgie à *Plombières* ; la précordialgie à *Bourbon-Lancy* ; la cystalgie à *Plombières* ou *Néris*.

RÉSUMÉ DES INDICATIONS

1° NÉVRALGIE OU NÉVRITE.

Chez sujet torpide : *Luchon* ou *Aix-en-Savoie* ; *Dax* ou *Saint-Amand* ; *Bourbonne-les-Bains* ou *Bourbon-l'Archambault*.

Chez sujet excitable : *Néris, Plombières, Luxeuil, Bagnères-de-Bigorre, Bourbon-Lancy*.

2° NÉVRALGIE AVEC SPASMES.
Chez les hystériques : *Néris*.

3° SCIATIQUE VARIQUEUSE.
Bagnoles-de-l'Orne.

4° POLYNÉVRITES infectieuses, toxiques, ou par compression ; névrites cervico-brachiales : mêmes indications, suivant les réactions des malades.

Suivant la cause :

Hystériques et neurasthéniques : *Néris, Bagnères-de-Bigorre, Saint-Sauveur, Saint-Gervais*.

Neuro-arthritiques : *Néris, Plombières, Bourbon-Lancy*.

Chloro-anémiques : *Luxeuil*.

Rhumatisants torpides : *Eaux-Chaudes, Ax-les-Thermes, Aix-en-Savoie, Dax, Bourbon-l'Archambault*.

Goutteux : *Aix-en-Savoie, Dax*.

Syphilitiques : *Luchon* et *Aix-en-Savoie*.

Traumatisés : *Bourbonne-les-Bains, Bourbon-l'Archambault, Barèges* ou *Néris*.

Tabétiques : *La Malou*.

Paludéens : *Plombières*.

Saturnins : *Eaux-Chaudes, Aix-en-Savoie*.

Gastralgiques et entéralgiques : *Plombières*.

Précordialgiques : *Bourbon-Lancy*.

Cystalgiques : *Néris* et *Plombières*.

CHAPITRE XIX

LES DERMATOSES

———

A. — Les indications du traitement hydro-minéral dans les dermatoses ont longtemps été basées sur des faits constatés empiriquement. Actuellement, nous devons essayer de nous expliquer l'action incontestable mais restée un peu mystérieuse des eaux minérales. Cette tentative a d'ailleurs été faite à maintes reprises et on peut dire, à cet égard, que les théories proposées ont généralement suivi les idées régnantes sur la pathologie générale. C'est ainsi qu'on lit dans l'ouvrage de Durand-Fardel que les eaux sulfureuses sont spécifiques de l'herpétisme.

Le mode d'action des eaux n'est pas mieux élucidé que leurs indications. Les explications proposées ne sont en général que des substitutions de mots qui, au milieu du langage scientifique actuel, paraissent comme autant d'archaïsmes : action substitutive, altérante, etc. Sans nous en tenir bien entendu à ces pures hypothèses, nous nous garderons de rayer d'une façon absolue ces termes vieillis : nous verrons en effet que dans nombre de cas, l'action des eaux reste cachée.

Nous pensons qu'il est impossible de donner des indications thérapeutiques sans qu'elles soient basées sur le mode de production, sur la pathogénie des dermatoses. La thérapeutique hydro-minérale, comme toute thérapeutique, doit être dirigée non seulement contre le symptôme, mais aussi contre la cause. Il est donc nécessaire que nous adoptions une théorie pathogénique des affections cutanées. On sait que de telles théories sont nombreuses. Pour nous en tenir aux plus récentes, adopterons-nous celle des diathèses? Nous n'avons ici nullement l'intention de résoudre, ni même de soulever cette question sur laquelle les auteurs les plus éminents n'arrivent pas à s'entendre. Cependant, en restant et en voulant rester sur le terrain purement clinique, il nous paraît incontestable que parmi les nombreuses diathèses imaginées par Bazin, on peut retenir l'existence non pas de diathèses, au sens dans lequel l'entendait le célèbre dermatologiste, mais de prédispositions morbides qui font que certains sujets sont plus prédisposés à certaines manifestations morbides, et particulièrement aux éruptions cutanées. A cet égard, nous admettons qu'il existe des arthritiques, des scrofuleux, des nerveux. Accepter une hypothèse, ce n'est pas refuser de l'expliquer et celle-ci peut être étayée à l'aide des découvertes modernes, et pour ainsi dire rajeunie. Dans cet ordre d'idées, une théorie nous séduirait qui serait basée sur des faits bien observés et très nombreux, qui utiliserait toutes les recherches nouvelles de pathologie générale et cutanée et qui nous donnerait une méthode précise d'examen clinique. La compréhension générale des dermatoses de M. Brocq nous paraît réunir tous ces desiderata. Nous la rappellerons brièvement.

M. Brocq distingue deux grandes catégories de faits. Dans la première, il place ceux qui ont une étiologie et une pathogénie bien définies et qu'il nomme : *entités morbides vraies*, dont un des types est constitué par le lupus vulgaire ou encore par les syphilides cutanées. La deuxième catégorie comprend tous les faits dans lesquels il est impossible de retrouver une étiologie et une pathogénie univoques. Chaque sujet paraît alors réagir suivant un mode qui lui est propre. Le type de ces éruptions est constitué par l'urticaire ou encore par l'eczéma. Elles constituent la classe des *réactions cutanées,* dont le mode de production demande quelques explications.

Il ne faut pas croire, en effet, qu'il s'agisse ici d'une classification purement verbale. Une première constatation domine toute cette théorie, c'est l'importance du facteur personnel dans toute réaction cutanée. Ce facteur intervient même, mais à un moindre degré, dans les entités morbides vraies, dans l'acné par exemple.

Or, de quoi est fait ce facteur personnel, si on peut ainsi parler ? Quels éléments contribuent à sa constitution ? La personnalité morbide est formée par des causes multiples, héréditaires et acquises, que ces causes soient d'origine psychique, alimentaire, pathologique, etc. Malgré la multiplicité des causes, qui constituent le faisceau étiologique, il est fréquent de voir prédominer l'une d'entre elles. C'est la « dominante étiologique » qui devra plus spécialement attirer l'attention du médecin. Ces causes arrivent à créer des états ou plutôt des dispositions morbides assez bien délimités qui se traduisent par un mauvais fonctionnement digestif ou hépatique, une élimination urinaire insuffisante, une excitabilité excessive du système nerveux, etc.

Ce ne sont pas là des vues de l'esprit. Les recherches chimiques de Gaucher et Desmoulières, celles de Brocq et Ayrignac ont montré qu'il existe presque constamment dans les dermatoses une déviation du fonctionnement digestif ou urinaire. Malheureusement ces modifications ne sont pas constantes pour une dermatose donnée, et l'on voit déjà la nécessité d'examiner minutieusement chaque malade pour lui prescrire le traitement qui lui convient. Tel eczémateux aura un certain degré d'imperméabilité rénale, alors que les fermentations intestinales seront exagérées chez un autre.

C'est ainsi, nous semble-t-il, qu'il faut entendre la doctrine des diathèses. Nous allons voir que cette manière d'envisager la pathologie générale cutanée nous conduit à des résultats thérapeutiques sérieux, parce qu'elle nous permet de poser nettement les indications du traitement.

B. — Nous venons de voir qu'on peut diviser les dermatoses en deux grandes classes :

1° Entités morbides vraies ;

2° Réactions cutanées.

Les eaux agissent *localement* sur les unes et les autres ; mais tandis que l'action locale est prépondérante sur les *maladies* du premier groupe (acné, furonculose, par exemple), elle n'est qu'adjuvante dans le traitement des *affections* du second groupe où elle ne s'adresse qu'au symptôme (eczéma, urticaire, etc.). Dans ce dernier cas, l'*action générale* des eaux, prise en boisson ou en applications externes, est, théoriquement du moins, celle que l'on doit avant tout utiliser.

Voyons donc comment peuvent agir les eaux minérales :

1° Sur l'état local ; 2° sur l'état général.

1° *Action locale.*

Les eaux minérales peuvent agir localement par leur thermalité, par leur pouvoir antiseptique, par leur isotonie, par leur action kératoplastique, par leur radio-activité. En outre, elles agissent plus mystérieusement dans certaines circonstances (action résolutive, substitutive, antiprurigineuse, et enfin en provoquant parfois les poussées aiguës).

a. **Thermalité.** — Il est évident que l'hydrothérapie froide, tiède ou chaude, que l'on peut réaliser dans les stations thermales, a souvent une action sur l'impressionnabilité nerveuse des sujets atteints de dermatoses prurigineuses. On sait avec quel succès Vidal et, après lui, Jacquet ont employé les douches tièdes en jet baveux dans certains prurits. C'est une notion bien connue que la thermalité active le fonctionnement glandulaire, la circulation. Ces différentes actions peuvent être graduées pour ainsi dire en faisant varier le degré de thermalité, la durée, la force et la forme du moyen hydrothérapique.

b. **Pouvoir antiseptique.** — Le pouvoir antiseptique des eaux sulfureuses est incontestable. Des expériences faites par Cl. Simon et Ameuille le prouvent d'une façon absolue[1]. — Les eaux arsenicales agissent très probablement aussi comme les eaux sulfureuses, car, au point de vue clinique, elles modifient très bien les dermatoses microbiennes.

Cette considération est du plus haut intérêt dans le traitement de certaines éruptions d'origine microbienne et principalement staphylococcique, comme l'acné ou la furonculose, ou d'origine parasitaire comme l'érythrasma ou le pityriasis versicolor. En outre, nous avons, avec ces eaux, un antiseptique non irritant pour les téguments, et l'on sait que de telles substances sont rares, presque tous les antiseptiques actifs pouvant provoquer les éruptions artificielles quelquefois très graves.

c. **Isotonie.** — On n'a pas assez insisté, à notre avis, sur ce fait que le point cryoscopique de certaines eaux minérales se rapproche du point cryoscopique du sérum sanguin. L'eau d'*Uriage* est la plus remarquable à cet égard. Son $\Delta = 0,54$, alors que le Δ du sérum sanguin $= 0,56$ (Doyon, Cl. Simon et Ameuille). Ce fait explique, nous semble-t-il, bien des choses. Il y a déjà longtemps que l'on a remarqué que les douches nasales faites avec du sérum physiologique n'étaient nullement douloureuses, alors que l'eau ordinaire provoque, dans les mêmes

---

1. Action des eaux sulfureuses sur les cultures. S. et A. ont recueilli aseptiquement le pus d'une pustule d'acné. Ils ont, partant de ce pus, obtenu sur gélose une culture pure de staphylocoque doré. Ce microbe, après les différents repiquages nécessaires à son identification, est ensemencé dans des tubes de bouillon. Dans un premier tube témoin se trouve du bouillon de culture préparé suivant les procédés ordinaires. Les autres contiennent les dilutions du bouillon avec l'eau sulfureuse (eau d'Uriage) à des titres différents et gradués. Voici les résultats obtenus : D'une façon générale le staphylocoque se montre assez sensible à la dilution. Tandis que, dans le tube témoin, le trouble apparaissait au bout de 12 heures, c'est seulement deux ou trois jours après qu'on l'observerait dans la dilution à 1/2. Encore, dans quelques cas, n'a-t on rien pu observer dans de telles dilutions. Dans la dilution à 3/4, on n'observerait jamais de végétation. Une grosse part de cette action antiseptique doit être attribuée à H^2S, car les cultures tardives observées en tubes débouchés et portés d'abord à l'étuve pour chasser H^2S, ne se produisent pas en tubes cachetés.

conditions, une douleur parfois très vive. Cette douleur est produite par les phénomènes d'osmose qui ont lieu entre le sérum sanguin et le liquide injecté à travers la muqueuse nasale qui fait office de dialyseur.

Ces données peuvent être généralisées : c'est ainsi que les chirurgiens pansent et lavent les brûlures avec du sérum physiologique, que certains dermatologistes emploient la même solution saline pour leurs pansements humides, lorsque le derme est à vif.

Il nous paraît ainsi tout simple d'expliquer, en partie du moins, pourquoi les bains sont si bien supportés dans certaines stations, alors que les bains ordinaires provoquent des poussées aiguës. L'isotonie de l'eau du bain fait que cette eau peut servir de véhicule non irritant au principe actif qu'elle contient en plus des chlorures, le soufre le plus souvent.

d. **Action kératoplastique.** — Cette action est produite en première ligne par les eaux arsenicales. Ici l'action est locale, bien que l'eau soit prise en boisson, et elle est si marquée que quelquefois le but peut être dépassé: tous les dermatologistes connaissent les kératodermies produites par l'arsenic. On sait depuis les travaux d'A. Gautier que l'arsenic se trouve normalement dans les organes ectodermiques, par lesquels il s'élimine en partie. D'après G. Bertrand même, l'arsenic ferait partie intégrante de toute cellule vivante. On se demande, dit Veyrières après avoir observé des moutons qui avaient pendant longtemps absorbé de l'eau de *La Bourboule,* si l'emmagasinement presque électif de l'arsenic dans la peau et surtout dans la laine n'est pas, en partie du moins, l'explication des résultats que donne la cure arsenicale dans le traitement des dermatoses. Cette médication faciliterait la réparation de l'épiderme en lui apportant un des éléments de sa composition, qui ne se trouve pas dans l'alimentation habituelle.

D'autre part, on sait que l'élimination du soufre est augmentée dans certaines dermatoses et que le soufre fait partie de la molé-

cule d'albumine. Il est surtout abondant au niveau des cellules
épidermiques. Or, le soufre des eaux minérales sulfureuses est
absorbé puisqu'il passe dans les urines (Cl. Simon et Ayrignac). Il
est donc tout naturel de penser qu'une partie de ce soufre va
remplacer celui qui manque au niveau des lésions cutanées et
contribuer ainsi à la formation d'un épiderme nouveau. Aussi
pouvons-nous parler d'une action kératoplastique des eaux sulfureuses et l'on voit déjà les indications que l'on peut tirer de cette
action si remarquable.

e. **Radio-activité. Ionisation. État colloïdal.** — Des recherches
encore trop récentes pour fournir des conclusions fermes, tout
au moins au point de vue dermatologique, mais qui émanent de
savants incontestés (Scoutetten, Frenkel, Moureu, Iscovesco,
Danne, etc.), permettent de penser que beaucoup de résultats thérapeutiques pourront être expliqués par la radio-activité des eaux,
l'ionisation de l'atmosphère thermale, l'état colloïdal des métaux qui entrent dans la composition des eaux thermales.

A notre point de vue spécial, rappelons qu'Henri Iscovesco a
trouvé de l'arsenic colloïdal dans les eaux arsenicales et divers
colloïdes électro-négatifs dans certaines eaux sulfureuses.

f. **Actions moins bien expliquées.** — Dans certains cas, les
eaux agissent sans qu'il soit possible de saisir leur mode d'action : c'est ce que les anciens auteurs désignaient sous le nom
d'action substitutive, résolutive, anti-prurigineuse. Nous pensons
que ces diverses actions peuvent s'expliquer par la thermalité,
l'antisepticité, l'isotonie ou le pouvoir kératoplastique que nous
venons d'exposer.

Il nous reste à parler de la méthode qui consiste à provoquer
une poussée aiguë, consécutivement suivie d'une sédation de
l'éruption. Ces faits existent certainement. D'ailleurs, la méthode
n'appartient pas uniquement à la médication hydro-minérale :
les médecins de l'hôpital Saint-Louis l'ont souvent pratiquée avec
succès à l'aide des enveloppements caoutchoutés.

2° *Action générale.*

D'après ce que nous savons de la pathogénie des dermatoses, nous connaissons l'importance du bon fonctionnement des reins, du tube digestif, du foie, du système nerveux, etc. On trouvera dans les diverses parties de cet ouvrage comment plusieurs eaux minérales agissent sur ces fonctions. Nous devons seulement ici nous demander, si l'effet des eaux minérales, dont l'efficacité est empiriquement connue en dermatologie, est dû, non seulement à une action locale, comme nous venons de le voir, mais aussi à une action générale. Ces eaux sont, nous le rappelons, les eaux arsenicales, les eaux qui contiennent du soufre surtout sous forme de sulfures ou d'hydro-sulfures, mais aussi sous forme de sulfates, et secondairement les eaux alcalines et quelques eaux in · déterminées.

a. **Eaux sulfureuses.** — Il nous suffit de rappeler leurs actions locales, que nous avons expliquées plus haut : actions thermale, antiseptique, isotonique, épidermisante, radio-active, etc.

Leur action interne est surtout remarquable au point de vue des fermentations intestinales. Cl. Simon et Ayrignac ont démontré que l'ingestion d'eau sulfureuse à la dose de 5oo centimètres cubes par jour, augmentait le taux du soufre oxydé et des sulfates urinaires, preuve de l'assimilation du soufre. Mais en outre, les sulfo-conjugués qui traduisent pour la plupart des auteurs le degré des fermentations intestinales, diminuent dans des proportions considérables. Cette diminution est d'autant plus remarquable que le soufre total augmente.

Ces mêmes auteurs ont montré que l'activité hépatique était augmentée par la même médication. Ces expériences sont sans nul doute applicables à toutes les eaux sulfureuses[1].

---

1. D'autre part, les expériences de Cl. Simon et Ameuille montrent l'action

b. **Eaux arsenicales.** — L'action locale kératoplastique, épidermisante et l'action tonique sur l'état général : telles sont les deux propriétés principales des eaux arsenicales, dont *La Bourboule* est le type.

Mais l'action des eaux arsenicales ne se borne pas à cet effet local et tonique. Les recherches de Bernard, de L. Heulz et H. Cathelineau ont montré en effet que l'eau arsenicale (en l'espèce celle de *La Bourboule*) a une action certaine sur la nutrition. Cette action semble tout à fait différente, suivant que l'eau est utilisée sous forme de bains, ou prise en boisson. Dans le premier cas, tous les éléments de l'urine seraient augmentés, sauf l'acide phosphorique ; dans le second, tous les éléments seraient diminués, sauf les chlorures et l'acide urique. Dans les deux cas, l'élimination de l'acide phosphorique paraît diminuée. Les eaux arsenicales pourraient donc répondre à deux indications générales : on emploierait les bains quand il y a ralentissement de la nutrition, pour activer les échanges et augmenter les oxydations ; l'eau en boisson, quand il y a dénutrition ou suractivité des échanges.

c. **Eaux alcalines.** — La médication alcaline a longtemps été en honneur en dermatologie. Elle est un peu délaissée actuellement. Nous pensons qu'elle agit surtout au point de vue de l'état général et nous renvoyons aux articles de cet ouvrage qui traiteront de la goutte et de l'obésité.

antiseptique des eaux sulfureuses à l'égard du coli-bacille dont des cultures ont été ensemencées dans des solutions titrées d'eau *d'Uriage* et de bouillon de culture (voir plus haut des expériences analogues faites avec la staphylocoque).

. Les auteurs se sont également attachés à la recherche du scatol fécal et de l'indol urinaire, sur des malades soumis à un régime fixe, avant et après l'administration d'eau sulfureuse. Les résultats sont intéressants : ils montrent la diminution de ces produits que beaucoup de chimistes et de pathologistes considèrent comme proportionnels, en quantité, à l'importance des fermentations intestinales.

Clinique hydrologique.   36

d. **Eaux indéterminées.** — Certaines eaux, dites indéterminées, comme *Néris, Bourbon-Lancy, Châteauneuf, Plombières,* agissent sur certaines dermatoses prurigineuses, probablement en modifiant l'état nerveux, ou, localement, par leur radio-activité.

B. — DERMATOSES TRAITÉES AUX EAUX MINÉRALES

Le court aperçu que nous venons de donner, d'une part sur la pathogénie des dermatoses et d'autre part sur le mode d'action des eaux minérales, nous permet de poser facilement et nettement les indications de la cure thermale.

A. — *Entités morbides vraies.*

Nous savons que l'état local constitue ici toute la maladie, et nous savons d'autre part que nous pouvons agir localement sur la peau de façons très diverses, en utilisant la thermalité, l'antisepticité, l'isotonie, le pouvoir kératoplastique, la radio-activité des eaux minérales, etc.

Une première indication s'impose tout d'abord : elle est tirée du *pouvoir antiseptique des eaux thermales* (sulfureuses et arsenicales). Il est donc indiqué de soumettre au traitement hydrominéral *les dermatoses parasitaires.*

Celles-ci sont produites soit par un champignon, soit par un microbe. Les dermophyties justiciables du traitement hydro-minéral sont l'**Erythrasma**, le **pityriasis versicolor** et le **pityriasis simplex.**

Le pityriasis simplex (dartres sèches, dartres volantes) n'est pas considéré par tous les auteurs comme une dermatose parasitaire. Nous le plaçons ici en nous appuyant sur l'autorité de Sabouraud, qui pense que l'agent pathogène, décrit dans cette affection par Malassez (spore de Malassez) et par Unna (bacille bouteille), est un parasite cryptogamique.

On sait avec quelle facilité ces trois dermatoses récidivent après une guérison apparente, souvent obtenue rapidement. Notre expérience personnelle nous permet de dire que des malades venus pour traiter tout autre chose qu'un érythrasma ou qu'un pityriasis versicolor, sont repartis entièrement guéris de ces affections qui n'ont récidivé que beaucoup plus tard. On peut expliquer cette récidive par une réinfection par les vêtements, dont la désinfection est parfois nécessaire, comme l'écrivent Besnier et Doyon. L'action des eaux sur ces dermatoses est explicable par le décapage de la peau et le ramollissement de l'épiderme quotidiennement renouvelés, qui permettent au soufre d'agir directement et avec efficacité sur le parasite. Le pityriasis simplex, en particulier, quand il siège sur les parties glabres de la face (dartres volantes) est très favorablement influencé par les pulvérisations d'eau sulfureuse. On sait à cet égard combien est fidèle et assidue la clientèle des jeunes femmes aux salles de pulvérisations. Aux régions velues, l'action est moins nette et l'on est presque toujours obligé de s'aider des moyens thérapeutiques habituels.

Les dermatoses parasitaires microbiennes sont diversement influencées par le traitement hydro-minéral. L'acné est incontestablement celle sur laquelle on obtient les meilleurs résultats. Bien que produite par le staphylocoque, l'acné ne se développe que sur certains sujets prédisposés, principalement au moment de la puberté et de la ménopause. Elle est souvent liée à des troubles digestifs ou génitaux, surtout chez la femme, ou encore à une lésion chronique des fosses nasales qui favorise la congestion faciale. L'importance du terrain l'emporte même quelquefois sur celle de l'agent pathogène.

Aussi, il faut avant tout examiner complètement le malade et lui prescrire un traitement destiné à agir sur la cause présumée de l'acné. Chez ceux qui sont constipés, l'usage à l'intérieur des eaux sulfureuses, qui sont pour la plupart purgatives, est indiqué. On a signalé en Amérique des cas d'acné rebelles qui avaient cédé à l'emploi d'injections vaginales chaudes, méthode qui peut être facilement combinée avec le bain dans toutes les stations thermales. Les irrigations nasales doivent également être prescrites si l'on soupçonne une épine irritative du côté de la muqueuse rhino-pharyngée ; les douches et les douches-massages, si la circulation générale se fait mal.

Le traitement local de l'acné est le plus important. Au point de vue thermal, il est à peu près le même, quelle que soit la variété clinique observée (acné polymorphe juvénile, acné rosacée, éruption papulo-pustuleuse miliaire récidivante de Brocq, acné chéloïdienne, acné nécrotique). On doit d'abord « déblayer le terrain » en incisant les pustules d'acné, soit avec une aiguille montée si elles sont superficielles, soit avec un scarificateur ou l'électrocautère si elles sont profondes. Les comédons seront enlevés mécaniquement avec un des nombreux instruments construits à cet usage. C'est ensuite qu'intervient le traitement thermal. Après l'extraction des comédons, faite par le médecin ou le malade lui-même, le visage doit être savonné et passé à l'alcool, à l'éther ou encore au xylol (Sabouraud) et une fois qu'il est décapé, l'on fait prendre une pulvérisation prolongée. S'il s'agit d'une acné du thorax, le malade prend un bain dans lequel il se savonne vigoureusement. L'eau thermale agit alors en aseptisant la peau, en prévenant l'apparition de nouvelles pustules ou de nouveaux comédons, et en diminuant considérablement la séborrhée qui fait le fond de toutes les acnés.

Dans le cas d'acné furonculeuse du cou, ou d'acné chéloïdienne il faut, en outre, épiler les poils qui centrent les pustules, et prescrire des pulvérisations extrêmement prolongées.

Il est souvent utile, pour obtenir la guérison, de s'aider de moyens adjuvants et en particulier du massage de la face sur lequel Jacquet a de nouveau attiré l'attention et pour lequel il a donné une technique très bien réglée.

Il ne faut pas oublier, quand on entreprend un traitement d'acné, qu'il y a des acnéiques à peau très irritable qui ne supportent pas les manipulations que nous venons d'indiquer. A ceux-là, les pulvérisations tièdes, dont on prolonge un peu la durée, sont seules indiquées. Mais, le plus souvent cependant, la peau des acnéiques, huileuse et épaisse, supporte parfaitement les applications les plus irritantes.

L'acné constitue le type des dermatoses microbiennes justiciables du traitement thermal. Aussi avons-nous insisté sur la description de ce traitement qui est d'ailleurs applicable, avec de légères modifications, dans le détail desquelles nous ne pouvons entrer, aux autres dermatoses microbiennes. Parmi celles qui sont dues au staphylocoque, l'**ecthyma vrai staphylococcique,** les **folliculites suppurées,** et surtout les **furoncles** sont celles qui sont le mieux influencées. Dans les folliculites suppurées, qu'elles soient superficielles ou profondes (sycosis non parasitaire), les pulvérisations sont utiles pour enlever les croûtes et nettoyer la surface malade, et, ensuite, pour agir sur les pustules elles-mêmes, en s'aidant ou non, suivant les cas, de l'épilation ou de l'incision des pustules. Souvent, dans l'intervalle des pulvérisations, il est utile de faire des pansements humides locaux avec des compresses imbibées d'eau minérale, pour calmer l'inflammation.

Le traitement interne n'est pas toujours nécessaire dans les folliculites. Il est au contraire important pour les furoncles (voir plus haut: acné). Localement les bains prolongés décapent, aseptisent la peau saine, l'empêchent de s'infecter, et agissent sur les éléments éruptifs eux-mêmes.

Parmi les dermatoses provoquées par le streptocoque, on peut utiliser l'action antiseptique des eaux thermales sur l'**impétigo,** les **dermites infantiles** qui, pour Brocq, sont très probablement d'origine streptococcique, la **perlèche,** l'**épidermite chronique de Sabouraud.**

Le **bacille de Koch** provoque, par lui-même ou par ses toxines, des affections cutanées qui ne relèvent pas en général, au point de vue local du moins, du traitement hydro-minéral. Mais souvent le traitement général est plus indiqué alors que le traitement local, notamment dans les ulcérations tuberculeuses ganglionnaires, les gommes tuberculeuses, les tuberculides, et dans toute cette série de lésions cutanées qu'une étude plus minutieuse et plus scientifique permet de rattacher à l'infection ou à l'intoxication bacillaire : lupus érythémateux, érythème induré de Bazin, etc. C'est le traitement tonique qu'il faut instituer et les eaux arsenicales *(La Bourboule, Saint-Nectaire)* sont alors particulièrement indiquées, ou encore les eaux salines *(Balaruc, Bourbonne, Bourbon-l'Archambault, Salins-Moutiers, Salins, Salies-de-Béarn, Biarritz-Briscous)* ou bien les eaux à la fois sulfureuses et salines *(Uriage)*. Les pansements locaux d'eaux salines fortes donnent souvent de bons résultats sur les manifestations bacillaires cutanées.

A côté des dermatoses dont le parasite est décrit, bien qu'il ne soit pas toujours considéré comme le véritable agent pathogène, il existe quelques affections cutanées dont l'origine parasitaire est probable, quoique non démontrée. Le type en est fourni par l'**eczéma dit flanellaire** (dermatose figurée médio-thoracique de Brocq, pityriasis stéatoïde de Sabouraud, eczéma séborrhéique de Unna). Tout dans son allure, sa symptomatologie, ses réactions thérapeutiques, fait penser à sa nature microbienne. Nous ajoutons que l'action locale exercée par les eaux sulfureuses fournit un argument nouveau en faveur de la théorie parasitaire.

Des maladies microbiennes de la peau, celles qui sont le mieux influencées par le traitement thermal sont sans contredit l'*acné*, la *furonculose* et les *folliculites suppurées*. Les malades sont soignés soit pendant les manifestations morbides, soit préventivement pendant une période de bonne santé apparente. Les eaux qui sont les plus indiquées comme médication générale sont : pour les lymphatiques et scrofuleux, les chlorurées sodiques comme *Salins*, etc. (voir plus haut), les chlorurées arsenicales comme *La Bourboule*, ou les chlorurées-sulfurées comme *Uriage*, les eaux sulfurées calciques et sodiques comme *Saint-Honoré, Allevard, Barèges, Cauterets, Luchon, Ax, La Roche-Posay*, etc.; pour les goutteux, les eaux alcalines comme *Royat, Vichy ;* pour les dyspeptiques, *Pougues, Vichy ;* pour les anémiques, les chlorotiques, les diabétiques, les eaux arsenicales comme *La Bourboule, Saint-Nectaire.*

Au point de vue local, les eaux les plus efficaces sont les eaux sulfureuses fortes des Pyrénées comme *Barèges, Luchon, Cauterets, Ax* ; viennent ensuite *Uriage, La Bourboule, Saint-Honoré, Royat*, etc. Les eaux de *Saint-Christau* sont plus indiquées dans l'acné chéloïdienne de la nuque.

Le traitement hydro-minéral ne s'adresse qu'aux *dermatoses artificielles de cause externe*. Il est évident, en effet, qu'il est sans action sur les éruptions causées, par exemple, par l'ingestion d'iodure de potassium, tant qu'on ne cessera pas l'emploi de ce médicament. Cependant, dans le cas d'**hydrargyrisme**, il est indiqué d'aider l'élimination du mercure par l'emploi à l'intérieur des eaux sulfureuses. Nous reviendrons sur cette question à propos de la syphilis.

Les éruptions artificielles de cause externe sont à la rigueur justiciables du traitement thermal, lorsqu'elles survivent à l'irritation externe : *gerçures, intertrigo* ; ou encore lorsque l'irritant externe, venant d'une sécrétion viciée de l'organisme, peut être modifié par un traitement interne ; c'est ainsi que l'on soigne les *diabetides* aux eaux arsenicales fortes.

Certains intertrigos d'ailleurs, tous d'après Sabouraud, sont produits par le streptocoque : on s'explique d'autant mieux comment les eaux peuvent les modifier. L'on doit en même temps veiller à ce que les sécrétions des plis, milieu de culture favorable, ne macèrent pas continuellement les téguments.

B. — RÉACTIONS CUTANÉES

Il est plus difficile d'expliquer l'action des eaux minérales dans les dermatoses qui ne reconnaissent pas une étiologie et une pathogénie bien connue, dans les réactions cutanées de Brocq. Aussi sommes-nous forcés de donner des indications un peu empiriques. Nous rappelons toutefois que l'arsenal thérapeutique hydro-minéral est extrêmement riche et aussi varié que les multiples causes qui peuvent déterminer la réaction cutanée. C'est au médecin de découvrir le point faible du malade, le mauvais fonctionnement de tel ou tel organe s'il veut donner un conseil utile à son client. Il ne faut pas oublier que, tout en étant spécialiste, l'on ne doit pas cesser d'être médecin. Tous les moyens d'exploration clinique ou même de laboratoire sont quelquefois nécessaires pour arriver à découvrir quel est l'organe ou la fonction sur lequel on doit porter ses efforts. Néanmoins, l'expérience montre que les dermatoses sont plus souvent influencées aux eaux sulfureuses et arsenicales et secondairement à certaines eaux alcalines ou indifférentes. Nous avons déjà indiqué de quelle façon il est permis d'expliquer cette action. Il nous reste à dire quelles sont les affections cutanées qui, dans ce groupe, sont justiciables du traitement hydro-minéral.

Le **prurit** sans lésion cutanée, pour lequel on épuise souvent sans résultat tous les moyens thérapeutiques, est quelquefois calmé par des bains tièdes prolongés ou des douches tièdes sans pression (Vidal, Jacquet). Il va sans dire qu'il faut d'abord s'assurer si l'on a affaire à un prurit chez un brightique, un diabétique ou un tabétique. Lorsque le système nerveux est seul à pouvoir être incriminé, les malades se trouveront bien d'une cure dans une station appropriée à leur état général, *Néris, Bourbon-Lancy, Bagnères-de-Bigorre, Plombières, Luxeuil, La Bourboule*.

L'**Urticaire**, lorsqu'elle est chronique et rebelle, réclame surtout un traitement approprié aux divers troubles viscéraux qui l'accompagnent (*Vichy* ou *Brides* chez les hépatiques, par exemple). Mais le traitement hydro-minéral peut agir comme un adjuvant très utile, exactement comme dans le prurit sans lésion cutanée. Chez les enfants en particulier, nous avons souvent retiré de bons effets de bains tièdes prolongés combinés avec l'ingestion de petites quantités d'eau sulfureuse ou arsenicale. Le plus souvent, le traitement doit être prolongé.

Névrodermites circonscrites ou prurits avec lichénification (lichen simplex chronique de Widal). — Les considérations que nous venons de faire à propos des prurits et de l'urticaire s'appliquent aux lichénifications. Il faut insister tout particulièrement chez ces malades sur l'utilité de l'exercice régulier en plein air, sans surmenage, sur la nécessité de régulariser le fonctionnement rénal et digestif.

Y a-t-il des eczémas qu'il ne faut pas traiter? Nous pensons avec Brocq que seuls pourraient rentrer dans cette catégorie les eczémas qui ont présenté des phénomènes de balancement nets avec d'autres troubles d'origine goutteuse le plus souvent (asthme, accès de goutte articulaire, etc.). Encore ces variétés goutteuses sont-elles justiciables, à notre avis, d'un traitement général, hydro-minéral de la goutte (voir ce chapitre).

Eczéma. — Les eczémateux sont certainement les malades que l'on envoie le plus volontiers aux stations hydro-minérales. Ils en bénéficient diversement; mais en général, lorsque la station est bien choisie, le résultat est bon. Le choix de la station doit être guidé à la fois par l'état pathologique viscéral du malade et par son état local. Ici surtout se montre avec évidence l'importance des cures associées. Tel hépatique eczémateux sera amélioré à *Vichy* s'il a soin de ne pas y prendre de bains ; mais pour achever sa guérison, il devra faire une cure externe dans une station sulfureuse, sulfatée ou arsenicale. Les recherches de Brocq et Ayrignac ont montré la fréquence du mauvais fonctionnement rénal et des fermentations intestinales dans l'*eczéma papulo-vésiculeux*. Les malades atteints de cette variété d'eczéma bénéficieront d'une cure associée à *Évian, Vittel*, ou à *Plombières, Châtel-Guyon*. Lorsque cependant le trouble viscéral n'est pas évident, l'emploi des stations sulfureuses ou arsenicales est en général suffisant.

Nous avons vu d'ailleurs que leur action interne est parfaitement démontrée. Quant à l'action locale de l'hydrothérapie minérale sur l'eczéma, elle est d'autant plus étonnante que l'hydrothérapie simple provoque des résultats désastreux. Nous avons vu que la tolérance de la peau aux eaux peut être expliquée dans certains cas par leur isotonie. Mais il y a certainement d'autres raisons inconnues, beaucoup de stations possèdant des eaux calmantes quoique non isotoniques. Peut-être la présence de matières organiques intervient-elle. Quoi qu'il en soit, il est certain que les eczémateux sont souvent soulagés, quelquefois guéris complètement aux eaux sulfureuses, alcalines ou arsenicales. Quelquefois, il se produit au début du traitement une poussée qu'il faut surveiller et calmer s'il s'agit d'un eczéma aigu, que l'on doit au contraire favoriser quand on a affaire à des plaques anciennes d'eczéma torpide, la poussée aiguë aidant alors à la guérison. — La balnéation agit d'abord et cela d'une façon presque constante sur le prurit ; les malades dorment mieux, et ne se grattent plus ; peu à peu ensuite, le suintement diminue, l'épiderme devient lisse, desquame et fait place progressivement à un épiderme normal.

L'ordonnance hydro-minérale, si l'on peut ainsi parler, est très délicate à établir chez les eczémateux. Chacun en effet réagit à sa façon au degré de thermalité, au degré de dilution des éléments actifs, à la durée de la balnéation. C'est l'expérience du médecin et quelquefois une série de tâtonnements qui permettent de donner à tel malade le traitement optimum pour ses réactions personnelles.

D'une façon générale cependant, nous pouvons dire, que dans les eczémas enflammés, les bains ou les pulvérisations doivent être de courte durée. Certaines stations possèdent plusieurs sources à minéralisation différente : on emploiera les plus faibles au début. Dans d'autres stations, quelques médecins font ajouter de l'eau pure à l'eau minérale, quand ils pensent que la réaction sera trop forte. Nous croyons qu'une telle pratique est mauvaise, l'eau pure étant plus irritante pour l'eczéma que la plupart des eaux minérales. Les bains, dans les formes aiguës, nettoient la partie malade, la débarrassent des croûtes qui s'accumulent et agissent comme topiques momentanés. Dans l'intervalle des bains, il faut panser le malade. Les pommades ou les pâtes constituent un mauvais pansement, car il est difficile de les enlever complètement au moment du bain de façon que l'eau vienne au contact de la lésion. Aussi faut-il préférer soit les poudres inertes, soit les vernis lavables, soit les onguents à la caséine. Si cependant il fallait avoir recours aux premières préparations, les pâtes seraient préférables aux pommades car elles sont moins irritantes et graissent moins la peau.

Dans les eczémas torpides, on agit plus énergiquement en augmentant la durée du bain et sa minéralisation.

Si l'on a affaire à un eczéma compliqué de pyodermite, d'impétigo, il faut traiter ceux-ci comme nous l'avons dit plus haut et ensuite s'occuper de l'eczéma ; au contraire, s'il s'agit d'une dermatose eczématisée, il faut d'abord s'occuper de faire disparaître la vésiculation. Avant d'entreprendre un traitement quelconque, l'on doit, en outre, s'assurer que l'eczéma n'est pas compliqué d'une éruption artificielle, traumatique ou médicamenteuse et, le cas échéant, se débarrasser d'abord de celle-ci.

Il est difficile de poser des indications exactes au sujet de la station qui convient à tel malade. Ces indications ne reposent que sur des nuances et, en général, n'ont pas une grande importance. Il faut d'abord ne pas nuire au malade et, par exemple, ne pas envoyer un eczéma irritable à une station sulfurée forte. Il y a donc plutôt des contre-indications de stations que des indications précises. Il faut que le malade trouve aussi un climat, une altitude, un régime qui lui conviennent, et les ressources médicales suffisantes pour la direction de son traitement dermatologique et hydro-minéral (Brocq).

Nous allons cependant essayer, en nous appuyant sur l'autorité de M. Brocq, de donner quelques indications que nous tirerons d'abord de la maladie et ensuite du terrain sur lequel elle évolue, par conséquent du malade.

De la maladie, rien à dire que de très général : les dermatoses eczématisées sont plutôt justiciables des eaux sulfureuses, les eczémas anciens, rebelles, torpides des eaux arsenicales.

Si le malade présente un terrain lymphatique ou scrofuleux, ce sont les eaux sulfureuses et arsenicales qui sont les plus indiquées. Un tel malade a-t-il un eczéma torpide, envoyez-le aux eaux sulfureuses fortes à principe sulfureux fixe comme *Barèges*, certaines sources de *Luchon* ou aux arsenicales fortes (*La Bourboule*) ; a-t-il un eczéma sur lequel on veuille agir moins violemment, c'est aux eaux sulfureuses moins fortes subissant l'altération sulfatée qu'il lui faut aller : *Luchon* (certaines sources), *Cauterets*, *Ax*, *Challes*, *Les Eaux-Chaudes*, *Amélie-les-Bains* (pendant l'hiver), *le Vernet*, *Allevard* ; les eaux sulfureuses suivantes sont plus sédatives : *Saint-Honoré*, *Saint-Sauveur*, *Molitg*, *La Preste* ; les scrofuleux débilités à lésion irritable : *Uriage*.

Si le malade est un goutteux auto-intoxiqué, les stations alcalines sont indiquées : *Royat*, *Vichy*. Mais leurs eaux sont irritantes et bonnes surtout pour un traitement interne, ou bien local mais dans les lésions torpides. Cette catégorie de malades est mieux aux stations sulfatées dont les eaux sont moins irritantes : *Saint-Gervais*, *Cransac*, *Bagnères-de-Bigorre*, *Aulus*, *La Roche-Posay*, *Dax*.

Les auto-intoxiqués nerveux à peau sensible et prurigineuse : *Néris*, *Bagnères-de-Bigorre*, *Bourbon-Lancy*, *Plombières*.

Les anémiques, les chlorotiques seront envoyés aux eaux arsenicales : *La Bourboule*, *Saint-Nectaire*, ou ferrugineuses *Cransac*, *Bussang*.

Ce que nous venons de dire à propos de l'eczéma s'applique au **prurigo diathésique de Besnier**, aux **prurigos vrais**, au **strophulus**. Dans le **prurigo de Hebra**, dont l'évolution est désespérément chronique, on peut procurer souvent du soulagement et quelque repos aux malheureux petits malades.

Le lichen plan est justiciable du traitement arsenical de *La Bourboule* qui donne parfois des résultats excellents. Lorsqu'il siège aux muqueuses, les eaux cuivreuses de *Saint-Christau* sont indiquées. Il faut éviter le traitement arsenical dans les poussées aiguës de lichen plan, à moins d'une surveillance très étroite, car on peut alors provoquer des poussées bulleuses.

L'herpès récidivant buccal ou génital, dont les poussées successives sont parfois la cause d'une véritable neurasthénie, est très favorablement influencée par les eaux sulfureuses. Doyon en a rapporté de très remarquables succès. Des succès analogues ont été signalés aux eaux arsenicales.

La desquamation persistance des lèvres liée, comme l'a montré Brocq, à un œdème de toute la muqueuse buccale, est très améliorée par l'usage prolongé des pulvérisations. Nous avons vu un cas dans lequel cette dermatose qui résistait depuis deux ans aux traitements les plus variés et arrivait à former de véritables couches cornées sur les lèvres, a complètement guéri sans récidive au bout de deux mois de traitement par les pulvérisations sulfureuses isotoniques. Nous reviendrons sur cette longue durée du traitement qui est quelquefois nécessaire dans les dermatoses.

Le psoriasis demande à la fois un traitement externe pour décaper la peau que l'on peut instituer aux eaux arsenicales, sulfureuses ou alcalines, et qui suffit parfois non à guérir mais à blanchir le malade, — et un traitement interne, variable, mais le plus souvent arsenical. Le décapage peut s'obtenir par des bains prolongés, suivis ou précédés dans quelques cas, de massages sous l'eau.

Les dermatoses voisines du psoriasis, rouges et squameuses comme lui (**parakératoses psoriasiformes de Brocq, eczéma séborrhéique de Unna**) sont justiciables du même traitement.

Les pelades sont souvent le siège de repousses aux stations thermales. Cette action est explicable par le changement de milieu, le repos, le grand air, la pelade étant souvent sous la dépendance d'un état nerveux général.

Les pseudo-pelades sont peut-être justiciables du traitement sulfureux, Brocq et Ayrignac ayant montré dans cette affection si rebelle une notable déperdition soufrée.

Les dermatoses bulleuses ne sont certes pas guéries aux eaux minérales. Nous les citons ici seulement parce que Doyon, à *Uriage*, a observé des cas dans lesquels le prurit parfois intolérable avait notablement diminué et où la balnéation constituait un topique excellent sur les ulcérations consécutives à la rupture des bulles.

Les ichthyosiques trouvent à *La Bourboule* une amélioration momentanée qui se prolonge quelquefois assez longtemps pendant l'hiver qui suit la saison thermale.

Pratiques hydro-minérales employées comme moyens thérapeutiques.

Bains. — Le bain constitue le principal moyen thérapeutique ; on l'emploie soit tiède, soit chaud, court ou prolongé, suivant l'effet que l'on veut obtenir. En général, il faut se défier des bains trop chauds dans les dermatoses inflammatoires : ils provoquent souvent des poussées aiguës. La durée varie de quelques minutes à plusieurs heures, notamment pour le psoriasis, l'ichthyose, certaines formes torpides d'eczéma, le lichen plan, les lichénifications (*La Bourboule*). Dès que la durée dépasse une demi-heure, il faut avoir soin de faire réchauffer le bain.

Le degré de minéralisation de l'eau peut et doit être varié, soit que l'on ait plusieurs sources dans la même station, soit qu'on ajoute de l'eau pure à l'eau minérale.

Certaines eaux sulfureuses exposées à l'air blanchissent au bout d'un temps variable en déposant une fine poussière de soufre. Il faut savoir utiliser cette propriété et, au besoin, si l'on veut donner un bain court, avoir soin de le faire préparer à l'avance.

Le plus souvent on se sert de baignoires, l'usage de la piscine étant difficile en dermatologie, à cause de la répugnance qu'éprouvent les malades soit à montrer leur dermatose soit à voir celles des autres baigneurs. Néanmoins le bain en piscine est utilisé dans quelques stations, en particulier pour les bains prolongés. Il a l'avantage d'être beaucoup moins dispendieux.

Douches. — Presque toutes les stations possèdent actuellement une installation complète de douches. On peut donc utiliser les douches sans pression (prurits), les jets brisés, en pluie, etc. De même des mélangeurs permettent d'obtenir le degré de thermalité voulu. En général l'hydrothérapie tiède et sans pression, celle qui traumatise le moins les tissus, est aussi celle qui convient le mieux aux dermatoses.

Douche-massage. — Cette douche est décrite au chapitre rhumatisme. Elle est souvent utile dans certaines dermatoses : pour décaper la peau (psoriasis); pour activer la circulation, et agir sur l'activité des échanges nutritifs (eczéma, quand sa localisation permet le massage, acné, furonculose, herpès récidivant, etc., etc.).

Elle peut-être combinée avec le bain.

Les **étuves** sauf à *Luchon* où il existe des étuves naturelles, sont peu employées en dermatologie.

Pulvérisations. — L'eau minérale, artificiellement comprimée par un dispositif quelconque, est projetée en jet capillaire sur une plaque de platine qui brise le jet et le réduit en gouttelettes extrêmement fines que l'on dirige sur la partie malade.

La déperdition de chaleur, du fait de la pulvérisation de l'eau, est énorme. Aussi faut-il réchauffer l'eau à 60° ou 70°, pour avoir une pulvérisation suffisamment chaude quoique supportable. On peut également ordonner des pulvérisations froides qui décapent moins bien la peau, toutefois.

La sensation éprouvée par le malade est fort agréable. Ces pulvérisations sont surtout indiquées dans l'acné, la séborrhée, la furonculose, le pityriasis simplex (dartres volantes) de la face. Pour en retirer tout le bon effet, quand on a affaire à des peaux grasses, il est nécessaire de faire faire au préalable un décapage de la peau, au savon, ou à l'éther, ou à l'alcool, ou à la liqueur d'Hoffmann, ou au xylol.

La durée des pulvérisations doit être longue, 3/4 d'heure au moins, quelquefois plus.

Des dispositifs appropriés permettent de prendre à la fois un bain général et une pulvérisation de la face. Veyrières se sert à *La Bourboule* de ce qu'il appelle la **douche filiforme**. Elle est constituée par un jet qui passe, sous une pression de 4 à 5 kilogrammes, à travers un orifice dont la section mesure 1/4 de millimètre. L'eau est chauffée à 45°. Les indications sont : les prurits localisés, les lichénifications, les télangiectasies, l'acné rosacée, le psoriasis invétéré. Cette médication, très active, doit être surveillée par le médecin.

Boisson. — Nous ne reviendrons pas sur le mode d'action des eaux minérales prises à l'intérieur. Rappelons seulement qu'elles agissent non seulement, dans quelques cas, par purgation légère, mais qu'elles modifient le fonctionnement viscéral, ou qu'elles relèvent l'état général. L'usage interne des eaux est donc indiqué dans les dermatoses qui entrent dans le groupe des réactions cutanées. Mais leur usage est quelquefois excellent dans les dermatoses parasitaires, comme l'acné par exemple, où le terrain est au moins aussi important à modifier que l'élément pathogène.

L'eau se prend le plus souvent à jeun, à des doses variables suivant la minéralisation de la source, à des intervalles que l'expérience permet de fixer, dans chaque station, à chaque malade. On comprend que nous ne puissions donner sur ce sujet des indications, même générales.

Le dégoût qu'éprouvent les malades, en particulier pour les eaux sulfureuses, au début du traitement, est rapidement surmonté. Les enfants eux-mêmes, au bout de deux ou trois jours, prennent leur boisson sans difficulté.

Moyens adjuvants.

Les moyens que nous venons d'exposer ne suffisent pas toujours à triompher d'une dermatose souvent envoyée aux eaux à cause précisément de sa ténacité. Il faut alors s'aider de toutes les ressources habituelles de l'hygiène, du régime, et même dans certains cas de la thérapeutique dermatologique. Celle-ci peut être appliquée d'autant mieux que le médecin voit très souvent son malade et peut surveiller ou même faire lui-même les pansements et les modifier comme il est souvent nécessaire de le faire en dermatologie, suivant l'aspect de la lésion. La spécialisation du médecin nous semble donc nécessaire et la station thermale doit devenir une manière de maison de santé libre.

Il ne nous appartient pas d'indiquer ici ces moyens adjuvants : ce serait faire toute la thérapeutique des maladies de la peau et ce n'est pas là notre but, ni notre prétention. Nous voulons seulement attirer l'attention sur la facilité avec laquelle les malades peuvent, dans les stations thermales, se procurer le repos moral et physique qu'il est souvent impossible d'avoir en ville, à cause de l'entraînement des affaires ou les occupations mondaines. C'est là, croyons-nous, un gros élément de succès. Ajoutons que beaucoup de stations, placées dans un site agréable, fournissent des occasions d'exercice au grand air.

Partout maintenant, il est possible de faire faire un régime alimentaire. Les hôteliers ont enfin compris que leur intérêt n'en était pas lésé.

Les questions d'altitude et de climat ne sont pas, dans les dermatoses, d'une importance capitale. L'humidité est à éviter chez les arthritiques eczémateux ou chez les psoriasiques qui présentent des arthropathies; le vent et la poussière, pour les malades qui présentent une dermatose irritable de la face ou des mains.

Contre-indications.

Il est évident que toute cachexie, même commençante, à quelque cause qu'elle soit due, tuberculose en particulier, doit contre-indiquer complètement l'usage des eaux thermales. De même, il est imprudent de soumettre à un traitement hydrothérapique trop violent, un malade qui a présenté récemment des signes de congestion cérébrale et qui conserve cet état général dit congestif, en rapport avec la fragilité vasculaire.

Les lésions trop avancées du foie et des reins, du cœur, peuvent être mal influencées par l'eau en boisson; mais il n'est pas défendu de calmer par une balnéation prudente les éruptions cutanées et le prurit quelquefois terrible que présentent les malades atteints de néphrite et surtout d'ictère chronique.

CHAPITRE XX

SYPHILIS

———

Malgré la découverte de l'agent pathogène de la syphilis, malgré les tentatives peu encourageantes de sérothérapie faites surtout à l'institut Pasteur, le mercure est resté, sans discussion possible, le seul médicament efficace contre la syphilis.

Cela bien posé, de quelle utilité sont les eaux thermales pour les syphilitiques? Bien que quelques malades aient été améliorés, au point de vue de l'état général, soit aux stations chlorurées fortes, soit aux stations arsenicales, les plus anciennes traditions médicales attribuent aux *eaux sulfureuses* un double rôle : 1° un rôle diagnostic, 2° un rôle directement thérapeutique.

Longtemps on crut que le traitement par les eaux sulfureuses mettait en évidence des syphilis latentes, en provoquant des éruptions cutanées caractéristiques. Aussi envoyait-on les malades en fin de traitement à l'une des stations réputées à ce point de vue pour savoir s'il était nécessaire de prolonger le traitement. Et, dans certains cas, avant de permettre le mariage à d'anciens syphilitiques, le médecin croyait acquérir toute sécurité en soumettant son malade à ce prétendu « jugement des eaux ». Malheureusement la plupart des phénomènes observés n'étaient que des éruptions artificielles dues à l'irritation locale de la peau par le soufre et inversement des malades qui n'avaient pas réagi au traitement hydro-minéral, présentèrent par la suite des accidents.

manifestement syphilitiques. Le P Fournier a d'ailleurs fait jus-
tice de ce fameux « jugement des eaux ».

Si la valeur du traitement hydro-minéral est nulle au point de
vue diagnostic, les recherches chimiques contemporaines d'accord
avec les plus anciennes observations, montrent l'utilité des eaux
sulfureuses comme adjuvant du traitement mercuriel, dans des
circonstances bien déterminées que nous allons nous efforcer de
préciser. Nous pouvons ranger sous quatre chefs principaux le
mode d'action des sulfureux dans le traitement de la syphilis.

§ I. — *Action des sulfureux sur l'utilisation et l'élimination des composés mercuriels.*

Dans la plupart des cas, l'utilisation et l'élimination du mercure se font d'une façon immédiate et régulière, comme viennent
encore de le démontrer, les ingénieuses recherches de Brissy,
pratiquées sous le contrôle radiologique. Mais cette utilisation
n'est pas massive : si l'on fait des injections de composés insolubles, de calomel ou d'huile grise, on constate que l'utilisation
en est fort lente ; c'est même sur ce principe de l'utilisation lente
qu'est fondée la méthode des injections insolubles.

Parfois cette utilisation est non seulement lente, mais intermittente et irrégulière. Si l'on cherche chaque jour le mercure dans
les urines de sujets ainsi traités, on constate que l'élimination en
est tout à fait variable, qu'elle manque un jour pour reparaître le
lendemain, qu'elle se suspend parfois pour un long espace de
temps, et se montre à nouveau sans cause appréciable, sans
qu'on ait pu établir la loi de ces variations. Il est bien impro-
bable qu'il s'agisse dans ces cas de suspension plus ou moins
prolongée de la perméabilité rénale au mercure. En effet, on n'observe jamais, pendant ces absences d'élimination, de phénomènes
d'intoxication mercurielle, et ceux-ci apparaissent au contraire le
plus souvent au moment de la crise d'élimination. Il est donc
légitime de penser que le produit mercuriel, pendant les périodes

où le mercure ne passe pas dans les urines, reste à l'état de corps étranger inattaqué et inutilisé en un point de l'organisme qui est le plus souvent le point d'introduction.

En de pareilles circonstances, le médecin traitant se trouve placé entre deux écueils. Ou bien poursuivre le traitement, ajouter de nouvelles quantités de mercure à celui qui est déjà immobilisé, sans utilisation momentanée, et risquer, au moment où se produira la crise d'absorption, une intoxication mercurielle souvent grave. Ou bien confiant dans l'intervention thérapeutique déjà faite, suspendre le traitement au moment où, en bonne logique, il paraît devoir être suspendu et s'exposer à voir les accidents syphilitiques continuer à évoluer.

De tels faits ne sont pas aussi rares qu'on peut le penser, comme le montrent les observations faites par Desmoulières et Chatin, Bertier, Cl. Simon et Ameuille. Dans ces circonstances l'action des eaux sulfureuses a été des plus manifestes. Des malades placés en état de rétention hydrargyrique, et qui malgré un traitement intensif ne présentaient pas d'élimination urinaire de mercure, qui d'autre part ne guérissaient pas de leurs accidents, ont, sous l'influence d'ingestion d'eau sulfureuse, présenté la crise d'élimination mercurielle, en même temps que la guérison rapide de leur affection[1].

Cela nous permet de comprendre les observations dans lesquelles un traitement mercuriel intensif n'ayant amené aucune guérison celle-ci fut procurée *a posteriori* par la cure hydro-mi-

---

[1]. Une infirmière présentant une gomme ulcérée du voile du palais accompagnée de laryngite syphilitique, fut mise au traitement par les injections de calomel. Non seulement elle ne fut pas améliorée, mais en plein traitement apparut une choroïdite. La cinquième et dernière injection ayant été faite le 15 janvier, le 17 l'urine ne contient pas trace de mercure. A partir du 18, absorption journalière de 2 verres d'eau sulfureuse ; le mercure recherché le 23 janvier est éliminé abondamment ; on en trouve encore le 30 janvier. Amélioration des lésions et guérison complète après une nouvelle série d'injections de cyanure de mercure associée cette fois à l'absorption journalière d'eau sulfureuse (Simon et Ameuille).

On trouvera dans la thèse de Bertier des faits analogues quoique moins schématiques.

nérale. Il est permis de supposer que, dans ces circonstances, l'eau sulfureuse a remis en circulation, sous une forme utilisable, les composés mercuriels accumulés en un point de l'organisme [1]. C'est ainsi, nous semble-t-il, qu'il faut expliquer le succès des eaux sulfureuses employées seules chez des malades qui paraissaient rebelles au traitement mercuriel.

§ II. — *Traitement préventif de l'hydrargyrisme. Traitement intensif.*

Les accidents d'hydrargyrisme et en particulier la stomatite peuvent se présenter en cours de traitement, dans deux circonstances : tantôt il s'agit d'individus doués d'une susceptibilité particulière vis-à-vis du mercure, tantôt de sujets sans prédisposition spéciale auxquels l'importance, les caractères de fixité, de malignité des accidents, obligent le médecin à appliquer un traitement particulièrement intensif.

Sans aucun doute, l'hygiène de la bouche et de la denture restent au premier plan dans les moyens préventifs des accidents toxiques. Mais pour être indispensables, ces procédés ne sont pas toujours suffisants, et l'on est souvent obligé d'interrompre les traitements les mieux conduits à cause de l'apparition d'une stomatite, d'une entérite avec ténesme, d'un erythème scarlatiniforme, etc.; malgré leur emploi, on hésite souvent à dépasser les doses habituelles et à arriver à un traitement véritablement intensif, indiqué pourtant dans de nombreuses circonstances que nous préciserons plus loin.

Le traitement hydriatique est très indiqué en ces circonstances et voici pour quelles raisons : D'abord les eaux sulfureuses semblent effacer les susceptibilités individuelles à l'égard du mercure. Chez un malade de Gaucher et Desmoulières, on dut suspendre cinq fois

1. Rien n'illustre mieux cette conception que l'observation bien connue de Rostaine chez un malade du Pr Gaucher

le traitement malgré la gravité des lésions syphilitiques (ulcérations de l'amygdale, laryngite, gommes du menton), parce que à chaque reprise de traitement, on observait de la stomatite, bien que deux fois le nettoyage des dents eût été fait par un dentiste expérimenté. A partir du moment où il prit de l'eau sulfureuse, possibilité de reprendre et de continuer cette fois un traitement suffisant pour amener au plus vite la disparition des accidents syphilitiques. D'autre part la stomatite mercurielle est presque inconnue dans les stations d'eaux sulfureuses qui reçoivent les syphilitiques. Doyon, dans une pratique de plus de cinquante années, ne l'a pour ainsi dire pas observée. C'est ce qui a déterminé le Pr Gaucher à faire dans son service un très large usage d'eau sulfureuse.

On voit toute l'importance de ce fait pour les cas où s'impose un traitement particulièrement intensif. Avec l'usage concomitant d'eau sulfureuse, on peut se permettre des doses de mercure qui seraient dangereuses ou impossibles, sans cet utile adjuvant. On peut dans les stations appropriées atteindre par exemple les doses de 4, 5 et même 6 centigrammes de biiodure ou de benzoate par jour, à condition, bien entendu, d'une surveillance très étroite, et en ayant soin de n'atteindre que progressivement ces doses énormes. La possibilité de ce traitement intensif constitue, à notre avis, la plus importante des indications des eaux sulfureuses dans la syphilis.

§ III. — *Traitement des accidents de l'hydrargyrisme.*

De tous les accidents d'hydrargyrisme consécutifs au traitement, la stomatite est celui dont on a le plus à tenir compte en clinique courante. C'est pourquoi nous ne parlerons guère ici que de la stomatite, bien que tout ce que nous aurons à en dire puisse s'appliquer presque dans les mêmes termes à d'autres complications plus rares de traitement : entérite, éruptions cutanées, néphrite...

Lorsqu'un malade, en cours de traitement, présente quelques points de gingivite, la coutume a prévalu d'interrompre immédiatement tout acte de thérapeutique antisyphilitique, et d'attendre, en se contentant de soins locaux, la guérison souvent longue à venir des accidents de stomatite. L'emploi d'eau sulfureuse à l'intérieur s'est montré d'une très grande efficacité en pareils cas, atténuant, puis guérissant rapidement les lésions menaçantes, et des syphiligraphes expérimentés, loin de tout centre hydro-minéral, utilisent couramment contre les accidents mercuriels les propriétés des eaux sulfureuses, même, à défaut d'autres, de l'eau sulfureuse artificielle du Codex. On ne saurait trop insister sur l'utilité que présentent des guérisons aussi rapides des accidents mercuriels, puisqu'elles permettent de reprendre très vite un traitement inopportunément interrompu. Il arrive même souvent, à des thérapeutes pourvus d'un doigté suffisant, de ne pas cesser leurs injections mercurielles à la première menace de stomatite, mais de recourir immédiatement à l'emploi des sulfureux [1].

Enfin une dernière indication, et celle-là de tout premier ordre se présentera, lorsque dès le lendemain d'une injection insoluble on aura une menace d'intoxication. En pareille circonstance les doses introduites poursuivent leur effet nocif pendant les jours suivants (à moins que, comme cela a été proposé, on n'ait recours à l'intervention chirurgicale). En revanche, l'eau sulfureuse permettra d'utiliser sans danger ces réserves tout en exerçant un traitement actif de l'intoxication elle-même.

IV. — *Le traitement hydro-minéral des troubles de la nutrition chez les syphilitiques.*

L'anémie des syphilitiques, celle qui se montre en particulier

---

1. On trouvera dans la thèse de Bertier plusieurs observations de stomatite et d'accidents cutanés traités par les eaux sulfureuses.

à la période secondaire, est un phénomène bien connu. Ses caractéristiques hématologiques ont été fixées par Dominici, J. Monod, Ph. Pagniez. Cette anémie se modifie très rapidement à l'aide du traitement mercuriel, et nous ne savons pas dans quelle mesure le traitement par les sulfureux peut y aider. Néanmoins le sang, et les phénomènes chimiques qui s'y passent, semblent influencés par eux en un certain sens. En effet les recherches de Hénocque et Porge, celles de Marcel Labbé à *Luchon*, celles de Cl. Simon et Ameuille à *Uriage* ont montré que le humage de vapeurs sulfureuses, et, plus lentement, il est vrai, l'absorption simple d'eaux sulfureuses accroissent, dans la proportion d'un tiers, l'activité de réduction de l'hémoglobine dans les tissus.

C'est aussi une question intéressante que celle de l'action des eaux sulfureuses sur les troubles de la nutrition qui surviennent chez les syphilitiques. Nous sommes malheureusement sans documents personnels pour apprécier les résultats d'un tel traitement sur l'*anémie minérale,* la désulfuration intense de l'organisme, qu'ont mentionnées au cours de la période secondaire le Pr Alb. Robin, Gastou, J. Ferras ; il en est de même en ce qui concernerait le «ralentissement de la nutrition » étudié par Gaucher et Crouzon.

Action chimique des sulfureux sur les composés mercuriels dans l'organisme.

L'action adjuvante des sulfureux dans le traitement mercuriel, au triple point de vue de l'utilisation et élimination du médicament, de la prévention et du traitement de l'hydrargyrisme, trouve son explication dans des faits chimiques bien mis en lumière par des recherches récentes et qui valent la peine d'être exposées ici. En effet, c'est un préjugé qui a eu longtemps cours dans les milieux médicaux que l'absence d'accidents hydrargyriques chez les malades soumis au double traitement mercuriel et sulfureux était dû à la précipitation des sels mercuriels, sous forme de sulfures insolubles, et par conséquent inactifs. Une telle conception repose sur des idées chimiques insuffisantes. Elle va à l'encontre des faits que nous avons établis pour montrer la meilleure utilisation du mercure chez les sujets traités par l'eau sulfureuse. D'autre part, autre chose est l'action de l'hydrogène sulfuré sur le mercure en solution dans l'eau distillée, autre chose est celle d'une eau sulfureuse sur le mercure introduit dans l'organisme, où interviennent les albumines, les chlorures des diverses humeurs, et aussi, pour une très grande part leur alcalinité.

Astrié, Desmoulières, Ameuille ont montré que le mercure, dont tous les sels, à l'exception du cyanure précipitent les albumines organiques, a besoin d'un très grand excès des dites albumines pour que le précipité d'albuminate mercurique fourni soit redissous; qu'au contraire, des quantités relativement faibles d'eau sulfureuse produisent facilement cette redissolution, surtout si interviennent des conditions favorisantes de chloruration et d'alcalinité, comme c'est le cas pour la plupart des humeurs organiques et en particulier les plasmas sanguin et interstitiel[1]. Cette activité de dissolution explique que le mercure, introduit dans le milieu intérieur, y soit plus rapidement absorbé en cas de sulfuration suffisante dudit milieu et qu'il y circule sous une forme plus utilisable.

Quels syphilitiques sont justiciables de la cure sulfureuse ?

Les syphilitiques qui ont besoin de repos ou de changement de milieu pourront, à quelque époque de l'année que ce soit, trouver l'un et l'autre dans une station sulfureuse[2]. Ils devront même

---

1. Une partie des recherches citées plus haut ont été faites à l'aide de sérum sanguin, provenant de saignée, de liquide d'ascite et du liquide d'œdème.
2. *Amélie-les-Bains* convient parfaitement en effet comme station d'hiver.

préférer le séjour dans une de ces stations à toute autre villégia-
ture, puisqu'ils y trouveront, suivant les indications de leur médecin traitant, ou la prolongation d'un traitement plus ou moins
intensif, où au contraire, comme nous le montrerons tout à
l'heure, la cure de démercurialisation susceptible de les mettre,
suivant l'heureuse expression de Huchard, en état de nouvelle
« réceptivité médicamenteuse ».

Mais l'indication urgente est constituée par la nécessité d'instituer soit un traitement aux doses normales chez un sujet intolérant vis-à-vis du mercure, soit un traitement intensif chez un
sujet normal dans les conditions que nous allons indiquer et qui
sont les suivantes :

1º Certaines syphilis, surtout quand elles évoluent chez des
malades déjà affaiblis par une affection antérieure ou concomitante, ont une tendance à donner lieu à des accidents d'apparence
bénigne mais très rebelles au traitement mercuriel ;

2º D'autres fois, la gravité de l'infection se manifeste par la
répétition incessante des accidents et l'on a affaire à ces formes
que le Pr Fournier a qualifié de syphilis « à jet continu » ;

3º On connaît l'échec fréquent du traitement mercuriel dans la
syphilis maligne précoce, caractérisée par la gravité de l'état
général et la présence de multiples ulcérations sur toute la surface des téguments. Souvent même, le mercure paraît aggraver
l'évolution de la maladie.

Dans ce dernier cas il serait intéressant également d'essayer le
traitement par les sulfureux ;

4º Le traitement intensif est encore indiqué toutes les fois
qu'un accident *quelconque* résiste au traitement normal. Parmi
ces accidents, quelques-uns, sans que l'on puisse incriminer une
virulence spéciale de l'infection, sont particulièrement rebelles et
ne paraissent devoir leur fixité qu'à leur forme anatomique ou à
l'organe sur lequel ils évoluent. Ce sont : la roséole granitée péripilaire, lorsque la tendance à l'infiltration péripilaire est très marquée ; les syphilides psoriasiformes, surtout celles qui siègent à
la paume des mains et à la plante des pieds ; les syphilides pa-

pulo-croûteuses ; les syphilides acnéiques. Les manifestations oculaires de la syphilis demandent également un traitement énergique, car il s'agit de devancer des altérations irrémédiables des éléments nobles ou de prévenir des lésions cicatricielles irréductibles. Dans le même ordre d'idées, au larynx, le danger pour être moins pressant n'en est pas moins réel. Toutes les manifestations tertiaires de la syphilis sur la langue et sur les lèvres sont très tenaces, et particulièrement les lésions scléro-gommeuses et ces deux formes spéciales qu'a décrites le Pr Fournier, la première sous le nom de gomme cancroïdale et la seconde sous celui de syphilome diffus des lèvres. Même guéries, les lésions linguales laissent des séquelles indélébiles sur la signification et l'importance desquelles M. Brocq a depuis longtemps dans son enseignement attiré l'attention. Dans ces scléroses, dans ces leucoplasies linguales, les eaux cuivreuses de *Saint-Christau* sont plus indiquées que les eaux sulfureuses. Si les lésions précoces de la syphilis héréditaire sont le plus souvent très sensibles au traitement, il n'en est pas de même de celles qui se montrent tardivement et pour lesquelles un traitement intensif est souvent de mise.

S'il était plus souvent possible de diagnostiquer une syphilis viscérale en cours d'évolution et d'instituer à cette période un traitement énergique, on éviterait la production de lésions définitives comme celles du foie ficelé, des myélites transverses, des artérites syphilitiques, sans parler des dégénérescences amyloïdes à la constitution desquelles la syphilis prend une part relativement aussi fréquente que la tuberculose. Même quand ces lésions paraîtraient irrémédiables, les faits cliniques montrent que des immobilisations des lésions et peut-être des améliorations peuvent être obtenues, comment le prouvent les résultats du traitement intensif dans le tabes. Enfin, Sergent a bien montré que le mercure, loin d'aggraver comme on l'a prétendu à tort, l'état des tuberculeux syphilitiques, l'influence heureusement et favorise la guérison ;

5° A côté de ce traitement intensif, qui reste la principale indication des eaux sulfureuses, il convient de faire une place à la cure de démercurialisation. Nous savons que celle-ci consiste à faire éliminer au malade les reliquats mercuriels qui peuvent subsister après une période de traitement. Il est en effet inadmissible que l'introduction de quantités souvent considérables de mercure dans un organisme, n'ait pas laissé quelque trace, soit sous forme de résidu mercuriel accumulé en un point quelconque, soit sous forme d'un changement d'état, du reste difficilement appréciable, des éléments histologiques et des humeurs, qui rend l'organisme moins tolérant vis-à-vis de l'introduction de doses ultérieures. Le premier fait est démontré par les éliminations urinaires qui se prolongent longtemps après les dernières ingestions médicamenteuses; le second, parce qu'on est toujours obligé d'interrompre par des périodes de repos le traitement spécifique, sous peine de voir diminuer considérablement son action ou de voir survenir des accidents d'intolérance. Et l'on conçoit que ces repos ne pourront être effectués nulle part mieux que dans une station thermale où l'absorption journalière de quantités bien réglées d'eau sulfureuse éliminera jusqu'aux dernières traces de mercure et permettra à l'organisme d'en supporter ultérieurement de nouvelles quantités.

Pratiques hydro-minérales.

1° TRAITEMENT INTENSIF. — Le traitement consiste à faire prendre au malade du mercure sous une forme quelconque et principalement sous forme de frictions à l'onguent napolitain et d'injections de sels solubles. On commence d'abord par de petites doses pour tâter la sensibilité du sujet, puis on arrive rapidement à faire supporter par jour 10, 15 et même 20 grammes d'onguent napolitain ou 3, 4 et même 5 et 6 centigrammes de biiodure ou de benzoate d'hydrargyre, grâce aux pratiques thermales dont la plus importante consiste dans l'ingestion de l'eau sulfureuse à des doses variant de 300 à 800 centimètres cubes. Chez les malades, à tube digestif intolérant, on peut faire absorber le soufre par les voies respiratoires, en inhalations (*Luchon*). En outre, le traitement hydro-minéral externe, et surtout la douche-massage, à séances convenablement réglées au triple point de vue de la durée, de la température et de l'espacement suivant la résistance du malade, agit par son action tonique sur l'état général. Les soins locaux de la bouche peuvent être pris à l'aide de l'eau sulfureuse.

2° TRAITEMENT DE DÉMERCURIALISATION. — Le malade qui, bien entendu, ne prend plus le mercure, est soumis au même traitement hydro-minéral que celui que nous venons d'exposer.

Contre-indications.

La cure sulfureuse est contre-indiquée toutes les fois que le tube digestif ne peut pas tolérer l'absorption de l'eau thermale. Ces cas sont en vérité exceptionnels et l'on a toujours la ressource, le cas échéant, de faire absorber l'eau en inhalations (*Luchon*). Les malades qui présentent une lésion organique ou des troubles fonctionnels sérieux du foie supportent mal en général les eaux sulfureuses.

Stations thermales qui soignent les syphilitiques.

Toutes les eaux sulfureuses, qui peuvent être utilisées en boisson, conviennent au traitement de la syphilis. Celles qui se sont le plus spécialisées à ce point de vue sont : *Luchon, Uriage, Ax-les-Thermes, Amélie-les-Bains* (l'hiver), *Cauterets, Challes, Aix-les-Bains, Saint-Gervais, Gréoulx.*

RÉSUMÉ DES INDICATIONS

1° Cure d'été.

2° Cure d'hiver (*Amélie-les-Bains*).

3° Traitement intensif.
a) Toutes les fois que l'on a affaire à un accident quelconque résistant au traitement normal. Les lésions qui présentent le plus souvent ce caractère de ténacité sont : la roséole granitée péripilaire, les syphilides psoriasiformes surtout palmaires et plantaires, les syphilides papulo-croûteuses, les syphilides acnéiques, les lésions oculaires, la laryngite syphilitique, les lésions scléro-gommeuses de la langue et des lèvres, le syphilome diffus des lèvres, la syphilis héréditaire à manifestations rebelles, la syphilis viscérale, le tabes au début.
b) Syphilis à « jet continu ».

4° Cure de démercurialisation.

5° Indications spéciales.
a) Leucoplasie, sclérose linguale : *Saint-Christau* (eaux cuivreuses).
b) Tabes confirmé (voir article tabes).

CHAPITRE XXI

AFFECTIONS CHIRURGICALES

—

ENTORSES, LUXATIONS, ETC.

I. — *Généralités.*

C'est dans les affections chirurgicales que les eaux thermales
ont commencé à donner la mesure de leur action, aux établissements militaires créés dans diverses stations sulfureuses et chlorurées sodiques ; ce sont les plaies d'arquebuse qui leur ont fait
tout d'abord une juste réputation. La balnéation continue, indépendamment des propriétés de l'eau thermale, avait l'avantage
de nettoyer les plaies, de les maintenir propres, réalisant ainsi,
avant les notions d'infection, une aseptie très sérieuse.

« Nous nous étions souvent demandé, dit Eugène Rochard [1]
(à qui nous ferons de fréquents emprunts), si les eaux minérales
sont bien réellement douées de propriétés particulières, s'il ne
serait pas possible d'obtenir les mêmes résultats dans les hôpitaux ordinaires ou dans de grands établissements balnéaires
comme ceux qu'on trouve dans quelques grandes villes, en em-

---

1. Eugène Rochard. *Les eaux minérales dans les affections chirurgicales*
Masson, édit. 1884.

ployant les mêmes moyens et en se servant d'eaux minérales artificielles, en y joignant l'hydrothérapie, le massage, la gymnastique, l'électricité, la vie au grand air, un régime approprié au traitement, en suivant en un mot les mêmes règles que dans les stations thermales, avec la même persévérance et la même habileté. Nos recherches nous ont donné cette conviction que les eaux thermales constituent un mode de traitement qui, dans un certain nombre de cas, ne peut être remplacé par aucun autre. »

Comme pour les rhumatisants, il y a moins à compter pour les malades chirurgicaux avec les circonstances accessoires. Les distractions, le plaisir du voyage, le changement de milieu ne peuvent pas exercer une action bien salutaire sur des blessés pour lesquels la locomotion est une fatigue quand elle n'est pas une souffrance, qui ne quittent le chemin de fer que pour se traîner jusqu'à l'hôtel, d'où ils ne sortent guère que pour aller à la douche ou aux piscines. Bref, les blessés vont aux eaux pour elles-mêmes et le choix de la station a pour eux la plus grande importance (Rochard).

II. — *Pratiques hydro-minérales employées comme moyens thérapeutiques.*

Le traitement externe a le rôle prédominant et prime l'administration des eaux à l'intérieur. Sans être tout à fait négligeable, la minéralisation des eaux est indifférente dans quelques affections; il importe seulement qu'elles soient assez chaudes.

En dehors des boues en application locale et prolongée de *Barbotan, Dax* et *Saint-Amand,* trois groupes d'eaux minérales sont utilisées pour les affections chirurgicales : les sulfureuses, les chlorurées sodiques et les eaux faiblement minéralisées.

1° Les sulfureuses thermales provoquent dans ces cas, par elles-mêmes et leurs applications, de l'excitation et une sueur abondante. Les plus utilisées sont *Barèges,* les *Eaux-Bonnes,*

Amélie-les-Bains, Bagnères-de-Luchon, Le Vernet, Saint-Sauveur, Cauterets, Aix-les-Bains, Ax-les-Thermes, Saint-Honoré, Bagnères-de-Bigorre, Gréoulx et *Guagno.* La barégine qu'elles renferment, surtout à *Barèges* ou au *Vernet,* leur donne une onctuosité particulière. En dehors des bains de piscine et des douches, on utilise ces eaux sous forme de bains de baignoire à eau dormante ou à eau courante, d'étuves générales ou locales. Les douches constituent le moyen de traitement le plus énergique pour les manifestations articulaires, névralgiques ou musculaires et permettent de faire tolérer des températures plus élevées que les bains.

2° Les eaux thermales chlorurées sodiques sont reconstituantes, excitantes, résolutives, sous forme d'étuves spontanées locales, de bains de piscine, de bains suivis de douches sous-marines à *Bourbonne-les-Bains, Bourbon-l'Archambault, Balaruc, La Bourboule, La Motte, Salins-Moutiers, Hamman-Meskoutine, Hamman-Melouane* et *Hamman-Rhira* en Algérie.

3° Les hyperthermales sont *Plombières, Bourbon-Lancy, Chaudes-Aigues, Évaux-les-Bains, La Malou, Châteauneuf, Ussat.* Ces eaux sont calmantes comme certaines sources de *Luchon* et d'*Ax-les-Thermes,* par leurs bains de piscine, leurs douches sous-marines et leurs étuves spontanées, locales ou générales.

En outre, les adjuvants, massage, mécanothérapie, mouvements méthodiques de gymnastique, actifs ou passifs, sont indispensables à la cure de ces affections.

III. — *Thérapeutique hydro-minérale.*

Nous envisagerons sucessivement les fractures, les entorses, les luxations, les ankyloses, les arthrites traumatiques et les blessures diverses.

1° **Fractures.** — La cure thermale est inutile dans les pseudarthroses et dans les cals vicieux, volumineux et anguleux, gênant par leur volume les fonctions du membre. On conçoit facilement que les bains ne puissent agir sur un cal difforme ou le rendre solide.

Sans être indispensable dans les fractures simples, consolidées avec cal régulier, le traitement thermal peut toutefois hâter la guérison de plusieurs mois et rendre plus vite au membre sa force et ses mouvements.

Par contre, les fractures compliquées retirent un réel avantage des cures thermales. Toutes les eaux peuvent convenir : les sulfureuses et les chlorurées aux malades vigoureux et torpides, les eaux faiblement minéralisées aux nerveux ou aux congestifs.

Dans les fractures directes accompagnées de plaies, d'ostéite et de nécrose, les eaux de *Barèges, Eaux-Bonnes, Luchon, Aix-en-Savoie, Eaux-Chaudes, Guagno*, etc., modifient les plaies, ravivent à la longue les surfaces suppurantes, font résorber les épanchements sanguins et éliminer les séquestres.

Souvent des fractures de jambes, à proximité du genou, entraînent des raideurs articulaires consécutives à l'immobilisation ; le traitement thermal décongestionne les tissus, favorise la résorption des exsudats péri-articulaires, combat l'atrophie des muscles et les raideurs tendineuses ou articulaires. Les bains de piscine, les douches directes, les massages, les mouvements communiqués font disparaître l'œdème, l'aspect violacé du membre, les douleurs et activent la circulation.

Dans les fractures compliquées, sans plaie ni suppuration, avec raideur prononcée, atrophie musculaire et œdème périphérique, les eaux chlorurées sodiques sont tout indiquées. « On a accusé sans motif sérieux, dit E. Rochard, les eaux de *Bourbonne-les-Bains* d'exercer une action dissolvante sur les cals de formation récente, lorsque les bains et les douches sont administrés à une époque trop rapprochée de celle de la fracture ; or, de l'avis des médecins de *Bourbonne*, très compétents, à part les cas où un reste d'inflammation pourrait être aggravé par l'action excitante de l'eau ou par l'effet mécanique de la douche, on peut engager les praticiens à envoyer leurs malades à la date de quatre à cinq mois à partir de l'accident. En réalité, il vaut mieux ne pas attendre trop longtemps pour soumettre les fractures au traitement des eaux. Le meilleur moyen de triompher des raideurs, des atrophies, des troubles circulatoires est de ne pas attendre que l'âge et le temps soient venus les rendre plus tenaces. »

A *Bourbon-l'Archambault,* les douches sous-marines permettent de faire sur tout le membre une révulsion douce, à haute température, de diminuer le volume du membre au niveau du cal, par le fait du dégorgement des parties molles qui l'entourent, de supprimer la douleur, l'œdème et la gêne des mouvements.

Le traitement par les boues à *Dax* ou *Saint-Amand* triomphera des atrophies, des raideurs et des engorgements péri-articulaires.

2° **Entorses.** — S'il n'est pas question de réclamer pour une cure thermale des entorses graves avec luxation de l'astragale, fracture des malléoles, mobilité anormale de la mortaise tibio-péronière, cas dans lesquels il faut favoriser l'ankylose, par contre on doit y envoyer, trois mois après l'accident, les sujets dont l'entorse méthodiquement traitée laisse subsister des douleurs, du gonflement, de l'atrophie musculaire réflexe qui augmente encore la faiblesse des ligaments articulaires déjà lâches et insuffisants.

Deux cas peuvent se présenter : ou bien il s'agit d'une entorse simple, d'une foulure, que l'imprudence du malade a aggravée par une marche trop hâtive ; les mouvements sont pénibles ; il subsiste de l'épanchement dans l'articulation ou un hématome dans les gaines tendineuses péri-articulaires ; ou bien l'entorse a été grave d'emblée, compliquée de fracture de la malléole externe qui a cédé sous l'influence de la distension des ligaments ; il en est résulté une hémarthrose qui, une fois résorbée, a laissé un élargissement de la mortaise tibio-péronière, avec dépôts plastiques intra-articulaires, gonflement extérieur, mouvements douloureux, gêne de la marche, pied vacillant.

Dans ces deux cas, les eaux thermales sulfureuses, chlorurées sodiques ou faiblement minéralisées, indiquées suivant les réactions générales du malade, combattront l'engorgement des tissus péri-articulaires, le relâchement des ligaments et le gonflement persistant. Le massage est un excellent adjuvant ; il favorise la résorption des exsudats par effleurage dans le sens du courant veineux ; il lutte contre l'atrophie musculaire par le pétrissage ; enfin, par les mouvements communiqués prudents, il aide à prévenir les raideurs musculaires. *Barèges* et *Eaux-Chaudes* conviendront avec leurs bains de piscine et leurs douches ; de même, *Bourbonne-les-Bains, Bourbon-l'Archambault, Plombières, Bourbon-Lancy*, etc., avec leurs douches sous-marines et leurs étuves locales spontanées.

Le résultat est excellent dans les entorses simples ; il y a retour à l'intégrité anatomique et fonctionnelle et mise à l'abri de rechutes toujours à craindre ; mais dans les entorses compliquées, si le traitement agit sur l'atrophie musculaire, les produits plastiques qu'il résorbe, la parésie concomitante, il ne peut évidemment rien contre la déformation, les cals vicieux, les déplacements osseux et l'élargissement de la mortaise.

« Il faut, dit Rochard, envoyer de bonne heure les malades à entorses aux eaux ; la guérison semble diminuer de fréquence avec l'âge de la lésion et des effets nuls sont constants chez les malades porteurs de leur entorse depuis plusieurs années. Quatre, cinq, six ou sept mois après le début de l'accident, on obtient d'excellents résultats, dans les cas justiciables du traitement thermal. Au bout de dix mois ou d'un an, les guérisons sont plus rares. Dans les cas graves, une saison suffit rarement pour amener la guérison complète. »

3° **Luxations.** — En dehors des luxations anciennes non réduites qui n'ont aucun profit à retirer des cures thermales sauf cependant une augmentation des mouvements, on enverra aux eaux « les luxations, qui une fois réduites, s'accompagnent de troubles trophiques et circulatoires, de douleurs et d'impotence, avant que l'atrophie et les raideurs causées par l'immobilité ne soient venues compromettre gravement l'usage du membre » (Rochard).

Deux ordres d'accidents : nerveux ou articulaires ; les lésions nerveuses sont des contusions où des compressions, avec douleurs irradiées ou fourmillements avec anesthésie. Il peut y avoir soit lésion plus profonde des tissus nerveux, soit étirement radiculaire à distance, créant des troubles plus localisés et plus persistants. Ainsi dans la luxation de l'épaule, on observe parfois une paralysie du nerf circonflexe par traction, élongation ou compression.

Les arthrites ou péri-arthrites entraînent des raideurs articulaires, et de l'impotence fonctionnelle plus ou moins marquée due à l'atrophie et à la rétraction des muscles. Ces affections sont graves et tenaces, car les adhérences n'ont aucune tendance à disparaître spontanément ; souvent même, elles deviennent de plus en plus serrées et résistantes ; elles peuvent déterminer une ankylose aussi marquée que si elle était produite par des lésions intra-articulaires.

Le massage, les mouvements provoqués, les douches, les étuves locales, les mouvements méthodiques de mécanothérapie aux établissements thermaux de *Barèges, Bourbonne-les-Bains, Bourbon-l'Archambault, Plombières, Bourbon-Lancy,* etc., donneront plus de mobilité, feront disparaître les troubles trophiques, les paralysies transitoires et l'impotence fonctionnelle ; mais il sera indispensable de faire plusieurs saisons.

4° Ankyloses. — C'est souvent un résultat favorable, qu'on est heureux d'avoir obtenu au cours d'une arthrite plastique infectieuse grave, tuberculeuse par exemple ; on ne devra donc pas la traiter de peur de réveiller une inflammation dangereuse ; de même l'ankylose incomplète ancienne, dont les brides fibreuses intra-articulaires et péri-articulaires empêchent désormais tout mouvement plus étendu.

Le triomphe des cures thermales au contraire est le traitement de l'ankylose des rhumatisants dont les articulations ont une tendance fâcheuse à s'enraidir, ou de celles consécutives à un traumatisme, à une fracture, à une contusion, à un coup de feu, car il n'existe que quelques brides fibreuses interosseuses, une légère induration des téguments, sans altérations avancées des muscles, du tissu cellulaire et de la peau. Quand l'ankylose commence à la suite d'un certain degré d'arthrite, les bains de vapeur et les douches chaudes calment la douleur, résorbent les exsudats et mettent le malade dans les meilleures conditions pour exécuter lui-même les mouvements. Alors, les mouvements provoqués manuels ou mécanothérapiques et le massage augmentent la souplesse de l'articulation et sa mobilité. Dans ces cas, les applications locales de boue à *Dax, Barbotan, Saint-Amand* ; les étuves spontanées d'*Aix, Luchon, Bourbonne-les-Bains, Bourbon-l'Archambault, Plombières, Bourbon-Lancy* sont indiquées.

De même, mais avec de moindres chances de succès et une durée plus longue de traitement, dans l'ankylose incomplète serrée comme celle qui fait suite si souvent à l'arthrite blennorrhagique et dans laquelle il existe un cal cellulo-fibreux inter-articulaire ou une induration périphérique avec transformation des ligaments et modification des muscles et des téguments.

5° **Arthrites traumatiques.** — Succédant à des contusions (chutes, coup de pied de cheval), à des entorses violentes, à des fractures intra-articulaires, à des plaies ou même parfois à des opérations chirurgicales, elles guérissent normalement avec un certain degré de raideur et d'ankylose. La cure thermale est indiquée sans tarder au bout de quatre ou cinq mois après la disparition des phénomènes aigus, surtout s'il ne subsiste plus d'hémo-hydarthrose, lente à disparaître et très apte à retarder la guérison.

Sous l'influence des bains de piscine ou de baignoire, des douches-massages d'*Aix*, des douches de *Barèges, Bourbonne-les-Bains*, des *étuves de Bourbon-l'Archambault, Bourbon-Lancy, Plombières*, des frictions, du massage, des mouvements méthodiques manuels ou mécanothérapiques, on voit disparaître les raideurs articulaires causées par l'immobilité, les atrophies, les troubles dans les sécrétions de la synoviale et « le rétablissement des mouvements arrive d'une façon rapide ou même étonnante » (Rochard).

Parfois, à la suite d'une contusion chez des nerveux ou des enfants à la période de croissance, survient de l'*arthralgie* caractérisée par de la douleur avec gêne dans les mouvements, sans désordres anatomiques extérieurement appréciables, sauf de la raideur ou de la contracture musculaire. *Néris, Plombières* et *Bourbon-Lancy*, avec leurs douches sous-marines, conviennent dans ces cas.

6° Hydarthroses. — Très fréquents, ces épanchements séreux, tenaces, à évolution lente, se développent sous l'influence de traumatismes, de marches forcées ou encore de rhumatisme ou de tuberculose, dans les articulations à grande synoviale comme le genou. Les ligaments s'allongent et ne maintiennent plus le rapport intime des surfaces articulaires ; il en résulte du gonflement, de la douleur, des raideurs, de l'impotence relative, de l'atrophie et surtout une grande aptitude à la récidive.

Le traitement thermal et les massages font disparaître tous ces phénomènes et diminuent sensiblement l'épanchement articulaire dont la disparition est de règle dans les hydarthroses récentes et d'abondance moyenne.

C'est dans ces cas que les étuves locales spontanées donnent les meilleurs résultats comme à *Aix, Luchon, Bourbonne-les-Bains, Bourbon-l'Archambault, Bourbon-Lancy, Plombières, Néris.*

Les applications de boues peuvent également rendre des services à *Dax* et *Saint-Amand.*

Les hydarthroses tuberculeuses seront traitées aux eaux chlorurées sodiques fortes de *Balaruc, Salins-Moutiers, La Motte.*

7° Blessures diverses. — Le traitement thermal est contre-indiqué dans les cicatrices anciennes avec fusion de la peau, des aponévroses et des muscles ou dans les lésions des nerfs dont les extrémités ne sont pas accolées.

Par contre, les cures thermales, associées aux mouvements provoqués et au massage, sont recommandées :

1° Dans les contusions, avec ou sans section des parties molles, épanchements sanguins intra-musculaires, entraînant de la raideur, des douleurs et de la gêne des mouvements ;

2° Dans les rétractions musculaires et tendineuses liées à une immobilité prolongée ou succédant à un phlegmon ou à une section musculaire ;

3° Dans les lésions des nerfs, par section, mais avec soudure des deux tronçons, quand la sensibilité et la mobilité sont revenues en partie ;

4° Dans l'atrophie, la paralysie partielle périphérique ou les névralgies très pénibles liées à une attrition mais non à une destruction du nerf, dans les luxations ou dans les fractures avec enclavement du nerf entre les fragments osseux ;

5° Dans les brides cicatricielles à assouplir, si elles ne sont pas profondes et se bornent à gêner les mouvements ou à provoquer des douleurs.

Le traitement thermal agit sur les douleurs, les contractures, les épanchements, les troubles trophiques, etc. ; mais chez les blessés, les réactions générales importent plus que le traitement local pour fixer le choix d'une station ; les malades vigoureux ou à réaction faible, iront aux eaux sulfureuses thermales d'*Aix, Luchon, Barèges, Eaux-Chaudes* ou aux chlorurées sodiques *La Motte, Balaruc, Bourbonne-les-Bains, Bourbon-l'Archambault* ; les malades nerveux, impressionnables, douloureux, iront aux eaux calmantes de *Néris, Plombières, Bourbon-Lancy, Chaudes-Aigues, Évaux, Ussat*, etc. La cure thermale, dans tous les cas, sera très avantageusement aidée par le massage, les mouvements actifs et passifs, les mouvements méthodiques et dosés de mécanothérapie.

RÉSUMÉ

1° Fractures.

α) Simples chez les sujets vigoureux : eaux sulfureuses et chlorurées sodiques ; chez les sujets excitables : eaux faiblement minéralisées.

β) Compliquées de plaies : *Barèges, Luchon, Eaux-Bonnes, Aix-en-Savoie, Eaux-Chaudes, Guagno.*

γ) Sans plaie : *Bourbonne-les-Bains, Bourbon-l'Archambault, Dax, Saint-Amand.*

2° Entorses.

α) Simples.

β) Compliquées chez malade torpide : eaux sulfureuses ou chlorurées sodiques ; chez malade excitable, eaux faiblement minéralisées.

3° Luxations.

Mêmes indications.

4° Ankyloses.

Mêmes indications.

5° Arthrites traumatiques.

Mêmes indications.

6° Hydarthroses.

1° Traumatiques ou rhumatismales :

α) Sulfureuses : *Aix, Luchon.*

β) Chlorurées sodiques : *Bourbonne-les-Bains, Bourbon-l'Archambault.*

γ) Boues : *Dax, Saint-Amand.*

δ) Indéterminées : *Néris, Plombières, Bourbon-Lancy.*

2° Tuberculeuses :

Chlorurées fortes : *Balaruc, Salins-Moutiers, La Motte.*

7° Blessures diverses.

Mêmes indications.

TUBERCULOSES LOCALES.

Nous avons déjà décrit, à propos des scrofuleux et des lymphatiques, les *manifestations ganglionnaires de la tuberculose* et nous en avons donné les indications hydro-minérales ; nous n'y reviendrons donc pas ici.

Nous ne parlerons pas non plus des localisations tuberculeuses de la peau qui ont été étudiées au chapitre des affections cutanées.

Il nous reste donc à parler des :

Synovites tendineuses, hygromas, arthrites, ostéites d'origine tuberculeuse.

Nous traiterons ensemble ces différentes localisations de l'infection bacillaire, car leurs indications hydro-minérales sont identiques.

D'une façon générale, la cure thermale est contre-indiquée toutes les fois que l'affection est arrivée à la période suppurative.

C'est surtout au début de l'infection, alors qu'on n'a que des présomptions de diagnostiquer la tuberculose, que les traitements thermaux donnent de bons résultats. Ainsi, pour l'arthrite tuberculeuse du genou, la tumeur blanche autrement dit, la plus fréquente de ses localisations, le début se fait insidieusement.

Il s'agit généralement d'un sujet jeune, de la seconde enfance ou adolescent, dont l'état général laisse à désirer depuis quelque temps. Il est amaigri, pâle et fatigué, sans appétit, et l'auscultation peut révéler chez lui une lésion pulmonaire au début ou au contraire ne rien présenter qui soit digne d'attirer l'attention. Sans cause apparente ou à la suite d'un léger traumatisme, il sent un peu de lourdeur dans la jambe, instinctivement il évite de la plier et se met à marcher la jambe raide. Le genou est un peu augmenté de volume, les dépressions qui existent normalement de chaque côté de la rotule s'étant effacées, il est devenu peu à peu globuleux ; le choc rotulien positif révèle la présence de liquide dans l'articulation.

Dans d'autres cas, à la suite d'une hydarthrose traumatique assez abondante, le liquide ponctionné ou non a disparu en grande partie ; cependant, il en subsiste une certaine quantité malgré un repos prolongé, la compression et les révulsifs. Si une légère altération de l'état général se produit en même temps, on doit craindre que l'infection tuberculeuse n'ait gagné l'articulation traumatisée. A cette période, avant que la suppuration ne s'établisse, une cure hydro-minérale appropriée peut donner d'excellents résultats. Ce que nous venons de dire du genou peut se reproduire, avec un tableau clinique à peu près semblable, pour n'importe quelle articulation : hanche, tibio-tarsienne, poignet, coude, épaule ou articulations de la main et du pied.

De même, pour les synovites tendineuses et les hygromas au début, avant l'apparition de la crépitation neigeuse ou des grains riziformes, alors qu'il y a simplement une sensation de pesanteur, un peu de gêne dans les mouvements ou quelques sourdes douleurs en même temps qu'un léger gonflement, une cure thermale peut amener la guérison. Il en sera de même enfin pour les localisations osseuses au premier début, lorsqu'il n'y a encore qu'un léger gonflement et un peu de douleur, persistant depuis un certain temps, sans qu'une augmentation ou une résorption sensibles de l'infiltrat se soient produites.

Le mal de Pott n'est guère justiciable de cure thermale que, lorsqu'après une longue période d'immobilisation, la cicatrisation osseuse est obtenue. Le malade pourra bénéficier alors d'un traitement hydro-minéral destiné à relever son état général et combattre son anémie.

Indications hydro-minérales.

Dans ces formes de début ce sont les *eaux chlorurées sodiques fortes* qui sont indiquées, d'autant plus que les applications locales d'*eaux-mères* ou de *boues* augmentent, de leur effet local, le résultat obtenu sur l'état général par le bain salé.

Nous ne décrirons pas ici la médication chlorurée sodique qui a été déjà indiquée à propos de la scrofule. Nous rappellerons les stations auxquelles on peut adresser ces malades. Ce sont :

1° Les stations chlorurées sodiques peu élevées qui doivent être recommandées de préférence aux sujets enclins aux bronchites ou aux complications pulmonaires mais non tuberculeux, ou aux nerveux excitables : *Balaruc, Bourbon-l'Archambault, Bourbonne, La Mouillère, Salies-de-Béarn.*

2° Les stations chlorurées sodiques d'altitude, recommandables surtout aux malades anémiques et chlorotiques peu sujets aux complications pulmonaires : *La Motte* (650 mètres), *Salins-Jura* (354 mètres), *Salins-Moutiers* (480 mètres), *Uriage* (414 mètres). A côté de ces stations, il faut citer celle de *La Bourboule*, particulièrement tonifiante par ses eaux arsenicales et par son altitude (850 mètres).

A une période plus avancée de l'infection, alors que la suppuration est établie, qu'il s'agisse d'un abcès ossifluent, d'une arthrite fongueuse, d'une synovite tendineuse ou d'un hygroma suppuré, c'est le traitement chirurgical seul qui convient ; mais si, après l'intervention, grattage ou résection, la cicatrisation est lente à se faire, si de petits foyers secondaires semblent vouloir se créer, on pourra tenter une cure hydro-minérale qui, par son action directe locale ou indirecte générale, amène souvent la guérison ; mais, lorsqu'il y a un foyer ouvert, les chlorurées sodiques sont contre-indiquées, car leur action sur les plaies est irritante et elles risqueraient de provoquer, à leur niveau, des poussées nouvelles.

Il en est tout autrement des *eaux sulfureuses* qui, d'après Eugène Rochard, modifient d'une façon rapide et favorable l'aspect des plaies, favorisent l'élimination des séquestres et tonifient, en même temps, l'état général. Toutes les eaux sulfureuses répondent à ces indications ; cependant certaines d'entre elles se sont plus particulièrement spécialisées dans ce traitement, ce sont : *Barèges, Cauterets, Eaux-Bonnes, Luchon, Amélie-les-Bains.*

Il serait à souhaiter de voir se répandre, dans ces différentes stations, l'application, à titre d'adjuvants de la cure, des *bains de soleil,* dont les effets favorables ont été démontrés tout dernièrement par les travaux de Rollin, Hallopeau, Malgat.

Ils exigent des installations qu'il serait facile de faire et dont bénéficieraient surtout les stations d'altitude de : *La Motte, Salins-Jura, Salins-Moutiers* pour les chlorurées, et *Barèges* (1 250 mètres), *Cauterets* (930 mètres), *Eaux-Bonnes* (750 mètres), *Luchon* (625 mètres), pour les sulfureuses.

RÉSUMÉ DES INDICATIONS

A. Dans les formes de début, avant la suppuration.
Les eaux chlorurées sodiques.
a) Aux bronchitiques (non tuberculeux) ou aux nerveux excitables :
Stations peu élevées : *Balaruc, Bourbon-l'Archambault, Bourbonne, La Mouillère, Salies-de-Béarn.*

b) Aux anémiques et chlorotiques, peu enclins aux complications pulmonaires :
Stations d'altitude : *La Motte* (650 mètres), *Salins-Jura* (354 mètres), *Salins-Moutiers* (480 mètres), *Uriage* (414 mètres) et *La Bourboule* (850 mètres).

B. Aux malades chez lesquels, après intervention chirurgicale, il subsiste de la suppuration ou dont la cicatrisation tarde à se faire.
Parmi les *eaux sulfureuses,* les suivantes se sont spécialisées dans ce traitement :
Barèges, Cauterets, Eaux-Bonnes, Luchon, Amélie.

AFFECTIONS OCULAIRES[1]

Les affections oculaires sont, maintes fois, sous la dépendance
d'un état général et, à ce titre, relèvent de la médication hydro-minérale. Cette médication qui, dans certaines stations (*Saint-
Christau* par exemple) est locale, s'adresse surtout aux diathèses ou aux altérations organiques, causes premières de l'affection
oculaire.

A. — AFFECTIONS OCULAIRES SOUS LA DÉPENDANCE DES DIATHÈSES.

1. **Scrofule.** — Parmi les diathèses, la *scrofule* est la plus fréquente chez les jeunes sujets. Elle engendre les conjonctivites phlyc-
ténulaires, impétigineuses et les kératites récidivantes, si tenaces
et si rebelles à toutes les médications. Les chlorurées sodiques fortes,
en particulier *Salins-Moutiers* et *La Mouillère*, ou encore les chlorurées mixtes, sulfureuses ou arsenicales d'*Uriage* et de *La Bourboule* donnent les meilleurs résultats dans ces affections d'origine
scrofuleuse.

Il en est de même de ces blépharites ou blépharo-conjoncti-
vites strumeuses, que les pulvérisations fines et chaudes à l'œil-

1. TROUSSEAU, Stations hydro-minérales dans le traitement des affections
oculaires. *Journal des Praticiens*, 1908, n° 15.

lère, employées à *Saint-Christau,* ou celles de *La Bourboule,* réussissent à enrayer.

A ce traitement général ou local, il n'existe qu'une seule contre-indication, qui est l'état aigu de l'affection oculaire. Le malade devra être envoyé à ces eaux, résolutives et plus ou moins excitantes, aussi loin que possible des poussées aiguës et lorsque la période réactionnelle aura cessé.

2. **Herpétisme.** — Après la scrofule, l'herpétisme provoque du côté des paupières et de la conjonctive des poussées d'eczéma simple ou d'eczéma impétigineux. Les eaux de *Saint-Gervais* ou de *La Bourboule* dans les formes irritables et prurigineuses ; celles de *Luchon* ou d'*Uriage,* chez les lymphatiques ; de *Royat,* chez les sujets arthritiques, anémiques et affaiblis, sont à recommander.

3. **Syphilis.** — Les yeux sont fréquemment atteints dans la syphilis. Le traitement thermal peut, en ce cas, être un adjuvant précieux du traitement spécifique dans les affections qui ne cèdent pas rapidement à l'action du mercure ; *Aix, Luchon, Uriage,* seront indiqués. C'est également d'*Uriage* que seront tributaires ces névrites optiques syphilitiques et ces kératites interstitielles hérédo-syphilitiques, toujours longues et récidivantes.

4. **Arthritisme** (Rhumatisme, goutte, diabète). Dans un quatrième groupe enfin, se rangent les affections oculaires tributaires de la diathèse arthritique. Le *rhumatisme* est la cause de la plus fréquente des *iritis,* des *irido-choroïdites* et des *sclérites.* On préconisera *Bourbon-l'Archambault, La Motte-les-Bains* (chlorurées sodiques moyennes) dans les formes plastiques des iritis ; *Aix* et *Luchon* chez les rhumatisants lymphatiques ayant en même temps des manifestations articulaires chroniques ; *Royat,* chez les arthritiques, anémiés et nerveux, et dans les iritis torpides.

La *goutte* peut provoquer les mêmes affections. Si l'on a affaire à un goutteux floride, avec poussées franches et aiguës d'iritis et de sclérite, on l'enverra, une fois la période douloureuse passée, à

Vichy. S'agit-il au contraire d'un goutteux asthénique, on l'adres
sera à *Contrexeville* ou à *Vittel* (iritis très chroniques) ; si les
poussées sont légères et fugaces, on préférera *Évian* ou *Thonon-
les-Bains* ; s'il y a des tendances exsudatives, ou de l'iritis, on
recommandera *Bourbon-l'Archambault* ; enfin *Royat,* dans les
formes traînantes.

Les *lésions diabétiques* de l'œil (rétinites, etc.) ont peu à espérer d'une cure thermale, car elles arrivent souvent à une période
avancée de la maladie. Toutefois, prises au début, elles peuvent
bénéficier d'une cure à *Vichy* que certains oculistes recommandent avant l'opération de la cataracte diabétique (Trousseau).

B. — Affections oculaires sous la dépendance d'altérations
organiques.

Indépendamment des diathèses, les altérations de certains organes peuvent être la cause d'affections oculaires, qui réclament
un traitement thermal.

1. **Altérations d'origine nerveuse.** — Les altérations sont
d'ordre nerveux, d'ordre vasculaire ou elles tiennent à des
troubles gastro-intestinaux, utérins, naso-pharyngiens, etc.

Dans le premier groupe, nous mentionnerons les *paralysies des
muscles de l'œil* ; même si ces paralysies sont la suite d'un ictus
cérébral, on les traitera à *Bourbon-l'Archambault, Balaruc,* etc.,
en les envoyant assez longtemps après le début de l'accident initial. Chez les sujets nerveux, irritables, congestifs, on préférera
les eaux sédatives de *Néris* ou de *Bigorre*.

Ces mêmes eaux, ainsi que celles de *Plombières* et *Bourbon-
Lancy,* réclameront le *zona ophtalmique* et calmeront les douleurs
parfois intolérables qui l'accompagnent. Si les paralysies oculaires sont d'origine tabétique, s'il y a tendance à l'atrophie de
la papille, on enverra aussi promptement que possible le malade
à *La Malou*.

2. **Altérations vasculaires.** — Les *altérations vasculaires* consistant en *hémorragies légères, rétiniennes ou vitréeuses,* si fréquentes chez les préscléreux, seront traitées avec fruit à *Bourbon-Lancy* (Trousseau) ; si elles sont très légères et fugaces, si les émonctoires sont suffisants, on pourra essayer d'*Évian* ou de *Thonon.*

3. **Altérations d'origine gastro-intestinale.** — Quelques femmes névropathes, à entérite muco-membraneuse, présentent des phénomènes d'asthénopie, gênants et persistants. La cure de *Plombières,* en même temps qu'elle agit sur l'entérite, calme cette asthénopie.

De même, les auto-intoxiqués intestinaux souffrant d'iridochoroïdites tenaces, sur l'origine digestive desquelles les oculistes, en particulier Trousseau, ont attiré l'attention, sont très améliorés à *Châtel-Guyon* et à *Brides.*

4. **Altérations d'origine utérine.** — Les irido-choroïdites et les choroïdites d'origine génitale, utérine, sans être fréquentes, sont assez connues. Ces affections compromettent souvent gravement la vision et sont rebelles aux traitements médicinaux. Une cure à *Luxeuil,* ou encore à *Salies-de-Béarn,* est efficace. De même, *Bagnoles-de-l'Orne* réclame ces troubles oculaires variables qui surviennent chez la femme au moment de la ménopause.

5. **Altérations d'origine nasale et naso-pharyngienne.** — Au chapitre de l'asthme nasal, nous avons déjà eu l'occasion de signaler les conjonctivites avec prurit et larmoiement qui accompagnent les troubles du côté de la muqueuse pituitaire. Rien d'étonnant à cela, si l'on se rappelle que, par l'intermédiaire du canal nasal, la muqueuse conjonctivale communique avec la muqueuse nasale.

Les inflammations de l'une réagissent souvent sur l'autre. Ces conjonctivites de l'asthme nasal, de même que celles qui viennent annuellement en d'autres saisons, seront traitées au *Mont-Dore* ou à *La Bourboule*.

En outre de ces conjonctivites, les affections naso-pharyngiennes entraînent souvent, après elles, des kératites récidivantes qu'on traitera, suivant les cas, par les chlorurées sodiques fortes chez les strumeux purs, par les sulfureuses : *Luchon, Ax*, chez les lymphatiques arthritiques et les rhumatisants ; par les eaux d'*Uriage* ou de *La Bourboule*, chez les scrofuleux avec manifestations cutanées ; par les eaux du *Mont-Dore*, chez les neuro-arthritiques congestifs.

INDEX

DES

PRINCIPALES EAUX MINÉRALES FRANÇAISES

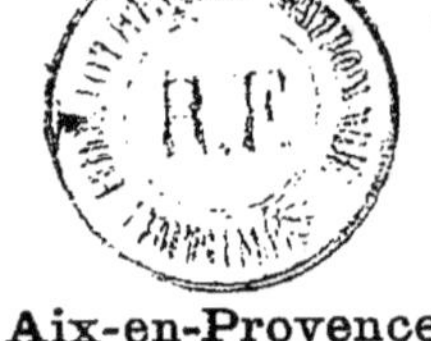

———

Aix-en-Provence (Bouches-du-Rhône), 30 000 habitants. Climat doux, altitude 205 mètres. Bicarbonatées calciques ; minéralisation $0^{gr},252$. Température $36^o,5$.

Indications : Rhumatismes, névralgies.

Aix-les-Bains (Savoie), 8 300 habitants. Situation pittoresque près du lac du Bourget, altitude 258 mètres, climat doux. Deux établissements et un hospice. Institut de mécanothérapie Zander. Sulfurées calciques, chaudes (45 à 46°). Minéralisation $0^{gr},49$.

Indications : Rhumatisme chronique ; affections goutteuses articulaires, musculaires, tendineuses, névralgiques ; suites de traumatismes (luxations, fractures, entorses) ; névralgies et paralysies ; syphilis.

Alet (Aude), 800 habitants. Climat tempéré. Altitude 200 mètres. Bicarbonatées calciques (32°). Minéralisation $0^{gr},52$. Source communale (25°). Minéralisation $0^{gr},48$.

Indications : Troubles gastro-intestinaux et anémie.

Allevard (Isère), 2 500 habitants. Altitude 465 mètres. Climat de demi-montagne. Sulfurées calciques, température 16°. Minéralisation $2^{gr},24$.

Indications : Maladies des voies respiratoires, affections non irritables de la peau.

Amélie-les-Bains (Pyrénées-Orientales), 1 800 habitants. Altitude 276 mètres. Climat très doux. Cure d'été et d'hiver. Deux établissements et un hôpital militaire. Sulfurées sodiques chaudes (20° à 61°). Minéralisation $0^{gr},332$.

Indications : Rhumatisme chronique, affections des voies respiratoires, suite de traumatismes.

Andabre (Aveyron). Altitude 437 mètres. Climat doux et tempéré. Bicarbonatées sodiques et ferrugineuses froides (10°,7). Minéralisation 3^{gr},24.
Indications : Dyspepsie, gravelle urique, anémies.

Argelès-Gazost (Hautes-Pyrénées). Altitude 900 mètres. Sulfurées sodiques et bromo-iodurées, froides (12°,5 à 14°). Minéralisation 0^{gr},302 à 0^{gr},533.
Indications : Affections chroniques des voies respiratoires, maladies de la peau.

Audinac (Ariège). Altitude 450 mètres. Sulfatées calciques (22°). Minéralisation 1^{gr},90.

Aulus (Ariège), 900 habitants. Altitude 800 mètres. Climat doux. Sulfatées calciques froides (12° à 19°). Minéralisation 1^{gr},93 à 2^{gr},8.
Indications : Goutte, lithiase urinaire et biliaire.

Avène (Hérault). Bicarbonatées mixtes (28°,7). Minéralisation 0^{gr},327.

Ax (Ariège), 1 800 habitants. Altitude 718 mètres. Climat intermédiaire entre la montagne et la plaine. Quatre établissements thermaux. Sulfurées sodiques chaudes de 22° à 77°,5. Minéralisation 0^{gr},184 à 0^{gr},256.
Indications : Rhumatismes, affections chroniques des voies respiratoires, scrofule.

Bagnères-de-Bigorre (Hautes-Pyrénées), 10 000 habitants. Altitude 556 mètres. Climat tempéré. Établissements thermaux très nombreux. Sulfatées calciques, chaudes (30° à 51°). Minéralisation 2^{gr} à 2^{gr},6. Une source sulfureuse froide (Labassère). Minéralisation 0^{gr},432. Quelques sources ferrugineuses froides.
Indications : Maladies du système nerveux, maladies de la peau, anémies, affections des voies respiratoires, dyspepsie hypersthénique.

Bagnères-de-Luchon (Haute-Garonne), 5 000 habitants. Altitude 625 mètres. Climat de montagne, mais assez doux. Sulfurées sodiques sulfhydratées. Température 22° à 66°. Minéralisation 0^{gr},227 à 0^{gr},249.
Indications : Affections chroniques des voies respiratoires et des oreilles, syphilis, maladies de la peau, rhumatisme chronique.

Bagnères-Saint-Félix (Lot). Sulfatées magnésiennes froides. Minéralisation 2^{gr},69.

Bagnoles-de-l'Orne (Orne). Altitude 235 mètres. Climat tempéré. Très faiblement minéralisées. Température 12° à 26°. Minéralisation 0^{gr},23 à 0^{gr},34.
Indications : Affections des veines, phlébites, varices, hémorroïdes.

Bagnols-les-Bains (Lozère). Altitude 860 mètres. Sulfurées calciques (35° à 42°). Minéralisation 0^{gr},793.
> *Indications* : Rhumatismes et cardiopathies.

Bains-de-la-Reine (Oran). Chlorurées sodiques (50°). Minéralisation 10^{gr},223.
> *Indications* : Rhumatismes, raideurs articulaires, scrofule.

Bains-les-Bains (Vosges). Altitude 300 mètres. Deux établissements. Eaux indéterminées (37° à 50°). Minéralisation 0^{gr},20 à 0^{gr},49.
> *Indications* : Affections rhumatismales.

Balaruc (Hérault). Climat marin. Altitude N mètres. Eaux chlorurées sodiques. Température 19° à 47°,8. Minéralisation 10^{gr},26. Boues.
> *Indications* : Paralysies, rhumatismes, affections osseuses de nature tuberculeuse, scrofule.

Barbazan (Haute-Garonne). Altitude 450 mètres. Sulfatées magnésiennes. Température 19°,5. Minéralisation 3^{gr},459.
> *Indications* : Goutte, lithiase biliaire.

Barbotan (Gers). Altitude 136 mètres. Climat tempéré. Sulfurées sodiques. Température 33° à 37°. Minéralisation 0^{gr},13. Boues.
> *Indications* : Rhumatismes, névralgies.

Barèges (Hautes-Pyrénées). Altitude 1 250 mètres. Climat de montagne. Établissement thermal et hôpital militaire. Eaux sulfurées sodiques chaudes et froides 20° à 45°. Minéralisation 0^{gr},270.
> *Indications* : Paralysies, affections articulaires, suite de lésions traumatiques ou de blessures, lymphatisme.

Biarritz-Briscous (Basses-Pyrénées), 15 000 habitants. Chlorurées sodiques et bromo-iodurées froides. Température 14°. Minéralisation 307^{gr},79. Eaux-mères.
> *Indications* : Affections utérines, tuberculose osseuse ou articulaire, lymphatisme, scrofule et rachitisme.

Bio (Lot). Sulfatées calciques froides. Minéralisation 3^{gr},49.

Bondonneau (Drôme). Eaux bromo-iodurées (14°). Minéralisation 0^{gr},60.

Boulou (Le) (Pyrénées-Orientales), 1 954 habitants. Altitude 80 mètres. Climat très doux, cure d'été et d'hiver. Bicarbonatées sodiques ferrugineuses arsenicales froides (16 à 19°). Minéralisation 4^{gr},40.
> *Indications* : Dyspepsies, diabète, arthritisme, hépatites, paludisme.

Bourbon-Lancy (Saône-et-Loire), 4 200 habitants. Altitude 240 mètres. Climat doux et égal. Deux établissements thermaux et un hospice. Mécanothérapie Herz. Chlorurées sodiques faibles, chaudes (46° à 58°). Minéralisation 1^{gr},80.

 Indications : Rhumatismes, cardiopathies, névralgies, goutte articulaire, affections utérines.

Bourbon-l'Archambault (Allier), 3 500 habitants. Altitude 245 mètres. Climat tempéré. Établissement thermal et hôpital militaire. Chlorurées sodiques bicarbonatées mixtes, iodurées et arsenicales. Température 12° et 52°. Minéralisation 3^{gr},98.

 Indications : Paralysies, rhumatismes, scrofule, affections utérines, affections chirurgicales.

Bourbonne-les-Bains (Haute-Marne), 4 500 habitants. Altitude 255 mètres. Climat tempéré. Existence calme. Établissements thermaux et hôpital militaire. Eaux chlorurées sodiques lithinées, très chaudes (65°). Minéralisation 7^{gr},33. Applications locales de boues minérales. Eaux-mères.

 Indications : Rhumatismes, paralysies, névralgies, goutte, obésité, traumatismes.

La Bourboule (Puy-de-Dôme), 1 200 habitants. Altitude 850 mètres. Climat de montagne. Trois établissements thermaux. Fortement arsenicales, bicarbonatées et chlorurées (59°). Minéralisation 6^{gr},50.

 Indications : Enfants scrofuleux et lymphatiques, maladies de la peau, paludisme, anémies, diabète par hyperhépatie ou avec amaigrissement, maladies des voies respiratoires.

Brides-les-Bains (Savoie). Altitude 570 mètres. Climat de montagne. Sulfatées ou chlorurées sulfatées, chaudes (35°). Minéralisation 5^{gr},718.

 Indications : Maladies de l'intestin avec constipation, obésité, lithiase biliaire, diabète, congestion hépatique ou splénique.

Bussang (Vosges). Altitude 650 mètres. Ferrugineuses bicarbonatées, très gazeuses, froides (11° à 12°). Minéralisation 1^{gr},54.

 Indications : Atonie gastrique, anémies.

Cadeac (Hautes-Pyrénées). Altitude 730 mètres. Sulfurées sodiques (15°,6). Minéralisation 0^{gr},212.

Cambo (Basses-Pyrénées). Altitude 30 mètres. Climat sédatif. Eau ferrugineuse (15° à 16°) et eau sulfurée calcique (22°,8). Minéralisation 2^{gr},05.

 Indications : Maladies des voies respiratoires, dermatoses.

Campagne (Aude). Ferrugineuses (27°,5). Minéralisation 0^{gr},76.

Canaveilles (Pyrénées-Orientales). Sulfurées sodiques (36° à 68°). Minéralisation 0^{gr},242.

Capvern (Hautes-Pyrénées). Altitude 450 mètres. Climat tonique. Sulfatées bicarbonatées calciques et magnésiennes tempérées (21°,8 à 24°,2). Deux établissements.
    Indications : Gravelle urinaire et biliaire, goutte, arthritisme, diabète.

Carcanières (Ariège). Altitude 700 mètres. Sulfurées sodiques (25° à 58°,7). Minéralisation 0^{gr},242.

Castera-Verduzan (Gers). Altitude 105 mètres. Sulfurées calciques (16° à 23°,5). Minéralisation 1^{gr},36.

Casteljaloux (Lot-et-Garonne). Ferrugineuse froide. Minéralisation 0^{gr},45.

Cauterets (Hautes-Pyrénées), 1 600 habitants. Altitude 930 mètres. Climat de montagne. Neuf établissements thermaux. Sulfurées sodiques chaudes (36° à 58°). Minéralisation 0^{gr},22 à 0^{gr},25.
    Indications : Affections profondes des os et des articulations, voies respiratoires, maladies de la peau.

Cauvalat (Gard). Sulfurées calciques froides (15°). Minéralisation 1^{gr},79.

Celles (Ardèche). Bicarbonatées calciques (25°). Minéralisation 1^{gr},88.

Challes (Savoie). Altitude 280 mètres. Climat tempéré. Sulfurées sodiques, chloro et iodo-bromurées, froides (10°,5). Minéralisation 1^{gr},85.
    Indications : Affections des voies respiratoires, maladies de la peau.

Chambon (Puy-de-Dôme). Bicarbonatées mixtes froides. Minéralisation 0^{gr},71 à 0^{gr},88.

Charbonnières (Rhône). Ferrugineuses froides (9°,5). Minéralisation 0^{gr},153.

Château-Gontier (Mayenne). Ferrugineuses froides (7°). Minéralisation 1^{gr},397.

Châteauneuf (Puy-de-Dôme). Altitude 558 mètres. Bicarbonatées sodiques (37°,5). Minéralisation 3^{gr},35 à 4^{gr},77.
    Indications : Rhumatismes, goutte, dyspepsie.

Châteldon (Puy-de-Dôme). Bicarbonatées calciques froides (13°). Minéralisation 2^{gr},82.

Châtel-Guyon (Puy-de-Dôme), 2 000 habitants. Altitude 380 mètres. Climat tempéré. Deux établissements. Hôtels et Maison de régimes. Chlorurées sodiques et magnésiennes, bicarbonatées mixtes gazeuses (24° à 38°). Minéralisation 8^{gr},40.

Indications : Maladies de l'intestin, dyspepsies, lithiase biliaire et congestion du foie ; obésité, troubles congestifs et fonctionnels utéro-ovariens.

Chaudes-Aigues (Cantal). Altitude 650 mètres. Climat de montagne. Bicarbonatées sodiques et calciques (57° à 82°). Minéralisation 0^{gr},811. Trois petits établissements.

Indications : Rhumatismes, névralgies.

Condillac (Drôme). Bicarbonatées calciques froides (11°). Minéralisation 2^{gr},19.

Contrexeville (Vosges), 900 habitants. Altitude 350 mètres. Climat tempéré. Sulfatées bicarbonatées calciques froides (11°,5). Minéralisation 2^{gr},4.

Indications : Gravelle urinaire, coliques néphrétiques, catarrhe de la vessie, goutte, lithiase biliaire, diabète arthritique.

Cours-les-Bains (Gironde). Climat tempéré. Eaux bicarbonatées calciques ferrugineuses, froides (13°,8). Minéralisation 0^{gr},263.

Indications : Dyspepsies, chloro-anémies.

Cransac (Aveyron). Ferrugineuses froides. Minéralisation 0^{gr},68 à 4^{gr},14.

Dax (Landes). Ville de 10 500 habitants. Altitude 12 mètres. Climat doux permettant la cure toute l'année. Trois établissements. Sulfatées mixtes calciques ferrugineuses très chaudes (52° à 60°). Minéralisation 0^{gr},47. Boues végéto-minérales naturelles.

Indications : Rhumatismes, névralgies, affections chirurgicales de l'appareil locomoteur.

Digne (Basses-Alpes). Sulfurées calciques chaudes (33° à 42°). Minéralisation 4^{gr},60.

Divonne (Ain), 1 600 habitants. Altitude 519 mètres. Climat tonique. Eau froide (6°,5).

Indications : Neurasthénie, névrose d'angoisse, morphinomanie.

Eaux-Bonnes (Basses-Pyrénées), 812 habitants. Altitude 750 mètres. Climat de montagne, doux, assez égal. Deux établissements. Sulfurées sodiques chlorurées. Température 12°,5 à 33°. Minéralisation 0^{gr},54 à 0^{gr},62.

Indications : Affections chroniques des voies respiratoires, chlorose anémies symptomatiques.

Fonsanches (Gard). Bicarbonatées calciques (23°,5). Minéralisation 0ᵍʳ,32.

Forges-les-Eaux (Seine-Inférieure), 2 000 habitants. Altitude 160 mètres. Climat doux. Ferrugineuses froides (7°). Minéralisation 0ᵍʳ,27.
Indications : Anémies, chlorose, diarrhée chronique.

Forges-sur-Briis (Seine-et-Oise). Ferrugineuses froides (13°). Minéralisation 0ᵍʳ,40.

Fumades (Gard). Eaux sulfhydriquées (14°). Minéralisation 2ᵍʳ,09.

Ginoles (Aude). Altitude 280 mètres. Sulfatées calciques et magnésiennes thermales (30°). Minéralisation 0ᵍʳ,615.

Graüs d'Olette (Pyrénées-Orientales). Altitude 690 mètres. Climat doux. Sulfurées sodiques chaudes (27° à 79°). Minéralisation 0ᵍʳ,26 à 0ᵍʳ,28.
Indications : Rhumatisme musculaire et viscéral ; maladies des yeux et de la gorge.

Gréoulx (Basses-Alpes). Altitude 320 mètres. Sulfurées calciques (20° à 36°). Minéralisation 2ᵍʳ,65.

Guagno (Corse). Sulfurées sodiques thermales (37° à 51°). Minéralisation 0ᵍʳ,26.

Guillon-les-Bains (Doubs). Sulfurées calciques froides (12°). Minéralisation 0ᵍʳ,45.

Guitera (Corse). Sulfurées sodiques thermales (37°). Minéralisation 0ᵍʳ,08.

Hammam-Mélouan (Alger). Altitude 160 mètres. Chlorurées sodiques (39° à 44°). Minéralisation 29ᵍʳ,602.
Indications : Rhumatismes, scrofule.

Hammam-Meskoutine (Constantine). Bicarbonatées sulfatées chlorurées hyperthermales (95°). Minéralisation 1ᵍʳ,45.
Indications : Affections rhumatismales, goutte, paludisme, suites de blessures.

Hammam-R'hira (Alger). Altitude 520 mètres. Sulfatées calciques bicarbonatées et chlorurées hyperthermales (39° à 70°). Minéralisation 2ᵍʳ,50.
Indications : Rhumatismes, névrites, névralgies.

Hammam-Salahin (Constantine). Chlorurées sulfurées (45°). Minéralisation 9ᵍʳ,234.
Indications : Rhumatismes, dermatoses, syphilis.

Jenzat (Allier). Bicarbonatées sodiques (26°). Minéralisation 1^{gr},63.

La Malou (Hérault). (L. le haut, L. le centre, L. le bas). Altitude 175 à 200 mètres. Climat doux et tempéré. Trois établissements. Bicarbonatées mixtes ferrugineuses. Température 28° à 40°. Minéralisation 1^{gr},50 à 2^{gr},15.
    Indications : Rhumatisme articulaire chronique, maladies de la moelle, paraplégies, tabes, névralgies.

La Gadinière (Ain). Sulfatées mixtes froides. Minéralisation 2^{gr},59.

La Motte-les-Bains (Isère). Altitude 650 mètres. Chlorurées sodiques hyperthermales. Température 60°. Minéralisation 7^{gr},50.
    Indications : Rhumatismes, fibromes utérins, suite de fractures.

La Mouillère-Bezançon (Doubs), 60 000 habitants. Altitude 260 mètres. Climat vif. Chlorurées sodiques fortes, iodo-bromurées (11°). Minéralisation 298 grammes. Eaux-mères.
    Indications : Scrofule, tuberculoses locales; fibromes utérins.

La Preste (Pyrénées-Orientales). Altitude 1 100 mètres. Climat doux. Sulfurées sodiques thermales (44°). Minéralisation 0^{gr},13.
    Indications : Gravelle phosphatique et urique.

La Roche-Posay (Vienne). Sulfatées calciques et boues.

Le Monestier-de-Briançon (Hautes-Alpes). Sulfatées calciques chaudes (39° à 45°). Minéralisation 1^{gr},15 à 3^{gr},13.

Le Monestier-de-Clermont (Isère). Bicarbonatées mixtes froides. Minéralisation 2^{gr},67.

Luxeuil (Haute-Saône), 5 000 habitants. Altitude 350 mètres. Climat tempéré. Chlorurées sodiques, ferro-manganésiennes chaudes. Température de 21° à 52°. Minéralisation 0^{gr},23 à 1^{gr},17.
    Indications : Rhumatismes, névralgies, paralysies, anémies, chlorose, maladies des femmes, stérilité.

Maizières-en-Morvan (Côte-d'Or). Chlorurée sodique faible froide (10°). Minéralisation faible.
    Indications : Dyspepsies légères, chlorose, maladies nerveuses.

Marlioz (Savoie). Sulfurées sodiques (11°). Minéralisation 0^{gr},63.

Martigné-Briant (Seine-Inférieure). Ferrugineuses froides. Minéralisation 0^{gr},562.

Martigny-les-Bains (Vosges), 1 200 habitants. Altitude 377 mètres. Climat doux. Sulfatées bicarbonatées calciques, magnésiennes et lithinées. Température 10°,25. Minéralisation 2^{gr},344.
Indications : Gravelles, goutte, catarrhe des voies urinaires.

Médagues (Puy-de-Dôme). Bicarbonatées mixtes. Minéralisation 3^{gr},78 à 5^{gr},88.

Merens (Ariège). Eaux sulfhydriquées. Minéralisation 0^{gr},345.

Miers (Lot). Sulfatée sodique froide (15°). Minéralisation 4^{gr},38.
Indications : Constipation, congestion du foie, lithiases.

Molitg (Pyrénées-Orientales). Altitude 450 mètres. Climat tempéré. Trois établissements thermaux. Sulfurées sodiques chaudes (21° à 37°). Minéralisation 0^{gr},15.
Indications : Maladies de la peau, arthritisme, rhumatisme.

Montbrun-les-Bains (Drôme). Altitude 620 mètres. Sulfatées calciques (11°,5). Minéralisation 2^{gr},64.

Mont-Dore (Puy-de-Dôme), 2 000 habitants. Altitude 1 050 mètres. Climat de montagne assez rude. Bicarbonatées sodiques chlorurées faibles ferrugineuses, fortement siliceuses (38° à 47°). Minéralisation 1^{gr},83.
Indications : Asthme, bronchite sèche, laryngite et rhino-pharyngite, tuberculose pulmonaire, rhumatismes.

Montégut-Ségla (Haute-Garonne). Bicarbonatées calciques froides. Minéralisation 0^{gr},433.

Montmirail (Vaucluse). Altitude 180 mètres. Climat doux. Une source sulfureuse, une ferrugineuse, une sulfatée sodique magnésienne purgative (16°).
Indications : Constipation, congestion du foie.

Montrond-Geyser (Loire). Bicarbonatées sodiques (27°). Minéralisation 4^{gr},82.

Néris (Allier), 2 800 habitants. Altitude 374 mètres. Climat doux. Chaudes (51°,5 à 52°,5) peu minéralisées (1^{gr},265).
Indications : Rhumatismes, névralgies, affections douloureuses de la peau, affections utérines, paralysies, neurasthénie, hystérie.

Neyrac (Ardèche). Ferrugineuses tempérées (27°). Minéralisation 0^{gr},28 à 5^{gr},24.

Orezza (Corse). Climat doux. Ferrugineuses très gazeuses, froides (11°).
Indications : Anémies.

Oriol (Isère). Ferrugineuses tièdes (18°). Minéralisation 1ᵍʳ,90.

Pierrefonds (Oise). 1 800 habitants. Altitude 84 mètres. Climat un peu
humide. Sulfurées calciques froides (12°). Minéralisation 0ᵍʳ,32.
Indications : Affections des voies respiratoires.

Pietrapola (Corse). Sulfurées sodiques (35° à 58°). Minéralisation 0ᵍʳ,38.

Plan-de-Phazy (Hautes-Alpes). Chlorurées sodiques (28° à 30°). Minéralisation 8ᵍʳ,96.

Plombières (Vosges), 2 000 habitants. Altitude 450 mètres. Climat tempéré. Sept établissements. Alcalines, silicatées sodiques, arsenicales, très faiblement minéralisées : tempérées ou savonneuses (13° à 40°), chaudes ou
hyperthermales (40° à 74°).
Indications : Entérites, dyspepsies, rhumatismes, névroses. dermatoses
irritables, maladies des femmes. Action sédative.

Pornic (Loire-Inférieure). Ferrugineuses froides. Minéralisation 0ᵍʳ,39.

Pougues (Nièvre). 1 500 habitants. Altitude 190 mètres. Climat doux. Bicarbonatées calciques gazeuses, froides (12°). Minéralisation 5ᵍʳ,39.
Indications : Dyspepsies, goutte, maladies du foie, affections des voies
urinaires.

Pouillon (Landes). Chlorurées sodiques (20°). Minéralisation 1ᵍʳ,95.

Préchacq-les-Bains (Landes). Climat doux et tempéré. Sulfatées calciques
mixtes hyperthermales (60°). Minéralisation 1ᵍʳ,087. Boues végéto-minérales.
Indications : Rhumatisme chronique.

Propiac (Drôme). Sulfatées calciques. Minéralisation 1ᵍʳ,86.

Renaison (Loire). Bicarbonatées calciques (8°). Minéralisation 1ᵍʳ,54.

Rennes-les-Bains (Aude). Altitude 320 mètres. Climat tempéré. Trois établissements. 1° Calciques ferrugineuses (38° à 46°). Minéralisation 0ᵍʳ,46.
2° Ferrugineuses. Minéralisation 0ᵍʳ,21 à 0ᵍʳ,73. 3° Chlorurées sodiques.
Minéralisation 66ᵍʳ,849. Température 9°.
Indications : Anémies, chlorose, lymphatisme, scrofule.

Rieu-Majou (Hérault). Ferrugineuses froides (16°). Minéralisation 1ᵍʳ,23.

Roucas-Blanc (Bouches-du-Rhône). Chlorurées sodiques (22°). Minéralisation 25^{gr},13.

Rouzat (Puy-de-Dôme). Bicarbonatées mixtes (31°). Minéralisation 3^{gr},64.

Royat (Puy-de-Dôme), 1 500 habitants. Altitude 450 mètres. Climat tempéré. Bicarbonatées chlorurées arsenicales gazeuses (20° à 35°,5). Minéralisation 2^{gr},85 à 5^{gr},62.
    Indications : Maladies du cœur et des artères, dyspepsies, rhumatismes, goutte, anémie.

Ruillé (Sarthe). Ferrugineuses froides. Minéralisation 0^{gr},54.

Sail-les-Bains (Loire). Altitude 250 mètres. Eaux bicarbonatées acidulées (34°). Minéralisation 0^{gr},13 à 0^{gr},43.

Sail-sous-Couzan (Loire). Bicarbonatées acidulées (13°). Minéralisation 2^{gr},15 à 4^{gr},17.

Saint-Alban (Loire). Bicarbonatées sodiques gazeuses (17°,2). Minéralisation 2^{gr},43.
    Indications : Dyspepsies hyposthéniques.

Saint-Amand (Nord). 14 000 habitants. Altitude 17 mètres. Climat doux. Sulfatées calciques tièdes (26°). Minéralisation 1^{gr},53. Boues minérales sulfureuses.
    Indications : Rhumatismes, névralgies, paralysies.

Saint-Christau (Basses-Pyrénées). Altitude 320 mètres. Climat doux. Deux établissements. Bicarbonatées, ferrugineuses, sulfatées *cuivreuses*. Température 13° à 26°. Minéralisation 0^{gr},29.
    Indications : Maladies de la peau, affections des muqueuses des voies respiratoires, de l'oreille, des yeux. Leucoplasie et psoriasis lingual.

Saint-Christophe-en-Brionnais (Saône-et-Loire). Ferrugineuses froides. Minéralisation 0^{gr},27.

Saint-Denis-les-Blois (Loir-et-Cher). Ferrugineuses froides. Minéralisation 0^{gr},31 à 0^{gr},78.

Saint-Galmier (Loire). Bicarbonatées mixtes, gazeuses, froides (8°). Minéralisation 1^{gr},85 à 2^{gr},88.

Saint-Gervais (Haute-Savoie). 1 900 habitants. Altitude 600 à 850 mètres.

Climat de montagne. Chlorurées sulfatées légèrement sulfureuses. Température 38°. Minéralisation 4gr,684.

Indications : Affections de la peau et des muqueuses. Affections gastro-intestinales.

Saint-Honoré (Nièvre). 1 800 habitants. Altitude 275 mètres. Climat tempéré. Sulfurées sodiques arsenicales gazeuses (27° à 31°). Minéralisation 0gr,39 à 0gr,50.

Indications : Maladies des voies respiratoires, maladies de la peau irritables.

Saint-Laurent (Ardèche). Altitude 882 mètres. Bicarbonatées sodiques thermales (53°,5) ; minéralisation 0gr,682.

Sainte-Madeleine-de-Flourens (Haute-Garonne). Ferrugineuses froides. Minéralisation 0gr,75.

Saint-Myon (Puy-de-Dôme). Bicarbonatées sodiques. Minéralisation 4gr,22.

Saint-Nectaire (Puy-de-Dôme). Altitude 700 et 784 mètres. Climat de montagne tempéré. Deux établissements thermaux. Chlorurées sodiques, bicarbonatées, ferrugineuses, arsenicales, très gazeuses, chaudes (18° à 43°). Minéralisation 6gr,05 à 7gr,215.

Indications : Chlorose, anémies, dyspepsies, albuminurie.

Saint-Sauveur (Hautes-Pyrénées). Altitude 750 mètres. Climat de montagne mais très doux. Sulfurées sodiques, chaudes (22° à 34°). Minéralisation 0gr,21 à 0gr,25.

Indications : Affections des muqueuses et maladies des femmes.

Salces (Pyrénées-Orientales). Chlorurées sodiques (19°). Minéralisation 2gr,65.

Salies-de-Béarn (Basses-Pyrénées), 6 000 habitants. Altitude 60 mètres. Climat doux. Deux établissements thermaux. Chlorurées sodiques, iodo-bromurées, froides (15°), à minéralisation très forte, 258 grammes au litre. Eaux-mères.

Indications : Scrofule, lymphatisme, affections de l'utérus.

Salies-du-Salat (Haute-Garonne). Altitude 292 mètres. Climat doux. Chlorurées sodiques froides, 311 grammes au litre.

Indications : Scrofule, tuberculoses osseuses, maladies des femmes.

Salins (Jura), 6 000 habitants. Altitude 354 mètres. Climat de montagne. Chlorurées sodiques, bromurées, froides (12° à 13°), assez minéralisées, 26gr,42 au litre.

Indications : Scrofule et tuberculoses locales.

Clinique hydrologique.   40

Salins-Moutiers (Savoie). Altitude 480 mètres. Climat de montagne. Chlorurées sodiques chaudes (29 à 36°), 12ᵍʳ,50 par litre, et sulfatées calciques, 1ᵍʳ,4 au litre, assez gazeuses.

Indications : Maladies des femmes, scrofule, lymphatisme, tuberculose osseuse.

Santenay (Côte-d'Or), 1 600 habitants. Altitude 218 mètres. Climat tempéré. Chlorurées et sulfatées sodiques froides (10°,5 à 18°). Minéralisation 9ᵍʳ,19.

Indications : Goutte, congestion du foie, lithiases.

Saubuse (Landes). Chlorurées sodiques (38°). Minéralisation 0ᵍʳ,28.

Sauxillange (Puy-de-Dôme). Bicarbonatées sodiques. Minéralisation 2ᵍʳ,73.

Sermaize (Marne). Sulfatées calciques et bicarbonatées froides (11°). Minéralisation 1ᵍʳ,55.

Indications : Dyspepsies, entérites et maladies des voies urinaires.

Siradan (Pyrénées-Orientales). Altitude 483 mètres. Sulfatées calciques (17°,5). Minéralisation 2ᵍʳ,40.

Tercis (Landes). Chlorurées sodiques chaudes (41°). Minéralisation 2ᵍʳ,67.

Tessières-les-Bouliés (Cantal). Bicarbonatées mixtes. Minéralisation 1ᵍʳ,21.

Thonon-les-Bains (Haute-Savoie). 6 000 habitants. Altitude 436 mètres. Climat doux et tempéré. Bicarbonatée calcique (11°). Minéralisation 0ᵍʳ,529.

Indications : Affection des voies urinaires. Dyspepsie. Gravelle urique.

Tramezaigues (Hautes-Pyrénées). Sulfurées sodiques (20°). Minéralisation 0ᵍʳ,218.

Uriage (Isère). 2 000 habitants. Altitude 414 mètres. Climat salubre et doux. Sulfurées chlorurées sodiques (27°,2). Minéralisation 9ᵍʳ,70.

Indications : Maladies de la peau, maladies respiratoires, syphilis, scrofule, lymphatisme.

Ussat (Ariège). Altitude 450 mètres. Bicarbonatées et sulfatées calciques thermales (32°,5 à 40°,2). Minéralisation 1ᵍʳ,276.

Indications : Affections gynécologiques, névroses et rhumatismes.

Vals (Ardèche). 4 025 habitants. Altitude 243 mètres. Climat très doux.

Bicarbonatées sodiques, gazeuses, froides (13° à 16°). Minéralisation 1^{gr},65 à 9^{gr},24.
> *Indications* : Maladies des voies digestives, du foie, des voies urinaires, goutte, diabète, gravelle.

Vernet-les-Bains (Pyrénées-Orientales). 1 500 habitants. Altitude 700 mètres. Climat de montagne. Sulfurées sodiques thermales et hyperthermales (35° à 66°). Minéralisation 0^{gr},225.
> *Indications* : Rhumatisme chronique.

Vichy (Allier), 14 000 habitants. Altitude 260 mètres. Climat doux et égal. Cinq établissements d'hydrothérapie. Institut de mécanothérapie Zander. Electrothérapie. Hôpital militaire et hôpital thermal. Bicarbonatées sodiques fortes, froides, tièdes et chaudes, gazeuses, de 13° à 44°. Minéralisation 5^{gr},82 à 7^{gr},09.
> *Indications* : Dyspepsies, maladies du foie, lithiase biliaire, diabète, arthritisme, lithiase rénale, albuminurie, paludisme, goutte, obésité.

Vic-le-Comte (Puy-de-Dôme). Bicarbonatées sodiques (16° à 34°). Minéralisation 7^{gr},02 à 7^{gr},39.

Vic-sur-Cère (Cantal). Altitude 670 mètres. Bicarbonatées sodiques arsenicales, froides. Minéralisation 5^{gr},56.

Vittel (Vosges). Altitude 340 mètres. Climat tempéré. Sulfatées bicarbonatées calciques et magnésiennes froides (11° à 12°). Minéralisation 1^{gr},74 à 2^{gr},92.
> *Indications* : Gravelle urinaire ou biliaire, goutte, artério-sclérose, certains diabètes, certaines albuminuries.

Ydes (Cantal). Altitude 500 mètres. Sulfatées, bicarbonatées chlorurées. Minéralisation 21^{gr},83.

TABLE DES MATIÈRES

CHARTRES. — IMPRIMERIE DURAND, RUE FULBERT.

MANUEL
de
Pathologie Interne

PAR

G. DIEULAFOY

Professeur de clinique médicale à la Faculté de médecine de Paris,
Médecin de l'Hôtel-Dieu, Membre de l'Académie de médecine.

QUINZIÈME ÉDITION, ENTIÈREMENT REFONDUE

*4 vol. in-16 avec figures en noir et en couleurs,
cartonnés à l'anglaise.* **32 fr.**

Cette quinzième édition du Manuel s'est enrichie de bon nombre de chapitres qui n'existaient pas dans les éditions précédentes. Citons les chapitres suivants : Rapports des pancréatites avec la lithiase biliaire ; syndrome pancréatico-biliaire, drame pancréatique ; cytostéato-nécrose et hémorragies pancréatico-péritonéales. — Tréponème pâle, variétés de formes du chancre syphilitique. — Ulcères perforants du duodénum et de l'estomac, consécutifs à l'appendicite. — Epilepsie traumatique et traitement chirurgical. — Trypanosomiase et maladie du sommeil. — Anévrisme de l'aorte abdominale, son diagnostic avec les battements nerveux de l'aorte. — Phlébite syphilitique. — Tension artérielle. — Cancers du canal thoracique. — Epanchements puriformes de la plèvre, intégrité des polynucléaires. — Les fausses appendicites. — Gangrène foudroyante de la verge, discussion sur les gangrènes gazeuses et non gazeuses. — Syphilis nécrosante et perforante de la voûte crânienne. — Hémothorax traumatique.

Beaucoup de chapitres ont été remaniés et complétés.

Clinique Médicale
de l'Hôtel-Dieu de Paris

PAR G. DIEULAFOY

I. — 1896-1897, 1 *volume in-8°, avec figures* . . . . **10** fr.
II. — 1897-1898, 1 *volume in-8°, avec figures* . . . . **10** fr.
III. — 1898-1899, 1 *volume in-8°, avec figures* . . . . **10** fr.
IV. — 1901-1902, 1 *volume in-8°, avec figures* . . . . **10** fr.
V. — 1905-1906, 1 *volume in-8°, avec figures et* 14 *planches
hors texte* . . . . **10** fr.

TRAITÉ ÉLÉMENTAIRE
de
Clinique Médicale

PAR
G.-M. DEBOVE
Doyen de la Faculté de Médecine de Paris,
Professeur de Clinique médicale,
Médecin des hôpitaux,
Membre de l'Académie de Médecine.

ET

A. SALLARD
Ancien interne des hôpitaux.

*1 volume grand in-8° de 1296 pages,
avec 275 figures, relié toile . .* **25 fr.**

Condenser en un volume les principales notions théoriques et pratiques nécessaires au diagnostic, tel est le but de ce livre. Outre la description des procédés de recherche et d'exploration par lesquels le médecin s'efforce d'arriver à la rigueur scientifique, les auteurs y exposent, avec l'étude générale des grands syndromes propres à chacun des appareils organiques, le tableau clinique de chaque maladie.

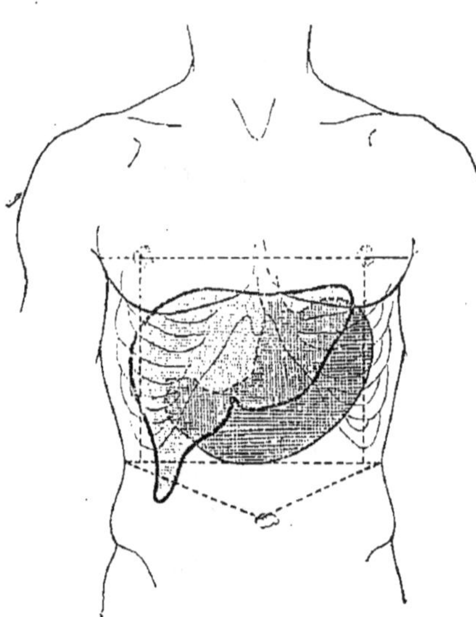

Fig. 168. — Rapports de l'estomac avec le foie et la cage thoracique. Repères permettant de les déterminer par la percussion.

Le Traitement pratique
de la
Tuberculose pulmonaire

(Sept conférences faites à l'hôpital de la Pitié)

Par Louis RÉNON
Professeur agrégé à la Faculté de Médecine de Paris
Médecin de la Pitié.

1 volume petit in-8° de VIII-260 pages . . . . **3 fr. 50**

SEPTIÈME ÉDITION, REVUE ET AUGMENTÉE

DU

Traité élémentaire ✿✿✿✿✿✿✿ ✿✿✿ de Clinique Thérapeutique

PAR

le Dr Gaston LYON

Ancien chef de clinique médicale à la Faculté de médecine de Paris

1 *vol. grand in-8° de 1732 pages, relié toile anglaise.* . . . . **25** *fr.*

SIXIÈME ÉDITION, REVUE

DU

Formulaire Thérapeutique

PAR MM.

G. LYON	**P. LOISEAU**
Ancien chef de clinique à la Faculté de médecine de Paris	Ancien préparateur à l'École supérieure de Pharmacie de Paris

AVEC LA COLLABORATION DE MM.

L. Delherm | **Paul-Émile Levy**

1 *vol. in-18 tiré sur papier indien très mince, relié*
maroquin souple. **7** *fr.*

Ce petit volume élégant et portatif est le véritable livre de poche du praticien. Celui-ci y trouvera mentionnés, dans la première partie, tous les remèdes qui ont cours avec les indications qu'ils comportent. Dans la seconde partie il rencontrera un exposé clair et précis des divers moyens hygiéniques et physiques : l'opothérapie, la séro-thérapie, les régimes alimentaires, l'antisepsie et l'asepsie, la désin-fection, l'électrothérapie, la photothérapie, la psychothérapie, la climato-thérapie, la massothérapie, etc., les stations minérales, enfin des documents d'analyse biologique de l'urine, du lait, du sang et du suc gastrique.

Cette sixième édition a été l'objet d'une revision attentive. Un cer-tain nombre de médicaments nouveaux y sont mentionnés : *alypine, atoxyl, énergétènes, eau fluoroformée, métaux colloïdaux.* La *méthode de Bier* figure au chapitre *Mécanothérapie,* et l'*Ionothérapie* au chapitre *Electrothérapie.*

Traité
de
Microscopie Clinique

PAR

Dr M. DEGUY	**A. GUILLAUMIN**
Ancien Interne des Hôpitaux de Paris	Docteur en Pharmacie
Ancien Chef de Laboratoire	Ancien Interne des Hôpitaux de Paris
à l'Hôpital des Enfants-Malades	

**1 vol. grand in-8° de 428 pages, avec 38 figures dans le texte,
93 planches en couleurs, relié toile anglaise. 50 fr.**

Cet important ouvrage est en même temps un traité et un atlas, plus un atlas qu'un traité. Essentiellement pratique, il s'adresse à la fois au médecin et au pharmacien et leur rendra, dans l'exercice quotidien de leur profession, les plus grands services pour l'établissement du diagnostic microscopique, ce puissant et indispensable auxiliaire du diagnostic clinique.

Il comprend l'étude des éléments suivants :

Sang. — Sérosités pathologiques (cytodiagnostic). — Lait et colostrum. — Matières fécales. — Parasites animaux de l'organisme et leurs œufs. — Teignes cryptogamiques et dermatoses. — Microbes pathogènes. — Crachats. — Conjonctivites. — Flore et maladies de l'appareil génital. — Urines. — Sperme. — Cheveux, poils, fibres et textiles. — Trypanosomes. — Champignons vénéneux.

Un texte clair et pratique accompagne les 93 planches en couleurs, d'une exactitude scrupuleuse, qui forment le fond de ce superbe et utile ouvrage.

Pathologie générale expérimentale

Les
Processus généraux

PAR LES Drs

CHANTEMESSE	**PODWYSSOTZKY**
Professeur à la Faculté de Paris.	Professeur à l'Université d'Odessa.

TOME I. — 1 *vol. grand in-8°, avec* 162 *figures en noir et en couleurs* . . . . **22** *fr.*

TOME II. — 1 *vol. grand in-8°, avec* 94 *figures en noir et en couleurs* . . . . **22** *fr.*

BIBLIOTHÈQUE
d'Hygiène thérapeutique

FONDÉE PAR

le professeur PROUST

Membre de l'Académie de Médecine, Inspecteur général des Services sanitaires

Chaque ouvrage forme un volume cartonné toile
et est vendu séparément : **4** *francs.*

VOLUMES PUBLIÉS

L'Hygiène du Goutteux (2ᵉ *édition*), par le Dʳ A. MATHIEU.
L'Hygiène de l'Obèse (2ᵉ *édition*), par le Dʳ A. MATHIEU.
L'Hygiène des Asthmatiques, par le Pʳ E. BRISSAUD.
Hygiène et Thérapeutique thermales, par G. DELFAU.
Les Cures thermales, par G. DELFAU.
L'Hygiène du Neurasthénique (3ᵉ *édition*), par le Pʳ G. BALLET.
L'Hygiène des Albuminuriques, par le Dʳ SPRINGER.
L'Hygiène du Tuberculeux (2ᵉ *édition*), par le Dʳ CHUQUET.
Hygiène et Thérapeutique des Maladies de la bouche (2ᵉ *édition*).
   par le Dʳ CRUET.
L'Hygiène des Diabétiques, par le Pʳ PROUST et le Dʳ A. MATHIEU.
L'Hygiène des Maladies du cœur, par le Dʳ VAQUEZ.
L'Hygiène du Dyspeptique (2ᵉ *édition*), par le Dʳ LINOSSIER.
Hygiène thérapeutique des Maladies des Fosses nasales, par
   les Dʳˢ LUBET-BARBON et R. SARREMONE.
Hygiène des Maladies de la Femme, par le Dʳ A. SIREDEY.

Les Maladies Populaires

Maladies vénériennes, Alcoolisme, Tuberculose

Par L. RÉNON

Professeur agrégé à la Faculté de Médecine de Paris.

DEUXIÈME ÉDITION, REVUE ET AUGMENTÉE

I *vol. in-8° de* VIII-510 *pages* . . . . **5** *fr.*

Traité d'Hygiène ❧❧❧❧❧❧❧❧❧❧

Par A. PROUST

Professeur à la Faculté de médecine de Paris.

Troisième édition, revue et considérablement augmentée

AVEC LA COLLABORATION DE :

A. NETTER   et   **H. BOURGES**

Professeur agrégé à la Faculté de Paris   Chef du laboratoire d'hygiène à la Faculté

I *vol. in-8° de* 1240 *pages, avec figures et cartes dans le texte.* **25** *fr*

❧ ❧ ❧ LES VENINS ❧ ❧ ❧

LES ANIMAUX VENIMEUX ET LA SÉROTHÉRAPIE ANTIVENIMEUSE

Par A. CALMETTE

Directeur de l'Institut Pasteur de Lille.

1 *vol. in-8°, de* XVI-396 *pages, avec* 125 *figures. Relié toile.* . **12** *fr.*

TRYPANOSOMES et TRYPANOSOMIASES

PAR

A. LAVERAN	F. MESNIL
de l'Institut et de l'Académie de Médecine.	Chef de laboratoire à l'Institut Pasteur.

1 *vol. grand in-8°, avec* 61 *figures et* 1 *planche en couleurs..* **10** *fr.*

❧ ❧ ❧ TRAITÉ DU PALUDISME ❧ ❧ ❧

Par A. LAVERAN

DEUXIÈME ÉDITION, REFONDUE

1 *vol. de* VIII-622 *pages, avec* 58 *fig. et* 1 *planche en couleurs..* . **12** *fr.*

DIAGNOSTIC ET SÉMÉIOLOGIE
❧ ❧ DES MALADIES TROPICALES ❧ ❧

PAR MM.

R. WURTZ	A. THIROUX
Agrégé, Chargé de cours à l'Institut de Médecine coloniale de Paris.	Médecin-Major de première classe des troupes coloniales.

vol. gr. in-8°, de XII-544 *pages, avec* 97 *fig. en noir et en couleurs.* **12** *f.*

COURS DE DERMATOLOGIE EXOTIQUE

Par E. JEANSELME

Professeur agrégé à la Faculté de Médecine de Paris

1 *vol. in-8°, avec* 5 *cartes et* 108 *fig. en noir et en couleurs.* . **10** *fr.*

MALADIES DES PAYS CHAUDS

Par Sir Patrick MANSON

DEUXIÈME ÉDITION FRANÇAISE

traduite par M. GUIBAUD sur la quatrième édition anglaise, entièrement mise au courant

1 *vol. gr. in-8°* de XVI-815 *pages, avec* 241 *figures et* 7 *planches en couleurs.* . . . . **16** *fr.*

La Pratique ❧❧❧❧❧❧❧❧

❧❧❧❧❧ Dermatologique

Traité de Dermatologie appliquée

PUBLIÉ SOUS LA DIRECTION DE MM.

ERNEST BESNIER, L. BROCQ, L. JACQUET

PAR MM.

AUDRY, BALZER, BARBE, BAROZZI, BARTHÉLEMY, BÉNARD, ERNEST BESNIER
BODIN, BRAULT, BROCQ, DE BRUN, COURTOIS-SUFFIT,
DU CASTEL, A. CASTEX, J. DARIER, DEHU, DOMINICI, W. DUBREUILH, HUDELO
L. JACQUET, JEANSELME, J.-B. LAFFITTE, LENGLET, LEREDDE,
MERKLEN, PERRIN, RAYNAUD, RIST, SABOURAUD, MARCEL SÉE, GEORGES
THIBIERGE, TRÉMOLIÈRES, VEYRIÈRES.

4 volumes reliés toile formant ensemble 3870 pages, et illustrés de 823 figures en noir et de 89 planches en couleurs. **156 fr.**
Chaque volume est vendu séparément.

Depuis la publication de la *PRATIQUE DERMATOLOGIQUE*, les applications électrothérapiques ont acquis une grande importance. Aussi MM. BESNIER, BROCQ et JACQUET ont-ils fait refondre entièrement, en Janvier 1907, l'article **Electricité**.

On y trouvera maintenant exposées, avec clarté et précision, les diverses modalités de la cure électrique : courants galvaniques, électrolyse et ionisation ; courants faradiques et sinusoïdaux ; franklinisation ; courants de haute fréquence, radiothérapie, etc., etc.

En outre, à chacune des dermatoses justiciables de ces méthodes, on trouvera les renvois et indications nécessaires.

TOME I. — 1 *vol. avec* 230 *fig. et* 24 *planches* . . . . **36** *fr.*
Anatomie et Physiologie de la Peau. — Pathologie générale de la Peau. — Symptomatologie générale des Dermatoses. — Acanthosis nigricans à Ecthyma.

TOME II. — 1 *vol. avec* 168 *fig. et* 21 *planches* . . . . **40** fr.
Eczéma à Langue.

TOME III. — 1 *vol. avec* 201 *fig. et* 19 *planches* . . . . . **40** *fr.*
Lèpre à Pityriasis.

TOME IV. — 1 *vol. avec* 213 *fig. et* 25 *planches* . . . . . . **40** *fr.*
Poils à Zona.

=== DERMATOLOGIE ===

MANUEL ÉLÉMENTAIRE
de
Dermatologie ✮✮✮✮✮
✮✮✮✮✮ topographique
régionale

PAR
R. SABOURAUD
Chef du laboratoire de la Ville de Paris
à l'hôpital Saint-Louis.

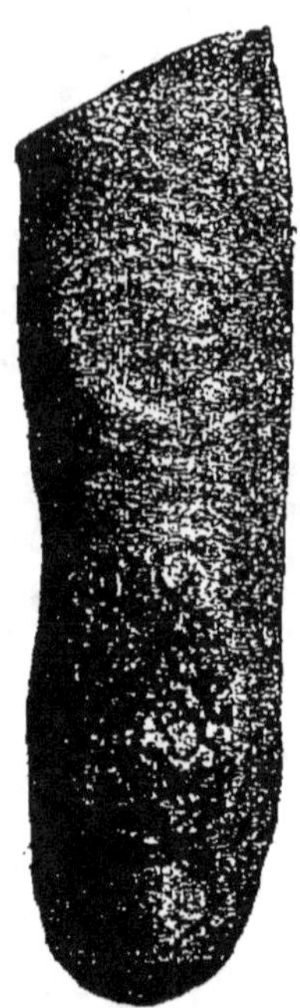

1 *volume grand in-8° de* XII-736 *pages, avec
231 figures dans le texte.*

Broché. . . . . **15** fr. | Relié toile . . . **16** fr.

Ce livre, le premier ainsi conçu, réalise dans l'étude
des maladies cutanées ce que représentent, pour la
botanique élémentaire, les flores dichotomiques qui
donnent le moyen de reconnaître une plante alors même
qu'on la rencontre pour la première fois.

Thérapeutique des ✮✮✮✮✮✮✮✮✮✮
✮✮✮✮✮✮ Maladies de la peau

PAR LE
Dr LEREDDE
Directeur de l'Établissement dermatologique de Paris.

1 *vol. in-8° de* 700 *pages, broché* . . . . **10** *fr.*

Les Maladies du Cuir chevelu

PAR LE
Dr R. SABOURAUD
Chef du Laboratoire de la Ville de Paris à l'hôpital Saint-Louis.

I. — Maladies séborrhéiques : Séborrhée, Acnés, Calvitie

1 *vol. in-8°, avec* 91 *figures dont* 40 *aquarelles en couleurs.* **10** *fr.*

**II. — Maladies desquamatives: Pytiriasis et Alopécies
pelliculaires**

1 *vol. in-8° avec* 122 *fig. dans le texte en noir et en couleurs.* **22** *fr.*

OUVRAGE COMPLET

Traité
d'Anatomie Humaine

PUBLIÉ SOUS LA DIRECTION DE

P. POIRIER   ET   **A. CHARPY**

Professeur d'anatomie à la Faculté de   Professeur d'anatomie à la Faculté
médecine de Paris. Chirurgien des hôpitaux.   de médecine de Toulouse.

AVEC LA COLLABORATION DE

O. AMOEDO — A. BRANCA — A. CANNIEU — B. CUNÉO — G. DELAMARE — PAUL DELBET
A. DRUAULT — P. FREDET — GLANTENAY
A. GOSSET — M. GUIBÉ — P. JACQUES — TH. JONNESCO — E. LAGUESSE
L. MANOUVRIER — M. MOTAIS — A. NICOLAS — P. NOBÉCOURT — O. PASTEAU — M. PICOU
A. PRENANT — H. RIEFFEL — CH. SIMON — A. SOULIÉ

5 volumes grand in-8°, avec figures noires et en couleurs. **160 fr.**

TOME I. — (3° *édition refondue*) : Introduction. Notions d'embryologie.
Ostéologie. Arthrologie, *avec 807 figures*. . . . . (*Sous presse*).

TOME II. — 1er Fasc. (2° *édition refondue*) : Myologie, *avec 331 fig.* . . **12** fr.

2° Fasc. (2° *édition refondue*) : Angéiologie. Cœur et Artères. Histologie
avec 150 figures. . . . . **8** fr.

3° Fasc. (2° *édition refondue*) : Angéiologie. Capillaires. Veines, *avec
83 figures*. . . . . **6** fr.

4° Fasc. : Les Lymphatiques (2° *édition refondue*) *avec 126 figures.* **8** fr.

TOME III. — 1er Fasc. (2° *édition refondue*) : **Système nerveux. Méninges.**
Moelle. Encéphale. Embryologie. Histologie, *avec 265 figures*. . . **10** fr.

2° Fasc. (2° *édition refondue*) : **Système nerveux. Encéphale,** *avec
131 figures*. . . . . **10** fr.

3° Fasc. (2° *édition refondue*) : **Système nerveux. Les Nerfs. Nerfs crâniens.**
Nerfs rachidiens, *avec 228 figures*. . . . . **12** fr.

TOME IV. — 1er Fasc. (2° *édition refondue*) : **Tube digestif**, *avec 201 fig.* **12** fr.

2° Fasc. (2° *édition refondue*) : **Appareil respiratoire**, *avec 121 fig.* . . **6** fr.

3° Fasc. (2° *édition refondue*) : **Annexes du tube digestif. Péritoine.** *1 vol.
avec 448 figures*. . . . . **16** fr.

TOME V. — 1er Fasc. : **Organes génito-urinaires** (2° *édition revue*), *avec
431 figures*. . . . . **20** fr.

2° Fasc. : **Les Organes des sens. Les Glandes surrénales,** *avec 544 figures*. . . . . **20** fr.

Petite Chirurgie Pratique

PAR

TH. TUFFIER
Professeur agrégé à la Faculté de Médecine de
Paris, Chirurgien de l'hôpital Beaujon.

P. DESFOSSES
Ancien interne des hôpitaux de Paris
Chirurgien du Dispensaire de la Cité du Midi.

DEUXIÈME ÉDITION, REVUE ET AUGMENTÉE

1 *vol. petit in-8° de* VIII-568 *pages, avec* 353 *fig., cart. à l'anglaise.* **10** *fr.*

Le but de ce livre est d'exposer aussi clairement que possible les éléments de petite chirurgie indispensables à l'infirmière, à l'étudiant, au praticien.

Les remaniements de cette édition portent sur plus du cinquième du livre.

Les additions comprennent le *pansement des brûlures,* les *greffes dermo-épidermiques,* l'*anesthésie par la stovaïne,* la *méthode de Bier,* la *gymnastique de la respiration et du maintien,* etc...

Les médecins de campagne sont dans la nécessité

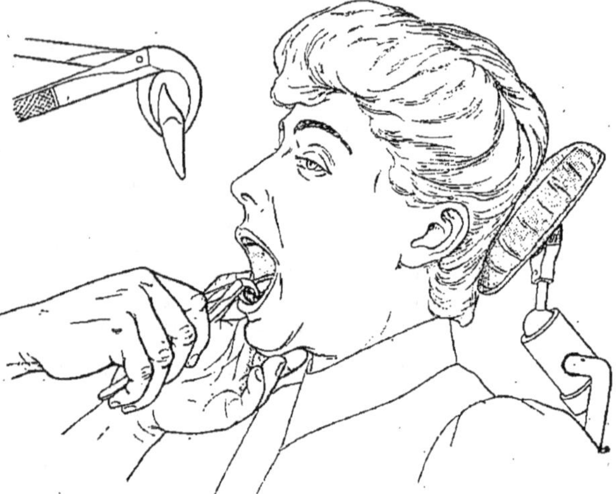

Fig. 346. — Extraction d'une incisive inférieure.

de s'occuper de la bouche de leurs malades ; le Dr Neveu a écrit pour eux un chapitre très substantiel sur les *extractions dentaires* et l'*hygiène de la bouche et des dents.*

Guide anatomique
aux Musées de Sculpture

PAR

A. CHARPY
Professeur d'Anatomie à la Faculté de
Médecine de Toulouse.

L. JAMMES
Professeur adjoint à l'Université
de Toulouse.

1 *vol. petit in-8° de* VIII-112 *pages, avec figures.* . . . . **2** *fr.*

Ce guide n'a point pour but d'apprendre l'anatomie aux artistes : il se propose simplement de permettre aux visiteurs de musées d'étudier avec fruit et de comprendre les œuvres de sculpture.

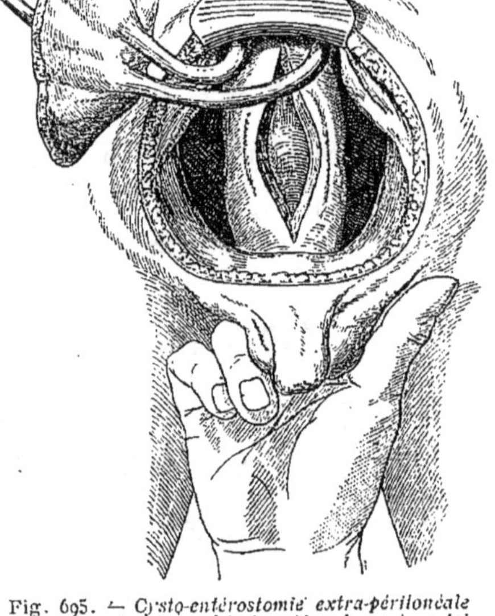

Fig. 695. — *Cysto-entérostomie extra-péritonéale pour exstrophie vésicale. Abouchement rectal des uretères* (Peters) — Les uretères sont libérés. — La paroi antérieure sous-péritonéale du rectum est ouverte.

<hr>OBSTÉTRIQUE<hr>

Précis ❦ ❦ ❦ ❦ ❦ ❦ ❦ ❦ ❦
❦ ❦ ❦ d'Obstétrique

PAR MM.

A. RIBEMONT-DESSAIGNES
Professeur à la Faculté de médecine
Accoucheur de l'hôpital Beaujon
Membre de l'Académie de médecine

G. LEPAGE
Professeur agrégé à la Faculté de médecine
de Paris
Accoucheur de l'hôpital de la Pitié

SIXIÈME ÉDITION

AVEC 568 FIGURES DANS LE TEXTE, DONT 400 DESSINÉES PAR M. RIBEMONT-DESSAIGNES

1 *vol. grand in-8° de* 1420 *pages, relié toile.* **30** *fr.*

En supprimant la presque totalité des notions anatomo-physiologiques concernant l'appareil génital de la femme et en procédant à une revision soigneuse des figures et du texte, les auteurs ont pu, sans augmenter le volume : 1° ajouter un certain nombre de figures nouvelles ; 2° développer certaines questions de pratique, telles que celles des complications et hémorragies de la délivrance, des infections puerpérales, des ruptures de l'utérus, de l'ophtalmie purulente des nouveau-nés, etc. ; mettre au point la plupart des questions importantes ; 3° traiter des sujets nouveaux, tels que l'application de la radiographie à l'obstétrique. A la pathologie médicale du nouveau-né ont été ajoutées des notions sommaires sur la pathologie chirurgicale de l'enfant qui vient de naître.

Iconographie Obstétricale

Par A. RIBEMONT-DESSAIGNES
Professeur à la Faculté de Médecine de Paris

FASCICULE I

Rétention du Fœtus mort dans l'Utérus avec intégrité des membranes

12 *planches en couleurs gr. in-8°, avec texte explicatif et observations* . . . . **12** *fr.*

FASCICULE II

Anomalies et Monstruosités Fœtales

12 *planches en couleurs gr. in-8°, avec texte explicatif et observations* . . . . **12** *fr.*

CALMETTE. — **Recherches sur l'épuration biologique et chimique des Eaux d'Égout**, par le Dʳ A. CALMETTE, membre correspondant de l'Institut et de l'Académie de médecine, avec la collaboration de MM. E. ROLANTS, E. BOULLANGER, F. CONSTANT, L. MASSOL, de l'Institut Pasteur de Lille, et de M. le professeur A. BUISINE, de la Faculté des Sciences de Lille.

TOME I. — (*Epuisé*).

TOME II. — 1 *vol. gr. in-8°, avec* 45 *fig., nombreux graphiques et* 6 *planches.* **10** *fr.*

TOME III. — 1 *vol. gr. in-8°, avec* 5o *figures* . . . . **8** *fr.*

1ᵉʳ *Supplément*. — **Analyse des Eaux d'Égout**, par E. ROLANTS, chef de laboratoire à l'Institut Pasteur de Lille. 1 *vol. gr. in-8°, avec* 31 *figures*. . **4** *fr.*

CALOT. — **L'Orthopédie indispensable** (*Tuberculoses externes, déviations, etc.*), par F. CALOT, chirurgien en chef de l'hôpital Rothschild, etc. 1 *vol. in-8° de* 741 *pages, avec* 825 *figures, relié toile* . . . . **16** *fr.*

— **Traité pratique de Technique Orthopédique**, par le Dʳ CALOT.

    I. *Technique du Traitement de la Coxalgie*, avec 178 fig. 1 *vol.* . . **7** *fr.*

    II. *Technique du Traitement de la Luxation congénitale de la hanche*, avec 2o6 figures et 5 planches. 1 *vol* . . . . **7** *fr.*

    III. *Technique du Traitement des Tumeurs blanches,* avec 192 fig. 1 *vol.* **7** *fr.*

CHAPUT. — **Les Fractures malléolaires du Cou-de-Pied et les Accidents du Travail** par le Dʳ CHAPUT, chirurgien de l'hôpital Lariboisière.
1 *vol. petit in-8° de* 16o *pages, avec* 73 *figures dans le texte* . . . . **3** *fr.* **50**

DAREMBERG. — **Tuberculose pulmonaire (Les différentes formes cliniques et sociales de la).** *Pronostic, Diagnostic, Traitement,* par G. DAREMBERG. 1 *vol. in-8° de* 4oo *pages.* . . . . **6** *fr.*

HENNEQUIN et LOEWY. — **Les Fractures des Os longs** (*leur traitement pratique*), par les Dʳˢ J. HENNEQUIN, membre de la Société de chirurgie, et ROBERT LOEWY. 1 *vol. grand in-8°, avec* 215 *fig. dont* 25 *planches représentant* 222 *radiographies originales* . . . . **16** *fr.*

KENDIRDJY. — **L'Anesthésie chirurgicale par la Stovaïne,** par le Dʳ LÉON KENDIRDJY, ancien interne des hôpitaux. 1 *vol. in-12 de* 2o6 *pages.* . . . . **3** *fr.*

MENARD. — **Étude sur la Coxalgie,** par le Dʳ V. MENARD, chirurgien de l'hôpital maritime de Berck-sur-Mer. 1 *vol. in-8° de* IX-439 *pages, avec* 26 *planches hors texte.* . . . . **15** *fr.*

RECLUS. — **L'Anesthésie localisée par la Cocaïne,** par P. RECLUS, professeur à la Faculté de Paris. 1 *vol. petit in-8°, avec* 5o *figures.* . . . . . . **4** *fr.*

RUDAUX (P.). — **Précis élémentaire d'Anatomie, de Physiologie et de Pathologie,** par P. RUDAUX, ancien chef de clinique à la Faculté de médecine de Paris. Avec préface de M. RIBEMONT-DESSAIGNES. 1 *vol. in-16 avec* 462 *figures, cartonné toile* . . . . **8** *fr.*

WEISS. — **Leçons d'Ophtalmométrie** (*Cours de perfectionnement de l'Hôtel-Dieu*), par G. WEISS, professeur agrégé à la Faculté de Paris. Avec Préface de M. le Pʳ DE LAPERSONNE. 1 *vol. petit in-8°, avec* 149 *fig.* . . . . . . **5** *fr*

L'ŒUVRE MÉDICO-CHIRURGICAL (Dr CRITZMAN, Directeur)

Suite de Monographies Cliniques

SUR LES QUESTIONS NOUVELLES

EN MÉDECINE, EN CHIRURGIE ET EN BIOLOGIE

Chaque Monographie est vendue séparément. . . . . **1 fr. 25**

Il est accepté des Abonnements pour une série de 10 Monographies consécutives, au prix à forfait et payable d'avance de 10 francs pour la France et 12 francs pour l'Etranger (port compris).

DERNIÈRES MONOGRAPHIES PUBLIÉES :

37. **Pathogénie et traitement des névroses intestinales,** par le Dr GASTON LYON.
38. **De l'Enucléation des fibromes utérins,** par Th. TUFFIER, professeur agrégé, chirurgien de l'hôpital Beaujon.
39. **Le Rôle du sel en pathologie,** par Ch. ACHARD, professeur agrégé.
40. **Le Rôle du sel en thérapeutique,** par Ch. ACHARD.
41. **Le Traitement de la Syphilis,** par le professeur E. GAUCHER.
42. **Tics,** par le Dr HENRY MEIGE.
43. **Diagnostic de la Tuberculose par les nouveaux procédés de laboratoire,** par le Dr NATTAN-LARRIER.
44. **Traitement de l'hypertrophie prostatique par la prostatectomie,** par R. PROUST, professeur agrégé à la Faculté de Paris.
45. **De la Lactosurie** (*Etudes urologiques de médecine comparée sur les états de grossesse, de puerpéralité et de lactation chez la femme et les femelles domestiques*) par M. CH. PORCHER, professeur à l'Ecole vétérinaire de Lyon.
46. **Les Gastro-entérites des nourrissons,** par A. LESAGE, médecin de l'Hôpital des Enfants (Hérold).
47. **Le Traitement des Gastro-entérites des nourrissons et du Choléra infantile,** par A. LESAGE.
48. **Les Ions et les médications ioniques** par S. LEDUC, professeur à l'Ecole de médecine de Nantes.
49. **Physiologie de l'acide urique,** par P. FAUVEL, docteur ès sciences, professeur à l'Université catholique d'Angers.
50. **Le Diagnostic fonctionnel du cœur,** par W. JANOWSKI, professeur agrégé à l'Académie médicale de Saint-Pétersbourg.
51. **Les Arriérés scolaires,** par R. CRUCHET, professeur agrégé à la Faculté de Médecine de Bordeaux.
52. **Artério-Sclérose et Athéromasie,** par J. TEISSIER, professeur à l'Université de Lyon.
53. **Les Sulfo-éthers urinaires** (*physiologie et valeur clinique dans l'auto-intoxication intestinale*) par H. LABBÉ, chef de laboratoire et G. VITRY, chef de clinique à la Faculté de Paris.
54. **Les Injections mercurielles intra-musculaires dans le traitement de la Syphilis,** par le Dr A. LEVY-BING.
55. **Anticorps antigènes et Méthode de déviation du Complément** (*Le Mécanisme de l'Immunité*) par le Dr P.-F. ARMAND-DELILLE.

= 3o =

REVUE NEUROLOGIQUE

Organe officiel de la Société de Neurologie de Paris

Publiée le 15 et le 30 de chaque mois

Direction : **E. BRISSAUD et P. MARIE**

Rédaction : **Henry MEIGE**

ABONNEMENT ANNUEL : Paris et Départements, **30 fr.** — Union postale, **32 fr.**

Le N° : **1 fr. 50**

Forme 1 volume in-8° d'environ 1000 pages, avec de nombreuses figures et contenant environ 70 mémoires, plus de 1600 analyses et environ 3500 indications bibliographiques sur fiches détachables.

Nouvelle Iconographie
de la Salpêtrière

J.-M. CHARCOT

GILLES DE LA TOURETTE, PAUL RICHER, ALBERT LONDE
FONDATEURS

ICONOGRAPHIE MÉDICALE ET ARTISTIQUE

Patronage scientifique :

J. Babinski, G. Ballet, E. Brissaud, Dejerine, E. Dupré,
A. Fournier, Grasset, Pierre Marie, Pitres, Raymond, Régis,
Séglas, et Société de Neurologie de Paris

Direction : **Paul RICHER**. *Rédaction* : **Henry MEIGE**

ABONNEMENT ANNUEL : Paris, **30 fr.** Départ., **32 fr.** Union post., **33 fr.** Le numéro, **6 fr.**

Annales Médico-Psychologiques

Journal destiné à recueillir tous les documents relatifs à
l'aliénation mentale, aux névroses et à la médecine légale des aliénés

FONDATEUR : Dr **J. BAILLARGER**

RÉDACTEUR EN CHEF : Dr **Ant. RITTI**
Médecin de la Maison Nationale de Charenton

ABONNEMENT ANNUEL : Paris : **20 fr.** - Départements : **23 fr.** — Union Postale : **25 fr.**

La Revue Philanthropique

PARAISSANT LE 10 DE CHAQUE MOIS

Paul STRAUSS, DIRECTEUR

La *Revue Philanthropique* forme 2 volumes par an.

ABONNEMENT ANNUEL : Paris et Départements **20 fr.** — Union Postale **22 fr.**

=== PÉRIODIQUES MÉDICAUX ===

JOURNAL
DE
CHIRURGIE

Revue critique publiée tous les mois

PAR MM.

B. CUNÉO — A. GOSSET — P. LECÈNE — Ch. LENORMANT — R. PROUST
Professeurs agrégés à la Faculté de médecine de Paris, Chirurgiens des Hôpitaux.

AVEC LA COLLABORATION DE MM :

AMEUILLE — BAROZZI — BASSET — A. BAUMGARTNER — L. BAZY — BENDER
CAPETTE — CARAVEN — CAVAILLON — M. CHEVASSU — CHEVRIER — CHIPOLIAU
DE JONG — DESFOSSES — DEMAREST — DUJARIER — FREDET — GRISEL
GUIBÉ — GUYOT — P. HALLOPEAU — IMBERT — JEANBRAU — KENDIRDJY — KÜSS
LABEY — LANGLOIS — GEORGES LAURENS — LERICHE — LÉTIENNE — LEW
P. LUTAUD — MASCAREÑAS — P. MATHIEU — MAYER — MERCADÉ — MICHEL
MOCQUOT — MOUCHET — MUNCH — OKINCZYC — PAPIN — PICOT
ROUDINESCO — SAUVÉ — SENCERT — WIART

SECRÉTAIRE GÉNÉRAL
J. DUMONT

Paraît le 15 de chaque mois. Chaque numéro contient : les *Sommaires des principaux Périodiques chirurgicaux* spéciaux et de médecine générale, — les *Sommaires des comptes rendus des Congrès et Sociétés de Chirurgie*, ainsi que des principaux Congrès et Sociétés mixtes de Médecine et de Chirurgie, — l'Index des *Thèses* et des *Livres de Chirurgie* les plus importants, — des *Analyses* très complètes, illustrées au besoin, des principaux articles, communications, ouvrages énumérés dans le Sommaire, — des *Informations* de nature à intéresser le chirurgien, — une *Revue générale* sur une question nouvelle.

En outre, chaque numéro contient une *table analytique et alphabétique*, facilitant toutes les recherches.

ABONNEMENT ANNUEL : Paris, 30 fr. — Départements, 32 fr. — Étranger, 34 fr.
Le Numéro, 3 fr.

Prix du tome premier (1908) : **30 fr.**

BULLETINS ET MÉMOIRES
de la Société de Chirurgie
DE PARIS

publiés chaque semaine

Le *Bulletin de la Société de Chirurgie* forme chaque année un volume grand in-8°, d'environ 1300 pages, avec nombreuses figures dans le texte.

ABONNEMENT ANNUEL : Paris, **18 fr.** — Départements, **20 fr.** — Union postale, **22 fr.**

63400. — Imprimerie Générale Lahure, 9, rue de Fleurus, à Paris

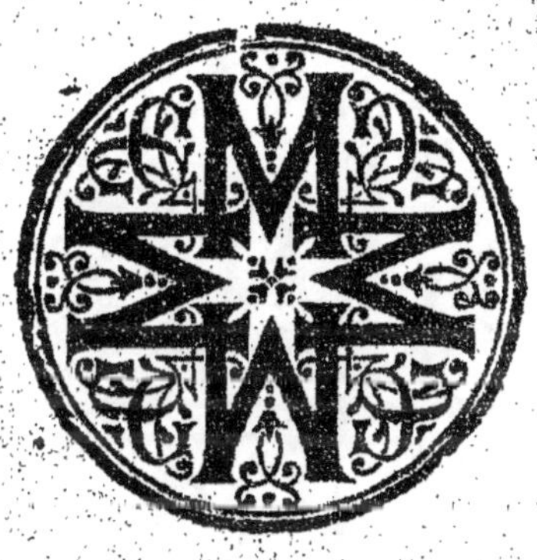